AF472935

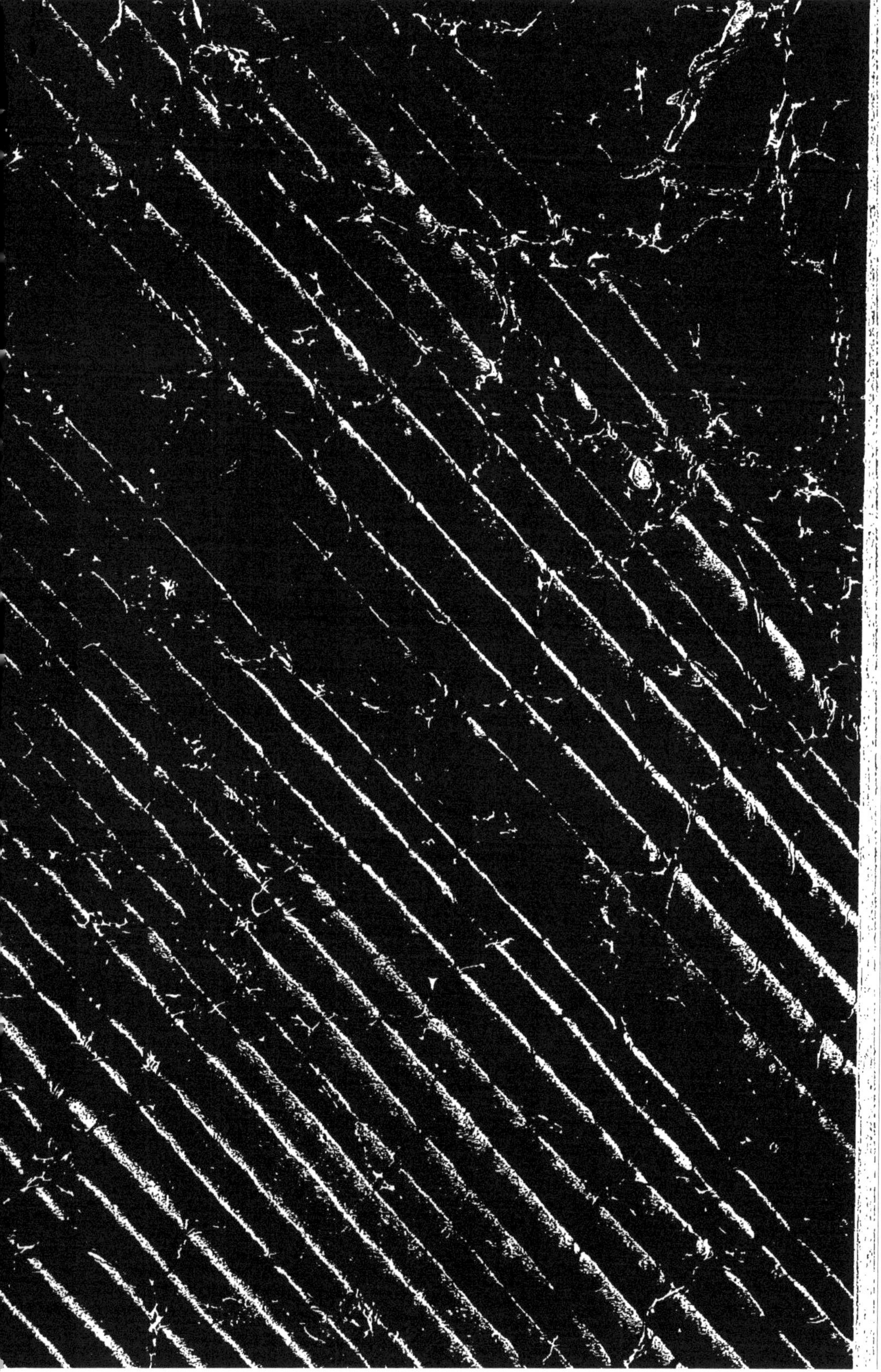

HISTOIRE

PHILOSOPHIQUE ET MÉDICALE

DE LA FEMME

TOME TROISIÈME

LE SUJET EST ADMIRABLE.

Je désire que le livre réponde pleinement au sujet. La femme, cette plus belle moitié de nous-mêmes, cette tige essentielle du genre humain, cette fleur de la nature vivante, y paraît dans toute sa beauté, dans toute sa puissance, dans toute sa fragilité.

TOME TROISIÈME

MALADIES DES FEMMES.

Maladies des jeunes filles pubères et non pubères. Maladies de faiblesse, de langueur et de nerfs. Maladies du mariage et de l'union des sexes; affections qui s'opposent à l'union des sexes, et qui produisent la stérilité ; stérilité constitutionnelle, absolue et relative ; moyens de combattre et de guérir la stérilité ; maladies de la grossesse, de l'accouchement, des suites de couches, de l'âge critique.—Causes physiques et morales. Symptômes. Signes caractéristiques : diagnostic et pronostic, ou connaissance parfaite de la nature des maladies et appréciation exacte de leur gravité ; traitement physique et moral de toutes les affections et de toutes les maladies qui peuvent atteindre les femmes à toutes les époques de la vie, etc., etc.

Paris. Imprimé chez Bonaventure et Ducessois, 55, quai des Augustins

HISTOIRE
PHILOSOPHIQUE ET MÉDICALE
DE LA FEMME

CONSIDÉRÉE

DANS TOUTES LES ÉPOQUES PRINCIPALES DE LA VIE

AVEC SES DIVERSES FONCTIONS,
AVEC LES CHANGEMENTS QUI SURVIENNENT DANS SON PHYSIQUE
ET SON MORAL, AVEC L'HYGIÈNE APPLICABLE A SON SEXE
ET TOUTES LES MALADIES QUI PEUVENT L'ATTEINDRE AUX DIFFÉRENTS AGES.

Seconde édition,

REVUE, CORRIGÉE ET AUGMENTÉE DE TOUT CE QUI PEUT CONTRIBUER A LA SANTÉ
ET AU BONHEUR DES DEUX SEXES

PAR LE DOCTEUR

MENVILLE DE PONSAN,

Chevalier de la Légion d'honneur,
Médecin du Ministère de l'Agriculture, du Commerce et des Travaux publics,
Membre de la Société impériale zoologique d'Acclimatation,
de la Société de Médecine pratique de Montpellier,
de la Société académique des Hautes-Pyrénées, etc., etc.

TOME TROISIÈME

Γνῶθι σεαυτόν.
Connais toi toi-même.

PARIS

J.-B. BAILLIÈRE ET FILS

LIBRAIRES DE L'ACADÉMIE IMPÉRIALE DE MÉDECINE,

19, rue Hautefeuille.

LABÉ, LIBRAIRE,
place de l'École-de-Médecine.

AMYOT, LIBRAIRE,
rue de la Paix, 8.

L'AUTEUR, RUE DES MOULINS, 15.

1858

HISTOIRE
PHILOSOPHIQUE ET MÉDICALE
DE LA FEMME

CONSIDÉRATIONS
PHILOSOPHIQUES ET PHYSIOLOGIQUES
SUR LES MALADIES DE LA FEMME.

L'époque la plus intéressante de la vie de la femme est celle de ses souffrances et de ses dangers.
MOREAU de la Sarthe.

Mille mali species, mille salutis erunt.
OVIDE.

Si c'est un principe avoué de tout le monde que l'homme soit le chef-d'œuvre du Créateur, tant par l'heureuse harmonie de ses organes que par la substance divine et spirituelle qui l'anime, il n'en est pas moins constant qu'il est de tous les êtres vivants celui qui court le plus de dangers : c'est d'après cette réflexion que s'écriait le prince des orateurs romains :

Heu lugenda nimis generis humani conditio ! Vita hominis vita laboris.

Que la destinée du genre humain est malheureuse ! La vie de l'homme n'est qu'une vie de douleurs.

Ἰατρὸς γὰρ φιλόσοφος ἰσόθεος.
Medicus enim philosophus est Deo æqualis.

HIPPOCRATE.

Ce grand homme, bien loin de bannir de la médecine la vraie philosophie dont elle ne peut se passer, étendit au contraire les avantages qu'elles peuvent tirer l'une de l'autre, en fixant les limites qui les séparent; et il réunit leurs principes et leurs doctrines par les seuls points de vue qui leur soient réellement communs.

Les maladies des femmes sont nombreuses et variées. Le médecin qui prend pour sujet de ses études cette branche si importante de l'art de guérir ne saurait se livrer à trop de recherches et de méditations lorsqu'il veut parvenir à des résultats utiles à l'humanité. Il ne saurait trop s'attacher à une connaissance exacte de ces maladies; elles sont extrêmement multipliées, et portent à chaque instant le trouble dans l'existence et jusque dans la vie morale de la femme; aux souffrances qu'elles occasionnent elles ajoutent fréquemment les chagrins domestiques.

Des hommes du premier mérite ont consacré leurs longs travaux à cette étude pleine d'intérêt; mais ils n'ont pas épuisé la matière, et l'observateur judicieux peut encore par d'utiles découvertes éclairer plusieurs parties de l'histoire des maladies des femmes.

Lorsque l'homme sensible médite sur les dangers dont les femmes sont incessamment menacées à toutes les époques, dans toutes les circonstances de leur vie, il gémit sur la déplorable condition d'un sexe que la nature semble avoir condamné a souffrir presque constamment, dès l'instant que les feux de l'amour viennent développer en lui les élans de la fécondité, jusqu'à l'âge où une stérilité humiliante lui ravissant le plus doux, le plus cher de ses droits, le préserve désormais des périls dont les femmes sont environnées pendant tout le temps qu'elles sont susceptibles de devenir mères.

Ainsi pendant trente ou quarante années, pendant le cours

de la plus belle partie de la vie humaine, le destin de la femme est de souffrir et de craindre pour ses jours. Ce n'est point assez qu'elle partage avec l'homme presque tous les maux auxquels il est sujet, il est encore une multitude d'affections dont elle seule connaît les douleurs et les dangers, parce que ces affections prennent leur source dans des organes, dans un tempérament particulier aux femmes.

Toutefois, la nature si prévoyante, si sage dans tous ses actes, a-t-elle pu vouloir que son plus admirable ouvrage, qu'un être enchanteur qu'elle a créé pour faire le bonheur de l'homme qu'elle lui a associé pour perpétuer la race humaine, ne puisse accomplir d'aussi douces, d'aussi importantes destinées sans éprouver des souffrances toujours nouvelles, sans cesse renaissantes, et sans être exposé à des périls continuels ? Non, sans doute. Que le vulgaire, touché du sort d'un être si intéressant, se plaigne de la rigueur des lois de la nature, tout ce qu'il voit justifie ses murmures; mais le philosophe en étudiant ces lois admirables acquiert chaque jour la conviction que de leur violation seule naissent tous les maux dont gémit l'humanité. Il comprend que nos maladies naissent successivement des progrès de la civilisation, dont l'influence modifie insensiblement notre organisation primitive. Le sage alors s'écrie avec l'éloquent J.-J. Rousseau : « Tout est bien en sortant des mains de l'auteur des choses; tout dégénère entre les mains de l'homme. » Et si le médecin philosophe applaudit aux grands et nobles résultats de la civilisation, le médecin philanthrope a souvent à gémir des maux qu'elle entraîne à sa suite.

Pour se convaincre de cette vérité : que nos maladies se multiplient, se compliquent à raison du degré de civilisation où s'élève la société, il suffit de comparer la santé du laboureur avec celle du citoyen des villes. Celui des deux individus qui s'éloigne le plus de l'état de la nature est en proie à plus de maux, à plus d'infirmités. Or, le cultivateur se rapprochant davantage de la condition de l'homme primitif est moins souvent malade; il éprouve moins de maladies d'espèces différentes.

On ne peut se dissimuler que les maladies propres aux femmes ne soient plus fréquentes qu'autrefois; c'est ce que démontrent les tableaux comparatifs des maladies à différentes époques: cette fréquence ne peut être attribuée qu'aux changements qui ont lieu dans notre manière de vivre, et à l'augmentation de sensibilité nerveuse qui en est résultée. Les femmes sont devenues plus sujettes aux dérangements de la menstruation, de la lactation, aux inflammations lentes, aux spasmes, et, par suite, aux dégénérescences de leurs organes propres; une circonstance qui concourt à accroître le nombre de leurs maladies, c'est la répugnance qu'elles éprouvent à en parler, et à les faire connaître dès le principe; distraites d'ailleurs par d'autres intérêts, souvent elles s'occupent peu de leur santé, et ne cherchent à remédier à leurs maladies que lorsqu'elles ont déjà pris un fâcheux développement.

La connaissance des maladies propres aux femmes est souvent fort embarrassante. On éprouve de grandes difficultés pour les distinguer des fonctions naturelles, et pour en faire la distinction entre elles et avec celles des autres organes. Combien de fois n'arrive-t-il pas de reconnaître, après la mort, les maladies les plus graves, des enflammations chroniques, le cancer même, dont on n'avait pas soupçonné l'existence pendant la vie!

Trop souvent on a à gémir d'erreurs déplorables qui se commettent dans la pratique. Quelle attention soutenue, quelle sagacité, que de connaissances variées et positives ne faut-il pas de la part du médecin praticien pour ne pas confondre le commencement d'une grossesse avec celui d'une inflammation de l'estomac ou du conduit intestinal, d'un cancer de l'utérus, d'une hydropisie du bas-ventre, pour ne pas prendre un engorgement de l'utérus pour une descente, une rétroversion de cet organe pour une grossesse extra-utérine, son renversement pour un polype, la chute d'une fongosité énorme pour l'utérus lui-même, pour ne pas croire reconnaître des maladies graves là où il n'en existe aucune.

On regarde trop généralement quelques-unes de ces affections comme incurables, et l'on désespère trop promptement de la puissance de l'art. Les personnes souffrantes, ne recevant presque plus de secours du médecin, se livrent trop souvent aux empiriques de tout genre et terminent bientôt une existence malheureuse, lorsqu'elles pourraient attendre quelques adoucissements à leurs maux. Sans doute, il en est quelquefois d'incurables; mais, ne restât-il que peu de ressources, est-ce une raison pour abandonner la malade à ses souffrances et à son désespoir? S'il en était ainsi, combien notre ministère serait pénible et borné. Dans le nombre infini des infirmités qui affligent l'espèce humaine, il en est beaucoup, on le sait, pour la guérison desquelles l'art est impuissant. Eh bien! c'est alors surtout que le médecin, ami de ses semblables, s'empresse de prodiguer tous ses soins; s'il ne peut parvenir à détruire le mal lui-même, il l'atténue dans ses effets, il cherche à en diminuer les accidents; il porte ainsi au lit des malades les derniers secours qu'il est en son pouvoir de donner. Et ici le véritable médecin, profondément pénétré des devoirs de sa profession, qui est un véritable sacerdoce, d'un art, qui doit tout à la fois lutter, autant qu'il est en la possession humaine, contre un mal universel, inévitable, dont Hésiode a dit « qu'il remplit la terre et la mer; qu'il marche en silence, car le prudent Jupiter lui a ôté la voix, et qu'emporté par un mouvement spontané, il visite les hommes aussi bien la nuit que le jour, » et veiller au plus grand comme au plus cher des intérêts de ce monde, à la santé, qu'un vieux poëte de Sicyone, Ariphron, a chanté en ces termes : « Santé ! la plus vénérable des divinités bienheureuses, puissé-je avec toi passer le reste de ma vie ! puisses-tu être pour moi un hôtesse bienveillante. S'il est, en effet, quelque charme dans la richesse, dans l'amour des enfants, dans la royauté, que les hommes regardent comme le bonheur des dieux, dans les désirs que nous poursuivons avec les filets secrets de Vénus ; si la divinité nous accorde quelque autre joie, ou si elle donne quelque délassement à nos travaux, avec toi, Santé bienheureuse, tout fleurit, tout brille au printemps des Grâces ; sans toi il n'y a point de bonheur ! »

Le médecin qui a une haute idée de la médecine, de son étendue, de sa puissance, qui joint un perpétuel souci de la dignité médicale, un vif sentiment des devoirs de sa profession à une sollicitude continuelle et vraiment touchante pour la guérison, ou du moins pour le soulagement des malades, n'oublie jamais que, dans des moments suprêmes, il existe des moyens propres à soutenir le moral des malades... Il compare aussi volontiers la médecine à la philosophie, toutes deux conduisent aux mêmes vertus et font éviter les mêmes écueils ; toutes deux inspirent le respect et la crainte de la Divinité ; les médecins reconnaissent que la toute-puissance ne réside pas dans la médecine elle-même ; ils soignent beaucoup de malades, mais, grâce à Dieu, un grand nombre guérissent d'eux-mêmes... « Je le pansay, et Dieu le guarit, » a dit aussi notre immortel Ambroise Paré.

Convaincu, comme tous les vrais disciples d'Hippocrate, que c'est la nature qui opère la guérison, le médecin part de cette vérité bien démontrée et ne cesse de porter les praticiens à l'examen sévère des phénomènes qui signalent la marche des maladies, à étudier la direction des forces vitales, et à respecter leurs tendances, quand elles sont salutaires, ainsi qu'à les changer lorsqu'elles sont vicieuses. Exercé à calculer les mouvements de la puissance médicatrice, il évalue ce qu'elle peut et ne lui demande rien de plus ; de sorte que, s'il ne peut guérir une maladie, il ne provoque pas cette guérison, parce qu'il est certain qu'elle n'aurait lieu qu'au détriment du malade.

Pour montrer qu'on doit toujours recourir aux moyens propres à soutenir le moral des malades, voici des pages où se révèlent l'âme d'un homme de bien, l'expérience consommée du praticien qui a passé sa vie auprès du lit des malades, la douce et grave compassion, la charité tendre d'un philosophe et d'un chrétien : « Quelque grande que soit l'autorité d'un médecin sur le malade, dit le savant professeur Chomel, il n'est pas en sa puissance de détruire en lui la crainte ou l'espérance : les paroles les plus rassurantes, dans les maladies de quelque gravité, ne sauraient ôter au malade toute espèce de crainte. Le langage le plus fait pour effrayer ne lui ôterait pas tout espoir ; aussi le médecin, qui ne peut pas chercher l'impossible, doit-il le plus souvent, sur ces deux points, rester dans certaines limites, afin de ne pas manquer le but en le dépassant. Dans quelques cas extrêmes et dans l'imminence d'une fin prochaine et inévitable, il pourra, en présence de personnes dont il connaît le courage et la résignation, ne plus dissimuler sa pensée ; mais, à part ce moment suprême, il y aurait inhumanité, je dirais même impiété de la part du médecin qui voudrait apprendre à l'homme ce que la prévoyance divine a voulu lui cacher. J'ajouterai qu'il n'y parviendrait pas ; que le doute resterait encore dans l'esprit du malade, qu'un rayon d'espérance lui apparaîtrait encore, malgré ce qu'on aurait fait pour l'éteindre. Ce besoin d'espérer, si indispensable à l'homme malade, n'est guère moins nécessaire à ceux qui l'entourent de leurs soins et de leur affection. J'aurai toujours présentes à l'esprit les paroles que me dit, après la mort de sa femme, un pauvre mari à qui j'avais, deux ans avant l'événement, annoncé l'issue funeste de la maladie. Cent fois, à la moindre rémission d'un des symptômes, il m'avait demandé si je ne prenais pas quelque espoir d'une guérison définitive, et chaque fois, je répondais avec sincérité à sa question. Après que l'événement eut justifié ce trop facile pronostic, il vint me voir, et tout en me remerciant avec effusion des soins affectueux que j'avais donnés à sa chère compagne, il ne put s'empêcher de me faire quelques reproches sur la franchise de mes réponses : il aurait voulu être trompé, tant la perspective de son malheur lui causait d'angoisses. Je crois qu'il avait raison, et depuis lors, quand il m'a fallu communiquer mon pronostic aux personnes étroitement unies aux malades, j'ai constamment cherché à en adoucir l'expression, à en amoindrir la portée .. Oh ! combien le médecin doit exceller dans la médecine morale !... Il est des maux qu'on ne soulage que lorsqu'on sait les partager, et le véritable médecin doit trouver toujours dans la bonté de son cœur et dans les ressources de son esprit, des moyens souverains pour relever les courages les plus abattus... Dans les grandes douleurs physiques comme dans les grandes douleurs morales, la sympathie est douce aux malades comme aux affligés ; celle du médecin surtout leur est précieuse ; il faut qu'il s'associe à leurs souffrances, qu'il en comprenne toute l'étendue, qu'il souffre avec eux, ce qui n'est pas un effort pour l'homme de cœur. Appelé auprès d'un malade en proie aux plus vives angoisses, je lui demandais pourquoi il avait renoncé aux soins d'un médecin fort habile, qui l'avait jusqu'alors dirigé. « Je ne lui en ai pas caché le motif à lui-même, me répondit-il, je lui ai dit : *Vous ne me guérissez pas, vous ne me soulagez pas, vous ne me consolez pas.* »

Vous ne me consolez pas! cette parole résume à elle seule, la moitié des devoirs du médecin. Il ne faut qu'approcher du lit sur lequel le malade, pauvre ou riche, jeune ou vieux, ignorant ou d'un esprit cultivé, lutte contre les angoisses de la douleur, et cherche à écarter les ténèbres que la mort répand déjà autour de lui, pour comprendre combien il a soif de consolations, avec quelle avidité il recueille un heureux présage, avec quelle joie il entend quelques paroles rassurantes, avec quelle anxiété il interroge l'œil du médecin, avec quel bonheur il entrevoit un visage ami, avec quelle effusion il saisit la main que lui tend celui dont il attend son salut! Et qui ne comprend alors la vanité de cette parole que J.-J. Rousseau laissait échapper dans un de ses fréquents accès de misanthropie : *Je crois à la médecine, mais je voudrais qu'elle vînt me visiter sans médecin.* N'est-ce pas souvent le contraire qu'il faudrait dire? « J'aime la médecine; mais j'aime encore mieux le médecin, dont la conversation me fait presque oublier tous mes maux, lors même que j'en parle. » Demandez plutôt aux gens d'esprit, qui se croient malades, ou qui le sont en effet, si la visite d'un médecin, qui est en même temps leur ami, ne leur procure pas autant de soulagement, ne leur apporte pas autant de calme que les meilleures drogues administrées par une main invisible...»

Un médecin doit être tel que nous le représente Hippocrate, tel que le comprend aussi M. Chomel, lorsqu'il dit avec cette haute sagesse, cette sagacité rare, cet esprit pénétrant et ce jugement sûr et exquis qui le distinguent: «Si le médecin veut mériter la confiance du public, s'il veut tenir dans la société le rang que doit lui assurer une profession aussi noble, et y exercer l'influence que donne naturellement un art aussi utile; s'il veut qu'on retrouve l'homme derrière le praticien; s'il veut, surtout pour lui-même, se ménager des jouissances pures, et que personne ne pourra lui enlever, je le conjure de redevenir ce qu'il était autrefois, l'homme le plus savant, le plus lettré de son temps ; je le conjure de se remettre de lui-même, puisque l'État ne croit plus devoir exiger, pour le médecin, ce fonds commun de toute éducation libérale, en possession de ces *litteræ humaniores* qui nous établissent dans un commerce de respectueuse familiarité avec les plus grands esprits de l'antiquité, qui donnent vue à la pensée sur tant de questions élevées, qui lui ouvrent tant et de si belles perspectives, qui assouplissent nos mœurs, remplissent toutes les lacunes de la vie, en adoucissent toutes les aspérités, en font oublier tous les mécomptes. Un médecin savant dans son art, versé dans la culture des lettres, de mœurs graves et douces, scrupuleux, attentif, charitable, non dépourvu des dons naturels de l'esprit, ne sera-t-il pas exalté pour sa doctrine, suivant la parole de l'*Ecclesiaste*, ne méritera-t-il pas aussi l'éloge plus profane, que le poëte Krinagore décernait à un célèbre médecin de l'antiquité?

« Le fils de Phébus lui-même, Esculape, a mis dans ta poitrine, ô Praxagore, la connaissance de l'art qui fait oublier les soucis. Il a imprégné tes mains du baume qui guérit tous les maux. Tu as appris de la douce Epione quelles douleurs accompagnent les longues fièvres, et quels médicaments il faut appliquer sur la chair divisée. Si les mortels possédaient des médecins tels que toi, la barque des morts ne voguerait pas si chargée. »

Telle fut la conduite, tel était le langage d'un des hommes qui, dans la moitié de ce siècle, ont le plus honoré, ont le plus illustré la médecine française : M. Chomel, qui a rendu son âme à Dieu le 9 avril 1858, a été grand par son enseignement et par ses écrits, par la pratique de son art, comme par ses vertus privées ; il restera pour tous un rare modèle à suivre, car il a réalisé l'idéal du professeur, l'idéal du médecin consciencieux et honnête.

« Eloigné volontairement de nous depuis six ans, par un de ces scrupules ou plutôt par une de ces délicatesses de sentiment que les cœurs d'élite seuls éprouvent, mais que tous admirent, a dit le professeur Grisolle aux obsèques de M. Chomel, notre collègue si regrettable, celui que tout le monde pleure aujourd'hui accomplit simplement, noblement, cette séparation, qui fut des plus douloureuses pour lui, et qui commença cette série de chagrins qui sont venus le frapper dans ses affections les plus vives. Triste expiation d'un bonheur qui jusqu'alors avait été presque sans mélange, mais qui a révélé une force d'âme peu commune ; car cet homme supérieur, que nous avons vu heureux et qui méritait tant de l'être, atteint tout à coup par les pertes les plus cruelles et par la douleur, a montré une âme stoïque, possédant au plus haut degré cet art sublime de savoir souffrir et mourir, qui, comme on l'a dit, semble être la perfection de la vie chrétienne. »

Les deux principales bases de la médecine sont la raison et l'observation ; mais c'est cette dernière qui doit diriger les médecins dans leurs raisonnements. L'observation est en effet l'unique flambeau qui puisse guider leurs pas et éclairer leur marche. C'est l'observation qui fait la véritable médecine, ce présent du ciel ; c'est cette sève pure et fortifiante qui doit circuler dans l'esprit et couler dans le raisonnement de tous les médecins. Sans elle la théorie est vacillante et incertaine ; elle n'est qu'un vain système discordant avec la nature, sans preuves solides, et qui n'a d'autre appui qu'une imagination trompeuse et la subtilité qui conduit à l'erreur.

Grâce à la philosophie, dont le flambeau luit aujourd'hui sur la plus grande partie de l'Europe, l'esprit du système se perd, le goût de l'observation renaît dans toutes les sciences, et déjà la médecine, qui, après avoir atteint rapidement chez les Grecs son âge mûr, était pour ainsi dire tombée en enfance dans les siècles derniers, a recouvré sa raison et sa dignité.

Nous dirons avec notre honorable et savant confrère, M. le docteur Fleury : « Aujourd'hui une voie nouvelle et plus féconde encore s'ouvre à l'art de guérir, et si je ne m'abuse, c'est par elle que celui-ci arrivera au terme le plus avancé qu'il lui sera permis d'atteindre en tant que science. Déjà la médecine n'est plus réduite à prendre pour base unique de ses recherches et de ses efforts des altérations cadavériques, résultats ultimes d'une perturbation cadavérique primitive ; et si le principe de la vie doit rester à jamais au-dessus de ses investigations, elle peut du moins en approfondir le mécanisme et saisir le phénomène morbide à son origine. La médecine anatomique fait place à la médecine physiologique.—Non à cette prétendue médecine physiologique qui n'était qu'un symptôme fondé sur une hypothèse et à laquelle a survécu l'homme illustre qui l'avait enfantée ; mais à cette médication physiologique qui s'appuie sur l'observation, sur l'expérimentation, et sur l'étude attentive des phènomènes physiques, chimiques, mécaniques et dynamiques, qui s'accomplissent au sein de l'organisation vivante.

En écrivant sur les maladies qui affligent la plus belle moitié du genre humain, je n'ai en vue que l'intérêt de la science, et je ne cherche qu'à me rendre utile aux femmes, en leur indiquant les moyens de guérir leurs maladies ; je n'ai pour but, enfin, que d'adoucir la triste condition d'un sexe qui, moins heureux que sensible, se trouve exposé par sa constitution faible et la haute mission qu'elle a à remplir sur la terre, à une foule d'infirmités auxquelle il est si important de le soustraire par tous les moyens que l'expérience a démontré les plus salutaires. C'est pour vous que j'écris, intéressantes femmes !...

Puissiez-vous suivre mes conseils! ils contribueront à vous rendre la santé et le bonheur; c'est la plus douce récompense que j'attends de mes veilles et de mes recherches.

La femme est à peine sortie de l'enfance, ce temps de faiblesse et de pleurs; à peine commence-t-elle à connaître le prix de la santé, à briller des charmes de la jeunesse, et à goûter les plaisirs si naturels à cet âge, qu'elle se voit menacée de perdre chaque mois tous ces précieux avantages. Devient-elle mère, autre source d'alarmes et de douleurs: incertitude de la conception, fardeau plus ou moins incommode de la grossesse, travail de l'enfantement, suites de couches, soins de l'allaitement et de l'éducation. Quel enchaînement de circonstances capables d'influer sur la santé de la femme! De combien d'épreuves, de fatigues, d'angoisses ne payera-t-elle pas les douceurs de la fécondité! Enfin, arrivée à cette époque de la vie qu'on appelle si justement l'âge critique, elle ne peut cesser d'être sujette au flux périodique des règles sans être en butte à de nouveaux orages. Fallait-il donc qu'avec de si brillantes prérogatives, la plus belle et la plus intéressante moitié de l'espèce humaine fût asservie à tant de misères! Fallait-il qu'elle ne fût, pour parler le langage d'Hippocrate, qu'un foyer d'infirmités et de douleurs! Fallait-il enfin, qu'environnée de douleurs et de craintes, la femme, qui partage tous nos maux, se vît encore assujettie à des maux qui ne sont faits que pour elle!

Ces maladies prennent toutes leur source dans un seul appareil d'organes (j'entends par là tout le système sexuel de la femme). Sa puissance, son activité, sa force de réaction sont supérieures à celles dont jouissent les autres organes qui constituent l'économie. En effet, l'utérus exerce sur eux un pouvoir qu'il est difficile d'exprimer malgré l'évidence de ses effets. Il est bien entendu que ce pouvoir commence avec la puberté, et qu'il cesse ou diminue considérablement après la cessation des menstrues. Dans l'enfance, la matrice est sans action ; elle est nulle dans la vieillesse, bien qu'elle puisse être le siége de graves affections chroniques ; mais alors elle n'est plus susceptible de troubler l'organisme, tandis que, dans l'âge où la femme est féconde, elle fait sans cesse entendre sa voix, selon l'expression de Van Helmont, et il est rare qu'elle ne soit constamment la cause de quelque maladie. Hippocrate avait déjà reconnu que, dans ce viscère si important, réside la cause de toutes les affections particulières aux femmes. *Propter uterum mulier tota est morbus.* Les nombreux écrivains qui ont succédé au législateur de la médecine ont partagé ce sentiment, tandis qu'on voit un grand nombre de médecins modernes qui subordonnent l'organe utérin à l'influence du système nerveux. Nous dirons avec le docteur Brière : « Quel est l'homme de bon sens, étranger à cet esprit de système qui a été et sera toujours le malheur de notre art; quel est, dis-je, l'observateur consciencieux qui ne reconnaîtra l'exagération de ces deux hypothèses? Quoi ! la femme qui se montre si grande, si sublime dans ses devoirs de fille, d'épouse et de mère, qui, bien dirigée ne cesse de donner l'exemple de toutes les vertus, qui plus d'une fois a rempli le monde de ses talents, de ses actions, de son héroïsme, serait réduite à un rôle aussi matériel ! En vérité de pareilles idées sont bien étranges. »

Prétendre, d'un autre côté, que la matrice gravite comme un obscur satellite autour de sa planète, lorsqu'on observe à chaque instant les funestes effets des désordres de la menstruation, et tous les accidents que déterminent la première apparition, la grossesse, les suppressions, la cessation des règles et toutes les lésions de l'utérus, n'est-ce pas tomber dans une erreur presque aussi grande que l'autre ?

La vérité ne saurait exister dans ces deux extrêmes ; car si d'un côté l'utérus paraît jouir jusqu'à un certain point de sa vie propre, s'il remplit d'importantes fonctions, s'il a ses maladies particulières, d'un autre côté il entretient des relations multipliées avec les organes. Cette influence des sympathies se fait sentir à chaque pas, et l'on peut dire dans toutes les régions du corps. Tantôt ce sont les fonctions de l'estomac qui sont exaltées, perverties ; tantôt ce sont celles du sein qui se développent, se suppriment et s'altèrent. D'autres fois cette liaison mystérieuse se révèle par les désordres du larynx, par la perversion de l'intelligence. Point d'organe, en un mot, que l'utérus ne puisse par sympathie mettre en jeu, soit physiologiquement, soit pathologiquement.

Tout se détériore, tout change ; l'univers est une scène mouvante qui n'offre qu'un enchaînement continuel de vicissitudes et de déplacements. Éclore, s'élever, décroître et périr est une marche commune à tous les êtres, et la nature, variée dans tout le reste, est au moins uniforme dans cet ordre.

Mais, parmi ces êtres, les uns parviennent à leur fin par une graduation insensible, par une suite de changements successifs et imperceptibles ; les autres y sont précipités par une pente plus ou moins rapide, par des cascades plus ou moins brusques, et les chocs violents, qui accompagnent cette chute si rudes les détruisent quelquefois avant qu'on se soit pour ainsi dire aperçu qu'ils existaient.

Si on voit que dans le plus grand nombre des hommes le cours de la vie est interrompu, agité par des maladies de toute espèce, qui sont le fruit de l'intempérance ou plutôt de l'oubli des lois de l'hygiène, on en voit aussi quelques-uns parvenir à une extrême vieillesse sans éprouver de secousses violentes, et d'autres changements que les altérations graduelles qui sont une suite inévitable des progrès de l'âge. Un tel bienfait est presque toujours le prix de l'observation rigoureuse des préceptes salutaires de l'hygiène, qui fait l'objet du second volume de cet ouvrage. Les âges sont les périodes ou les époques successives de la durée de la vie, déterminées par des changements qui s'accomplissent dans la constitution de l'organisme, aux différents stades d'accroissements, d'état et de déclin des corps vivants.

La succession des âges ou des époques, chez les femmes, détermine et fait persister pendant une partie de la vie une hémorrhagie fonctionnelle qui se convertit quelquefois par son abondance en hémorrhagie morbide. La manifestation des métro-hémorrhagies nous montre comment l'influence des âges ou des époques peut s'exercer en modifiant la vitalité et le développement des organes déterminés.

Avant la puberté l'utérus et les ovaires, qui ne sont pas éveillés, n'ont qu'une vitalité peu active et un développement imparfait, comme nous l'avons dit dans le premier volume de notre ouvrage. On ne voit que par exception et très-rarement la métro-hémorrhagie, survenir, et encore, il n'est pas certain, quand elle arrive, que le sang provienne d'ailleurs que du vagin.

A la puberté, cet âge qui est vraiment le printemps de la vie, les organes génitaux se développent, la circulation devient plus active dans leurs tissus, les règles s'établissent, et avec elles l'aptitude aux métro-hémorrhagies qui deviennent des maladies fréquentes jusqu'à l'âge de retour.

L'âge critique s'accomplit, l'utérus et ses annexes perdent en partie leur vitalité et leur volume; ils redeviennent à l'état de repos, l'aptitude aux métro-hémorrhagies cesse; car, si l'on ne confond pas ces hémorrhagies idiopathiques avec celles qui viennent des affections organiques de l'utérus, il n'y a presque jamais d'hémorrhagies utérines quand l'âge critique est passé.

CHAPITRE PREMIER

MALADIES DES JEUNES FILLES, OU AFFECTIONS QUI PEUVENT ATTEINDRE LES JEUNES FILLES DEPUIS LEUR ENFANCE JUSQU'A LEUR MARIAGE.

Ceux qui ont étudié les affections si diverses de la matrice, nous dit le docteur Cazeaux dans son excellent *Traté d'accouchement*, savent combien les maladies de cet organe réveillent de nombreuses sympathies. L'établissement des actes physiologiques qui lui sont dévolus, leur accomplissement périodique, exercent aussi sur les fonctions du tube digestif, et sur celles du système nerveux, une influence depuis longtemps appréciée par tous les praticiens. La pratique médicale nous démontre chaque jour cette foule de phénomènes morbides qui précèdent, accompagnent et suivent si souvent la première menstruation. Ils sont surtout prononcés lorsque celle-ci éprouve quelque retard ou quelque difficulté ; chez quelques jeunes filles, ils se renouvellent encore pendant longtemps à chaque époque menstruelle. Il semble alors que l'organe ne peut entrer en action sans troubler profondément l'organisme ; et ce n'est, pour ainsi dire, que lorsque l'habitude a émoussé la sensibilité de la matrice, que le retour des règles cesse de déterminer les troubles généraux dont précédemment il était accompagné.

L'influence des règles sur l'organisation et sur les maladies est un fait incontestable ; elle se montre dans les symptômes nombreux qui fatiguent et tourmentent la jeune fille à l'époque de la première apparition, et qu'on voit ensuite se dissiper par enchantement, lorsque les règles se sont établies. Elle reparaît à chaque période menstruelle chez un grand nombre de femmes ; elle est enfin très-prononcée à l'âge où les phénomènes de la menstruation vont cesser pour toujours.

Si l'écoulement périodique ne peut se faire jour au dehors, soit par un excès, soit par un défaut de forces, la condition sociale est manquée, et l'avenir de la femme perdu. Certes, la conception a pu avoir lieu en l'absence des règles, la science en cite quelques exemples que j'ai rapportés dans la première partie de cet ouvrage ; mais cette disposition est exceptionnelle, et, dans l'immense majorité des cas, on peut dire que l'aménorrhée primitive constitutionnelle est un indice presque certain de stérilité.

L'infécondation n'est pas la seule conséquence du manque du flux périodique ; la jeune fille éprouve une multitude d'accidents ; et l'on peut dire que cette époque, qui devait être la plus brillante de son existence, est l'époque la plus pénible, la plus orageuse de sa vie. Des flueurs blanches intarissables remplacent chez elles l'apparition des règles, qu'elles ne suppléent pas. La jeune fille qui, jusqu'à cette époque fatale, jouissait d'une brillante santé, semblable à la fleur printanière qu'une douce et tendre rosée n'anime plus, tombe et languit décolorée : une chlorose affreuse se déclare, toutes les fonctions se détériorent, l'appétit disparaît, le sommeil fuit, une langueur mortelle mine sourdement le principe de la vie, et la jeune fille périt, pour ainsi dire, avant que de naître.

Frappés de ces résultats, les médecins, depuis Hippocrate jusqu'à nos jours, ont enseigné assez généralement que l'absence du flux menstruel ou son interruption produit une foule de maux chez les jeunes filles. L'auteur d'un *Essai sur l'aménorrhée ou la suppression du flux menstruel*, Royer-Collard, a formé six séries particulières de ces maladies, ce qui comprend, comme le remarque l'illustre Pinel, le corps entier de la pathologie interne.

Parmi les nombreuses affections produites par l'absence ou la suppression des règles, les unes sont locales, les autres générales. Les symptômes des premières sont le plus ordinairement des douleurs, des tiraillements dans la région lombaire, un sentiment de pesanteur dans l'hypogastre, des tranchées utérines, le catarrhe utérin, etc.

Les affections générales qui se déclarent à la suite des suppressions du flux menstruel ont toutes pour caractère commun d'être autant de symptômes de ces suppressions, à moins qu'elles n'existassent déjà secrètement dans l'économie, et que l'aménorrhée n'ait servi qu'à en provoquer plus promptement l'entier développement. Excepté cette dernière circonstance, qu'un observateur attentif doit étudier avec le plus grand soin, ces sortes d'affections naissent avec l'aménorrhée, en suivent les variations, en partagent la durée. En vain on essaye de les guérir en les attaquant directement ; tant que la suppression persiste, tous les efforts de la médecine symptomatique viennent se briser contre elles, tandis que l'écoulement des règles suffit pour les guérir.

La nature de ces affections varie suivant les tempéraments, les causes prédisposantes, les circonstances où la malade se trouve placée. La fièvre inflammatoire se développe ordinairement chez les personnes jeunes, vigoureuses et douées d'un tempérament sanguin ; chez elles, l'influence de la rétention des règles s'annonce encore par des symptômes de pléthore locale et générale qui peuvent donner lieu à des maladies inflammatoires, à des hémorrhagies, etc. S'il se trouve chez elles un organe qui soit dans un état actuel d'irritation, cet organe devient alors le centre d'une congestion sanguine et le siége d'une inflammation proportionnée à la violence de cette congestion. Les plus dangereuses sont la méningite, la céphalite, la péripneumonie et la péritonite. Leur marche est quelquefois si rapide que les saignées les plus abondantes et le retour même des règles ne peuvent en arrêter les funestes effets.

Un des phénomènes les plus singuliers de l'aménorrhée sont les hémorrhagies accidentelles, qui remplacent la menstruation. Leur siége le plus ordinaire est dans les voies alimentaires et dans celles de la respiration ; mais il n'est pas rare non plus de les voir se manifester à l'extérieur du corps, tantôt par l'ouverture d'une plaie, d'un ulcère ou d'un conduit excréteur quelconque, tantôt à la surface de la peau.

Rien ne prouve mieux l'influence sympathique de l'utérus sur les autres organes de l'économie que les innombrables névroses qui accompagnent les suppressions menstruelles ou qui leur succèdent. Les femmes nerveuses éprouvent alors des convulsions, des tremblements, des accès d'hystérie, des danses de Saint-Guy, des phénomènes cataleptiques, des accès de délire, etc. On peut même dire que pas une malade n'en est entièrement exempte ; et lorsque la constitution du sujet, celle des organes utérins et le genre de vie qui a précédé en favorisent le développement, ces maladies présentent un tableau tout à la fois si extraordinaire et si mobile, que le médecin le plus instruit peut en être déconcerté. On voit alors les phénomènes les plus étonnants éclater tout à coup, tourmenter tour à tour les malades, agiter tous les systèmes, altérer toutes les fonctions et jeter toute l'économie dans un trouble universel.

Il est bien important pour le médecin de ne point se laisser troubler lui-même par cet appareil tumultueux et de remonter à l'origine du mal pour en découvrir plus sûrement le remède.

On peut donc répéter, avec le docteur Brière, que la suppression qui a lieu après l'apparition régulière des menstrues ne démontre pas d'une manière moins positive l'influence des règles sur la santé; et, s'il est vrai qu'on a vu des maladies graves parcourir toutes leurs périodes, sans qu'il en soit résulté un trouble appréciable dans l'écoulement périodique, le plus souvent, lorsque la santé subit quelque altération, la menstruation éprouve des désordres notables, et l'on voit les dérangements de cette fonction influer sur l'exercice de toutes les autres, et ajouter son influence morbide à celle qui existait déjà.

Que de femmes, en effet, bien portantes, chez lesquelles cet accident, déterminé par un refroidissement, une émotion, une cause quelconque, produit de graves maladies ! Certes la suppression peut être sans accident chez les femmes fortes, chez celles qui se livrent à des travaux pénibles; mais dans les villes, chez les femmes nerveuses, délicates, les choses ne se passent pas aussi simplement. Que de suites fâcheuses nous pourrions rapporter de ces suppressions ! Tantôt on verra survenir des maladies de l'utérus, tantôt des affections d'autres organes. Sous l'influence de l'aménorrhée, des maladies jusqu'alors latentes éclateront avec fureur; des états pathologiques fort singuliers se montreront après la suppression : ainsi l'on observera les colorations bleues, noires de la peau, l'hypertrophie générale des tissus. Dans d'autres circonstances, des phénomènes nerveux fort bizarres seront la conséquence de l'aménorrhée; les femmes auront alors des amauroses, des extinctions de voix, etc., etc.

« On conçoit sans peine l'extrême diversité des maladies que peut produire la suppression des menstrues, dit Pinel, en réfléchissant sur les circonstances très-diverses et quelquefois très-opposées qui peuvent donner lieu à ce dérangement, le préparer d'avance ou l'exciter d'une manière immédiate. Quelquefois c'est ce qu'on appelle le tempérament sanguin ou bien le tempérament lymphatique, ou enfin celui qu'on désigne sous le nom de nerveux, qui dispose de loin à ces affections. L'excès ou le défaut de sensibilité de l'utérus peut également y concourir, surtout lorsque l'éducation favorise le développement de ce que le tempérament peut avoir d'extrême : la sensibilité excessive ou l'inertie de la matrice. Quelle influence puissante n'ont point soit sur la suppression menstruelle, soit sur des hémorrhagies, le genre de vie qu'on mène, l'excès de la bonne chère, l'oisiveté, l'abus des plaisirs, la bizarrerie de la mode dans les vêtements, des veilles prolongées, les passions les plus immodérées ou la contrariété des penchants primitifs de la nature ! On peut ajouter à cette énumération des causes qui se développent lentement et par degrés, celles qui agissent d'une manière subite et au moment de la menstruation, comme l'impression d'un air froid et humide, l'immersion des membres, surtout des pieds et des jambes, dans l'eau froide, ou d'autres accidents divers, comme un coup, une chute, une brûlure, une douleur vive, etc.; et, parmi les causes morales, une frayeur vive, un emportement de colère, un chagrin prolongé, etc. » Fabrice de Helden rapporte le cas d'une suppression, avec l'inflammation du col de l'utérus, chez une femme dont les menstrues s'arrêtèrent par une frayeur subite. On pourrait citer un grand nombre de cas à peu près semblables, et même d'aliénation mentale survenue à la suite de la suppression des menstrues.

Aménorrhée.

Dans l'état de santé ou de maladie, dans quelque climat qu'elle habite, et quelles que soient d'ailleurs sa condition sociale et sa constitution physique et morale, la femme est sous la dépendance d'une loi physiologique et mystérieuse, de cette loi puissante et forte qui l'assujettit pendant un certain temps de sa vie à une hémorrhagie périodique de l'organe reproducteur. Cette fonction, appelée menstruation, qui tient toutes les autres sous son empire, et qui est en quelque sorte la régulatrice de tous les appareils et de tous les systèmes à cause des sympathies intimes de l'utérus avec les autres organes, constitue le signe le moins équivoque de la santé et de la fécondité des femmes. Sans cet écoulement, dit Roussel, la beauté ne naît pas ou s'efface, l'ordre des mouvements vitaux s'altère, l'âme tombe dans la langueur et le corps dans le dépérissement.

La menstruation, comme la plupart des fonctions sécrétoires, comprend deux actes principaux et distincts : l'exhalation ou la sécrétion du fluide menstruel et l'excrétion de ce fluide au dehors.

La menstruation ne saurait être considérée comme réellement effectuée qu'autant que ces deux actes se sont accomplis. L'aménorrhée est produite, non-seulement par le manque d'exhalation du fluide menstruel, mais encore par son défaut d'excrétion. Ce sont néanmoins deux états pathologiques très-distincts; aussi chacun d'eux sera examiné en particulier.

L'aménorrhée par défaut de sécrétion peut elle-même se présenter sous deux aspects différents : tantôt en effet elle résulte du défaut de menstruation, à l'âge où cette fonction devrait s'établir; tantôt, au contraire, les règles qui, depuis un temps plus ou moins long, paraissaient avoir leur périodicité normale, se suppriment accidentellement ou du moins éprouvent une évidente diminution.

Dans le premier cas, il y a absence de menstruation, aménorrhée par rétention (*remansio mensium*).

Dans le second cas, il y a suppression complète ou incomplète (*suppressio mensium*). Assurément ces deux états ne sont pas identiques, car ils offrent, sous le rapport des causes, du pronostic et du traitement, des différences bien notables; mais, à l'exemple du professeur Paul Dubois, nous allons les étudier collectivement, en les séparant toutefois dans la recherche des causes qui les produisent et dans les indications curatives qui conviennent plus particulièrement à chacune d'elles.

Causes de l'aménorrhée par rétention. La plupart des filles qui ont passé l'âge ordinaire de la puberté sans que la menstruation soit établie chez elles se distinguent par la délicatesse de leur constitution et la faiblesse originaire ou acquise de leur santé. Un tempérament lymphatique bien prononcé et même des symptômes d'affection scrofuleuse se remarquent chez presque toutes.

Cependant la faiblesse, compagne et cause du défaut de sécrétion des règles, n'a pas toujours son origine dans la constitution même de l'individu ; elle est souvent le résultat de l'habitation dans des lieux bas, humides, marécageux, sombres, c'est-à-dire où les rayons solaires ne pénètrent jamais; de l'usage d'une alimentation insuffisante, de mauvaise nature; de celui de boissons malsaines; du défaut d'exercice; de l'influence d'évacuations excessives; de maladies antérieures; de l'excès ou du défaut de sensibilité utérine; de l'éducation qui favorise, émousse ou modifie la vitalité propre aux organes de la génération; de certaines professions; du genre de vie qu'on mène, surtout s'il s'écarte des lois de l'hygiène et des préceptes de la morale. L'aménorrhée est encore le résultat d'affections tristes, de l'altération du sang, et enfin, d'excès de fatigue produite par des travaux habituels qui excèdent les forces.

L'on comprend que dans ces cas l'utérus n'échappe pas plus que les autres organes à l'action des causes débilitantes, et qu'un état qui est presque toujours accompagné de langueur dans l'exercice des fonctions les plus importantes le soit, à plus forte raison peut-être, dans l'accomplissement de l'exhalation menstruelle.

Le tempérament lymphatique, dit un auteur, prédispose à l'aménorrhée. On sait, en effet, que les jeunes filles qui offrent ce tempérament sont plus tardivement et plus difficilement menstruées que les autres; on sait aussi combien cette importante fonction est lente et pénible à s'établir chez les scrofuleuses. Toutefois, le tempérament lymphatique, quelque exagéré qu'on le suppose, n'a qu'une influence bornée sur la menstruation, si toutes les circonstances hygiéniques qui entourent les femmes sont favorables; mais qu'à son action vienne s'ajouter celle des autres causes débilitantes, et l'on voit les jeunes filles placées dans ces fâcheuses conditions rester frêles, débiles, dépasser l'époque ordinaire de la puberté, et ne pas s'embellir des attributs de cette belle saison de la vie. Que si cette révolution s'opère, c'est avec lenteur, avec peine, et presque toujours d'une manière incomplète : les règles s'établissent difficilement, et après mille accidents divers, elles coulent peu à peu, ne reparaissent qu'à de longs intervalles, et souvent ne deviennent périodiques et mensuelles qu'après plusieurs années.

Le défaut de menstruation se remarque d'autres fois chez de jeunes filles qui présentent tous les caractères d'un tempérament éminemment sanguin ; il semble qu'il existe chez ces sujets une plénitude extrême, une sorte de surcharge de vaisseaux sanguins, et que cet apparent excès de force nuise à l'exercice régulier des fonctions utérines, ou que l'aménorrhée enfin soit due à un excès de forces du système utérin.

La chlorose et l'anhémie sont encore rangées avec raison parmi les causes de l'aménorrhée ; à peine chez la femme anhémique reste-t-il assez de sang pour empêcher la vie de s'éteindre ; la plus faible quantité ne pourrait être détournée sans danger de la masse commune pour l'accomplissement d'une fonction qui ne peut cesser sans inconvénient pour l'ensemble, et au profit d'un organe dont l'activité vitale est considérablement affaiblie. Quant à la chlorose, s'il est vrai qu'elle dépende souvent de l'asthénie de l'utérus, on conçoit qu'elle dispose à l'aménorrhée, puisque celle-ci n'est fréquemment que le symptôme de la même asthénie, ou plutôt dans ces cas ce sont deux symptômes différents d'une même affection.

On considère aussi le célibat comme prédisposant à l'aménorrhée. Comment agit cette cause ? L'utérus a-t-il donc besoin de l'excitation vénérienne pour accomplir plus facilement sa fonction menstruelle ? On sait que chez un grand nombre de femmes l'acte du coït facilite et accélère l'apparition des règles, et que chez beaucoup d'autres, mal menstruées avant le mariage, cet écoulement sanguin s'établit plus abondant et plus régulier après la copulation.

Mais de toutes les causes prédisposantes de l'aménorrhée la plus puissante est sans aucun doute l'existence d'une affection chronique grave. Les règles ne s'établissent que difficilement chez les jeunes filles qui sont affectées d'une gastrite, d'une pneumonie, ou d'une pleurésie chronique, etc. Et telle est l'influence de cette cause, telle est surtout sa fréquence, que l'aménorrhée est dans la majeure partie des cas un symptôme et non pas une maladie ; c'est une vérité qui doit toujours être présente à l'esprit du médecin s'il ne veut pas s'exposer à de fâcheuses méprises et à des revers, ou tout au moins à des insuccès, en attaquant l'effet et en laissant subsister la cause.

Il est permis de croire que l'influence prédominante du travail morbide qui se fait alors retarde et arrête l'établissement d'une fonction qui, par cela même qu'elle est moins essentielle et qu'elle est en dehors de la vie individuelle, semble plus qu'une autre exiger pour s'accomplir l'intégrité de la santé générale.

Causes de l'aménorrhée par suppression. Lorsque la suppression menstruelle est lente, elle reconnaît les causes qui viennent d'être énoncées ; mais lorsqu'elle est subite, les circonstances qui la déterminent sont bien différentes, elles sont rapides, instantanées comme leur résulat. Ce sont l'impression subite de l'air froid et humide ; la suppression d'un caleçon, d'un vêtement habituel, ou l'imprudence que commettent certaines femmes en prenant des vêtements trop légers pendant les saisons rigoureuses, pour se conformer aux bizarreries de la mode ; le changement d'un lieu chaud dans un lieu froid lorsque le corps est échauffé ; l'immersion du corps, des mains et des pieds dans l'eau froide ; la suppression de la sueur des pieds ; l'ingestion des boissons froides dans l'estomac ; une saignée faite intempestivement ; les chutes, les coups, une plaie, une brûlure, une douleur vive, l'impression d'une odeur forte et pénétrante ; une irritation vive développée dans quelque organe ; l'emploi des médicaments actifs tels que les vomitifs, les purgatifs ; l'abus des plaisirs, les excès de la bonne chère ; les émotions vives ; les passions impétueuses, l'amour, la surprise, la frayeur, la colère, la fureur, une injure, un affront, l'indignation, les chagrins profonds, la perte d'une personne qu'on aime, etc.

Suivant les idiosyncrasies et la puissance de l'habitude, ces causes arrêtent plus ou moins facilement les menstrues; il est des femmes chez lesquelles elles ne paraissent pas sous l'influence la plus légère ; chez quelques-unes même, le changement de linge a suffi pour suspendre leur cours, tandis que d'autres femmes ont remarqué que, lorsqu'elles mettaient les jambes dans l'eau pendant leurs règles, le sang coulait aussitôt en perte, et que d'autres ont assuré que l'eau froide, et, en général, tout ce qui détermine des suppressions, leur faisaient venir plus promptement les menstrues.

Symptômes. Le tableau des symptômes de l'aménorrhée est immense; il n'y a peut-être pas de maladie qu'elle ne puisse simuler ou produire. Ces symptômes sont un sentiment de chaleur et de douleur dans les régions épigastrique et lombaire; des pesanteurs dans le bassin, des tranchées utérines, le gonflement du ventre; celui des mamelles, accompagné quelquefois de l'issue de la lymphe laiteuse ; l'appétit est supprimé ou modifié : souvent il est remplacé par des goûts bizarres; il y a des palpitations, de la dyspnée, de la céphalalgie, des bourdonnements d'oreille, des nausées, des vomissements; il y a des malaises, des lassitudes, tendance à l'inaction, à la contemplation, à l'extase, alternant avec une tristesse insurmontable; quelquefois difficulté et douleur vive pendant l'émission des urines, diarrhée, dyssenterie. Les jeunes filles sont excessivement impressionnables, moroses et craintives; leur pâleur est quelquefois portée à un très-haut degré; leur peau est comme bouffie, étiolée, les chairs sont flasques, le regard lent, languissant, éteint.

Avec ou à la suite de ces accidents, qui sont plus ou moins prononcés, suivant la constitution des malades, on observe quelquefois des affections très-diverses, des névroses, telles que l'hystérie, l'hypocondrie, etc.; des lésions des systèmes lymphatique et cutané, telles que des éruptions pustuleuses, dartreuses, etc. ; des altérations organiques, et surtout des phlegmasies plus ou moins graves.

Dans le cas de suppression brusque, on voit souvent survenir une œdématie rapide des extrémités inférieures, de la face, et même des autres parties du corps. On lit dans la *Clinique* du docteur Lisfranc : « La suppression des menstrues, surtout quand elle est brusque, détermine quelquefois l'œdème de la partie inférieure des jambes, celui de la face et d'un grand nombre d'autres points de l'économie; on observe même l'infiltration séreuse et générale du tissu cellulaire. Cette infiltration se rencontre plus spécialement dans l'épaisseur des paupières ; j'ai vu rarement survenir l'hydrothorax, l'hydropéricarde, l'ascite. »

Le docteur Brière a connu une dame qui, depuis trois mois qu'elle avait une suppression, était agitée d'un tremblement continuel; elle ne pouvait rester un seul instant en place, il fallait qu'elle allât sans cesse d'un endroit à l'autre ; elle s'ennuyait partout. Une autre jeune fille de dix-huit ans, d'un tempérament délicat et nerveux, éprouve un chagrin profond qui occasionne une suppression avec des symptômes du côté du cœur et de l'estomac. L'aménorrhée dure un an; pendant ce temps, elle ressent chaque mois de la pesanteur à l'épigastre, des douleurs dans les articulations, des vertiges, de fausses sensations de la vue ; elle croit toujours apercevoir les objets colorés en rouge; elle est aussi atteinte de vomissements périodiques et d'accès d'hystérie. Sauvage rapporte qu'une jeune fille fut tout à coup prise d'une anasarque générale quelques jours avant la période menstruelle. A l'apparition du sang des règles, l'épanchement séreux cessa. Pendant plusieurs mois l'anasarque revint à l'époque précitéee, et fut remplacée par le flux sanguin jusqu'à ce qu'enfin, par un traitement approprié, la santé fût entièrement rétablie.

On observe, enfin, à la suite de la suppression menstruelle, des hémorrhagies plus ou moins graves dont le siége est on ne peut plus variable, et qui deviennent quelquefois périodiques, et suppléent à l'écoulement menstruel, comme nous le verrons en parlant des règles déviées ou supplémentaires.

Lorsque l'absence des règles, et surtout leur suspension, a persisté longtemps sans produire autre chose que les phénomènes indiqués, ce n'est plus à des maladies aiguës qu'elle donne naissance, mais à des affections chroniques et à une sorte de délabrement général dont la chlorose est ordinairement l'expression.

Chez les jeunes filles, dit un médecin, la pâleur est souvent portée jusqu'à une sorte d'étiolement de la peau (pâles couleurs). La peau est quelquefois bouffie, les yeux sont éteints, les chairs flasques, l'appétit est détruit, et souvent remplacé par des désirs bizarres, soit de substances de haut goût, soit de substances non nutritives; de la dyspnée, des palpitations, de la tristesse, et une grande paresse à se mouvoir se joignent aux premiers symptômes; mais quand le défaut d'écoulement des règles produit déjà ces désordres, ce n'est plus une simple aménorrhée qui existe, il y a commencement de chlorose.

L'utérus étant le siége de la menstruation est aussi l'organe qui se trouve le plus souvent et le plus immédiatement affecté quand cette fonction vient à être suspendue. Aussi la métrite chronique ou aiguë, la leucorrhée, le squirrhe et le cancer utérin sont-ils les effets fréquents de l'interruption ou des difficultés qu'éprouve l'accomplissement de la menstruation.

Existe-t-il un organe délicat chez la femme atteinte d'aménorrhée, c'est presque toujours lui qui devient le siége des souffrances.

Une demoiselle avait inspiré des inquiétudes à sa famille à

raison des accidents qui s'étaient manifestés vers la poitrine. Un traitement convenable, suivi avec persévérance, avait fait cesser les craintes depuis plusieurs années, lorsque la nouvelle de la mort de son frère lui occasionne un si vif chagrin, que les règles sont arrêtées. Bientôt les caractères de l'ancienne affection de poitrine se dessinent avec plus de violence que jamais; la toux, l'amaigrissement, les sueurs révèlent un danger pressant. Des soins bien entendus, un voyage dans les pays chauds, sont parvenus à triompher du mal; la santé s'est de nouveau montrée avec le rétablissement des menstrues.

Diagnostic. Le diagnostic de l'aménorrhée serait très-facile s'il consistait uniquement à savoir si l'apparition du flux menstruel est retardée, interrompue ou notablement diminuée; le témoignage seul des malades suffirait pour résoudre cette question, mais le diagnostic n'est pas à beaucoup près ni aussi simple, ni aussi facile.

Lorsqu'une femme n'est pas réglée, il est de la dernière importance de s'assurer, avant de commencer aucun traitement, si la rétention des menstrues ne dépendrait pas d'un vice de conformation qui exigerait une opération chirurgicale, ou d'une altération de quelque organe, d'une grossesse ou de l'âge critique. On risquerait de tomber dans les plus lourdes méprises si, dans certaines circonstances, on ne poussait la circonspection et la réserve jusqu'à la plus sévère méfiance. Tantôt c'est une jeune fille ou une jeune veuve qui, pour mieux tromper le médecin et lui cacher une grossesse clandestine, prétexte des incommodités qu'elle attribue à un retard ou à une suppression de l'excrétion menstruelle; tantôt c'est une coquette qui, avertie du déclin de l'âge par la cessation des règles et de la fécondité, cherche à rappeler encore et à prolonger artificiellement les marques d'une jeunesse qui n'est plus. Dans l'un et l'autre cas, le médecin qui donnerait des remèdes à l'aventure et sans précaution pourrait causer des maux incalculables. D'un côté il risquerait de provoquer l'avortement et de faire périr la mère et l'enfant, ou tous les deux à la fois; de l'autre, il exposerait la femme à des hémorrhagies dangereuses ou à des cancers utérins qui sont presque toujours mortels. Comment donc se mettre à l'abri de tant d'écueils et éviter les piéges que tendent trop souvent à la bonne foi du médecin la criminelle astuce et les travers de l'amour-propre? C'est en gagnant du temps pour tâcher de distinguer la vérité de l'erreur ou la réalité de l'apparence.

Lorsqu'il n'y a pas d'éruption menstruelle, il faut donc rechercher d'abord si l'absence des règles dépend du défaut d'exhalation ou du défaut d'excrétion au dehors. Cette question s'éclaircit facilement par un examen attentif des voies génitales. Si l'on a reconnu qu'elle dépend du défaut de secrétion, il faut savoir si cette circonstance est une simple anomalie ou un véritable état pathologique. En troisième lieu, si l'absence reconnue des règles paraît se lier à un état morbide réel, il est indispensable de s'assurer si elle est essentielle ou symptomatique; et dans ce dernier cas, quel est l'organe qui souffre, c'est-à-dire quel est le véritable siége de la maladie qui occasionne l'aménorrhée, et quelle est même sa nature? Sans de telles données, il n'y a pas de traitement rationnel possible. Aussi le médecin doit-il examiner avec attention l'ensemble de la constitution, l'état de chaque organe en particulier, et surtout celui de l'utérus et de ses annexes.

On peut quelquefois prendre l'aménorrhagie pour un état de grossesse, *et vice versâ*, et l'on sent quelles graves conséquences peuvent être la suite de cette méprise. On a vu des femmes qu'on avait tourmentées par des applications de sangsues et des emménagogues pendant les deux ou trois premiers mois d'une grossesse méconnue, être réduites à un état déplorable par cette médication imprudente. L'erreur est sans doute quelquefois très-difficile à éviter, puisqu'il n'existe que deux signes positifs de grossesse, comme nous l'avons déjà fait observer en parlant de cet état, le ballottement et le mouvement spontané de l'enfant, et que ces signes ne se montrent qu'à une époque déjà avancée de la gestation; mais avec de l'attention, et surtout en ne se pressant pas d'agir si les accidents sont peu graves, on évite au moins les conséquences de l'erreur.

Pronostic.—L'aménorrhée n'est jamais une maladie grave par elle-même, ce sont les affections qu'elle fait naître ou celles dont elle est l'effet qui en font toute la gravité. Isolée de toute complication et récente, ce n'est qu'une indisposition en général de peu de durée, que beaucoup de femmes éprouvent et qu'elles appellent un retard; ancienne, elle doit toujours éveiller l'attention du médecin, alors même qu'elle ne produit pas encore d'accidents. Dans les autres circonstances, le danger se mesure par l'ancienneté et l'intensité de la maladie concomitante, et par l'importance de l'organe affecté. Cependant, même dans les cas où elle n'est que symptomatique, et à plus forte raison dans ceux où elle est la cause première du désordre, l'aménorrhée doit entrer comme élément dans le pronostic; elle le rend toujours plus grave, car une irritation qu'accompagne la suppression des menstrues présente en général moins de chances de guérison qu'une autre irritation d'égale intensité qui n'est pas compliquée de cet accident.

Il suit de tout ce qui précède qu'avant d'entreprendre le traitement de l'aménorrhée, il faut toujours commencer par s'assurer si elle est simple ou compliquée, accidentelle ou naturelle, récente ou ancienne, cause ou effet.

Traitement.—Lorsque l'aménorrhée est simple, qu'elle survient chez une femme ou une jeune fille molle, lymphatique, d'une constitution détériorée, que la malade habite un lieu sombre, froid et humide, et qu'elle se nourrit mal, c'est au traitement stimulant, légèrement tonique, qu'il faut avoir recours. Il suffit souvent alors de fortifier par une alimentation saine, mais stimulante, tonique même, composée de bons potages gras, de viandes rôties, et de l'usage modéré d'un peu de bon vin vieux, et par quelques toniques médicamenteux, tels que les amers, le quinquina, les ferrugineux, le chocolat préparé avec le fer, en ayant soin de surveiller leur action, de placer la malade au sein d'un air vif, sec et imprégné de lumière et de calorique, de la revêtir de flanelle appliquée immédiatement sur la peau, de lui faire pratiquer des frictions sèches sur tout le corps, et de la contraindre à se livrer à un exercice modéré, celui du cheval et de la danse; il suffit, dis-je, de ces soins hygiéniques pour voir bientôt les chairs se raffermir, la pâleur être remplacée par un teint plus animé, les forces renaître et les règles commencer à paraître si elles ne s'étaient pas encore montrées, reprendre leur cours accoutumé si déjà elles avaient existé.

Lorsque, au contraire, le défaut de menstruation, existant sur des sujets forts, semble dépendre d'un état évidemment pléthorique ou du moins coïncide avec cet état, une diète plus ou moins sévère, l'usage d'aliments peu nutritifs, de boissons aqueuses, d'un ou de plusieurs bains entiers chauds, de légers purgatifs, en un mot, un régime débilitant, et de plus l'usage d'une ou de plusieurs saignées spoliatives, pratiquées au bras, en choisissant, s'il est possible, l'époque à laquelle les règles devaient venir, obtiennent ordinairement les résultats les plus favorables; souvent alors les règles se montrent immédiatement.

Si l'aménorrhée se lie à l'existence de quelque maladie grave, comme cela arrive le plus souvent, on comprend que c'est au traitement de cette maladie elle-même qu'il convient de s'attacher, et que le médecin ne doit s'occuper alors de l'absence des règles que pour remédier à quelques incommodités qu'elle ajoute parfois à la maladie principale.

Lorsque l'aménorrhée complique les affections morbides de l'utérus, dit le docteur Lisfranc, beaucoup de praticiens pensent qu'il faut employer les moyens destinés à combattre la première de ces maladies. J'ai expérimenté cette méthode sur deux cents femmes, et, sur cent soixante, j'ai beaucoup congestionné l'utérus, sans produire les menstrues. Les douleurs ont augmenté ou se sont développées, si elles n'existaient pas déjà; l'engorgement utérin a pris de l'accroissement; quelquefois des phlegmasies aiguës sont survenues : ces faits suffisent, je crois, pour fixer définitivement l'opinion relativement à ce point important de thérapeutique. Je traite l'affection morbide de la matrice par des médicaments appropriés; je pratique, en temps opportun, aux personnes robustes, les saignées spoliatives pour suppléer les règles; afin d'atteindre le même but, je les soumets à un régime convenable.

Lorsqu'on a lieu de penser, au contraire, que l'aménorrhée est essentielle, c'est-à-dire qu'elle n'a d'autre cause que l'absence d'une activité vitale suffisante dans les organes génitaux et dans l'utérus en particulier, c'est alors à provoquer, à développer ou à accroître cette activité que nos efforts doivent tendre, et deux sortes de moyens s'offrent à nous pour obtenir ce résultat. Les uns consistent à stimuler le mouvement fluxionnaire de l'utérus; les autres consistent à agir plus directement sur l'appareil circulatoire des organes génitaux eux-mêmes.

Les diurétiques, tels que la scille et surtout les cantharides, les purgatifs drastiques, tels que la rhubarbe, le jalap, la scammonée et spécialement l'ellébore, l'aloès, la saignée du pied, réitérée tous les mois, l'application d'un petit nombre de sangsues à la vulve, à la partie supérieure des cuisses, aux aines, des pédiluves simples ou irritants se rangent au nombre des premiers. Parmi les purgatifs stimulants, ceux qui agissent sur le rectum d'une manière spéciale, comme les aloétiques, méritent la préférence. On peut donner des pilules composées de six décigrammes d'aloès, de cinq décigrammes de limaille de fer.

Les seconds se composent des emménagogues proprement dits, qui sont des infusions d'armoise, de safran, de rue, de sabine, la décoction de racines d'aristoloche ; le fer et ses préparations, telles que la limaille de fer à la dose d'un à un gramme et demi par jour, le sous-carbonate de fer, à la dose de deux à dix grammes par jour, les vins chalybés, les pilules de Blaud, de Fuller, et surtout le lactate de fer administré en pilules. J'ai retiré souvent de très-bons effets de l'infusion de safran dans le vin blanc, donnée à l'époque des règles, tandis que la malade avait ses pieds dans un bain irritant.

L'observation atteste aussi que l'action de tous ces moyens peut être favorisée par des ventouses sèches ou scarifiées sur la région hypogastrique, sur la face interne des cuisses, ainsi que par des vésicatoires et même par des sinapismes. On peut recourir aussi avec un grand avantage aux bains de siége chauds; ils seront tantôt simples, tantôt aromatiques ; on les aiguisera souvent avec le sel, le vinaigre, l'eau végéto-minérale. En les faisant prendre froids, et pendant cinq ou dix minutes seulement, dit Lisfranc, ils sont très-utiles à cause de la réaction qui les suit; on y renoncerait si la femme était très-nerveuse, si l'état de sa poitrine inspirait quelque inquiétude. On applique aussi des cataplasmes aromatiques très-chauds sur la vulve, sur la partie inférieure du ventre, sur la face interne et supérieure des cuisses : ils seront entre deux linges fins, on les renouvellera très-fréquemment. On dirigera sur la vulve des fumigations simples ou aromatiques, la vapeur résultant de la combustion de l'aloès est un moyen puissant. On peut porter ces fumigations dans le vagin et sur le col de la matrice à l'aide d'un entonnoir de gomme élastique.

L'usage des plaisirs de l'amour est quelquefois utile pour produire la menstruation ; ce moyen ne peut convenir que dans les cas où le défaut des règles provient d'une excitation trop faible dans les organes seuls de la reproduction. On croit généralement que le mariage peut remédier à toutes les incommodités des jeunes filles; s'il est quelquefois utile, on observe au contraire qu'il ne fait le plus souvent qu'aggraver ou changer toutes les indispositions. Si les règles ne coulent pas parce que les femmes sont extrêmement faibles, elles ont besoin d'être fortifiées avant de se livrer aux plaisirs de l'hymen, qui ne manqueraient pas de les épuiser, comme l'a reconnu Tissot.

Lorsque les femmes sont épuisées, délicates, on les tue en voulant forcer l'éruption des règles; pour les rétablir, il faudrait plutôt leur donner du sang que de leur en ôter. Lorsque le retour des forces sera parfait, celui des règles ne tardera pas à suivre.

Il faut observer toutefois que les influences morales méritent une grande attention, et exigent beaucoup de sagacité de la part des parents et du médecin. Tant qu'on n'a pas agi sur le moral, les désordres menstruels qui dépendent d'une affection vive de l'âme et surtout d'un chagrin profond résistent à toutes les ressources de l'art; toutes les drogues de la pharmacie sont également impuissantes pour combattre l'aménorrhée d'une jeune fille qui est tourmentée par un amour contrarié ou malheureux.

Nullis est amor medicabilis herbis.

Si l'aménorrhée se lie à un état d'irritabilité extrême ou à des douleurs vives de l'utérus, les bains tièdes, les préparations antispasmodiques et opiacées, l'acétate d'ammoniaque et de morphine pourront être mis en usage avec succès.

Le docteur Fabre a observé plusieurs faits qui tous attestent les bons effets de l'acétate de morphine en pareil cas ; enfin d'autres observateurs ont prouvé par des faits nombreux que l'acétate d'ammoniaque, à la dose de quatre à huit grammes par jour, dans de l'eau sucrée, faisait cesser les coliques utérines qui précèdent quelquefois les règles et s'opposent à leur apparition, et devenait ainsi, dans ce cas, un excellent emménagogue.

Quand la suppression a résisté à tous les moyens, qu'elle est invétérée, c'est surtout aux soins hygiéniques bien entendus et bien dirigés, à l'alimentation, aux distractions, aux voyages qu'il faut demander le rétablissement ; modifier profondément, refaire, pour ainsi dire, la constitution des malades, tel est le but qu'on doit se proposer si l'on ne veut échouer ou du moins n'obtenir qu'une amélioration momentanée.

Il est très-important de remarquer que, pendant les premiers mois qui suivent la suspension du flux menstruel, la nature conserve sa tendance à le reproduire, ce qui est marqué par la présence des phénomènes qui annoncent l'approche de la période menstruelle, et par l'exaspération des symptômes locaux et généraux qui se sont développés après cette suspension. Il résulte de cette observation, que c'est à l'approche et à l'époque des périodes menstruelles qu'il faut principalement

tout à l'orifice utérin, rarement accessible au toucher ou à la vue chez les jeunes filles, et d'ailleurs fort peu développé chez elles, le diagnostic peut offrir de réelles difficultés. On a plus d'une fois pris le cas d'aménorrhée par rétention pour un état de grossesse, et l'erreur est ici d'autant plus excusable qu'à l'absence des règles se joignent des signes qui annoncent d'une manière positive le développement de l'utérus. C'est dans ce cas de rétention des règles, plus que dans tout autre, qu'à défaut de signes probants on pourrait avoir utilement recours à l'emploi du stéthoscope. L'absence du souffle utérin et des doubles battements du cœur de fœtus dissiperont toutes les incertitudes.

Le pronostic repose entièrement sur la nature et le siége de l'obstacle qui s'oppose à l'écoulement du fluide menstruel. Il est peu grave ordinairement, parce que la disposition vicieuse qui cause la rétention des règles peut être presque toujours facilement corrigée; il devient plus grave lorsque l'occlusion des voies génitales est profondément située, lorsque surtout elle résulte d'une adhérence plus ou moins étendue des parois vaginales ou utérines entre elles. On a vu, dans des cas de cegenre, le sang s'épancher dans la cavité abdominale par une rupture des trompes, et la mort être la suite de cet accident.

Le traitement consiste à rétablir la perméabilité des voies génitales, et c'est ce que l'on fait en remédiant, par une opération convenable, à l'occlusion qui retient le sang dans le vagin ou l'utérus.

Cette opération consiste ordinairement à inciser crucialement l'hymen lorsqu'il est imperforé, à détruire avec un bistouri les adhérences des parois vaginales quand elles existent, à détruire, par le même moyen, le prolongement membraneux qui réunit quelquefois les deux lèvres de l'orifice utérin, ou même à pratiquer un orifice artificiel quand il n'en existe aucune trace.

Si la rétention des règles est déterminée par l'absence ou par l'oblitération de la partie inférieure de la capacité de la matrice, et que le canal utéro-vulvaire soit à l'état normal, ainsi que la longueur et le volume du col utérin, la ponction et l'incision faites sur ce dernier organe peuvent réussir souvent. Le docteur Lisfranc assure les avoir pratiquées quatre fois avec succès.

Chlorose ou pâles couleurs.

Pour me conformer aux idées généralement reçues par les nosologistes, je restreins la dénomination de la chlorose avec Cullen, dans sa *Nosologie*, Pinel, dans sa *Nosographie philosophique*, à la décoloration de la peau qui accompagne la rétention des règles, leur diminution ou leur suppression, quoique je n'admette pas qu'elle soit produite par ces dérangements. Au lieu de considérer, en effet, le défaut d'apparition des règles, ou leur suppression comme la cause première de cette décoloration, il me semble, ainsi que l'observation le fait voir, que l'aménorrhée et la chlorose sont deux effets produits par une même disposition de l'économie, savoir : un état adynamique.

Il est démontré aujourd'hui par les belles recherches hématologiques des professeurs Andral et Gavarret que la chlorose et l'anhémie sont essentiellement caractérisées par la diminution des globules et l'augmentation de la quantité de l'eau dans le sang.

Sans vouloir décider si la chlorose est une maladie générale ou locale, c'est-à-dire si l'état d'anhémie qui la constitue frappe l'économie entière ou un ou deux systèmes seulement, je dirai, avec un auteur, que les motifs pour faire de la chlorose une affection générale, déterminée par un changement dans la quantité ou les qualités du sang, sont puissants.

Dans l'état le plus ordinaire, le sérum est au caillot comme 5 est à 8, proportion qui varie d'ailleurs en raison d'une foule de circonstances hygiéniques et individuelles. Le docteur Joly n'a pas vu un seul cas de chlorose ou d'anhémie dans lequel la proportion du sérum n'excédât les sept dixièmes de la masse totale du sang; dans un cas même elle en constituait à peu près les neuf dixièmes.

Je dois faire observer toutefois qu'un chimiste distingué dit qu'on aurait tort d'attribuer uniquement à cette perte, à ce décroissement des globules sanguins et de fer, ou, pour mieux dire, à la prédominance du sérum sur le caillot sanguin, la maladie chlorotique, ou de croire que dans cette même affection le sang n'éprouve aucune autre modification, puisque de semblables pertes s'observent dans une foule de maladies toutes différentes. Les belles expériences du savant docteur Magendie démontrent également que les bruits anormaux tiennent à des états différents du sang; d'autres preuves, également concluantes, semblent démontrer que le système nerveux est l'élément organique primitivement et spécialement affecté dans l'état chlorotique; la section des nerfs pneumogastriques a pour effet de défibriner le sang; l'état couenneux cesse par la syncope : toute impression morale modifie les phénomènes de la circulation et de la sanguification.

Causes prédisposantes.—C'est surtout chez les jeunes filles, à l'époque de la puberté, lorsque la menstruation ne s'établit pas ou a lieu avec difficulté et irrégulièrement, que l'on observe la chlorose. Les femmes mariées et surtout les veuves n'en sont pas exemptes. Il est important d'observer toutefois que sur vingt-six observations de chlorose, vingt-quatre avaient été recueillies chez de jeunes filles de onze à trente-deux ans. Les autres causes prédisposantes sont le tempérament lymphatique, une constitution faible, l'influence du froid et de l'humidité, soit de l'air, soit de l'habitation; des aliments peu nourrissants ou indigestes; l'abus des boissons aqueuses, des bains chauds, l'usage de vin de mauvaise qualité. Le sommeil et les veilles trop prolongés, une vie trop sédentaire, toutes les causes qui sont directement ou indirectement débilitantes prédisposent à la chlorose.

En général, dit un médecin, la chlorose n'est propre qu'aux personnes du sexe qui sont éminemment lymphatiques, ou qui ont longtemps vécu sous l'influence des causes débilitantes, et dont la constitution a été détériorée ou réduite à l'état de cachexie par un air humide ou malsain, par l'habitation des lieux bas, mal éclairés, par le défaut de vêtements, par la disette ou par des aliments peu nutritifs, par des évacuations excessives, par une vie molle, oisive et non exercée, par des affections tristes, telles que le chagrin, la jalousie, les suites d'un amour malheureux, etc.

Les causes occasionnelles les plus fréquentes sont la tristesse, l'ennui, la captivité, la privation des jouissances physiques de l'amour chez une jeune fille très-ardente ou chez une femme qui les a déjà goûtées; la suppression accidentelle des règles, lorsqu'elle se prolonge, et dans quelques cas, leur excrétion trop abondante; des maladies qui ont produit un état de faiblesse profond et prolongé.

Les symptômes offrent le tableau suivant : pâleur excessive, jaunâtre, quelquefois verdâtre, et bouffissure de la face, blancheur des lèvres, lividité des paupières, qui sont tuméfiées après le sommeil; expression triste des yeux, blancheur extrême de la conjonctive, sécheresse, teinte terne, plombée, terreuse de la peau ; flaccidité des chairs ; œdématie des pieds, diminution de l'appétit, puis anorexie complète, dyspepsie, pica ou désirs d'aliments très-sapides; malacia ou désir de substances impropres à l'alimentation, telles que la craie, le charbon, etc.; soif vive, ardente même ; constipation, nausées, vomissements ; le pouls devient petit, disparaît ou s'entrecoupe ; palpitations continues ou intermittentes qui simulent une maladie grave du cœur ; les règles ne coulent point ou coulent mal. Si elles sont déjà établies, elles se suppriment ou prennent un caractère qui en atteste la mauvaise qualité. Battements plus violents dans les artères du cou, qui font entendre tantôt un bruit de soufflet très-fort, diffus, tantôt une sorte de roucoulement ou de vibration musicale, tantôt enfin un bruit particulier qui ressemble au bruit que produit l'agitation de ce jeu d'enfant connu vulgairement sous le nom de diable. Ce ronflement a son siége dans les artères carotides et sous-clavières, mais surtout dans les premières ; les membres semblent s'engourdir ou se prêter plus difficilement à la locomotion. Si la maladie est ancienne, invétérée, dit un auteur, la couleur vermeille du visage disparaît et fait place à un teint pâle et plombé ; vers la fin, la peau est quelquefois terne, jaunâtre ou verdâtre comme dans la jaunisse ; mais on peut aisément les distinguer en ce que, dans la chlorose, quelque terne que soit la peau, la sclérotique reste toujours blanche ; dans l'ictère, au contraire, elle est jaune ou tirant sur le noir. On aperçoit dans la dernière époque une légère bouffissure à la face ; les paupières sont cernées, les yeux battus, les pieds, quelquefois même toute la surface du corps, sont affectés d'un gonflement œdémateux vers le soir ; mais il est à remarquer que cette infiltration diffère de celle qui est propre à l'anasarque, en ce qu'elle ne conserve pas l'impression des doigts. L'anasarque de ces parties disparaît pendant la nuit; mais le matin elle occupe la face, et plus spécialement les paupières et le contour des orbites. Lorsque la maladie est parvenue à ce degré, la respiration est difficile, les jeunes filles sont hors d'haleine et elles éprouvent de violentes palpitations lorsqu'elles veulent monter un lieu escarpé, des degrés, courir, ou se livrer à quelque exercice plus pénible que de coutume. Elles sont même excédées de fatigue au moindre mouvement, elles s'évanouissent à tout instant. Chez quelques chlorotiques le système nerveux acquiert une susceptibilité effrayante ; il survient des syncopes, des palpitations, une toux et une céphalalgie nerveuses ; des pulsations fortes et répétées dans diverses parties du corps ; quelques-unes se plaignent d'une sensation douloureuse dans les nerfs du cou et de la tête ou du fond de l'orbite ; elles sont tristes, stupides, mélancoliques ; les amusements qu'elles aimaient auparavant ne leur plaisent plus, et elles recherchent la solitude ; leur esprit se crée mille chimères ; elles ont des frayeurs nocturnes, des spectres effrayants les poursuivent même pendant leurs songes ; elles rient et pleurent sans sujet.

D'autres sont tourmentées par des étouffements qui les suffoquent et les empêchent de parler ; si le mal s'aggrave, les viscères abdominaux s'entreprennent. Lorsque la faiblesse est parvenue à son comble, les chlorotiques sont tourmentées d'une fièvre hectique qui les consume, qui vient même terminer la scène, et par laquelle la nature avertit le médecin du danger prochain de leur destruction, si l'on ne s'occupe promptement de réparer les forces.

L'inspection des urines ne doit pas être négligée dans le diagnostic de la chlorose. Observez cette urine pâle et faiblement verdâtre, c'est la décoloration, c'est l'affaiblissement du sujet ; c'est la chlorose, c'est une femme chlorotique qui la rend, et si cette urine offre une teinte d'un jaune orangé, si elle devient plus foncée, safrané et brunâtre, la peau va jaunir, et c'est une femme ictérique qu'il faudra soigner. En conséquence, la chlorotique rend les urines pâles, décolorées comme elle, tandis que l'ictérique donne des urines d'un jaune safran et brunâtre comme sa peau.

Il y a toujours un sens profond dans les moindres manifestations de l'urine; à plus forte raison quand on cherche dans ce liquide, à l'aide de l'analyse et du microscope, les éléments dont la connaissance intéresse à un haut degré la science de l'homme et des maladies. « Au milieu de la diversité des maladies, l'observateur, dit le docteur Becquerel, retrouve dans toutes un certain nombre de conditions communes, qui en même temps qu'elles se révèlent par des symptômes plus ou moins caractéristiques, se marquent dans l'urine par des modifications toujours les mêmes que ce liquide en reçoit, quelle que soit la maladie qui existe, quels que soient les changements particuliers qu'elle ait pu apporter dans les propriétés physiques et chimiques de l'urine. Ces changements sont sous la dépendance de ces autres modifications plus générales que certains états de l'organisme tendent à imprimer constamment au produit de la sécrétion rénale. Ces modifications constituent comme autant de faits généraux, sans la connaissance desquels on se perdrait infailliblement dans la multitude et la contradiction des faits de détails. Ce sont là en quelque sorte les principes de l'urologie pathologique. »

L'urine du matin, dit un autre urologue, sera la boussole du médecin dans le chaos sans limites de la maladie et du traitement; elle sera pour le malade le thermomètre de sa position, le signe précurseur de la diminution ou de l'aggravation de sa maladie; elle sera pour l'homme en santé le régulateur de son régime et de sa vie...

La chlorotique
Languit comme une fleur de sa tige arrachée,
Que les feux du soleil ont bientôt desséchée.
L'éclat de sa beauté, la fraîcheur de son teint,
Ses yeux tendres et doux, tout périt, tout s'éteint.

En général, la chlorose n'est qu'une maladie peu dangereuse lorsqu'elle est simple. Elle diminue, pour l'ordinaire, à mesure que la constitution s'affermit, et disparaît complétement dès que la menstruation est bien établie. Mais il n'en est pas de même lorsqu'elle se complique avec quelque lésion grave des organes essentiels de la vie et surtout avec la mauvaise conformation du système utérin. Elle est alors presque toujours incurable, à moins qu'on ne puisse remédier à ces sortes de dérangements, ce qui n'est pas toujours facile ni même possible. On voit qu'elle dégénère le plus souvent en une fièvre hectique dont les malades sont consumées. Mais on ne jugera bien de la gravité du mal qu'en faisant attention au tempérament de la malade, aux causes ou circonstances qui le modifient et à l'intensité des symptômes qui se dévolop-pent à telle ou telle époque.

Comme il n'est pas hors de doute aujourd'hui que la chlorose et l'anhémie sont le résultat de la diminution des globules, et par conséquent de l'appauvrissement du sang, la thérapeutique doit chercher à faire remonter les globules du sang à leur chiffre normal; et qui est, d'après les belles expériences du professeur Andral, cent vingt-sept en moyenne, et l'expérience démontre qu'une alimentation animale et l'administration des ferrugineux et des toniques, obtiennent les plus heureux résultats contre les troubles fonctionnels de la chlorose et de l'anhémie. Voici ce qui se passe chez la jeune fille qui devient chlorotique. Une jeune personne, bien portante, arrive à l'âge de la puberté : sous l'influence des causes qui souvent nous échappent, la menstruation ne s'établit pas, ou seulement s'opère d'une manière incomplète ou irrégulière. L'utérus, troublé dans l'exercice de ses fonctions mensuelles, réagit bientôt sur tous les autres organes. L'appétit diminue, l'estomac devient capricieux, les goûts bizarres, les digestions pénibles, et cette difficulté des digestions persistant, il en résulte une assimilation incomplète, et bientôt une nutrition insuffisante. Après quelques semaines ou quelques mois, l'insuffisance de la nutrition produit une altération dans la composition du sang, et quand celle-ci est portée à un certain degré, elle engendre tous les symptômes de la chlorose, symptômes qui ressemblent beaucoup à ceux qui ont précédé et causé la maladie générale dont ils sont l'expression.

Quand on réfléchit sur les causes et les symptômes de la chlorose, on est naturellement conduit au traitement qu'elle exige. Ou cette maladie est simple et ne tient qu'à la débilité de la malade, ou bien elle se complique avec quelque autre affection plus ou moins grave. Dans le premier cas, il n'y a d'autre indication à remplir que de fortifier l'organisme ou l'économie animale afin de coopére avec la nature au développement du corps et à l'établissement de cet équilibre dans les fonctions, sans lequel il ne saurait y avoir de santé parfaite. C'est alors qu'on a souvent retiré de très-grands avantages du changement d'air, de l'insolation, de l'habitation dans des lieux élevés et bien éclairés; des aliments de bonne qualité, du bon vin, des viandes rôties, grillées, des vêtements chauds, de la flanelle appliquée sur le corps, des lits d'où l'on bannissait tout ce qui sentait la mollesse, de l'exercice à la campagne, des frictions sèches sur la peau, des jeux récréatifs, des affections gaies, et généralement de tout ce qui pourrait fortifier le physique et ranimer le moral.

Les exercices, la gymnastique de Tronchin secondent activement ces premiers moyens. Les demoiselles chlorotiques ne doivent pas être abandonnées à elles-mêmes ; il est nécessaire de leur procurer des distractions agréables, de les mener en société, au bal. Les voyages aux eaux minérales, à Vichy, Plombières, Spa, etc., tiennent le premier rang. Il est juste de dire aussi que j'ai vu guérir plusieurs chlorotiques par l'usage des eaux de Bagnères de Bigorre.

Bordeu, dans les *Recherches sur les maladies chroniques*, s'exprime en ces termes : « Les pâles couleurs de toute espèce, soit qu'elles attaquent les femmes mariées ou filles, soit qu'elles se rencontrent avec le flux des règles ou pendant leur suppression, ou avec un flux menstruel excessif, rouge ou blanc, soit qu'elles soient compliquées de mille autres accidents, parmi lesquels la dépravation de l'estomac et des intestins tient le premier rang, guérissent par les eaux de Bagnères, qui rappellent très-bien les règles. »

Le fer et ses nombreuses préparations sont presque toujours employés avec succès contre la chlorose. Le sous-carbonate de fer administré depuis la dose de quatre à six décigrammes jusqu'à deux ou quatre grammes, deux ou trois fois le jour, soit en pilules, soit en poudre, seul ou associé au quinquina, au safran, à la cannelle, produit souvent les plus heureux effets. Les pilules du docteur Blaud, celles de M. Vallet et le lactate de fer sont aussi préconisés à juste titre par tous les médecins praticiens. J'obtiens des résultats presque toujours heureux du lactate de fer donné en pilules. On doit favoriser l'action de ces médicaments par des boissons amères et aromatiques, telles que les infusions légères de houblon, de petite centaurée, d'absinthe, de rhubarbe, de quinquina, ou de valériane, d'armoise, du safran, etc.

La constipation, si fréquente dans la chlorose, doit être

combattue par des purgatifs, soit par des sels neutres, tels que le sulfate de soude et de magnésie, soit par des purgatifs drastiques, tels que l'aloès, la scammonée, etc.

On a aussi observé que le mariage avait fait disparaître des pâles couleurs rebelles à tout autre moyen, et qu'il avait rendu l'embonpoint, la fraîcheur et la santé aux jeunes filles dont un amour ardent, mais contrarié, avait flétri les charmes, ou chez lesquelles la menstruation était difficile, parce que la matrice manquait de sensibilité et d'énergie. On a vu même des jeunes personnes dont la menstruation, vainement sollicitée par les toniques, les martiaux, les emménagogues, apparaissait après le mariage ou à la grossesse; d'autres, présentant également des signes de chlorose, sont guéries par les seuls approchements sexuels, sans qu'on ait eu recours à aucun agent thérapeutique.

En faisant ressortir les avantages du mariage ou des rapprochements sexuels dans certaines conditions, ces faits sembleraient démontrer aussi que la chlorose est parfois une maladie locale qui réagit ensuite sur l'économie.

C'est donc dans de semblables circonstances que le médecin devra conseiller le mariage, et que les parents, en consentant à des vœux légitimes, opéreront des guérisons presque miraculeuses.

Après avoir présenté les moyens de traitement employés par les plus grands praticiens contre les affections chlorotiques, anhémiques et névralgiques, nous devons parler de la médication hydrothérapique, que M. le docteur Fleury a transformée en une médication rationnelle, méthodique, avouée par la science, en rapport avec l'état actuel de nos connaissances physiologiques et pathologiques. « J'ai appliqué, nous dit M. Fleury, à l'hydrothérapie ces paroles de Bordeu : *Cette méthode soulève d'importantes questions qu'il faut éclairer par l'observation*, et dès lors, ajoute le docteur Fleury, j'ai pris la résolution d'étudier sérieusement une méthode dont l'incontestable puissance m'a semblé devoir fournir, en se régularisant, un précieux agent à la thérapeutique. »

Voici ce que nous lisons dans l'ouvrage de notre honorable et savant confrère, sur cet important et intéressant sujet : « Un grand nombre de chloroses confirmées, anciennes, rebelles, ont été traitées par les douches froides. Chez toutes les malades, âgées de douze à vingt-deux ans, il existait un bruit de souffle intense dans les vaisseaux du cou, de l'éclat métallique, au premier temps; des palpitations violentes, exaspérées par le plus léger exercice musculaire, par la marche, par l'ascension d'un escalier, etc.; des troubles graves de la menstruation, l'écoulement cataménial étant irrégulier, peu abondant, accompagné de douleurs très-vives; de la gastralgie; des douleurs névralgiques irrégulières, erratiques; des céphalalgies fréquentes, une grande faiblesse musculaire, de la constipation, de l'anorexie, un appétit capricieux, des digestions laborieuses; chez toutes, on observait le teint et l'habitude extérieure caractéristiques de la chlorose confirmée. Chez toutes ces malades encore, la chlorose avait plusieurs années d'existence, et avait résisté à tous les moyens ordinaires de la médecine : fer sous toutes les formes, bains de mer, exercice à la campagne, régime, eaux minérales, etc.

« Toutes les malades ont guéri. La durée du traitement ayant été de sept mois au maximum, de deux mois au minimum, de quatre mois et demi en moyenne, et ayant exclusivement consisté en douches froides générales, administrées deux ou trois fois par jour, pendant deux ou trois minutes.

« L'effet de la médication s'est montré constamment le même. Les premières douches, malgré toutes les précautions possibles, et la graduation la plus rigoureuse, ont produit de la suffocation, des palpitations violentes, et plusieurs fois les malades ont cru qu'il leur serait impossible de continuer le traitement; mais ces phénomènes ont toujours disparu le troisième ou cinquième jour, et, dès lors, les douches ont été prises sans répugnance, ou même avec plaisir. Le système musculaire et l'appareil digestif ont été les premiers à ressentir l'influence de la médication; au bout de quelques jours déjà, l'appétit était plus vif, les digestions étaient plus faciles, les forces plus considérables, les évacuations régulières et spontanées. L'inervation s'est modifiée en second lieu, et l'on a vu disparaître les douleurs névralgiques. Enfin, le sang et la circulation se sont modifiés à leur tour. La peau est devenue plus blanche, et plus colorée, les palpitations ont diminué de violence et de fréquence; les règles ont coulé plus régulièrement, avec plus d'abondance, et moins de douleurs, et les malades sont arrivées graduellement à une guérison complète et définitive. Plusieurs d'entre elles se sont mariées depuis, et ont continué à jouir d'une excellente santé; les autres sont restées à l'abri de toute récidive. »

Anhémie.

Lorsque la maladie est ancienne, nous dit encore M. Fleury, souvent alors le système musculaire, les fonctions digestives, l'innervation ont subi une modification si profonde, que l'économie reste opprimée sans pouvoir supporter l'application des agents propres à là relever; l'exercice est impossible, ou provoque, malgré toute la prudence possible, une fatigue extrême, de la courbature, des douleurs musculaires et articulaires, de la fièvre, qui viennent encore augmenter la faiblesse générale; l'estomac a complétement perdu la faculté de digérer; l'alimentation la plus légère, la plus modérée, provoque des douleurs gastriques, de la fièvre, des phénomènes de réaction générale, qui obligent d'en revenir à une diète plus ou moins sévère...

C'est dans ces circonstances que les douches froides, excitantes se présentent comme une ressource d'autant plus précieuse, que je ne leur connais point d'équivalent. Sous leur influence, l'appétit se développe, les digestions deviennent faciles, les forces renaissent, les palpitations et les accidents nerveux disparaissent, le teint se colore, la peau perd sa teinte morbide, l'écoulement menstruel rentre dans ses limites physiologiques, et les malades retrouvent une santé perdue depuis longtemps, et considérée souvent comme compromise à jamais, par une lésion organique, se dérobant à nos moyens d'investigation.

On ne doit pas perdre de vue que le traitement hydrothérapique, lorsqu'il réussit, fait éprouver aux malades le désir et le besoin d'une alimentation substantielle et abondante, et il permet ordinairement aux organes digestifs de s'accommoder de ce régime, qui devient souvent l'un des agents de la guérison. L'appétit est stimulé par les applications froides et l'exercice; les pertes sont augmentées par la sudation.

L'exercice est un auxiliaire puissant des applications d'eau froide pour activer la circulation capillaire générale, l'absorption, les sécrétions, pour développer le système musculaire, rétablir les fonctions de la peau, stimuler l'appétit et les fonctions digestives.

C'est à la campagne, sur un site élevé, au milieu de l'air pur et vif des bois et des montagnes, que l'hydrothérapie acquiert toute son efficacité. Il est très-regrettable, dit M. Scoutetten, que les établissements fondés en France ne soient pas dans des conditions propres à favoriser l'action du traitement: situés dans la plaine, ils sont privés d'eau de source; il leur manque aussi cet air pur et léger qui active les fonctions respiratoires et assimilatrices; n'oublions pas en outre qu'il faut un terrain accidenté pour les promenades, et qu'il convient de rechercher autant que possible les sites agréables et imposants.

Employée avec discernement et sagacité, l'hydrothérapie, peut être un excellent moyen de traitement, par la puissance et la multiplicité des influences qu'elle exerce sur les deux grands systèmes qui président à toutes les fonctions de l'économie ; sur la circulation capillaire et l'innervation générale.

Toutes choses égales d'ailleurs, la réaction est d'autant plus prompte et plus énergique, que l'eau est descendue plus bas au-dessous d'un certain degré, que la température atmosphérique est plus élevée, et que le système musculaire est plus en mouvement.

En général la température de l'eau, dans l'état morbide, doit varier entre +5° et +15° centigrades; mais on conçoit qu'il est, à cet égard, une foule de circonstances dont le médecin doit tenir compte. Ainsi la température est différente suivant que l'application est générale ou partielle, suivant la partie du corps sur laquelle on agit, suivant la maladie que l'on veut combattre, suivant la constitution, l'idiosyncrasie, la sensibilité du sujet.

De la déviation des règles.

Lorsque les voies consacrées à l'écoulement du sang menstruel sont fermées, la nature se fraye d'autres routes, et presque toutes les parties du corps peuvent alors devenir le siége de ce flux insolite. Mais l'observation, d'accord avec les dispositions anatomiques, atteste que c'est surtout sur les membranes muqueuse et cutanée que la déviation a lieu. On sait en effet que ces deux systèmes, et plus spécialement le système muqueux, sont les seuls qui jouissent de la sensibilité animale, dont l'exaltation ou l'excès produit les hémorrhagies supplémentaires, et qu'ils sont exposés à un plus grand nombre d'excitants immédiats ou sympathiques que les systèmes séreux, cellulaire et synovial.

Ces déviations du flux menstruel s'observent aussi souvent chez des femmes faibles, épuisées, que chez celles qui sont fortes, pléthoriques; cependant, même chez les personnes faibles, on observe toujours, vers les organes qui sont le siége des hémorrhagies supplémentaires, des signes d'excitation qui sont un indice certain de l'exaltation de leurs propriétés vitales; leur écoulement produit un bien-être comme celui du flux menstruel; leur suppression instantanée occasionnerait à peu près les mêmes désordres que celle du flux périodique qu'elles remplacent.

Les règles peuvent dévier vers les parties voisines de l'utérus ou sur celles qui ont des rapports sympathiques avec cet organe. Cette déviation affecte ordinairement dans ses écarts les organes délicats ou ceux qui ont été atteints par les maladies. Elle peut être considérée comme une sorte d'aberration de la force exhalante qui, détournée du système utérin, erre dans l'économie et s'arrête sur tous les points où elle est appelée par une action sympathique de la matrice ou par une irritation quelconque.

La déviation des règles a été observée dans toutes les parties du corps; mais elle se manifeste plus spécialement par le nez, l'estomac, les poumons et les vaisseaux hémorrhoïdaux. Haller fait l'énumération des écarts nombreux de la nature. Les yeux, les oreilles, les narines, les gencives, les poumons, l'estomac, les vaisseaux hémorrhoïdaux, l'ombilic, la vessie, d'anciens ulcères, les mamelles, etc., etc., deviennent le siége de cette déviation.

Haller cite des exemples de femmes qui ont eu, au lieu de règles, une sorte d'exsudation sanguine par les pores des téguments, soit de toute la surface du corps, soit seulement des doigts et des mains. Ces hémorrhagies du système cutané sont presque toujours précédées de signes d'excitation qui annoncent la congestion locale ; elles diffèrent essentiellement par les symptômes qui les précèdent, le bien-être qu'elles procurent, les accidents qui suivent leur suppression, des hémorrhagies passives du système cutané. Baudelocque a observé une femme de quarante-cinq ans qui n'avait jamais été réglée, qui depuis l'âge de quinze ans éprouvait périodiquement, à chaque mois, un dévoiement pendant trois ou quatre jours. J'ai connu une dame qui, à la suite d'une suppression menstruelle, fut sujette tous les mois, pendant environ deux ans, à un flux dyssentérique qui durait quatre ou cinq jours.

Tantôt l'hémorrhagie supplémentaire continue à paraître, pendant toute sa durée, sur le même endroit, tantôt elle se montre dans un grand nombre d'endroits différents. Un des faits les plus précieux de ce genre est celui qui a été publié par Pinel, dans sa clinique.

Une demoiselle éprouve dès l'âge de onze ans des accès d'hystérie fréquents, suivis d'un vomissement de sang. A quatorze ans, les menstrues apparaissent; la santé se rétablit et l'écoulement a lieu régulièrement pendant quelques mois. Une vive frayeur détermine une suppression et de forts accès d'hystérie; un acte de violence occasionne une nouvelle suppression. Dès la première aménorrhée, il se déclare une déviation des règles; les jambes deviennent enflées, se couvrent de vésicules, et pendant six mois, le sang sort par les petites tumeurs.

Le bras gauche se tuméfie ; le sang choisit cette nouvelle route ; les jambes se guérissent : ce phénomène dure un an. Une troisième déviation se forme au pouce gauche à la suite d'une piqûre, et les menstrues coulent six mois par cette ouverture. La quatrième année, immédiatement après un érysipèle à la face, deux ouvertures s'établissent, l'une à l'angle nasal, l'autre sur le milieu de la paupière supérieure, et ces deux pertuis fournissent pendant deux ans l'évacuation périodique, qui cesse de se faire par le pouce. L'abdomen devient à son tour le siége d'un érysipèle ; le nombril se prend et le sang sort cinq mois régulièrement par cette partie, à chaque époque menstruelle.

L'écoulement insolite se fait jour quatre mois par la malléole interne du pied gauche, deux mois par l'oreille du même côté, et trois mois enfin par le sein gauche.

Lorsque le sang ne s'échappait par aucune voie fixe, il survenait des hémorrhagies nasales et des vomissements de sang précédés de convulsions, de maux de tête et d'étourdissements.

Après un séjour de quelque temps à la Salpêtrière, il se fit un changement dans la santé de mademoiselle A***, et les règles prirent leur route ordinaire.

Pendant la jeunesse, la direction du sang a lieu vers les parties supérieures ; les narines, la poitrine sont le lieu où l'écoulement cherche à se faire jour, si l'utérus, soit naturellement, soit à l'occasion d'une suppression, oppose un obstacle à la menstruation : de là la fréquence des épistaxis, des hémoptysies aux approches et pendant la puberté. Dans l'âge adulte, les efforts de la vie se dirigent encore vers la poitrine, qui est presque seule affectée ; de là des hémoptysies périodiques, des attaques d'asthme, des toux sèches. Vers le déclin des règles, c'est-à-dire à l'époque de la virilité confirmée, les mouvements de la nature se concentrent vers l'abdomen ; et, à l'occasion du dérangement des menstrues, on voit survenir des tranchées, des spasmes, l'hématémèse, des hémorrhoïdes.

Les accidents de l'hémorrhagie supplémentaire, quel que soit l'organe qui en est le siége, reconnaissant tous pour cause la déviation du flux menstruel, soit par une disposition anormale, soit accidentellement dans le cas de suppression. Lorsque ces hémorrhagies se déclarent dans cette dernière circonstance, les femmes en éprouvent du soulagement et sont préservées des accidents qui accompagnent les suppressions menstruelles opérées subitement. Il est donc évident, quelque important que puisse être l'organe affecté, quelque danger qu'il puisse y avoir à ce qu'il contracte l'habitude de cette hémorrhagie, que le traitement direct de l'aménorrhée est le seul qu'il soit permis de suivre, c'est-à-dire que les seuls moyens curatifs sont ceux propres à établir ce flux dans son lieu ordinaire.

Si l'hémorrhagie supplémentaire tient à un défaut d'énergie des organes de la génération, il faut d'abord exciter ces mêmes organes; mais, pour que cette excitation soit efficace, elle doit être supérieure à celle qui entretient la fluxion ailleurs; on doit ensuite chercher à détruire le stimulus qui détermine l'afflux du sang sur d'autres parties. Mais nous dirons, avec Royer-Collard, que le traitement des hémorrhagies supplémentaires demande beaucoup de prudence et de discrétion.

Lorsqu'elles sont récentes, les ventouses aux cuisses, aux aines, les frictions sèches sur les membres abdominaux, les sangsues à la vulve, les pédiluves, les bains de siége, les bains de vapeur, les injections vaginales sont des secours très-efficaces. Ces moyens, dont plusieurs sont propres à exciter l'organe utérin, sont très-convenables pour rappeler vers les parties inférieures le sang qui, par une sorte d'aberration, au lieu de se porter à la matrice, se dirige vers la poitrine, le cerveau ou toute autre partie. On doit surtout beaucoup insister sur l'exercice modéré et compter davantage sur les secours que nous offre l'hygiène que sur les médicaments, qui seraient même dangereux s'ils tendaient à s'opposer à l'écoulement, sans lui préparer une autre issue. C'est donc vers l'organe d'où part la fluxion, quand il est connu et bien déterminé, que doit se faire la déviation et non vers ceux où elle se termine, quoiqu'ils soient principalement affectés.

Si les hémorrhagies supplémentaires sont anciennes, pour déterminer le traitement il faut avoir égard à la nature des organes qui sont affectés. Si elles n'attaquent point des organes où l'on puisse craindre que, par leur continuité, elles porteront des atteintes graves à la santé, le mieux serait, si elles sont anciennes, d'abandonner le tout à la nature, et de ne pas fatiguer la femme par des médicaments qui, dans cette circonstance, sont infructueux. Il faut, au contraire, s'efforcer d'en délivrer les malades, quelque anciennes qu'elles soient, si on a lieu de craindre qu'elles n'altèrent la santé par l'irritation qu'elles déterminent sur des organes essentiels à la vie. On a surtout à craindre cette terminaison fâcheuse pour les hématémèses, les hémoptysies symptomatiques qui remplacent quelquefois la menstruation, quoiqu'elles s'arrêtent spontanément. Le temps des règles passé, elles peuvent devenir fâcheuses par leur durée prolongée ; elles entretiennent une irritation forte sur le poumon, l'estomac, qui peut devenir le germe d'une maladie grave de ces deux organes.

De la ménorrhagie, ou de l'écoulement immodéré des règles.

Il ne suffit pas que la femme soit réglée à l'époque choisie par la nature, et qu'aucun obstacle ne s'oppose alors à l'évacuation menstruelle, il faut encore, pour que sa santé ne soit pas altérée, que cette évacuation n'éprouve aucun dérangement dans la quantité de sang qui doit s'écouler ; et il est bien rare que, dans l'intervalle de temps que dure la menstruation, il ne survienne des circonstances qui exigent les soins du médecin. Parmi ces dérangements, les plus remarquables comme les plus fâcheux sont l'amménorrhée ou absence des règles dont nous venons de parler, et la ménorrhagie, qui fera l'objet de cet article.

Les règles peuvent couler d'une manière immodérée, et constituer une véritable perte à laquelle on donne le nom de *ménorrhagie;* mais il faut reconnaître que c'est moins par la quantité de sang qui s'échappe que l'on peut estimer que la menstruation est excessive, que par l'appareil symptomatique et la diminution des forces qui en est la suite. Une femme, en effet, peut perdre beaucoup moins, et éprouver une extrême faiblesse. On peut donc assurer que la considération de l'abondance du sang que perd une femme à chaque époque périodique est un mauvais moyen de juger si l'exhalation utérine est à l'état normal, ou si elle est, au contraire, une véritable maladie. Comme à cet égard il est impossible de partir d'un terme fixe, nous pensons que la quantité du flux sanguin est une mesure d'autant plus inexacte, que souvent une perte considérable n'entraîne à sa suite aucun symptôme fâcheux chez une femme pléthorique, tandis qu'un écoulement menstruel peu abondant suffit quelquefois pour affaiblir une femme débile. Cependant, on devra regarder comme morbides les hémorrhagies utérines qui se manifestent à une autre époque que celle des règles, ainsi que toutes les exhalations sanguines de la matrice, qui, loin de soulager et de procurer du bien-être, déterminent la faiblesse, la pâleur, le malaise, et qui, se prolongeant au delà du terme ordinaire, sont suivies du froid des extrémités, de syncopes, de convulsions. Pour bien juger du flux immodéré des règles, le médecin devra donc se laisser guider moins par la quantité du sang qui s'écoule que par la force et la langueur des malades, et on ne devra pas regarder comme morbide l'écoulement menstruel qui, quoique très-abondant, n'exerce pas une influence fâcheuse sur la santé des femmes.

La quantité du sang qui s'écoule peut être plus considérable à chaque époque, ou bien, sans être augmentée, elle peut se prolonger pendant un plus grand nombre de jours; enfin, les époques menstruelles peuvent se rapprocher.

La ménorrhagie peut être produite par des causes bien différentes et même entièrement opposées. On l'observe chez une femme d'une constitution robuste et sanguine, comme chez celle qui est lymphatique et faible; chez celles dont l'irritabilité et la sensibilité se laissent ébranler par les plus légères impressions, comme chez celles qui sont toujours calmes et apathiques.

Tout ce qui augmente ou affaiblit la vie générale de l'individu, tout ce qui excite ou émousse la vie propre du système utérin, peut être regardé comme pouvant déterminer ou occasionner la ménorrhagie : tels sont l'air sec et froid comme l'air humide et chaud; les vapeurs qui s'élèvent des chaufferettes dont beaucoup de femmes abusent, comme l'application des lotions astringentes sur les organes de la génération; une nourriture succulente comme le défaut d'aliments; l'abus des liqueurs spiritueuses comme celui des boissons aqueuses; les emménagogues, les toniques et les échauffants comme les débilitants; l'exercice immodéré comme l'oisiveté; l'excès comme le défaut de sommeil; la continence forcée ou volontaire comme l'excès des plaisirs vénériens; la joie, la colère, l'amour, l'ambition, comme le chagrin, l'ennui, la jalousie, la crainte, la frayeur; en un mot, tout ce qui donne lieu à un surcroît de santé ou de pléthore, ainsi que les maladies les plus longues et les évacuations les plus abondantes.

Les courses, l'équitation, les promenades en voiture, le chant, les cris, les premiers temps de mariage, l'éternument, les efforts pour soulever un fardeau, les chutes sur les pieds, sur les genoux, et surtout sur les fesses, peuvent aussi déterminer l'écoulement immodéré des règles.

Les hémorrhagies utérines sont quelquefois héréditaires; M. Gendrin a vu une famille dont les filles, dans trois générations successives, étaient atteintes d'hémorrhagie utérine; l'écoulement irrégulier du sang se manifestait dès la sixième ou huitième année. Une seule de ces filles en a été exempte, mais elle a éprouvé des épistaxis fréquentes; elles ont cessé deux années après la menstruation, qui s'est montrée à seize ans.

Les hémorrhagies utérines offrent très-souvent des récidives; elles sont plus communes en été et dans les pays chauds; le passage d'un climat essentiellement différent, l'habitation des pays élevés, toutes les affections morbides qui gênent la circulation et la respiration sont encore des causes de pertes sanguines.

On conçoit facilement que, sous le rapport des causes seulement, la ménorrhagie a été divisée en active, en passive, et en nerveuse ou spasmodique. On comprend aussi pourquoi les femmes des villes, qui vivent dans une agitation continuelle, y sont plus disposées que celles des campagnes, qui mènent une vie plus calme et plus réglée.

Il suit de là que les symptômes de cette hémorrhagie doivent varier comme les causes qui la produisent. Ils consistent dans l'excès, la diminution ou l'irrégularité des propriétés vitales de tout l'organisme ou de la matrice en particulier, selon qu'ils appartiennent à l'espèce active, passive ou nerveuse.

La première débute par les signes d'une pléthore générale ou d'une congestion utérine, selon qu'elle tient à la constitution vigoureuse de l'individu ou à l'excitation de la matrice. On remarque d'un côté une face animée, un pouls fort, plein, vif, des joues colorées, des maux de tête, des yeux rouges et brillants, une chaleur générale, une constriction spasmodique de toute la superficie du corps; de l'autre, un sentiment de pesanteur dans les lombes et dans l'épigastre; un engourdissement dans les aines; une ardeur ou une démangeaison considérable dans la matrice, des lassitudes, des frissons vagues, même un froid sensible dans les membres abdominaux, et quelquefois une espèce d'horripilation.

Enfin il coule par la vulve un sang vermeil qui a tous les caractères du sang artériel; dès lors tout l'organisme, naguère dans l'oppression et la gêne, reprend son énergie et sa liberté; le sentiment de pesanteur et d'engourdissement des membres disparaît; les forces, qui n'étaient qu'opprimées, renaissent; la femme est soulagée et éprouve un sentiment de bien-être, à moins que la perte ne soit trop abondante ou trop prolongée.

Dans la ménorrhagie passive, point de signes qui indiquent une pléthore générale ni une congestion partielle des vaisseaux de la matrice, ce n'est que faiblesse de tout l'organisme ou atonie du système utérin. Presque toutes les fonctions sont dépravées, l'appétit est nul, le pouls sans force, le visage pâle ou bien les organes de la génération n'ont aucune énergie et la vulve et le vagin sont le plus souvent inondés de flueurs blanches.

Le sang coule, mais plus ou moins décoloré; ce n'est pour ainsi dire qu'un flux de sérosité sanguinolente, dont la quantité et la durée augmentent encore la faiblesse générale, et amènent les suites les plus sinistres, telles que la syncope, les convulsions, le tintement d'oreille, l'obscurcissement de la vue, la décoloration de la peau, l'hydropisie ou l'anasarque.

Quant à la ménorrhagie nerveuse, elle est précédée d'ataxie

ou d'irrégularité dans les propriétés vitales de tout l'organisme en général, ou de la matrice en particulier.

Si le sang coule abondamment, on observe des palpitations, de violents maux de tête, des élancements, des battements dans les tempes, des bourdonnements d'oreille, des vertiges, des défaillances, des maux d'estomac, en un mot tous les symptômes propres aux hémorrhagies.

Les malades sont fréquemment en proie à des douleurs très-violentes qui siégent à l'occiput; elles persistent assez souvent après la cessation de l'hémorrhagie.

On peut dire encore que l'action prolongée de l'écoulement immodéré des règles se révèle par des effets bien tranchés. La tendance à l'amaigrissement devient de plus en plus prononcée, la sensibilité nerveuse augmente ; il se développe des accidents hystériformes. L'utérus, continuellement congestionné, a de la tendance à devenir le siége de phlegmasie ; l'appétit se perd, des maux d'estomac se manifestent, l'organisation se débilite, on observe de la langueur, de la faiblesse, de la pâleur ; les yeux présentent une sorte d'auréole brune, noire, livide, les pieds s'œdématient, surtout vers le soir, les malades sont parfois soumis à l'hydrothorax, à l'ascite ; le sang est ordinairement pâle, il est remplacé de temps en temps par un flux leucorrhéique ; si la faiblesse n'est pas trop développée, il contient de la fibrine, il est coagulable, il forme des caillots, surtout, dit le docteur Lisfranc, lorsque les femmes gardent la position presque horizontale, ou bien quand elles ont l'orifice du vagin étroit. Les menstrues immodérées peuvent produire des caillots ; ils se développent quelquefois dans l'utérus lui-même, et, dans beaucoup de cas, leur expulsion est très-douloureuse ; il est des sujets chez lesquels ils retiennent une quantité plus ou moins considérable de sang liquide dans la capacité de la matrice, d'où naissent des accidents violents et dangereux. Une dame perdait depuis longtemps du sang par tous les organes de la génération ; on avait pensé qu'elle était affectée d'un polype : je la touchai ; elle portait au moins depuis six mois dans le vagin des caillots sanguins offrant le volume de la moitié du poing et ayant la consistance et la couleur de la tourbe humide ; j'en fis immédiatement l'extraction avec beaucoup de facilité, et je constatai l'existence d'un engorgement utérin. Soumise aux moyens de traitement ordinaire, l'écoulement rouge a disparu, et déjà l'hypertrophie de l'organe s'est amendé.

Dans certaines circonstances surtout, il faut s'assurer, par le toucher et même avec le spéculum, si le sang vient de la matrice. On pratique encore le toucher, ajoute M. Lisfranc, pour constater l'état de la matrice ; les pertes utérines rouges ordinaires sont beaucoup moins souvent essentielles qu'on ne le pense généralement. L'observation lui a démontré que sur cinquante sujets portant des écoulements sanguins anormaux, qui continuent depuis un mois environ, il en est quarante-six dont l'utérus offre, soit un engorgement, soit une môle, soit des hydatides, soit une tumeur fibreuse, soit enfin des ulcères ; quelquefois les ovaires seuls sont malades.

Il est de la plus haute importance de bien distinguer la cause, l'espèce et la variété de la ménorrhagie, et de ne pas la confondre avec l'écoulement ordinaire des règles, dont il faut par conséquent connaître avant tout la marche périodique, la quantité et la durée habituelle. Quelle méprise ne ferait-on pas surtout de regarder comme des ménorrhagies proprement dites ces écoulements sanguins qui ont lieu par la matrice, après certaines maladies aiguës, et qui en sont la crise salutaire ; ou bien les pertes plus ou moins abondantes qui accompagnent les affections chroniques de la matrice, et qui en sont des symptômes plus ou moins alarmants ! Un médecin attentif et circonspect doit toujours s'assurer de l'âge de la femme, de son tempérament général ou utérin, de son régime, de ses habitudes, de ses passions, des maladies qu'elle a essuyées ou auxquelles elle est sujette. La malade est-elle enceinte ou non? c'est encore une circonstance qui mérite une grande attention.

Les accidents causés par les règles abondantes, dit le docteur Brière, montrent assez quelle action ces pertes de sang produisent sur l'économie. Il y a une fièvre liée à la faiblesse, comme il y en a une due à la force. Prolongez la diète d'un convalescent, le pouls s'accélère : donnez des aliments, tous les phénomènes cessent. Après des diarrhées abondantes, sans causes connues, nous avons constaté, avec tous les signes de la faiblesse, une élévation dans le pouls; les toniques agissent d'une manière merveilleuse. On rencontre souvent des personnes nerveuses qui ont des demi-faiblesses, des défaillances; elles disent qu'elles vont perdre connaissance; le pouls donne cent pulsations. Si l'on administre dans ces circonstances quelques vins généreux, quelques liqueurs alcooliques, tous les symptômes se dissipent; la fièvre hectique peut donc être la suite de la ménorrhagie.

L'hémorrhagie active est la moins dangereuse, et celle qui tient à la constitution pléthorique de la femme est encore moins grave, moins affligeante et plus facile à guérir que celle qui dépend de la seule excitation du système utérin.

La ménorrhagie passive, au contraire, est d'autant plus alarmante que la faiblesse de tout l'organisme ou celle de la matrice est plus considérable, que le sang est plus pâle, plus décoloré, et que les syncopes et les convulsions succèdent à l'hémorrhagie utérine. La pratique confirme chaque jour la vérité de cette sentence aphoristique d'Hippocrate : *Si profluvio muliebri, convulsio et animi defectio supervenerit, malo est.*

Quelque dangereuses que soient les hémorrhagies actives de la matrice, ce danger, dit un auteur, n'est point à comparer avec celui qui accompagne le flux immodéré des règles par atonie, surtout quand il y a déjà des accidents tels qu'une faiblesse considérable, l'œdématie des membres inférieurs, la perte de l'appétit, etc.

Dans tous les cas, les chances défavorables augmentent encore si l'écoulement immodéré des règles vient à se compliquer d'affections nerveuses telles que convulsions, ou quelques maladies organiques de la matrice.

Enfin, on peut dire qu'en général la ménorrhagie n'est dangereuse que lorsque la santé de la femme en est sensiblement incommodée, ou sa vie compromise. Souvent, en effet, quand l'hémorrhagie est active, c'est un effort critique, c'est un moyen salutaire dont la nature se sert pour la débarrasser d'une sorte de pléthore sanguine dont les suites auraient pu lui devenir funestes. Mais il est un terme, même à un pareil bienfait, et la trop grande abondance de l'écoulement, ou bien sa continuité quoique modérée, peut à la longue jeter la femme dans un état plus ou moins fâcheux. Quant à la ménorrhagie passive, rien n'autorise à la respecter ; on doit au contraire se hâter d'en combattre les effets et de mettre tout en usage pour la faire cesser, sa persévérance pouvant plus tôt ou plus tard conduire la femme au tombeau.

Le traitement de la ménorrhagie offre deux indications importantes : la première est d'arrêter ou de modérer l'écoulement du sang, et la seconde d'en prévenir le retour.

Pour arrêter ou modérer l'écoulement du sang, on doit commencer par exposer la femme à l'impression d'un air frais; on relâche ses vêtements ainsi que les liens qui les fixent au corps. On la place sur un lit dur, sur des matelas de crin, dans une position horizontale : le bassin sera un peu plus élevé que le reste du corps; on lui interdit tout mouvement, même la parole, on la met à l'abri d'une trop vive lumière et du grand bruit; on lui recommande surtout le plus grand calme de l'âme.

Ensuite, s'il y a des signes de pléthore générale et que la femme soit jeune et vigoureuse, on prescrit la saignée du bras et des boissons rafraîchissantes et acidules, telles que la limonade légère, l'eau de riz, le petit-lait, l'eau de groseilles, la décoction d'orge et de chiendent nitré, l'eau de gomme édulcorée avec le sirop de limon ou de vinaigre : l'alimentation sera légère et même lactée.

Si la ménorrhagie tient à un engorgement des vaisseaux de l'utérus, on diminuera les propriétés vitales de cet organe par l'application de sangsues à la vulve, par des bains de siége, par des injections rafraîchissantes; ou bien on appelle ailleurs l'irritation qui s'est fixée sur la matrice par l'immersion des mains et des bras dans l'eau chaude, par des ventouses aux environs ou au-dessous des mamelles, d'après le conseil d'Hippocrate : *Mulieri si voles menstrua sistere, cucurbitulam quam maxime ad mammas appone.*

La ménorrhagie passive demande un traitement tout opposé; elle tient à la débilité générale ou à celle du système utérin. Dans le premier cas on donne des toniques à l'intérieur, tels que les bons aliments, les consommés, le vin généreux, le quinquina, la cannelle et les préparations ferrugineuses; et si ces moyens ne suffisent pas, on a recours aux astringents, tels que l'eau de Rabel, les boissons alumineuses, ou les pilules d'Helvétius.

Dans les ménorrhagies passives, lorsque la faiblesse est bien prononcée, quand elles sont anciennes, que le sang devient pâle et très-fluide, on a recours d'abord aux légers toniques, puis aux médications plus actives de ce genre; nous avons guéri un grand nombre de malades en administrant toutes les préparations de fer; le lactate de ce nom mérite la préférence. Lorsque la matrice est dans un état d'atonie, l'usage interne de la sabine est avantageux, ce médicament agit en excitant cet organe; sa dose est de sept décigrammes à un gramme.

Si la matrice seule est dans l'atonie, on en rétablit le ton au moyen d'injections froides vineuses, vinaigrées, alcooliques; et, si elles n'arrêtent pas le sang, on applique des vésicatoires aux aines ou à la partie supérieure et interne des cuisses; on y fait des frictions sèches; on essaye ensuite les injections alumineuses; on applique de la glace ou des compresses trempées dans l'eau froide sur l'hypogastre et sur les parties sexuelles; enfin on tamponne le vagin et le col de la matrice avec de la charpie, ou de la filasse trempée dans le même liquide ou dans l'oxycrate.

Lorsque l'hémorrhagie utérine, chez une femme nerveuse, est entretenue par un excès de sensibilité ou d'irritabilité, lorsque surtout les douleurs ont un caractère névralgique, il faut nécessairement recourir aux antispasmodiques et aux narcotiques, tels que l'opium et ses préparations; l'opium a encore l'avantage de congestionner la tête et d'établir ainsi une révulsion avantageuse. L'assa-fœtida et l'extrait de belladone méritent quelquefois la préférence; mais on les associe aux émollients, aux rafraîchissants ou aux toniques, et aux excitants, selon que la femme est forte et vigoureuse, ou faible et délicate. L'expérience a souvent montré l'utilité des antispasmodiques et des narcotiques, principalement de l'opium dans le traitement des hémorrhagies. La ménorrhagie survient chez un sexe dont la constitution est éminemment nerveuse; elle a pour siége un organe dont les affections réagissent puissamment sur le système nerveux et produisent facilement des affections spasmodiques. Aussi reconnaît-elle souvent pour cause principale ou accessoire un état de spasme; et presque toujours, quand cet état n'a pas précédé l'hémorrhagie, il se développe pendant son cours, et entretient cette concentration des forces qu'il importe de détruire. L'utilité des anti-spasmodiques, soit employés seuls, soit unis aux astringents, est encore plus marquée dans cette hémorrhagie que dans les autres. (*Dict. de méd.*, tome XIX.)

« Si l'hémorrhagie est produite par un spasme fixé sur une partie interne, dit Dumas, ou lorsqu'elle suppose une action vicieusement augmentée du système nerveux sur le vasculaire, il n'est pas douteux qu'il ne demande l'usage de l'opium. »

On peut encore employer simultanément, pour calmer l'excès de sensibilité qui n'est fixé que dans la matrice, les bains ou les demi-bains émollients, des injections narcotiques avec la décoction de têtes de pavot ou même la dissolution d'opium.

La constipation sera soigneusement combattue. La présence des matières stercorales dures dans l'intestin fatigue beaucoup la matrice; les efforts destinés à expulser ces matières sont excessivement nuisibles : on met en usage les lavements, tantôt frais, tantôt froids ou légèrement chauds, suivant les indications. Entiers, ils sont quelquefois très-douloureux par la pression ou la distension qu'ils produisent; on diminue alors la quantité du liquide dans lequel, au besoin, on met successivement trois ou quatre cuillerées d'huile d'olive.

L'expérience a souvent démontré que les affections morbides de la matrice sont souvent la cause ou l'effet de la ménorrhagie. La saine thérapeutique commande en général de traiter d'abord la dernière de ces maladies; tous les moyens seront concentrés sur elle : mais il est des cas dans lesquels elle ne disparaît pas; d'autres fois ses récidives sont extrêmement fréquentes. Tant qu'elle est alors menaçante, on s'en occupe : perd-elle ce caractère, on traite l'engorgement de l'utérus; à mesure qu'il diminue, qu'il disparaît, l'écoulement sanguin fléchit, se dissipe presque toujours.

Pour prévenir le retour de la ménorrhagie, c'est moins à la pharmacie qu'à l'hygiène qu'il faut recourir. La femme est-elle jeune, naturellement robuste et pléthorique, la saignée spoliative pratiquée au bras est souvent indispensable; on la fera vingt-quatre heures après la cessation des menstrues si elles n'ont pas assez abondamment coulé; dans le cas contraire, on donne la préférence au milieu de l'intervalle du mois. Elle se livrera à un exercice modéré; elle prendra par intervalles quelques bains tièdes; elle substituera des aliments légers à une nourriture trop animalisée; elle fera usage, pendant les grandes chaleurs, de boissons acidules; elle modérera la durée du sommeil : le séjour au lit fluxionne et irrite les organes génitaux. La femme se tiendra surtout en garde contre les émotions trop vives, car il ne faut jamais perdre de vue que les fortes impressions, le coït, les pensées voluptueuses occasionnent fréquemment la récidive des pertes utérines.

Un régime opposé convient à la femme lymphatique; un air vif et sec, l'insolation fréquente, l'usage habituel d'un vin généreux ou de boissons légèrement stimulantes, l'exercice modéré, mais varié sous toutes les formes, la recherche des affections gaies; tels sont les moyens propres à fortifier le système général ou celui de l'utérus. Les bains entiers de rivière, de mer, d'eaux minérales ferrugineuses naturelles doivent être aussi mis en usage.

Quand le tempérament nerveux domine ou que la matrice est trop irritable, la femme doit respirer un air doux, faire usage de bains tièdes, éviter les liqueurs spiritueuses, adopter les boissons aqueuses ou légèrement acidules, faire usage de lait d'ânesse, manger avec abondance des fruits d'été, faire beaucoup d'exercice pour se procurer une légère fatigue et un sommeil tranquille.

Leucorrhée ou flueurs blanches.

Notre Ambroise Paré donne la raison pour laquelle on désigne l'écoulement menstruel et la leucorrhée sous le nom de *fleurs rouges* et de *fleurs blanches*, parce que, dit-il, la fleur précède la conception dans le règne végétal.

Longtemps avant l'apparition des menstrues, beaucoup plus souvent avant et après leur rétablissement, il se déclare un écoulement blanc, jaunâtre, que l'on désigne sous le nom de *leucorrhée* ou *fleurs* et mieux *flueurs blanches.* Cet écoulement ne limite pas sa durée à ces deux époques ; dans un grand nombre de cas, il se montre dans l'intervalle des retours, et se prolonge après la cessation dont il paraît alors être le dernier mode de terminaison.

La leucorrhée à laquelle Baillou donnait le nom de *rhume de la matrice,* et que Morgagni et Etmuller comparaient au coryza, est produite, soit par une phlegmasie, soit par une irritation, soit par une injection, ou bien encore par une fluxion sanguine, pouvant siéger en même temps sur la vulve, sur le vagin, sur la face interne de la matrice et des trompes utérines ; il faut dire, toutefois, qu'elle se montre plus souvent sur le vagin, qu'elle est moins commune dans la matrice et sur la vulve, et qu'on la voit rarement dans les trompes utérines.

Les femmes mariées sont spécialement atteintes de leucorrhée. Commune à l'âge de la puberté, on l'observe assez peu souvent chez les enfants ; le docteur Brière assure cependant que la première menstruation est souvent précédée de l'écoulement leucorrhéique, qu'il l'a constaté chez le quart des femmes qu'il a observées : ce flux peut se montrer de très-bonne heure, cesser avec l'établissement des règles ou continuer de les accompagner.

Les flueurs blanches semblent avoir la faculté de remplacer, dans quelques cas rares mais certains, le flux menstruel. Une demoiselle de vingt-quatre ans, d'une forte constitution, n'avait jamais eu ses règles ; elles étaient remplacées tous les mois par l'excrétion d'une certaine quantité de matières muqueuses blanches, opaques, de quatre à cinq jours de durée, laquelle n'était accompagnée d'aucune incommodité, et paraissait très-bien suppléer les règles.

Ici se présente la difficulté de préciser ce qui est cause et ce qui est effet. Ainsi la leucorrhée abondante fatigue l'économie tout entière ; elle soumet l'estomac à des tiraillements, à la gastralgie, d'où résultent des digestions difficiles, des gaz intestinaux en grande abondance, des éructations. Ailleurs, elle amène la suppression des règles, les maladies nerveuses de diverses sortes, telles que l'hystérie, l'hypocondrie, les désordres de la pensée, les névralgies, la chlorose, les syncopes, les battements tumultueux du cœur, les étouffements et même les modifications de la voix. Par contre, très-fréquemment, les diverses maladies que nous venons d'énumérer et un grand nombre d'autres sont des causes très-actives de flueurs blanches.

Les maladies aiguës et chroniques de l'appareil générateur sont des sources directes et très-actives de pertes blanches. Ici s'applique entièrement cet aphorisme d'Hippocrate : *Ubi stimulus, ibi fluxus* ; aussi les maladies enflammatoires de la vulve, du vagin, du col et du corps de la matrice et même des trompes de Fallope sont très-propres à produire les pertes blanches.

Ce que nous venons de dire de ces maladies peut s'appliquer aux fatigues de l'appareil générateur, parfois à son repos excessif. Ainsi, on a vu l'onanisme et les rapports conjugaux immodérés appeler la leucorrhée, et on a vu aussi la leucorrhée chez des femmes vivant dans une continence absolue.

Une fibre molle et une peau blanche et délicate, telles qu'on les remarque chez les personnes du sexe éminemment lymphatique, sont presque toujours des signes de la diathèse muqueuse ou leucorrhéique. Qu'on joigne à cela, dit un auteur, certaines affections héréditaires, les scrofules, la phthisie pulmonaire, le scorbut, surtout la sensibilité de la membrane muqueuse qui tapisse le système utérin, on aura le tableau complet des causes prédisposantes de la leucorrhée, quelle qu'en soit l'espèce ou la variété.

Dans les cités populeuses, comme sur un sol de prédilection, la leucorrhée se développe sous l'influence d'un si grand nombre de causes qu'il y a très-peu de femmes, surtout à Paris, qui en soient complétement exemptes. Quoique cette affection se manifeste plus spécialement depuis la première apparition des règles jusqu'à l'époque de leur cessation, il n'est pas d'âge qui en soit exempt. Fernel, Morgagni et un grand nombre d'autres auteurs ont vu de petites filles de huit à dix ans qui en étaient atteintes; nous avons eu nous-même l'occasion d'en constater plusieurs exemples.

Le catarrhe utéro-vaginal, que M. Alibert regarde avec raison comme étant celui auquel la femme est le plus souvent assujettie par sa propre constitution organique, peut également s'allier avec tous les tempéraments; mais un tempérament lymphatique, une débilité générale, un état cachectique, une certaine susceptibilité inflammatoire des membranes muqueuses propre à certains sujets, sont autant de circonstances qui prédisposent à cette affection.

Constitution faible, délicate, tempérament lymphatique, couleur blonde, hérédité, application d'un pessaire, introduction de corps étrangers dans le vagin, existence d'un fœtus mort dans l'utérus, injections irritantes, masturbation, viol, premier jour du mariage, coït trop fréquemment répété, grossesse, accouchement laborieux, avortement, coups portés sur la vulve, sur la région hypogastrique, sur le bassin, etc. ; dentition, influence de l'imagination, tristesse, vers intestinaux, emménagogues, usage d'aliments de mauvaise digestion, de la bière, du cidre, de fruits verts, du laitage pris en trop grande quantité, des eaux de certains pays; les habitations froides, basses, humides, marécageuses, favorisent aussi d'une manière particulière la production de la leucorrhée; c'est principalement à la réunion de cette dernière circonstance avec une température habituellement froide et humide, que Sylvius attribue la fréquence de cette maladie chez les Hollandaises, qui pour la même raison est commune dans une partie de la Belgique, dans la basse Normandie et dans certaines contrées de l'Angleterre; les appartements étroits dans lesquels les rayons solaires ne pénètrent jamais, et où l'air ne se renouvelle presque pas; le rhumatisme, la goutte, les métastases, des éruptions cutanées, de la céphalalgie, la suppression des menstrues, de la diarrhée, des ulcères, des exutoires, de la transpiration et du lait, peuvent produire la leucorrhée. « Les causes du catarrhe utérin, dit un auteur, peuvent tenir à la constitution générale ou à l'état particulier de l'utérus. Ainsi, chez une femme d'une constitution débile, blonde plutôt que brune, les flueurs blanches seront plus communes, toutes choses égales d'ailleurs, s'il existe les circonstances suivantes : d'une part, congestions saburrales des premières voies, obstructions, suppressions de la transpiration cutanée, des menstrues, des lochies, du lait, d'ulcères, de cautères, des hémorrhoïdes, des catarrhes, des éruptions à la peau; s'il y a présence de virus ou vice dartreux, scrofuleux, scorbutique, vénérien, psorique, rhumatismal; s'il y a des excès de boissons spiritueuses, abus du café, du thé, du lait; si la femme se nourrit habituellement d'aliments de mauvaise qualité; si, avec une vie sédentaire et paresseuse, elle est sujette à des évacuations alvines très-abondantes; si elle habite des lieux bas, humides, voisins de fabriques ou d'usines, d'où s'exhalent des odeurs malfaisantes et continuelles; enfin, s'il y a disposition héréditaire, et avec cela des chagrins et des peines d'esprit et de cœur; d'une part, les flueurs blanches auront également beaucoup de tendance à se manifester, si la femme est attaquée de descente de matrice et de relâchement du vagin, de squirrhe de l'utérus; si la femme fait usage de chaufferettes. »

Dans les cités populeuses, la vie molle, la promiscuité continuelle des sexes et la fréquentation des lieux où tout respire le plaisir; les veilles prolongées, la danse, les occupations frivoles et l'étude des arts qui donnent une nouvelle activité à l'imagination; les lectures érotiques, l'ébranlement prématuré des organes génitaux, les jouissances solitaires, la concentration des sentiments et des pensées sur des objets qui tiennent les organes génitaux dans une sorte de turgescence et d'excitation permanente; enfin une foule d'habitudes vicieuses et d'excès de tout genre qui, imprimant des modifications plus ou moins profondes sur la constitution générale, réagissent plus particulièrement sur la sensibilité de la matrice, qui, chez la femme, est non-seulement l'organe le plus apte à se prêter aux mouvements fluxionnaires, mais encore le centre vers lequel toutes les actions morbifiques semblent principalement aboutir.

L'usage trop fréquent des viandes et des poissons salés, des coquillages, des substances farineuses indigestes, des mets trop épicés, des ablutions trop souvent répétées, l'abus des bains chauds, des purgatifs, du laitage, peuvent contribuer aussi pour beaucoup dans la production de la leucorrhée. *Nota mihi sunt exempla,* dit Stahl, *puellas interdum satis diu a fluxu albo curato mansisse immunes; ut primum vero lac sumpsere, continuo recidivum fuisse passas.*

Telles sont, en général, les causes d'une maladie qui fait le tourment des femmes qui en sont attaquées, et le désespoir du médecin chargé de les soigner, maladie qui se multiplie d'une manière effrayante, mine sourdement la santé, donne à la génération actuelle un caractère de faiblesse, et qui développe avec tant d'activité dans les grandes villes une autre maladie plus cruelle encore, c'est la scrofule.

Les flueurs blanches sont fréquemment endémiques; elles offrent ce caractère à Paris, à Londres, et en général dans les grandes villes; elles sont cependant quelquefois épidémiques, comme l'ont observé Bassius en Prusse, Lacke en Angleterre. Morgagni, Broussonnet et Raulin ont eu occasion d'observer des épidémies aussi de cette nature. Raulin en observa une à Paris en 1763, pendant une chaleur brûlante et une sécheresse excessive. On a observé également la leucorrhée épidémique pendant un temps humide et froid. Du reste, cette dernière cause est une des plus fréquentes de cette maladie. Weikard, traducteur de Brown, rapporte que, dans un couvent de Saint-Pétersbourg, toutes les élèves étaient affectées de flueurs blanches, parce qu'on les élevait à la rigueur du froid, sous prétexte de leur donner une constitution plus robuste.

La leucorrhée est d'autres fois critique : on la voit alors dissiper heureusement la migraine, des angines gutturales, des catarrhes bronchiques, etc. La nature se sert quelquefois de cet émonctoire pour suppléer à une transpiration insuffisante, à des urines rares; quelquefois encore un léger écoulement par le vagin modère l'irritation des parties, calme certaines chaleurs érotiques, et prévient souvent de grands maux que son absence fait naître.

La maladie syphilitique primitive ou consécutive peut déterminer des pertes blanches, et produire des ulcérations de l'utérus.

Au nombre des causes de la leucorrhée on doit encore placer les érosions, les excoriations et les ulcérations du col de la matrice; il suffit, en effet, dans la plupart des cas, d'obtenir la cicatrisation de ces solutions de continuité pour voir disparaître les écoulements blancs qui avaient résisté, avant l'usage de la cautérisation, à l'emploi de tous les moyens propres à les combattre.

Les engorgements de l'utérus sont aussi une cause très-fréquente de flueurs blanches. Tant qu'ils n'ont pas été amendés ou qu'ils n'ont pas disparu, l'écoulement résiste ordinairement à toutes les médications; s'il cesse, c'est pour reparaître presque immédiatement; tandis que si, au contraire, l'engorgement de la matrice est combattu, s'il diminue ou s'il guérit, les pertes blanches se dissipent presque toujours. Il faut remarquer qu'un écoulement blanc assez abondant et non syphilitique, existant depuis un mois environ, est presque toujours suivi d'une augmentation de volume de l'utérus; il est donc nécessaire de pratiquer le toucher, afin d'établir un diagnostic certain.

L'observation prouve que les pertes blanches peuvent être d'abord la cause des engorgements de l'utérus, et que, plus tard, elles peuvent être entretenues par eux; ils les occasionnent souvent.

Les symptômes précurseurs de cette maladie sont des douleurs sourdes, une pesanteur à la région hypogastrique et aux reins, des dégoûts, des lassitudes et une démangeaison dans le vagin qui est parfois sec, légèrement tuméfié, rouge et douloureux.

L'invasion est signalée par l'augmentation de ces phénomènes et par l'écoulement des parties génitales d'une matière qui n'a pas toujours la couleur blanche qu'on pourrait lui supposer d'après le nom qui lui a été donné. Tantôt, au contraire, cet écoulement est transparent comme du blanc d'œuf, d'autres fois il est d'un blanc de lait; souvent il est jaunâtre, plus ou moins vert, et quelquefois roussâtre ou d'une teinte légèrement noire. Il varie aussi quant à sa consistance : parfois il est séreux : le plus ordinairement on le trouve visqueux comme de l'albumine de l'œuf qui a subi un commencement de coction; il a l'apparence de la crème; quelquefois il sort par flocons des mucosités épaisses, abondantes et d'aspect caséeux; on l'a vu aussi ressembler à du vrai pus; tantôt il est inodore, et d'autres fois très-fétide. Enfin ce liquide est le plus souvent doux, et ne présente aucune propriété stimulante ni contagieuse, tandis que dans certains cas, tels que ceux de l'existence du virus syphilitique, d'une métastase dartreuse, d'une très-vive inflammation, etc., il acquiert plus ou moins d'âcreté, excite des ardeurs d'urine, rubéfie et excorie même la peau, en excoriant les parties sexuelles, comme, dans certaines ophthalmies, les larmes irritent les paupières et les joues sur lesquelles elles tombent.

En même temps des douleurs plus vives se propagent de l'hypogastre jusqu'aux lombes, aux régions iliaques et inguinales, autour des hanches et de la face interne et supérieure des cuisses; quelquefois aussi il se déclare une fièvre qui, du reste, est toujours proportionnée au degré d'intensité de l'inflammation. L'ensemble et le plus ou moins de violence de ces symptômes caractérisent deux modifications de la maladie, tantôt aiguë, tantôt chronique.

Leucorrhée aiguë. Sensation d'une chaleur brûlante sur les organes génitaux. Une titillation toujours croissante se manifeste dans le vagin, d'où elle se propage souvent jusque dans la matrice. La malade a de fréquentes envies d'uriner, et elle y satisfait rarement sans ressentir quelque cuisson. Presque aussitôt paraît un écoulement séreux peu considérable, avec sensation de chaleur et de tension aux parties affectées. Il prend bientôt plus de consistance, devient jaune, vert et plus abondant; les ardeurs d'urine, que beaucoup de femmes comparent au sentiment de la brûlure, deviennent tout à fait intolérables. La région sus-pubienne est le siége d'une douleur gravative qui rayonne jusqu'aux aines, aux lombes, aux grandes lèvres et au périnée, où l'utérus exerce une pression douloureuse. Le col de la matrice s'abaisse, se rapproche de la vulve, la température s'élève d'une manière remarquable, enfin l'irritation est souvent assez vive pour occasionner de la fièvre et pour diminuer la quantité du fluide sécrété. Les symptômes inflammatoires, après être restés stationnaires pendant deux ou trois fois vingt-quatre heures, commencent à décroître vers le neuvième ou dixième jour; l'écoulement augmente de nouveau, devient jaunâtre, plus épais, passe ensuite à une couleur blanche, et il diminue dès lors progressivement, ainsi que la dysurie qui l'accompagnait, jusqu'à ce qu'après beaucoup d'irrégularités, relatives à son abondance, à sa densité, à sa couleur, quelquefois même après plusieurs alternatives de disparition totale et de retours inattendus, il s'arrête définitivement du trentième au quarantième jour, si des erreurs de régime ne s'y opposent pas.

Leucorrhée chronique. Elle succède parfois à l'aiguë ; mais plus souvent elle débute sans avoir été annoncée par la moindre irritation, par le plus léger accroissement de la sensibilité des parties affectées ; sa marche est très-irrégulière et sa durée tout à fait illimitée. L'écoulement est ordinairement continu ; quelquefois pourtant il présente des intermittences; du reste il varie singulièrement quant à sa quantité, à sa couleur, etc. Chez un grand nombre de femmes, les signes qui accompagnent la leucorrhée chronique sont un sentiment vague de pesanteur dans le petit bassin, un peu de douleur au-dessus du pubis, et derrière lui; maux d'estomac, faiblesse, céphalalgie, peu de sensibilité à l'épigastre, qui offre fréquemment un certain degré de tuméfaction, et ce n'est que rarement qu'il se manifeste des symptômes évidents d'inflammation à l'occasion de quelques excès, d'erreurs dans le régime, ou de changements brusques de température.

Chez d'autres, un des premiers effets de cette fluxion chronique des organes génitaux se fait sympathiquement sentir sur l'estomac. Les malades y éprouvent des tiraillements, quelquefois il y a des nausées et des vomissements. Les fonctions digestives une fois dérangées, l'appétit se perd ou se déprave, la nutrition n'est plus qu'imparfaite, d'où résulte la faiblesse dans les membres, la paresse, la pâleur, la bouffissure de la face, qui se couvre quelquefois de petites pustules blanches; certaine langueur dans le regard, l'amaigrissement général, l'œdématie des extrémités abdominales, le dégoût des plaisirs, l'éloignement pour l'acte vénérien, et souvent une tristesse profonde. La muqueuse qui revêt les organes de la génération est tuméfiée, blafarde, et comme macérée; l'orifice de l'utérus est bas et entr'ouvert. La tête est fréquemment pesante et douloureuse; il y a des éblouissements, des syncopes et quelquefois des accidents hystériques; le moindre exercice est une fatigue ; le pouls est petit, lent, et la transpiration cutanée presque nulle ; la malade se montre très-sensible au froid, et croit presque toujours en ressentir l'impression même pendant les temps chauds.

Le flux leucorrhéique chronique dure quelquefois six mois, un ou deux ans et bien plus longtemps encore. Il n'est pas rare de rencontrer dans la pratique des femmes qui, depuis quelques mois et même pendant un plus ou moins grand nombre d'années, ont leurs règles en blanc; en d'autres termes, l'écoulement menstruel est constitué uniquement par une perte blanche avec les prodromes ordinaires aux règles normales, et avec la durée de ces dernières.

Les femmes atteintes de leucorrhée chronique dépendant d'une débilité des organes génitaux ou de la constitution générale, quoique ayant quelquefois le teint vermeil et semblant jouir d'une bonne santé, ont généralement un *facies* particulier qui peut aider à éclairer le médecin et à faire reconnaître la maladie; leur visage et leurs lèvres sont pâles, leurs yeux sont entourés d'une auréole noirâtre, leurs paupières sont gonflées, enfin tout dans leurs traits annonce un air de langueur, et porte le cachet de l'abattement. *Quando autem in matrice humores multi sunt, oculi dolent, caput calidum habent vel languidum, et vertiginem patiuntur*, dit Hippocrate.

Diagnostic. Parmi les écoulements qui peuvent être confondus avec la leucorrhée, se trouvent naturellement ceux qui dépendent d'une cause syphilitique, et ceux qui sont symptomatiques d'une autre affection plus ou moins grave de la matrice ou du vagin; l'écoulement gonorrhéique est très-difficile à distinguer de celui qui est produit par une simple phlegmasie; c'est une tâche, il faut le reconnaître, très-difficile à remplir que de faire cette distinction, et ni la couleur, ni l'abondance, ni l'odeur de l'écoulement ne peuvent fournir des renseignements sûrs dans cette occasion. Van Swieten et de Graaf pensaient que la leucorrhée avait sa source dans le vagin de l'utérus, tandis que les écoulements blennorrhagiques avaient leur point de départ à l'entrée du vagin, et spécialement dans les environs du méat urinaire, et dans les lacunes situées entre les nymphes. Benjamin Bell mettait le siége des écoulements syphilitiques dans le canal de l'urètre, et conseillait de presser ce conduit d'arrière en avant avec l'extrémité du doigt. Jean Fernel, médecin de Henri II, et Baglivi prétendaient que les flueurs blanches cessent pendant les menstrues, tandis que la gonorrhée persiste; mais des faits nombreux et bien observés ont démontré depuis que toutes ces assertions ne méritent aujourd'hui qu'une bien petite confiance; d'ailleurs les analyses chimiques et microscopiques mettent hors de doute la présence du mucus utérin et vaginal pendant les règles, et Baillou, Astruc et beaucoup d'autres médecins ont vu ces deux écoulements s'effectuer en même temps.

Les douleurs qui précèdent l'écoulement blennorrhagique, et qui, d'après Pinel, manquent toujours dans la leucorrhée, et le sentiment d'ardeur et de cuisson pendant l'émission des urines qui a été indiqué par plusieurs auteurs comme étant un signe caractéristique des écoulements syphilitiques, ne sont pas des signes vraiment pathognomoniques d'après lesquels on puisse porter un jugement positif sur la nature de la maladie.

Le docteur Donné assure que dans la blennorrhagie syphilitique l'écoulement est toujours purulent, c'est-à-dire qu'une certaine quantité de pus est mêlée au mucus propre du vagin. Dans ce cas, la matière sécrétée contient une multitude d'animalcules que M. Donné appelle *trico-monas vaginales,* et que l'on découvre en mettant une goutte de fluide mucoso-purulent entre deux verres minces et en les examinant au microscope, grossissant de deux cent cinquante à trois cents fois. L'écoulement leucorrhéique au contraire est composé, d'après le docteur Donné, de petits corps ovalaires, et ne contient jamais d'animalcules infusoires fournis seulement par les écoulements syphilitiques.

D'après tout ce que nous venons de dire, on voit que les signes propres à distinguer le flux leucorrhéique essentiel d'un écoulement dépendant d'une blennorrhagie syphilitique ont toujours présenté et présentent encore la plus grande incertitude aux praticiens les plus exercés. Un médecin distingué, que de nombreuses observations ont mis, plus que personne, à même de prononcer sur ce sujet, ne dissimule pas son embarras à cet égard, car il dit « qu'à moins de l'existence actuelle de symptômes consécutifs, qu'il faudrait encore bien déterminer, on reste, sous le rapport du diagnostic, dans la plus grande incertitude, ne pouvant de bonne foi reconnaître que l'altération matérielle des parties et de leurs sécrétions, sans pouvoir rien déterminer de la nature intime de la maladie ou de son essence. »

Il faut donc le plus communément se borner à s'enquérir des circonstances commémoratives, qui heureusement sont quelquefois assez concluantes pour dissiper toute incertitude, et même, dans beaucoup de cas, s'en tenir aux informations données par les malades elles-mêmes, bien qu'elles soient rarement dignes de confiance pour peu qu'elles aient intérêt à dissimuler.

Il sera un peu moins difficile de distinguer les écoulements purulents provenant d'abcès développés dans les ovaires, dans quelques autres organes contenus dans le ventre ou dans le tissu cellulaire du petit bassin; on pourra regarder avec raison l'écoulement comme indiquant une affection profonde de la membrane qui le fournit ou du tissu même de la matrice quand il sera jaune, vert, sanguinolent, noirâtre, purulent et exhalant une odeur fétide, et surtout s'il est âcre au point d'excorier les parties externes de la génération et l'intérieur des cuisses, en même temps s'il existe des douleurs vives et lancinantes de l'utérus, accompagnées de pertes sanguines plus ou moins fréquentes.

Pronostic. Hippocrate pense que les pertes blanches peuvent produire la stérilité. Les intermittentes, celles produites par des causes mécaniques, guérissent en général plus facilement. La leucorrhée est rebelle chez les femmes faibles, d'une constitution lymphatique ou scrofuleuse ; elle peut résister souvent aux moyens de l'art quand elle est ancienne et intense; le genre de vie influe beaucoup sur sa ténacité ; elle a une influence remarquable sur la menstruation, dont elle peut intervertir la régularité, diminuer l'abondance et changer plus ou moins la couleur ; elle empêche quelquefois les règles de se développer, quelquefois aussi elle les remplace ; en général, les femmes maigrissent, pâlissent, digèrent mal, elles éprouvent surtout beaucoup de douleurs d'estomac ; dans certains cas, on voit survenir la fièvre hectique. Les écoulements blancs produisent souvent des engorgements et des ulcérations de l'utérus. « On a avancé, dit M. Lisfranc, qu'à l'époque de la cessation des règles, et après cette époque, la perte blanche était plus grave : je ne partage pas cette opinion, mais je réussis presque toujours à faire disparaître les flueurs blanches qui surviennent à l'âge critique et après lui ; c'est que j'insiste sur les petites saignées révulsives pratiquées au bras. » Hippocrate, en effet, dit que cette maladie est toujours fâcheuse quand elle attaque les femmes avancées en âge. *Hic fluor senioribus prope incurabilis est, et eas usque ad mortem comitatur.* (*De Morb. mulier.*) Si le flux leucorrhéique est abondant et accompagné de phénomènes sympathiques nombreux, s'il date de plusieurs années, s'il semble être héréditaire ou constitutionnel, ou enfin s'il se complique de cachexie, de scrofules, d'affections dartreuses, la marche de la maladie est difficile à arrêter, et souvent même elle est rebelle à tous les moyens qu'on lui oppose. L'habitation à la campagne, la puberté et la grossesse guérissent souvent les écoulements blancs; dans un grand nombre de circonstances, la diarrhée, les hémorrhagies les dissipent.

Lorsqu'on arrête brusquement les pertes blanches qui existent depuis quelque temps, on s'expose à produire des métastases, des métro-péritonites, la pneumonie, etc. Il faut respecter les flueurs blanches critiques, à moins qu'elles ne se prolongent trop longtemps.

La leucorrhée n'est pas seulement une infirmité déplaisante et propre à inspirer le dégoût, il est arrivé plus d'une fois que l'homme qui avait communiqué avec une femme affectée de flueurs blanches a été atteint d'une phlegmasie de l'urètre assez forte, tantôt de quelques jours seulement, tantôt assez opiniâtre pour donner à un mari de fâcheux soupçons. Toutefois, c'est plutôt dans le cas de leucorrhée presque à l'état aigu qu'on a observé ces exemples de contagion.

Pour la femme même, il semble que l'humidité perpétuelle des organes génitaux concoure à en accroître le relâchement; du moins il est certain que le relâchement négligé s'accroît, se propage au point de favoriser divers déplacements de l'utérus, et notamment son abaissement, sa précipitation.

A la longue, les flueurs blanches, cette triste affection qui fane en peu d'années la fraîcheur du teint des jeunes femmes, portent aussi une funeste atteinte à la santé; elles causent des désordres locaux, qui commencent par la simple excoriation et peuvent arriver au cancer! le cancer, cette terrible maladie contre laquelle échouent tous les remèdes, même la cautérisation la plus profonde... Malheureuses femmes! qui vivez dans l'incurie avec ce que vous nommez vos fleurs blanches, sachez bien que vous n'avez pas de plus cruel, de plus dangereux ennemi... Et n'oubliez jamais que les flueurs blanches fatiguent l'économie entière et ruinent la santé; elles développent des gastralgies, des tiraillements d'estomac, l'appétit se dénature, se perd, les digestions deviennent difficiles, la maigreur envahit le corps, que les forces abandonnent chaque jour. Plusieurs maladies nerveuses s'abattent sur la leucorrhéique et amènent des désordres de l'intelligence.

Traitement. Il doit nécessairement varier, selon que la leucorrhée se présente à l'état aigu ou à l'état chronique.

Lorsque cette maladie se présente à l'état aigu, on doit, surtout si elle est récente et si la femme est jeune et pléthorique; on doit, disons-nous, recourir à la saignée générale, qui agit, soit comme moyen dérivatif, soit en affaiblissant le mouvement fluxionnaire qui tend à se localiser sur la muqueuse génitale. Il faudra d'ailleurs n'employer les évacuations sanguines qu'avec prudence et ménagement; car, au lieu de diminuer la susceptibilité générale, en ne produirait que de la faiblesse, et l'on s'exposerait à faire prendre un type chronique à une leucorrhée aiguë et voisine du terme de sa résolution.

Parmi les moyens qui favorisent l'heureux effet des saignées générales, et qui, dans le plus grand nombre de cas, suffisent seuls pour modérer et diminuer tout à fait l'inflammation, on peut ranger l'abstinence, plus ou moins complète, les boissons délayantes, mucilagineuses, acidulées, et surtout les décoctions nitrées de graines de chènevis, les injections émollientes et opiacées, les bains entiers chauds à l'eau de son; on peut y mettre de l'amidon ou de la gélatine; on y ajoute quelquefois dix, quinze litres de décoction de morelle, par exemple. On emploie aussi les injections presque froides; mais la répercussion qu'elles exercent sur le col de l'utérus et sur le vagin, la distension qu'elles produisent sur les parois du canal, le froissement qu'exerce la canule quand on l'introduit, sont souvent très-douloureux ; si ce moyen n'était pas employé avec le plus grand ménagement, il serait beaucoup plus nuisible qu'utile.

Si les symptômes phlegmasiques locaux semblaient résister à ces moyens, on pourrait avoir recours aux applications de sangsues au pourtour de l'anus, et surtout s'il y avait des hémorrhoïdes, et à la vulve, dans le cas d'aménorrhée. « Les sangsues sont généralement employées, dit le docteur Lisfranc; elles peuvent réussir, mais presque toujours, par cela même que les organes génitaux ont de grandes habitudes de se congestionner, elles produisent sur la peau une forte irritation qui attire le sang sur ces organes; c'est surtout quand on revient plusieurs fois à l'usage des annélides, bien qu'ils soient nombreux, qu'on les voit déterminer cet effet nuisible. »

Quand le mal se montre tout à fait réfractaire à de semblables moyens, on doit chercher à établir une révulsion sur la muqueuse intestinale à l'aide des purgatifs; entre autres de la rhubarbe, qui a la précieuse propriété d'être tout à la fois purgative, tonique et astringente. C'est à l'application de cette méthode dérivative que Galien dut l'éclatant succès qui porta sa renommée jusqu'au palais de Marc-Aurèle. Ce célèbre médecin de l'antiquité guérit en peu de temps, au moyen des purgatifs, des diurétiques et des frictions sur la surface du corps, la femme de Boëthus, atteinte d'une leucorrhée abondante, contre laquelle avait échoué la science des premiers médecins de Rome.

L'utilité des dérivatifs sur la peau est peut-être encore mieux établie que celle des dérivatifs sur la muqueuse intestinale, et c'est pour cette raison que les praticiens modernes ont plus souvent recours à la dernière méthode qu'à la première. Les diaphorétiques seront employés conjointement avec les frictions stimulantes et aromatiques, et l'usage des vêtements chauds et de la flanelle sur la peau. Si l'on sentait d'ailleurs la nécessité de déterminer une irritation cutanée, révulsive de l'irritation utéro-vaginale et assez puissante pour rappeler au dehors des exanthèmes, à la suppression desquels on attribuerait l'existence et la ténacité de l'écoulement, il faudrait recourir aux cataplasmes sinapisés, aux moxas autour du bassin et aux vésicatoires volants ou permanents. Les exutoires à demeure ont, dans ce cas, le double but d'être révulsifs de la phlegmasie de la muqueuse génitale, et d'être en même temps supplémentaires du flux leucorrhéique.

On pourra essayer les injections légèrement astringentes faites avec l'eau alumineuse, l'acétate de plomb, le sulfate de zinc. On pourra recourir avec avantage aux substances balsamiques, telles que le baume de Tolu, la térébenthine, le cubèbe et le baume de copahu; ces deux derniers médicaments sont très-précieux et réussissent souvent lorsque la maladie débute ou lorsqu'elle est légère; ils obtiennent même de très-grands succès lorsqu'elle est intense, et on les administre ordinairement par la bouche. Le baume de copahu peut être employé par la voie du rectum; on prend, pour ne pas le rendre, un quart ou un demi-lavement, avec addition de seize à vingt-quatre grammes (quatre à six gros) de cette substance et cinq centigrammes (un grain) d'opium, sans lequel on échoue très-souvent.

Pour réussir, cette médication doit déterminer quelques coliques, un peu de dévoiement; alors on la continue tous les jours: si les selles deviennent trop fréquentes, on suspend l'administration de ce moyen, et quand on y revient, on l'emploie à petite dose. Les organes s'accoutument ordinairement à l'action du baume de copahu, alors son effet devient insuffisant; il faut augmenter sa quantité : on peut la porter graduellement dans la même mesure du liquide à six et même à huit grammes (seize à vingt gros).

Lorsque ce médicament aura réussi, on n'en cessera pas brusquement l'usage, car la maladie se reproduirait presque nécessairement; on le continuera, au contraire, pendant quatre ou cinq jours encore; puis on ne l'emploiera qu'une fois en quarante-huit heures, durant environ huit jours.

Deux autres moyens, dont nous avons eu de nombreuses occasions de constater les heureux effets dans le traitement de cette maladie, ce sont l'eau et le sirop sédatifs et résolutifs que nous avons formulés après de longues recherches contre les engorgements des organes génitaux chez la femme. Cette eau, administrée tous les matins en injections, avec les deux tiers d'eau de guimauve, et le sirop, donné par la bouche à la dose de trente à soixante grammes (une à deux cuillerées à bouche), pur ou mêlé à une ou deux cuillerées d'eau sucrée, dissipent merveilleusement la phlegmasie de la muqueuse utéro-vaginale et amènent par conséquent la guérison complète du flux leucorrhéique. Ces heureux effets sont dus en grande partie à l'iodure de potassium qui entre dans la composition de l'eau et du sirop sédatifs et résolutifs; médicament extraordinairement précieux dans le traitement des engorgements des organes génitaux de la femme. Le docteur Lisfranc dit dans sa *Clinique*, en parlant de l'iodure de potassium : « Je l'emploie très-souvent et j'en obtiens des succès qui m'étonnent. »

A l'aide de ces moyens méthodiquement mis en usage, la maladie cède presque toujours, et la cure radicale est presque toujours obtenue en peu de temps; mais pour obtenir un aussi heureux résultat, on devra toujours seconder l'action des agents thérapeutiques par le repos absolu des organes génitaux, par des soins hygiéniques, et surtout par la précaution indispensable d'éviter toute espèce d'excès et d'écarts de régime, qui, non-seulement seraient une source continuelle d'irritation, mais encore renouvelleraient la phlegmasie dans le cas où l'on serait déjà parvenu à la dissiper.

On doit suivre une autre marche et une autre méthode de traitement lorsque la leucorrhée se présente sous le titre chronique, soit qu'elle ait succédé à la forme aiguë, soit qu'elle soit primitive, comme cela arrive quand elle coïncide avec une aménorrhée ancienne, la chlorose, ou enfin le relâchement des organes sexuels, déterminé par une constitution essentiellement lymphatique, par des couches nombreuses, par des excès de coït et de masturbation, surtout chez les femmes qui commencent à avancer en âge.

Comme dans la leucorrhée chronique les cavités sont en général très-peu sensibles, on devra toujours s'assurer, au moyen du toucher et du speculum, si l'écoulement est véritablement essentiel, ou s'il est symptomatique de quelque altération des tissus, ou de quelque lésion ayant leur siége dans le vagin ou sur le col de la matrice. Si l'on découvrait des ulcérations ou des érosions, on les cautériserait avec le nitrate acide de mercure; et si la muqueuse était indurée, infiltrée, on devrait recourir aux frictions résolutives faites avec la pommade d'hydriodate de potasse, ou l'onguent napolitain, sur la région hypogastrique et sur la partie interne des cuisses.

L'état chronique de la leucorrhée exige aussi l'usage des toniques, tels que le fer et ses préparations, les eaux ferrugineuses, les eaux sulfureuses, les amers, les baumes de Tolu, du Pérou, de copahu, l'infusion de bourgeons de sapin du Nord, le poivre de cubèbe, l'extrait de ratanhia, le seigle ergoté.

Le docteur Ricord a pratiqué la cautérisation sur la surface interne du vagin avec le nitrate d'argent fondu; il a réussi : nous avons eu occasion nous-même d'employer deux fois ce moyen avec succès.

On met encore en usage contre la leucorrhée chronique les frictions sèches, les purgatifs, les diaphorétiques, les diurétiques, les vésicatoires, les sinapismes, les moxas.

Mais quand la leucorrhée est devenue tout à fait chronique ou passive, ce n'est pas seulement une altération locale qu'il faut combattre; c'est l'économie tout entière qu'il faut modifier et ramener à son état normal. Le but qu'on doit se proposer est donc de tarir un écoulement morbide qui est à la fois la cause et l'effet de la débilité générale et locale, en reconstituant pour ainsi dire et en tonifiant les organes fonctionnels plus ou moins altérés. Pour parvenir à ce but, l'expérience a prouvé l'efficacité de la gentiane, du quinquina qui agit comme tonique, des infusions d'absinthe, de l'extrait de chardon bénit qui forme la base des pilules antileucorrhéiques dont Stahl fait un si pompeux éloge; des eaux minérales sulfureuses, ferrugineuses, des pilules de lactate de fer et du baume de copahu uni à l'opium.

Le régime devra être dirigé dans le même sens que les médicaments, c'est-à-dire qu'il sera fortifiant sans être irritant; les vêtements seront chauds et la flanelle sera prescrite sur la peau; on conseillera l'habitation à la campagne, dans un air doux et sain, surtout en été; la malade fera tous ses efforts pour maîtriser certains penchants et certaines habitudes illicites qui sont si souvent la cause principale de sa triste et dégoûtante maladie; elle s'armera de courage pour se livrer à des exercices musculaires sans fatigue qui la disposeront à une alimentation d'abord légère et de facile digestion, puis plus abondante et plus substantielle.

Ajoutons que l'abondance de l'écoulement blanc peut réagir sur les fonctions de l'estomac, et que j'ai vu plusieurs malades chez lesquelles des symptômes de gastralgie étaient manifestement liés à l'écoulement : car ils augmentaient ou diminuaient, suivant que celui-ci était plus ou moins abondant.

Ces leucorrhées produisent souvent aussi une irritation vive, une chaleur âcre, une cuisson parfois très-insupportable à la partie inférieure du vagin et aux parties génitales extérieures. De petites vésicules se développent en très-grand nombre sur la face interne des grandes et des petites lèvres; frottant sans cesse les unes contre les autres, elles finissent par s'excorier et rendent la marche très-pénible.

Les bains souvent répétés, les lotions et les injections d'eau froide, avec addition dans chaque litre d'une cuillerée à bouche de sous-acétate de plomb liquide, renouvelées trois, quatre et cinq fois le jour, suivant l'acuité des douleurs, sont les meilleurs moyens à employer. On se trouvera bien aussi d'isoler les parties et de placer un linge fin entre les lèvres pour éviter leur frottement pendant la marche.

C'est dans des cas semblables que nous avons vu l'usage de notre eau sédative et résolutive donner les plus heureux résultats : nous l'avons presque toujours employée avec les plus grands succès.

L'eau sédative et résolutive que nous avons formulée, et qui produit des merveilles contre les écoulements leucorrhéiques de la muqueuse vaginale utérine et contre les engorgements chroniques de ces parties, doit être employée en injections et en lotions, à la dose d'une demi-cuillerée à une cuillerée dans un ou deux verres d'eau. Pour plus de détails sur ce sujet, on peut lire dans le second volume de cet ouvrage, consacré à l'hygiène de la femme, les chapitres qui traitent de la propreté et de la toilette des dames, etc., etc.

C'est surtout contre les flueurs blanches et toutes les affections utérines, caractérisées par le relâchement des ligaments et l'engorgement du col que les eaux minérales des Pyrénées, et surtout les eaux de Saint-Sauveur, par leurs principes onctueux et leur température un peu basse, produisent les meilleurs effets. Sous l'influence des bains, des injections vaginales et des douches ascendantes, on obtient chaque année les cures les plus remarquables.

Ajoutons que l'action des eaux de Saint-Sauveur semble se diriger sur la sensibilité et l'irritabilité dont sont douées éminemment presque toutes les femmes, et que ces eaux exercent une heureuse influence sur les maladies organiques commençantes, sur de légers engorgements des viscères du bas-ventre, sur des désordres de la menstruation ; dans des céphalées et des migraines, et sont salutaires dans des constitutions faibles et délicates.

Plus que partout ailleurs, l'influence des choses hygiéniques, le régime, l'air frais, la promenade, le changement d'habitude, se font puissamment sentir à Saint-Sauveur, et concourent avec ses eaux à la guérison des maladies. Il est aisé d'apprécier que cette influence agit identiquement avec les effets tempérants des bains.

Telles sont les ressources nombreuses que la médecine peut opposer avec avantage aux écoulements leucorrhéiques, dont le traitement serait sans doute plus souvent efficace, si l'on recourait à une thérapeutique plus prompte et plus énergique, mais toujours basée sur la raison et la nature du mal.

De la dysménorrhée.

La suppression des règles est un accident fort commun ; mais leur écoulement difficile et douloureux n'est pas moins fréquent : c'est à ce trouble douloureux de la menstruation qu'on a donné le nom de *dysménorrhée*.

Cette affection, que Sauvage appelait *hystéralgie cataméniale*, et que l'on trouve désignée dans les auteurs sous le nom de *coliques utérines menstruelles*, et tantôt de *congestions uté-*

rines menstruelles tormineuses, le docteur Gendrin la distingue par la dénomination de *dysménorrhée hystéralgique.*

Causes de la dysménorrhée. Les causes prédisposantes les plus directes se trouvent dans le tempérament des femmes et dans les conditions spéciales des fonctions menstruelles.

Les femmes d'un tempérament sanguin prononcé, ou celles qui ont une susceptibilité extrême du système nerveux, sont si immédiatement prédisposées à la dysménorrhée, qu'elle se produit souvent chez elles sans causes occasionnelles évidentes, ou au moins pour les causes occasionnelles les plus légères. Ces causes prédisposantes sont surtout rendues efficaces chez ces femmes quand elles sont favorisées ou activées par des habitudes propres à leur donner une intensité insolite. Ainsi, l'habitude des boissons et des aliments stimulants, une vie molle, oisive, consacrée aux impressions excitantes des plaisirs des sens, ou troublée par des affections morales vives, souvent répétées ou prolongées sans mesure, sont des conditions si favorables à la production de la dysménorrhée, qu'elle est souvent la maladie habituelle de toutes les femmes qui y sont soumises. Les femmes d'un tempérament sanguin et qui sont abondamment menstruées, celles dont la matrice est trop petite, trop étroite, ou aura une texture trop serrée ou trop lâche, ou une mauvaise disposition des vaisseaux, celles qui se livrent avec excès aux plaisirs de l'amour, celles qui ont la funeste habitude de la masturbation, celles qui provoquent et entretiennent des impressions érotiques par des lectures, par des images, par des conversations, par des spectacles, par une imagination vive et non tempérée par la raison ou par des principes religieux, sont le plus souvent affectées de dysménorrhée. C'est surtout après la révolution de la puberté que la dysménorrhée est imminente chez les jeunes filles qui se trouvent soumises à ces causes prédisposantes.

Les jouissances vénériennes anticipées chez les jeunes femmes avant que le corps ait acquis tout son développement, surtout lorsqu'elles s'y abandonnent sans modération, constituent une habitude de vie immédiatement prédisposante à la dysménorrhée, dont on n'a que trop d'occasions de reconnaître les fâcheux effets.

La privation forcée des plaisirs de l'amour, le célibat imposé malgré les désirs nés d'un tempérament ardent, l'habitude de la vie contemplative et des méditations ascétiques, les attachements passionnés, même pour des personnes du même sexe, enfin l'hérédité ne prédisposent pas moins directement à la dysménorrhée.

Causes occasionnelles.—Elles sont si nombreuses qu'on peut dire qu'il n'est pas de circonstance dont l'influence puisse ébranler l'organisme à une certain degré, et d'une manière brusque, par laquelle on n'ait vu la dysménorrhée immédiatement produite, surtout lorsqu'elle agit pendant l'imminence et la durée de l'écoulement des menstrues sur les femmes prédisposées à ces maladies; ainsi, des commotions morales subites, un ébranlement physique violent, l'action immédiate du froid et d'une vive chaleur, ou le passage rapide d'une de ces conditions à l'autre; l'impression douloureuse d'un état morbide occupant un organe important, très-vasculaire, et recevant beaucoup de nerfs, les affections utérines et toutes les maladies organiques, peuvent déterminer la dysménorrhée.

Symptômes.—Cette maladie débute le plus souvent trois ou quatre, quelquefois cinq à six jours avant l'hémorrhagie menstruelle; elle s'annonce par des douleurs lombaires, qui augmentent principalement quand la femme se tient debout, et qui s'accompagnent d'un sentiment de lassitude et de courbature dans les cuisses. Des douleurs de coliques revenant irrégulièrement se font sentir à l'hypogastre, et surtout à l'ombilic. Ces douleurs augmentent d'intensité, et prennent différentes formes; tantôt ce sont des douleurs lancinantes et comme térébrantes au-dessous de l'ombilic, tantôt ce sont des douleurs *constrictives*, comme si l'abdomen était serré avec un lien. « J'ai vu un très-grand nombre de femmes, dit un grand praticien, éprouver des douleurs atroces qui leur faisaient pousser des cris; elles occasionnaient de violentes convulsions, à la suite desquelles survenait une syncope dont la durée était effrayante; ces malheureuses femmes étaient obligées de garder le lit plusieurs jours, elles attendaient leurs règles avec une grande anxiété et une véritable terreur. » Très-souvent ces douleurs sont purement nerveuses; la femme accuse quelque chose qui lui soulève le ventre; elle éprouve des contractions et des désirs violents; cependant le coït, loin d'être agréable, agace et irrite les nerfs. Si l'on porte une injection dans le bassin, elle en est rejetée aussitôt. Le pouls est petit, serré, oscillant, les tendons ont des soubresauts, et le corps entier tressaille à la moindre émotion. La région ombilicale, et surtout la région hypogastrique sont habituellement tendues et douloureuses a la pression, les fonctions digestives sont presque toujours dérangées; souvent ce dérangement ne consiste que dans de l'anorexie, des éructations et quelques douleurs lancinantes épigastriques; d'autres fois il y a des nausées, une douleur gravative continue à l'épigastre; enfin, dans quelques cas, les malades vomissent tous les aliments et même les boissons ingérées dans l'estomac; le plus souvent les malades sont constipées; quelquefois, au contraire, elles ont des évacuations alvines, abondantes et liquides, qui, dans quelques cas, se font avec des épreintes et une vive douleur de ténesme à l'anus. Pendant que ces accidents se manifestent vers l'abdomen, les mamelles se gonflent, sont douloureuses à la pression, et deviennent souvent le siége de douleurs spontanées, quelquefois très-vives. Les organes génitaux présentent aussi des symptômes particuliers; les femmes éprouvent dans le vagin un sentiment de chaleur qui se fait sentir à la vulve, dont les grandes et les petites lèvres sont gonflées; il se manifeste souvent un écoulement vaginal muqueux ou mucoso-séreux, les urines sont ardenteset brûlent le canal de l'urètre.

Tous ces accidents augmentent d'intensité à mesure que le moment de l'apparition des règles approche. Si la manifestation des règles est subite, ils se terminent immédiatement; si elle s'établit progressivement, ils augmentent en même temps, et ne disparaissent que lorsque le flux menstruel commence à décroître. Il arrive fréquemment, et cela est presque toujours ainsi, quand la dysménorrhée hystéralgique dure depuis longtemps, l'hémorrhagie menstruelle s'établit avec difficulté; tantôt la femme ne perd pendant plusieurs jours qu'une très-petite quantité de sérosité sanguinolente, tantôt les règles surviennent avec abondance, et se suppriment presque aussitôt pour recommencer au bout de quelques jours, et souvent disparaître de même avec rapidité pour se manifester encore de nouveau; dans quelques cas le flux menstruel est très-abondant, et constitue une perte; enfin on voit encore les règles se montrer avec très-peu d'abondance, et durer pendant huit, dix, douze jours; se manifester par intervalles, tantôt sous la forme d'une perte de sang, tantôt sous celle d'un flux séro-sanguinolent; dans ce dernier cas, les accidents hystéralgiques, dit M. Gendrin, persistent ordinairement pendant un temps beaucoup plus long.

L'invasion des douleurs hystéralgiques n'arrive pas toujours au début, ou même pendant l'imminence de l'apparition des règles, elle survient quelquefois pendant la durée, et, dans quelques cas, à la fin du flux menstruel. Elle arrive alors subitement, souvent sans prodromes ; elle débute ainsi lorsqu'elle coïncide avec la suppression subite du flux menstruel par quelque cause extérieure.

Voici un exemple frappant de dysménorrhée que nous prenons dans le livre du docteur Gendrin, et qu'on peut considérer comme l'histoire abrégée de cette maladie : « Une fille de vingt-cinq ans, présentant tous les caractères extérieurs d'une bonne constitution et non pléthorique, menant une vie très-sédentaire, avait eu ses règles pour la première fois à seize ans. Elle n'avait éprouvé aucun accident jusqu'à l'âge de vingt-deux ans, quoique pendant les deux ou trois premières années de sa menstruation elle se fût livrée à la masturbation. Elle commença alors, après avoir eu un violent chagrin, à ressentir, dans les deux ou trois premiers jours qui précédèrent ses règles, une vive douleur aux lombes, qui augmentait parfois jusqu'à occasionner des défaillances; les règles venaient terminer cette douleur, qui ne se reproduisait qu'à l'époque menstruelle suivante. L'écoulement durait quatre jours, il était assez considérable, surtout pendant deux jours.

« Les accidents se montrèrent progressivement à partir de la vingt-quatrième année, et arrivèrent ensuite au degré où nous les observâmes. Deux ou trois jours avant la manifestation de chaque hémorrhagie menstruelle, cette fille éprouvait d'abord une douleur obtuse à l'épigastre et une douleur tormineuse à l'ombilic et aux lombes. La nuit suivante les douleurs tormineuses augmentaient d'intensité, le sommeil se suspendait, il y avait deux ou trois selles liquides avec épreintes, et quelquefois des nausées et des efforts de vomissement. Le lendemain les coliques étaient presque continuelles, elles occupaient la région ombilicale et les fosses iliaques. Très-souvent cette fille éprouvait des syncopes, des défaillances et une vive douleur de tête, et quelquefois suivies d'accidents spasmodiques hystériformes.

« La pression sur l'hypogastre était douloureuse, la région lombaire était le siége d'une douleur continue qui augmentait par instant jusqu'à faire pousser des cris à la malade. Cette douleur était plus vive et plus difficile à supporter que les coliques qui existaient en même temps; tout le pourtour du bassin, depuis les hanches et les cuisses, était en même temps le siége d'un sentiment très-pénible de courbature. Les mamelles étaient tuméfiées, et des douleurs lancinantes s'y faisaient sentir par intervalles. On ne pouvait ingérer dans l'estomac même une cuillerée d'eau pure sans qu'il survînt des vomissements. Le pouls était sans fréquence et la peau sans chaleur normale.

« L'examen des organes génitaux nous fit reconnaître une injection prononcée de la muqueuse du vagin jusque sur le col de l'utérus qui était abaissé, et ne se trouvait qu'à deux pouces environ de la vulve. L'utérus ne nous parut pas augmenté de volume, il n'était pas douloureux à la pression, exercée soit par le vagin, soit par le rectum. Ces symptômes se manifestaient jusqu'au troisième jour de l'apparition des règles. Pendant ces trois premiers jours l'utérus ne laissait écouler qu'en très-petite quantité et par intervalles plutôt de la sérosité rouge que du sang ; les règles coulaient ensuite abondamment pendant deux jours, puis tous les accidents cessant rapidement, l'hémorrhagie utérine diminuait alors; cependant le sang ne se montrait plus que sous la forme de sérosité sanguinolente pendant deux ou trois heures chaque jour, puis l'écoulement menstruel se terminait le sixième jour. Ces accidents avaient été inutilement combattus par des préparations de fer, par l'administration des saignées qu'on avait souvent renouvelées, etc.

« Nous considérâmes tous ces accidents comme le résultat immédiat de l'hyperhémie menstruelle, qui se faisait chez cette fille avec trop d'intensité avant l'hémorrhagie utérine périodique. Nous conseillâmes l'usage habituel des bains tièdes d'abord et ensuite froids pendant tout le mois, avec l'exercice musculaire journalier prolongé. Nous ordonnâmes de pratiquer tous les mois, quatre jours avant les règles, une saignée du bras de trois ou quatre onces au plus, et de commencer, dès ce moment, à administrer des bains de siége et des lavements frais à quinze degrés tous les jours, même quand les règles seraient arrivées jusqu'au troisième jour de leur manifestation. Cette médication amena une diminution des accidents dès la première époque menstruelle. A la troisième époque, les règles parurent sans aucun accident précurseur; elles ne durèrent que quatre jours. Le traitement fut encore continué pendant deux mois ; les accidents n'ont plus ensuite reparu. »

La dysménorrhée doit, à la longue, déterminer des accidents et donner lieu à des maladies de l'utérus. Le docteur Lisfranc fait très-bien observer que les menstrues orageuses, qui constituent une des variétés de la dysménorrhée, après s'être répétées dix, quinze, vingt années, doivent nécessairement avoir une action marquée sur l'utérus. « Quand la matrice a été soumise pendant longtemps à de pareilles crises, dans lesquelles les malades disent que cet organe semble s'agiter, se mouvoir dans le bassin, remonter du côté du ventre au-dessus du pubis, comme s'il voulait traverser la paroi antérieure de l'abdomen, il est rare qu'il ne soit pas tôt ou tard affecté d'engorgement dont il faut craindre les rapides et dangereux progrès. »

Il est un assez grand nombre de femmes, ajoute M. Lisfranc, surtout dans les grandes villes, chez lesquelles, un jour ou deux avant les menstrues ou bien pendant qu'elles existent, des douleurs très-fortes se font éprouver; ces malheureuses femmes sont quelquefois alors soumises à de violentes attaques de nerfs; souvent elles sont obligées de garder le lit; dans beaucoup de cas les souffrances sont tellement développées que les malades redoutent singulièrement leur époque menstruelle; à mesure qu'elle approche, on les voit pensives et fort tristes.

Il est indispensable de pratiquer le toucher, parce que certaines menstruations douloureuses peuvent être produites par une maladie de l'utérus; j'en suis bien convaincu, puisque j'ai assez fréquemment alors rencontré des augmentations de volume de la matrice; parce que si un organe, quel qu'il soit, est soumis pendant un plus ou moins grand nombre d'années, et tous les mois environ, à une congestion sanguine fort douloureuse, il est difficile que tôt ou tard il ne s'enflamme pas, il ne s'engorge point. Or, lorsque cette congestion douloureuse aura lieu sur la matrice, les maladies dont nous venons de parler devront plus spécialement se faire observer souvent : malheureusement l'expérience a sanctionné cette proposition; il me serait facile de citer ici un nombre très-considérable de faits. Une dame, âgée de vingt ans, était soumise depuis deux années aux règles orageuses; elles faisaient son désespoir. Cette dame n'éprouvait d'ailleurs aucune incommodité pendant l'intervalle des menstrues : on avait employé un très-grand nombre de moyens, sans obtenir le moindre succès.

Je pratiquai le toucher; je constatai un engorgement siégeant sur la partie antérieure du corps de la matrice : il était indolent; j'eus recours, pour le combattre, aux moyens appropriés. Afin de diminuer la violence de la fluxion sanguine qui avait lieu sur l'organe à l'époque menstruelle, je fis pratiquer au bras, vingt-quatre heures après la cessation des règles, une saignée révulsive de quatre-vingt-dix grammes; on répéta cette évacuation sanguine au milieu de l'intervalle des menstrues.

Pour calmer l'éréthisme nerveux, j'ordonnai de prendre tous les soirs, pendant les trois jours qui précéderaient les mois, un quart de lavement presque froid, auquel on ajouterait six ou huit gouttes de laudanum de Sydenham et qu'on ne devrait pas rendre; je recommandai de continuer l'usage de ce médicament à une température plus élevée, même durant l'écoulement menstruel s'il existait des douleurs; je conseillai d'ailleurs d'augmenter au besoin la dose du narcotique.

Je prescrivis encore, pour remplir la même indication, de faire usage tous les soirs d'un bain entier chaud, à l'eau de son, pendant les trois ou cinq jours qui s'écouleraient avant les règles.

La constitution de la malade n'était pas forte; nous la soumîmes à un régime tonique et non excitant; elle se livra à un exercice léger.

La première fois que les menstrues revinrent, elles furent moins douloureuses; cependant l'engorgement n'avait pas diminué. La seconde fois la malade ne souffrit presque pas; la matrice avait perdu au moins un tiers de son volume : continuation des mêmes moyens. Troisième menstruation : point de douleur; les trois quarts de la tuméfaction de l'utérus ont disparu. Les quatrième, cinquième et sixième époques menstruelles ne sont précédées ni accompagnées d'aucune douleur.

La malade est guérie. J'ai eu occasion de la voir plusieurs fois; elle jouit d'une santé excellente.

Une dame avait été soumise à la première menstruation à l'âge de treize ans; pendant une année, cette évacuation fut normale; mais ensuite elle devint tout à coup extrêmement douloureuse; les douleurs se faisaient souvent sentir seulement pendant les vingt-quatre premières heures de la présence des règles et avant les deux premiers jours de leur existence; elles coulaient d'ailleurs tantôt peu, tantôt très-abondamment; d'autres fois la malade souffrait au moment où les menstrues paraissaient, et presque jusqu'à leur fin. Les accidents étaient si violents que le repos absolu devenait indispensable; il n'était pas rare de voir des attaques de nerfs se développer.

Plusieurs médecins ayant été consultés, pensèrent que l'état de la malade était inhérent à sa constitution; que le mariage, et surtout la grossesse, le dissiperaient. J'ai observé quelquefois cet heureux résultat; mais ici ces moyens échouèrent.

Traitement. Puisque l'écoulement difficile et douloureux des menstrues, se prolongeant des années, peut entraîner des altérations plus ou moins graves de l'utérus, il est utile de faire connaître les indications thérapeutiques que réclame la dysménorrhée. Une des premières est de toucher l'utérus, de l'examiner, au moyen du spéculum, dans l'intervalle des règles : le repos, la position horizontale, le calme d'esprit, l'absence de toute excitation conviennent, dans un certain nombre de cas. Si la congestion sanguine est évidente, il faut recourir aux émissions sanguines; lorsque la surexcitation nerveuse est très-prononcée, l'emploi des antispasmodiques et des sédatifs est parfaitement indiqué : l'opium, uni aux excitants diffusibles, a rendu, dans ce cas, de véritables services; le laudanum en lavement est encore fort utile. Le docteur Brière dit avoir vu, chez les femmes lymphatiques et nerveuses, le vin chaud sucré calmer ces vives souffrances comme par enchantement.

En même temps qu'on administre les sédatifs spéciaux de l'appareil utérin, il est toujours utile de recourir à d'autres antispasmodiques qui agissent sur tout l'organisme, tels que les bains frais prolongés, les affusions fraîches et froides, etc. L'alimentation comme les médicaments varie suivant le tempérament de la femme.

On a employé avec beaucoup de succès contre la dysménorrhée la teinture volatile de gaïac, et le professeur Masnyer de Strasbourg a beaucoup vanté l'usage de l'acétate d'ammoniaque, ou esprit de Mendérérus : on le donne à la dose de dix, quinze, vingt ou trente gouttes dans un verre d'eau sucrée.

J'ai eu occasion d'administrer plusieurs fois avec succès l'acétate d'ammoniaque, ou esprit de Mindérérus, dans des cas de menstruation difficile, précédée ou accompagnée de tranchées utérines.

L'action sédative de l'esprit de Mindérérus ne se borne pas à des cas de menstruation difficile sans altération de l'utérus : elle agit avec autant d'efficacité dans les accidents qui précèdent parfois l'apparition des règles, ou d'une hémorrhagie lors d'une altération organique, même fort grave de cet organe.

Avant de prescrire les antispasmodiques, et pendant qu'on y a recours contre les douleurs hystéralgiques, on ne doit jamais négliger l'administration des purgatifs, surtout si la malade a de la constipation : il n'est peut-être aucun moyen thérapeutique dont on tire plus d'avantages et dont l'omission soit plus propre à empêcher les bons effets de tous les autres remèdes. Qu'ils soient utiles en prévenant l'accumulation des fèces dans l'intestin, ou en exerçant sur la muqueuse intestinale une excitation dérivative par rapport à l'appareil utérin : l'observation clinique atteste, dans la plupart des cas, leurs bons effets.

Une boisson chaude, des serviettes brûlantes appliquées sur le ventre ont plusieurs fois réussi. Mais voici comment s'exprime sur cet intéressant sujet le docteur Lisfranc, dont l'expérience doit faire autorité en cette matière : « Je crois que les orages menstruels qui caractérisent ce que l'on nomme la dysménorrhée sont très-souvent dus à une congestion sanguine trop développée et à une grande exaltation de l'innervation siégeant sur l'utérus et causant un excès d'irritation qui s'oppose à l'exercice des fonctions de cet organe : c'est ce qu'on observe plus spécialement chez les femmes pléthoriques et nerveuses jouissant d'ailleurs d'une bonne santé. J'ai démontré la vérité de ces idées ; j'ai en effet pratiqué au bras, au milieu de l'intervalle des règles, une saignée dérivative de trois à six onces, suivant les indications ; j'ai souvent répété cette évacuation sanguine vingt-quatre heures après la cessation des menstrues ; je l'ai aussi remplacée par la phlébotomie spoliative, lorsque les forces l'exigeaient. Pendant les trois ou quatre premiers jours qui précédaient les mois, j'ai fait prendre tous les soirs à la malade un bain entier chaud à l'eau de son : je lui ai recommandé de faire usage, en se couchant, pour ne pas le rendre, d'un quart de lavement presque froid avec addition de quatre, six ou huit gouttes de laudanum de Sydenham, selon son idiosyncrasie : au besoin, on augmentait la dose du narcotique ; je lui ai associé quelquefois cinq centigrammes ou un décigramme de camphre dissous dans un jaune d'œuf ; j'ai conseillé de continuer ce quart de lavement pendant les règles, quand elles étaient douloureuses : lorsqu'elles avaient cessé, on employait le même médicament si les accidents persistaient. Ces moyens ont produit des effets extraordinairement heureux. »

Une fois les règles apparues, n'importe dans quelle condition, il ne reste qu'à favoriser leur écoulement.

Mais il peut arriver que les règles, après quelques heures d'apparition, s'arrêtent brusquement, quoiqu'elles aient coutume de durer davantage. Si l'utérus est sain, il faut chercher à les rappeler dans les vingt-quatre ou quarante-huit heures qui suivent leur disparition. On doit employer tous les moyens propres à activer la circulation et à provoquer la transpiration, tels que le séjour au lit, les boissons chaudes et légèrement sudorifiques, en même temps qu'on cherche à fluxionner le bassin par des cataplasmes aux pieds et aux jambes, des lavements chauds, etc. ; et si la femme est nerveuse et que cette suppression soit le résultat d'une vive émotion de l'âme, des bains chauds, des calmants contribueront à ramener l'écoulement sanguin.

De la chorée.

Bien que cette maladie n'affecte pas exclusivement le sexe féminin, et qu'on l'observe dans l'autre sexe, comme le premier en est bien plus souvent atteint, puisque sur cent quatre-vingt-neuf cas bien observés de cette affection, les garçons ne figurent que pour cinquante et un, et les filles pour cent trente-huit, nous avons cru devoir en donner ici l'histoire.

Cette grande disproportion entre les sexes a été signalée par tous les auteurs. L'âge de dix à vingt ans est celui où cette affection est la plus fréquente; à peine en compterait-on quelques exemples avant l'âge de huit ans; l'âge adulte n'en est pas exempt, mais je ne sache pas qu'on l'ait vue dans la vieillesse.

La maladie qui porte aujourd'hui le nom de *chorée* a été toujours désignée sous celui de *danse de Saint-Guy*. L'origine de cette dernière dénomination mérite que nous nous y arrêtions un instant. On prétend que vers la fin du XVe siècle, ou le commencement du XVIe, la maladie qui nous occupe était endémique en Souabe, et que les habitants de cette contrée se rendaient chaque année, au mois de mai, à une chapelle rurale, près d'Ulm, dédiée à un saint que les Allemands appellent Weit, et les Français Guy, pour demander à ce saint la grâce d'être guéris ou préservés de la maladie dont nous parlons. Le grand Sydenham fait mention de l'affluence du peuple à cette chapelle, où les personnes des deux sexes venaient, à un jour pris, sauter et danser d'une manière extraordinaire et fanatique. « Tous les fanatiques des environs, dit Lieutaud, se rendaient dans ce lieu pour y danser le jour et la nuit, à l'honneur du saint, jusqu'à ce qu'ils tombassent en convulsion et comme en extase. » De là, dit-on, est née la dénomination de *danse de Saint-Weit* ou *de Saint-Guy.*

C'est une des plus singulières maladies convulsives que nous offre l'étude des affections nerveuses. Un sujet d'ailleurs bien portant, jusque-là exempt de désordres notables dans les fonctions sensitives et locomotrices, perd tout à coup la puissance qui lui est naturelle de régulariser pour un but donné les mouvements musculaires, et offre dans ses grimaces, dans ses gesticulations désordonnées, le tableau d'une confusion sans but et sans volonté. Avec cela, l'intelligence est généralement à peu près conservée; les fonctions se feraient toutes bien sans le désordre musculaire apparent qui tourmente le patient. Telle est la chorée dans son ensemble.

Causes de la chorée. — Parmi les causes prédisposantes de cette maladie, se placent le sexe féminin, le tempérament nerveux, irritable, l'hérédité. Le docteur Elliotson dit cependant qu'il n'a aperçu aucune différence entre les enfants qui sont atteints de chorée et ceux qui en sont exempts, les uns étant très-robustes, et les autres faibles, maigres et pâles. De dix-huit enfants chez lesquels la constitution a été notée avec soin par M. Rufz, dans un Mémoire plein d'intérêt, quinze étaient plutôt maigres que gras, plutôt faibles que forts ; trois jeunes filles étaient évidemment robustes ; la plupart de ces enfants avaient les cheveux blonds et châtains.

Quoique Bouteille, qui a publié aussi une excellente monographie sur la chorée, regarde cette maladie moins comme un état contre nature que comme une puberté difficile à établir, l'influence de la puberté sur le développement de la chorée ne paraît pas aussi rigoureusement démontrée que l'ont soutenu certains médecins.

Une foule d'observations démontrent que les mois les plus chauds de l'année sont aussi les plus favorables au développement de cette affection.

Parmi les causes occasionnelles de la chorée, la frayeur est une des plus fréquemment invoquées par les malades et par leurs parents, et l'on ne peut douter qu'elle ne soit l'occasion la plus commune de son développement. Parmi les exemples nombreux qu'on en pourrait citer, nous choisirons le suivant: Une jeune fille, à peine âgée de quinze ans, était occupée à travailler dans sa chambre, lorsqu'un homme ivre vint au-devant d'elle, les parties sexuelles à découvert et à l'état d'érection; frappée de terreur, elle fut prise de malaise, de dégoûts, de frissons, de fièvre avec céphalalgie, et bientôt après de chorée, dont les premiers symptômes se manifestèrent d'abord au bras et à la langue.

Les accès violents de colère, les grandes contrariétés, la jalousie, la masturbation, la suppression des règles, ont paru plusieurs fois déterminer l'apparition de cette maladie. « Presque tous les auteurs, dit le professeur Bouillaud, ont répété que l'imitation pouvait déterminer la chorée, principalement chez les enfants; jamais à l'hôpital des Enfants on ne l'a vue produite par cette cause, à moins qu'on ne rapporte à la chorée cette maladie convulsive, qui est toujours la suite d'une imagination vive et déréglée. » Dans son *Précis de médecine pratique*, Lieutaud dit qu'une maladie convulsive, à peu près pareille à ce qu'on appelle *danse de Saint-Guy*, s'était glissée parmi les jeunes gens de l'un et de l'autre sexe, dans un hôpital d'Harlem, ville considérable de la Hollande, à six lieues de Leyde. Les médecins du lieu l'attaquèrent avec les remèdes qu'ils croyaient être les plus appropriés, mais ils perdirent leur peine. On appela le grand Boerhaave, qui se douta bien qu'il n'y avait là qu'une imagination blessée, et qu'il fallait la combattre avec d'autres armes; il ordonna, en conséquence, le cautère actuel, ou un fer rouge appliqué au bras assez profondément. Ce remède, qu'on ne manqua pas de rendre public, fit un prompt effet sur l'esprit de tous ceux qui étaient sujets à ces convulsions; personne ne fut tenté de l'éprouver, et la maladie disparut. Il y avait à l'hôpital de Montpellier une fille de sept à huit ans qu'on croyait avoir des accidents épileptiques; Sauvage, qui en était le médecin, et qui n'ignorait peut-être pas l'histoire que nous venons de rapporter, proposa vingt coups de fouet bien appliqués après chaque accès. La malade ne goûta pas vraisemblablement le remède, et il ne fut plus question d'épilepsie.

Les symptômes les plus apparents de la chorée sont ceux qui résultent des désordres musculaires. Le caractère essentiel et vraiment pathognomonique de cette maladie consiste en des mouvements désordonnés et irrésistibles d'un certain nombre des organes qui sont mus par le système locomoteur volontaire. « Cette névrose, dit le professeur Bouillaud, est pour les fonctions locomotrices volontaires ce que sont, pour les fonctions intellectuelles, certaines formes de l'aliénation mentale. La lésion des mouvements qui caractérise la chorée varie beaucoup relativement au nombre des parties qu'elle peut affecter; sous ce point de vue, la maladie pourrait être divisée en générale et en partielle. Cependant, la chorée partielle est beaucoup plus commune que la chorée générale.

La description que Sydenham a donnée de cette affection

ayant servi de modèle aux auteurs qui lui ont succédé, nous croyons utile de la reproduire ici : « La chorée, dit ce profond observateur, est une espèce de convulsion à laquelle sont sujets les enfants de l'un et de l'autre sexe, depuis l'âge de dix ans jusqu'à quatorze. Elle se manifeste par une sorte de boitement ou plutôt de non stabilité de l'une ou de l'autre jambe, que le malade, en voulant marcher, tire à soi à la manière des idiots. La main, du côté de la jambe affectée, l'est aussi, et cette main, appliquée à la poitrine ou à toute autre partie, n'y peut rester fixée, même momentanément : entraînée par un mouvement involontaire, elle change aussitôt de place, quelque effort que fasse le malade pour l'en empêcher ; et si celui-ci veut, par exemple, porter un verre à la bouche pour boire, il ne peut l'y porter directement, mais seulement après mille gesticulations, à la manière des histrions. Enfin, le hasard lui faisant rencontrer la bouche, il vide rapidement le verre, et avale le liquide qu'il contient d'un seul trait, *comme s'il voulait faire rire les spectateurs.* » — Parfois, dit un autre auteur, ce sont des grimaces, des petits mouvements convulsifs des muscles du visage, qu'on pourrait croire volontaires et qui, souvent même, attirent aux enfants des reproches de la part des personnes qui les entourent. Bientôt ces mouvements se prononcent davantage : ils consistent en saccades brusques, tantôt faibles, tantôt fortes, séparées par des intervalles de repos très-inégaux. Quand la maladie occupe les bras, ces membres sont portés en mille sens divers ; les malades ne peuvent les diriger vers un but quelconque, et il en résulte les gesticulations les plus burlesques : c'est principalement quand ils veulent faire un mouvement qui exige une certaine précision qu'ils se livrent aux contorsions les plus bizarres. »

Lorsque les extrémités inférieures sont affectées, au lieu de marcher comme dans l'état normal, ils vont de côté et d'autre, d'une manière irrégulière, sans suivre une ligne droite, s'arrêtant subitement à terre et se roulant quelquefois en tout sens sans pouvoir se relever ; c'est alors aussi que les malades paraissent exécuter une sorte de danse, ou plutôt de sautillement tout à fait singulier : la progression même peut devenir impossible et les malades sont forcés de rester couchés. Les mouvements du cou, et par suite ceux de la tête, présentent quelquefois les mêmes anomalies que ceux des parties déjà indiquées.

Lorsque la chorée affecte les muscles de la langue et du larynx, il existe une difficulté plus ou moins grande dans l'exercice de la parole : quelques malades bégayent ou balbutient ; il en est qui ne peuvent articuler un seul mot ; enfin on en voit qui font entendre une sorte d'aboiement comparable à celui d'un chien. Voici encore ce que dit de cette maladie le savant professeur Bouillaud : « La description tracée par Sydenham s'applique à un assez bon nombre de cas particuliers ; mais on se tromperait singulièrement, si l'on croyait qu'elle représente toutes les formes que peut revêtir la chorée, formes infiniment variées, selon que le désordre musculaire est plus ou moins prononcé, et qu'il occupe un plus ou moins grand nombre de parties. Ce ne sont pas en effet les membres qui, dans cette maladie, peuvent être en proie aux contorsions les plus bizarres, aux agitations les plus étranges, mais il en est quelquefois de même des diverses divisions de la face. Et comme ces contorsions, ces aberrations produisent les sauts, les bonds, les pas, les pirouettes les plus extraordinaires ou les gesticulations les plus singulières, selon qu'ils affectent les membres inférieurs ou bien supérieurs : ainsi, quand leur siége est au visage, il en résulte les plus folles grimaces, la mimique la plus ridicule. Les mouvements du cou, et par suite ceux de la tête, présentent chez quelques sujets les mêmes irrégularités que ceux des parties déjà indiquées : les mouvements de la langue, ainsi que ceux du larynx, ne sont pas exempts de ces irrégularités : de là, des phénomènes particuliers, tels qu'une difficulté dans l'exercice de la voix et de la parole, le bégaiement, des éclats de rire sans motif, etc. »

En somme, dans la chorée le tronc est tiraillé en tous sens; il se roule et se tord sur lui-même de la manière la plus effrayante, les membres sont en proie à une gesticulation désordonnée, incessante, la figure est livrée aux grimaces les plus imprévues; la bouche se tord, se ferme, s'ouvre, se déplace; les traits se froncent, les yeux s'ouvrent, se ferment inégalement, se dirigent dans tous les sens et sans aucune concordance dans leurs mouvements; toutes les rides se montrent et s'exagèrent, il devient impossible au malade de prendre, de saisir, de soutenir, de diriger vers un point déterminé les corps environnants; il ne peut ni porter à sa bouche, ni avaler, ni mâcher les aliments solides ou liquides; il ne parvient qu'avec la plus grande peine à articuler quelques syllabes incohérentes ou à rendre par surprise le son et l'articulation de quelques mots. La défécation, l'évacuation des urines se font avec la plus grande gêne et au milieu des mouvements les plus bizarres; le repos est impossible, et le sommeil ne parvient pas à suspendre l'agitation du malheureux choréique. Ou bien il ne dort pas du tout, ou bien son sommeil est entremêlé, incomplet, coupé à chaque instant par des convulsions. Souvent la langue est mordue parmi les mouvements qui l'agitent dans sa bouche pendant que les mâchoires se resserrent, quelquefois même elle est coupée.

La respiration est gênée, inégale, précipitée, haletante à cause des troubles occupant le diaphragme et les muscles intrinsèques de la poitrine; toute stagnation est impossible, et on a même souvent beaucoup de peine à contenir les malades dans un lit préparé exprès pour eux.

Dans ce désordre universel, il est assez difficile de savoir ce que deviennent les facultés intellectuelles. Les malades paraissent bien comprendre à peu près ce qu'on leur dit, mais il est impossible de savoir nettement si leur intelligence est entière. La réponse et l'explication, même par geste, leur sont impossibles; l'espèce d'impatience dont leurs convulsions sont accompagnées est souvent le seul signe positif qu'ils donnent de leur conscience conservée.

Les docteurs Serres, Lisfranc et plusieurs autres observateurs assurent que les malades affectés de chorée accusent une douleur à la partie postérieure et inférieure du crâne. Chez quelques enfants qui se plaignaient accidentellement de céphalalgie, on a vu les émissions sanguines locales dissiper ce symptôme, qui parfois disparaissait sans aucun autre remède.

La chorée se déclare tantôt d'une manière subite, tantôt au contraire lentement. Sa marche est continue, rémittente ou irrégulièrement intermittente.

Presque tous les mouvements convulsifs augmentent d'intensité lorsque les malades s'aperçoivent qu'ils sont l'objet de l'attention des autres personnes. Il en est de même lorsqu'ils éprouvent de simples contrariétés. L'usage du café et des boissons spiritueuses produit aussi quelquefois des exacerbations ou même le renouvellement des accès. Ordinairement l'agitation cesse ou diminue beaucoup pendant le sommeil; mais elle recommence toujours après le réveil.

La durée de la chorée est variable, mais en général assez longue. On l'a vue disparaître quelquefois en moins d'une semaine, d'autres fois céder après un mois ou deux, ou bien se prolonger indéfiniment, et résister à tous les moyens thérapeutiques. M. Rostan a vu succomber une femme de cinquante ans, qui depuis son enfance était affectée de chorée de tout le côté gauche du corps; ses membres étaient atrophiés; aucune altération organique appréciable n'existait dans le cerveau.

La chorée est sujette à des récidives; il n'est pas rare d'en compter jusqu'à six ou huit chez certaines jeunes personnes. Bouteille parle d'un cas de chorée qui commençait tous les jours à midi pour finir à six heures du soir.

Les symptômes de cette affection sont si remarquables qu'il serait difficile de la méconnaître. L'absence de la fièvre, du coma ou du délire et de la roideur tétanique, est un signe très-propre à séparer la chorée de toute autre affection de l'axe cérébro-spinal.

Le pronostic de la danse de Saint-Guy doit être établi sur l'examen des causes, des symptômes, de sa durée. On la regarde en général comme plus grave quand elle succède à la masturbation, ou qu'elle est jointe au trouble des facultés intellectuelles. Quand l'affection est récente ou qu'elle se déclare dans l'enfance, ou au commencement de l'âge adulte, elle est toujours plus facilement curable; souvent elle cède d'elle-même à l'époque de la puberté, lors de l'éruption du flux menstruel chez les filles.

Traitement de la chorée. « Avant d'exposer les moyens que l'art peut opposer à la chorée, dit le professeur Bouillaud, il n'est pas inutile de faire remarquer que, selon quelques auteurs, cette maladie guérit quelquefois par le seul bénéfice de la nature. Les circonstances sous l'influence desquelles s'opère cette heureuse terminaison ne sont pas toutes bien connues; néanmoins, il en est sur lesquelles l'observation paraît avoir fourni quelques données. C'est ainsi, par exemple, que l'on a vu la chorée se dissiper chez les jeunes filles à l'époque de la puberté. D'autres fois le même effet a coïncidé avec l'apparition d'une abondante hémorrhagie nasale; et, dans les cas où cette hémorrhagie n'a pas été suivie d'une entière guérison, on a observé que du moins les symptômes de la chorée avaient diminué d'intensité. »

Quant aux remèdes qu'on a recommandés contre la chorée, ils sont extrêmement nombreux : toutefois, il n'en est aucun en faveur duquel on ne puisse invoquer quelques exemples de succès.

Sydenham, pour évacuer l'humeur qui, suivant lui, produit cette affection en irritant les nerfs, conseille d'avoir recours aux saignées et aux purgatifs plus ou moins répétés : il donne ensuite des toniques pour fortifier le système nerveux. Le docteur Serres conseille l'application des sangsues à la partie supérieure de la région cervicale ou au pourtour de l'occipital.

Le docteur Hamilton, attribuant cette affection à la constipation ou au mauvais état des voies digestives, ne voit rien de préférable aux purgatifs pour en triompher. Partageant la marche de la chorée en deux périodes, il recommande, dans la première, les purgatifs doux donnés à des distances convenables ; dans la seconde, des purgatifs plus énergiques qui doivent être administrés avec une persévérance imperturbable jusqu'au rétablissement complet. Les purgatifs qu'il préfère sont le calomel associé au jalap ; l'aloès et la coloquinte. M. Guersent a employé avec avantage cette médication à l'hôpital des Enfants : seulement les purgatifs dont il se servait étaient moins actifs que ceux recommandés par Hamilton.

M. Breschet ayant eu à soigner, en 1831, une fille de quatorze ans, affectée de chorée, qui avait été traitée infructueusement par plusieurs médecins, malgré les bains froids, l'immersion instantanée de l'eau froide, les bains de mer, les antispasmodiques, les sangsues le long du rachis, etc., et sachant qu'en Italie beaucoup de névroses étaient combattues par les drastiques, administrés concurremment avec le tartre stibié à haute dose, eut recours à un pareil traitement, et au bout de très-peu de temps la malade fut complétement guérie : depuis cette époque, il a constamment employé cette médication avec succès. Le tartre stibié, administré à la dose de quatre, six ou huit grains, c'est-à-dire à la dose de vingt, trente ou quarante centigrammes au plus, est toujours associé à l'opium et incorporé dans une une infusion très-aromatique pour éviter le vomissement ; il donne en même temps des pilules composées d'aloès ou de gomme gutte, de scammonée et de jalap. Ces pilules sont de trois grains ou de quinze centigrammes : il commence par une et augmente successivement, en en faisant prendre une de trois en trois heures. M. Guersent a souvent administré avec succès la valériane contre la chorée : il la donne, sous forme de poudre, à la dose de quinze à dix-huit grains et arrive promptement à celle de quatre à huit grammes par jour. Presque tous les enfants la prennent sans dégoût, si on a soin de l'unir à du miel ou à des confitures. M. Blache assure que le sous-carbonate de fer produit toujours des résultats heureux, lorsqu'il est administré au commencement de la maladie. « Il est inutile, ajoute ce médecin, de l'administrer à doses progressivement croissantes : on peut, de prime abord, donner la quantité que l'on jugera convenable, ce médicament étant tout à fait innocent, pourvu que le ventre soit libre. » L'illustre Dupuytren disait dans ses leçons qu'il n'était pas de chorée qui résistât aux bains froids donnés par immersion ou par surprise : il faut dire toutefois que, quand la saison ou tout autre motif s'opposait à l'emploi des bains froids, ce célèbre praticien conseillait les bains tièdes en leur associant l'infusion de racine de valériane et les pilules de Mesglin, l'association de ces divers moyens lui ayant paru toujours très-favorable. Les bains de rivière, l'exercice de la natation, et les bains de mer surtout, ont été aussi, dans quelques cas, manifestement utiles. « J'ai vu nombre de fois, dit Biet, des chorées graves se dissiper en huit ou dix jours, par le seul emploi des bains d'ondée ou de pluie. »

Dehaën cite quelques observations de chorées guéries par l'électricité.

A tous ces moyens on peut ajouter les bains sulfureux, que M. Baudelocque a, le premier, conseillés dans la chorée, et qui paraissent jouir d'une efficacité incontestable. « Dans l'espace de cinq mois, dit Baudelocque, vingt-sept malades furent soumis à leur usage, et vingt-cinq fois la guérison eut lieu. Je ne les ai vus échouer que chez une malade dont la chorée est encore au même degré, quoiqu'on lui ait opposé tous les moyens connus. »

Les bains sulfureux seront donnés tous les jours; leur durée sera d'une heure. Deux jeunes choréiques prises au hasard, ayant été abandonnées à l'expectation pendant trente jours, au bout de ce temps les mouvements avaient la même intensité; soumises alors à l'emploi des bains sulfureux, les deux malades guérirent aussi rapidement que les autres.

On a conseillé aussi contre la chorée et employé avec succès des affusions d'une température tolérable, sur la tête et le long du rachis; des frictions sèches ou légèrement aromatiques, ou fortement alcoolisées, depuis la nuque jusqu'au bas de la colonne vertébrale.

Des potions dans lesquelles on fera entrer en proportion convenable les préparations opiacées, belladonnées ou de jusquiame, enfin toute la famille des eaux distillées dites antispasmodiques. Le professeur Trousseau nous dit avoir employé avec succès, contre la chorée, le sulfate de strychnine, porté jusqu'à la dose nécessaire pour calmer, par une sorte de tension tétanique, la mobilité musculaire exagérée. Enfin l'usage du tartre stibié à doses rasoriennes, a produit aussi des résultats heureux.

Avant de terminer cet article, nous devons ajouter que dans aucun cas il ne faut négliger de remonter aux causes qui auraient pu donner lieu à la maladie, et que dans toutes les affections comme dans la chorée en particulier, il est bien de remonter à la source du mal, pour savoir quel désordre matériel on doit en accuser. Si, ici, c'est la chlorose, c'est-à-dire l'appauvrissement du sang, qui appartient à cette maladie, on se mettra à combattre cette disposition par le fer, sous les formes les plus faciles à supporter, et par tous les moyens que l'hygiène nous propose en pareil cas. Chez une jeune fille, la chorée avait succédé à la suppression des règles; la réapparition de cet écoulement a fait cesser immédiatement toute espèce de mouvements convulsifs contre lesquels, depuis deux mois, une foule de moyens divers avaient été vainement employés. On joindra au traitement contre la chorée l'usage d'une bonne nourriture, pour relever les forces. Tout l'art du médecin devra consister à rendre l'alimentation aussi substantielle et aussi abondante que les organes de la malade la pourront supporter. On secondra d'ailleurs l'alimentation par un exercice bien entendu, par un bon air, par l'usage réglé de bains, du repos et de mouvement, et on cherchera par tous les moyens possibles à tenir le moral dans la disposition la plus capable de ranimer et de bien gouverner le physique.

Si l'on reconnaissait la présence de vers dans le canal intestinal comme cause de la chorée, on aurait recours aux anthelmentiques. Répétons avec Georget qu'il faut, dans tous les cas, avoir soin de surveiller les enfants pour les empêcher de s'adonner à la masturbation; faire en sorte de leur éviter les contrariétés, les frayeurs, les excès de travail, la fatigue musculaire, et surtout proscrire l'usage du café et des liqueurs spiritueuses.

Nymphomanie ou fureur utérine.

Cette maladie, désignée sous le nom de *fureur utérine*, d'*érotomanie*, de *métromanie*, est heureusement assez rare aujourd'hui. On pourrait en trouver la raison dans la facilité de nos mœurs, dans la suppression des couvents, et peut-être dans la médecine qui, plus éclairée, est aussi plus à même d'en arrêter et d'en prévenir les funestes accès; on en trouve cependant encore le hideux tableau dans les maisons consacrées à la réclusion des filles publiques; chez celles qui sont enfermées pour délits, et dans les hôpitaux spécialement affectés aux personnes du sexe.

Quoique la nymphomanie puisse exister chez toutes les femmes en général, depuis la puberté où la sensibilité utérine se développe, jusqu'à la décrépitude où elle s'éteint, on l'observe néanmoins plus fréquemment chez les jeunes fille d'un tempérament sanguin et d'une imagination ardente; chez celles dont la menstruation se fait difficilement; chez les veuves, naturellement lascives, qui ont été privées tout à coup de leurs jouissances ordinaires; chez des femmes mariées que des époux faibles, malades ou vieux, ne peuvent satisfaire; celles qui sont enflammées d'un violent amour pour une personne qu'elles ne peuvent posséder ou qui en sont dédaignées, après lui avoir accordé l'objet de ses désirs; enfin chez des femmes publiques ou mercenaires que la réclusion force quelquefois à une continence plus ou moins prolongée.

Les climats chauds, où les passions fermentent, le séjour des grandes villes, où mille objets les excitent; la bonne chère, l'abus des liqueurs alcooliques et les aromates; l'excès des plaisirs, les dérangements de la menstruation; les liaisons dangereuses, les spectacles, les peintures et les lectures lascives, sont encore autant de causes qui peuvent disposer à la nymphomanie ou la produire.

Le début et les progrès de cette maladie ne sont pas les mêmes chez toutes les femmes : ils varient à l'infini, soit par rapport à l'âge et à la constitution individuelle, soit par rapport au genre de vie, et surtout à l'éducation qui a dirigé l'esprit et le cœur.

La nymphomanie est, en général, plus rare chez les jeunes filles : elle est aussi chez elles moins hideuse dans ses effets et la guérison en est plus facile. Cette funeste passion présente plusieurs degrés, la jeune fille ne pouvant de suite éprouver toute la violence d'une maladie aussi honteuse et aussi déplorable.

Ce n'est d'abord qu'une espèce de mélancolie, d'amour platonique ou un vif désir, qu'exalte une imagination déréglée et pervertie par la lecture des romans, par les charmes d'un amour platonique que développe davantage la solitude, et dans lequel l'esprit est profondément occupé de l'objet qu'on aime : on ne le recherche point, mais on craint de le perdre ou d'en être abandonné. Le désir des jouissances vénériennes n'est pas encore ce qui tourmente la jeune fille; mais elle trouve une certaine complaisance ou délectation à contempler intuitivement celui qui la captive; chacune de ses qualités physiques lui paraît une perfection qu'elle admire en silence. Dans cette illusion, elle recherche la solitude où elle soupire plus à son aise, où elle cache et nourrit le feu qui va bientôt l'embraser. Rentre-t-elle dans la société, c'est pour y paraître sombre, pensive, taciturne; continuellement distraite, elle ne porte aucune attention à ce qu'on dit; tout ce qui amuse ses compagnes est insipide pour elle; ce qui se passe dans son cœur l'absorbe tout entière; mais celui pour qui elle est passionnée vient-il à se présenter, devient-il l'objet de la conversation, ou bien quelqu'un seulement a-t-il prononcé son nom, tout à coup la scène change : l'œil se ranime, le visage se colore, le cœur palpite, la respiration se presse, le pouls est agité, le sein s'élève et s'abaisse avec précipitation, la voix tremble, s'affaiblit et quelquefois s'éteint sur les lèvres.

Cependant le mal empire et s'exaspère; l'imagination s'exalte; ce qui n'était d'abord en apparence qu'une douce affection, un tendre sentiment, se change bientôt en une passion violente, en un feu qui dévore; l'esprit n'est plus obsédé que des idées les plus obscènes ; l'appétit se perd ; il n'y a plus ni sommeil ni repos; le corps s'échauffe; les organes génitaux deviennent le siége d'une ardeur, d'un prurit, d'une démangeaison insupportables; la salacité est extrême, les désirs vénériens commandent en maîtres impérieux : il n'y a plus qu'un reste de pudeur ou de honte qui retienne.

Mais ce feu, pour être concentré, n'en devient que plus ardent : bientôt il fait explosion et dès lors il n'y a plus d'obstacle qui l'arrête. La nymphomane ne suit que l'impulsion de la nature : elle se livre au déréglement de son imagination et ne recherche que le plaisir; la raison se trouble ; les fonctions intellectuelles se pervertissent et ne gardent plus que le souvenir de tout ce qui rappelle des idées de lubricité. A la vue d'un homme, son pouls s'agite, sa respiration devient tumultueuse, ses sens se troublent, sa voix s'entrecoupe. Tendres sentiments, regards lascifs, propos libres, gestes indécents, attitudes voluptueuses, tout est mis en usage pour séduire : quelquefois la nymphomane pousse le délire jusqu'à se jeter dans les bras du premier venu ; elle le presse et le sollicite ; éprouve-t-elle un refus ou de la résistance, elle éclate en menaces et vomit un torrent d'injures.

Enfin la maladie dégénère en une manie des plus furieuses; la femme n'observe plus aucune modération : la passion seule la transporte et lui fait commettre les excès les plus déplorables. La femme alors se sent intérieurement brûler d'une ardeur sexuelle indomptable; une sorte de gêne épigastrique, de suggestion utérine incessantes l'inquiètent, la tourmentent, la poussent au mouvement, à la recherche de ce qui peut la satisfaire; ses regards cherchent l'homme, le sollicitent, l'attirent, provoquent et fixent en lui des idées lascives; ses gestes implorent le seul soulagement dont elle est préoccupée, et souvent concourent à le lui procurer contre nature : son toucher brûlant et tenace, ses narines gonflées, sa respiration haletante, sa bouche toujours humide d'une salive visqueuse, sa langue à demi sortie entre les dents et ses lèvres rétractées, ses attitudes et ses discours lascifs trahissent de mille manières les pensées qui l'obsèdent. A l'approche d'un homme, au toucher, au son de la voix, à la vue de celui que ses désirs appellent, tout son être exprime le mal qui la dévore; en même temps les organes génitaux entrent en érection; la vulve, dans ses mouvements désordonnés, se serre avec violence ou se dilate outre mesure; le clitoris se gonfle, et tous les follicules du vagin, des grandes et des petites lèvres, versent un liquide muqueux abondant.

Les personnes arrivées à ce degré d'abrutissement et de fureur déchirent leurs vêtements, se meurtrissent la poitrine, s'arrachent les cheveux, et, dans l'impuissance de satisfaire leurs affreux désirs, elles se polluent publiquement; tantôt ce sont des éclats de rire immodérés comme dans l'ivresse de la joie, tantôt des larmes abondantes et de profonds soupirs semblent attester la plus violente tristesse : quelquefois les discours les plus sales et les postures les plus dégoûtantes rendent encore ce tableau plus affreux. Dans cet état hideux, et cependant bien digne de pitié, le pouls est agité : l'irritation générale est à son dernier période, et les organes génitaux, qui sont rouges, tuméfiés, rendent un liquide âcre, sanieux et puriforme ; il y a insomnie, perte d'appétit; les urines sont rares, épaisses, le ventre est dur et constipé ; enfin arrivent la consomption, le marasme et la mort. Tel est le tableau abrégé des symptômes et des effets d'une maladie dont on trouve des descriptions effrayantes et déplorables dans tous les livres qui en traitent. « J'ai vu, et je l'ai vu comme un phénomène, dit l'illustre Buffon, une fille de douze ans, très-brune, d'un teint vif et fort coloré, d'une petite taille, mais déjà formée, avec de la gorge et de l'embonpoint, faire les actions les plus indécentes au seul aspect d'un homme : rien n'était capable de l'en empêcher, ni la présence de sa mère, ni les châtiments. Elle ne perdait cependant pas la raison, et son accès, qui était marqué au point d'en être affreux, cessait dans le moment qu'elle demeurait seule avec des femmes. » Telles ont été Agrippine, mère de Néron, et la fameuse Messaline dont Juvénal et Pline le Naturaliste nous donnent l'impudique histoire : elle s'échappe la nuit du lit où dort l'empereur Claude, son stupide époux, et, déguisée sous les habits de la courtisane Lycisca, elle court affronter la brutalité des plus vils débauchés. L'histoire nous apprend qu'elle soutint vingt-cinq embrassements sans être satisfaite encore, quoique épuisée de fatigue :

Adhuc ardens rigidæ tentigine vulvæ,
Et lassata viris nondum satiata recessit.

On rapporte qu'Eusébie, femme de l'empereur Constance, fils de Constantin le Grand, fameuse par sa beauté, mais plus connue encore par ses disgrâces avec son époux qui était faible, froid, et par conséquent très-peu propre aux plaisirs dont il se privait, à cause de ses infirmités habituelles, était tombée dans une langueur mortelle et à laquelle ont succédé les accès les plus violents de la fureur utérine, qui ont terminé ses jours avant ceux de Constance.

Marc-Antoine, dans une lettre à Soranus, son médecin et son ami, dans laquelle il lui demande des remèdes pour apaiser un mal révoltant dont était atteinte la belle Cléopâtre, reine d'Egypte, nous fait connaître à quel degré elle était possédée de la fureur utérine. Le consul romain raconte à son médecin qu'elle était telle qu'elle poussa l'infamie jusqu'à se rendre, de nuit, dans un repaire de prostitution et qu'elle y souffrit l'approche de cent six hommes. Elle fit l'aveu à Marc-Antoine, son amant, qu'elle se retira sans avoir pu assouvir ses désirs.

Lorsque la nymphomanie est portée à ce degré de violence, le traitement est extrêmement difficile et la guérison pour ainsi dire impossible à obtenir, au moins chez les personnes un peu avancées en âge, et qui ont déjà goûté les plaisirs et les jouissances de l'amour : il n'en est pas de même chez une jeune personne, qu'on peut toujours ramener, dans le commencement de la maladie, par des conseils, des représentations, et que l'autorité des père et mère, ainsi que le respect qu'elle leur porte, retient toujours davantage.

Qu'elles sont à plaindre, qu'elles sont dignes de pitié les femmes ou filles constituées de manière et pourvues d'organes propres à développer chez elles la fureur de la nymphomanie ! Que peut la médecine, je ne dis pas la médecine pharmaceutique, mais la médecine morale sur un être qui foule aux pieds toutes les lois de la pudeur ? Que peuvent les conseils de l'hygiène, les remontrances des parents, la voix même de la religion, sur une infortunée dont les sens sont troublés, la raison égarée, qu'embrasent et que dévorent à la fois les fureurs d'un amour indomptable? Et cependant, au milieu de ce spectacle d'horreurs et d'infamies, c'est encore la médecine qui peut offrir quelques moyens d'en arrêter les honteuses suites; et lorsqu'une malheureuse nymphomane repousse loin d'elle tous ceux qui l'entourent, la médecine seule lui tend encore une main secourable. Il est consolant, en effet, il est bien doux, pour un médecin sensible et délicat, pour un ami de l'humanité, de ramener à des passions plus calmes, de rendre à elles-mêmes enfin, je ne dis pas précisément ces femmes déhontées, dont la vie entière a été pour ainsi dire un scandale public, qui payeront cher, à la vérité, le débordement dans lequel elles ont si longtemps vécu, et qui sont comme une punition vivante du dérèglement de leurs mœurs, mais je parle de ces jeunes et trop malheureuses créatures, victimes d'un amour insensé ou d'une perfide séduction, et qui, jusqu'alors chastes et modestes, présentent tout à coup le hideux tableau de la débauche la plus effrénée. C'est donc surtout pour ces dernières que le médecin doit employer toutes les ressources de son génie, afin d'obtenir la plus prompte guérison : mais, pour y parvenir, il ne s'agit pas seulement de bien connaître et de bien distinguer la nymphomanie, quand elle est déjà invétérée, le point essentiel serait de démêler les premières étincelles de ce feu, afin de l'étouffer avant qu'il soit devenu un incendie capable de consumer ses victimes. Or, ce diagnostic n'est pas aussi facile qu'on pourrait le croire, à moins qu'on ne connaisse ou qu'on ne soupçonne d'avance les habitudes des femmes ou des filles affectées de mélancolie amoureuse.

Selon quelques auteurs, on peut reconnaître que les maladies des filles nubiles, leur mélancolie, leur amour de la solitude, leurs soupirs fréquents, leurs distractions, ont pour cause un amour violent aux signes suivants : il faut parler en leur présence de l'objet que l'on soupçonne aimé, en faire l'éloge, et observer en même temps ce qui se passe dans les yeux, sur le visage et dans le pouls de la malade. Les anciens avaient observé que le pouls se développe, précipite ses mouvements à la vue de la personne aimée, ou en entendant seulement prononcer son nom; tandis que, dans l'absence de l'objet chéri, il est faible et languissant. Si l'on aperçoit en même temps sur le visage des jeunes filles un changement subit de couleur, si le cœur palpite, si la voix devient faible, entrecoupée, si souvent même elles n'ont plus le pouvoir de parler.....

Vox faucibus hæsit;

si la respiration se précipite, si la poitrine s'élève ou s'abaisse par des mouvements forts et rapides, on peut assurer qu'elles sont éprises d'un amour violent. C'est au moyen de ces signes que le médecin Érasistrate découvrit la passion dont Antiochus brûlait pour sa belle-mère Stratonice; c'est encore ce changement observé par Hippocrate, qui permit de découvrir l'amour de Perdiccas pour Phila; c'est aussi de cette manière que Galien découvrit la passion d'une dame romaine nommée Justa, pour le danseur Pylade.

Pour donner une idée des dangers de cette terrible maladie lorsqu'elle se prolonge, nous dirons avec l'illustre Tissot: « Les malheureuses femmes livrées à cette luxure périssent misérablement ses victimes; elles sont particulièrement exposées à des excès d'hystérie ou de vapeurs affreux, à des jaunisses incurables, à des crampes cruelles de l'estomac et du dos, à de vives douleurs de nez, à des pertes blanches, dont l'âcreté est une source continuelle de douleurs les plus cuisantes; à des chutes, à des ulcérations de matrice et à toutes les infirmités que ces deux maux entraînent; à des prolongements et à des dartres du clitoris; à des fureurs utérines, qui, leur enlevant à la fois la pudeur et la raison, les mettent au niveau des brutes les plus lascives, jusqu'à ce qu'une mort désespérée les arrache aux douleurs et à l'infamie. »

Le visage, ce miroir fidèle de l'état de l'âme et du corps, est le premier à nous faire apercevoir des dérangements intérieurs. L'embonpoint et le coloris, dont la réunion forme cet air de jeunesse, qui seul peut tenir lieu de beauté, et sans lequel la beauté ne produit d'autre impression que celle d'une admiration froide, l'embonpoint, dis-je, et le coloris disparaissent les premiers; la maigreur, le plombé du teint, la rudesse de la peau leur succèdent immédiatement; les yeux perdent leur éclat, se ternissent, et peignent par leur langueur celle de toute la machine; les lèvres perdent leur vermillon, les dents leur blancheur; et enfin il n'est pas rare que la figure reçoive un échec considérable par la déformation totale de la taille.

Le vers suivant d'Ovide, qui est cité si souvent par les moralistes, prouve que les anciens avaient reconnu que des occupations simples et variées sont un des moyens les plus convenables pour affaiblir ou dissiper les passions dominantes :

Otia si tolles, periere Cupidinis arcus.

Il n'est aucune maladie qui exige plus impérieusement que l'administration des secours se fasse dès les premiers moments où l'on reconnaît son existence, et de laquelle on puisse dire avec plus de fondement :

Principiis obsta, sero medicina paratur
Cum mala perlongas invaluere moras.

Mais il faut avouer que le médecin se trouve aujourd'hui dans des circonstances bien peu favorables à cet égard ; par malheur, rarement il est consulté à temps. Qui ne sait que les jeunes filles, en général, loin de divulguer une passion dominante et de chercher les moyens propres à la réprimer et à la combattre, mettent au contraire le plus grand soin à cacher le feu qui les dévore, et s'occupent en secret des moyens de l'entretenir et de l'attiser?

Quoi qu'il en soit, ou l'on est appelé auprès des femmes lorsqu'elles commencent d'être en proie à la mélancolie amoureuse, ou bien lorsque cette maladie est plus ou moins avancée; dans le premier cas, ce serait en vain que l'on prescrirait des remèdes pharmaceutiques, l'amour est un mal que nulle drogue ne saurait guérir, *nullis est amor medicabilis herbis!* c'est une affection morale qu'il ne faut attaquer que par des moyens qui portent à l'esprit et au cœur. Distraire l'un et changer l'autre, voilà l'indication. On la remplit par une occupation sérieuse et continuelle pour éviter le désœuvrement et l'ennui qui donnent tant de prise aux passions, ou qui les rallument quand elles sont mal éteintes; par des jeux qui amusent et qui captivent, par la fuite des sociétés capables d'émouvoir les sens et par la fréquentation de celles où tout inspire le calme et la décence; enfin en procurant à la malade des distractions propres à détourner son imagination de toute pensée lascive, au moyen d'une occupation sans relâche, des voyages, des promenades ou de l'habitation à la campagne, pour y contempler la magnificence de la nature.

Le médecin aura besoin, en même temps qu'il se montrera physiologiste dans la recherche de la cause, du siége principal et de la nature du mal, de faire voir qu'il est philosophe et homme du monde, dans l'appréciation du remède ou physique ou moral que réclameront l'âge, le tempérament, les habitudes et les passions de la malade. La part que nous accordons dans la production de la nymphomanie au système nerveux central explique toute l'importance que nous devons donner dans le traitement de cette affreuse maladie aux moyens thérapeutiques qui s'adressent à cet élément du mal. C'est là que se trouve tout l'art de la prévenir, de l'arrêter dans son début, d'en étouffer en germe les éclats, nous dit le docteur Sandras, dans son excellent *Traité des maladies nerveuses*. Il faut donc combattre l'état nerveux par tous les moyens appropriés à cet état. Le médecin s'emparera de la direction des idées, des conversations, des liaisons. Il gouvernera les lectures ; il appropriera l'hygiène, les vêtements, le repos, la veille, les aliments, les distractions, les compagnies ; il fera naître des préoccupations d'une nature opposée au mal qu'il veut combattre ; il remplacera par d'autres passions, par des diversions plus sages les passions érotiques, et surtout il tâchera de porter ailleurs l'imagination quand il trouvera les idées trop exclusives, trop absolues. Dans les natures nobles et élevées, il fera naître des pensées de dévouement, de sacrifices utiles ; il abattra par une alimentation insuffisante, par des évacuations sanguines ou alvines, les natures grossières dont la fureur utérine est toute matérielle. Il encouragera dans leur lutte, il dirigera et conseillera dans le combat celles qui auront conscience de leur état, et lui demanderont avec confiance son aide et son appui. Il dominera les autres à l'aide des affections morales dont elles sont entourées, et avec toute l'autorité que son sang-froid, sa prévoyance, sa connaissance de la nature humaine doivent lui assurer.

On évitera avec le plus grand soin toutes les circonstances capables d'entretenir l'exaltation érotique, telles que les statues, les images, la lecture des romans, les bals, les spectacles, la fréquentation des hommes ; on tâchera toujours d'occuper l'esprit des nymphomanes d'objets étrangers à leur passion, et on fera en sorte qu'elles n'aient des rapports et des entretiens qu'avec d'autres femmes dont la moralité est connue.

On prescrira en même temps l'usage des bains tièdes avec des affusions froides sur la tête pendant le séjour de la malade dans le bain ; les émulsions d'amandes douces avec addition de nitrate de potasse ; les boissons tempérées, froides, édulcorées avec le sirop d'orgeat ; l'eau de laitue, le nénuphar, la décoction des quatre semences froides seront aussi administrés ; la malade prendra des lavements peu chauds, destinés à favoriser la liberté du ventre ; elle fera aussi usage, une ou deux fois par jour, pour ne pas le rendre, d'un quart de ce remède, auquel on ajoute un décigramme ou quinze centigammes (deux ou trois grains) de camphre dissous dans un jaune d'œuf, et souvent cinq ou six gouttes de laudanum de Sydenham.

On a préconisé le petit-lait, le bouillon de poulet ou de veau, celui dans lequel on met de la poirée ou de l'oseille ; ces bouillons sont nitrés.

Les demi-lavements de lait avec une addition de quelques grains de camphre et l'emploi interne du camphre, conseillé surtout par Etmuller, à la dose de vingt-cinq à soixante-quinze centigrammes dans une potion, sont des moyens dont l'efficacité, reconnue dès la plus haute antiquité, a été consacrée par ce vieil adage :

Camphora per nares castrat odore mares.

Saint Basile, Primerose, ont vanté l'usage intérieur de la ciguë pour modérer les désirs vénériens. Saint Jérôme rapporte que les prêtres égyptiens se réduisaient à l'impuissance en buvant tous les jours un peu de ciguë. Arétée et la plupart des médecins de l'antiquité l'avaient conseillé dans la même vue. Les modernes l'ont aussi employée avec succès dans les névroses avec excitation des organes de la génération, comme dans le priapisme, la nymphomanie. La ciguë est un moyen puissant, et ne fatigue pas les organes digestifs quand on sait l'employer. On commence par en donner cinq centigrammes, et on porte graduellement la dose à un, à deux décigrammes.

On empêche les malades de se livrer à la masturbation en les surveillant jour et nuit, en ne les laissant jamais seules. « Il n'est pas rare, dit M. Lisfranc, de voir de jeunes personnes guérir même assez promptement par ce seul moyen.

« Une demoiselle âgée de dix-sept ans avait déjà beaucoup fréquenté le monde; elle fut prise tout à coup d'un amour extrême pour la solitude; son ventre augmentait fréquemment de volume et reprenait ensuite, après un temps très-court, sa grosseur normale; des flueurs blanches abondantes et quelquefois sanieuses se manifestaient; on se plaignait de chaleur à la vulve et dans l'intérieur du bassin; la figure était pâle et les pupilles très-dilatées; la malade, autrefois timide et fort réservée, devint extrêmement libre avec les hommes qui venaient dans la maison de sa mère; elle les recherchait; leur faisait des avances, des agaceries; enfin bientôt des démonstrations dégoûtantes eurent lieu en présence d'un parent dont heureusement la discrétion était bien éprouvée : le délire, la colère, les grincements de dents, le sentiment de strangulation se manifestèrent. Dès ce moment, la malade ne sortit pas et ne fut en rapport qu'avec des personnes de son sexe.

« Les accidents continuaient depuis un an lorsque je fus appelé; je demandai, avec tous les ménagements exigés par les circonstances, si, par un hasard malheureux, on n'aurait pas pu contracter de mauvaises habitudes. On me fit la réponse ordtnaire, la voici : « Ce n'est pas possible, ma fille est trop bien élevée; elle a toujours été sous mes yeux. » J'insistai de nouveau; je citai quelques faits : on m'annonça le lendemain que tout était découvert. Nous usâmes des précautions convenables; à peine un mois se fut-il écoulé que la nymphomanie cessa; elle ne reparut plus. »

S'il n'était pas possible de mettre en usage une surveillance rigoureuse, on pourrait employer une ceinture destinée à soustraire les organes génitaux aux attouchements.

Si la nymphomanie avait pour origine une autre cause d'excitation vénérienne, telle que la masturbation, il faudrait chercher à émousser la sensation qui porte la malade aux excès les plus dangereux.

Une dame d'un tempérament nerveux, d'une taille élevée, mais très-mince, a toujours eu les passions très-exaltées; aussi n'a-t-elle jamais eu d'enfant. A trente-neuf ans le flux ne commença à paraître qu'en très-petite quantité et irrégulièrement. Depuis ce moment, jusqu'à sa quarante et unième année, il se manifesta un orgasme violent dans les organes de la génération, qu'elle assouvit elle-même le plus souvent. On employa tous les moyens de l'art pour apaiser un feu si vif; les parties génitales externes se gonflaient quelquefois à un tel point qu'il fallait une application d'une ou deux sangsues pour les dégorger. Les bains froids, des applications froides et narcotiques, pendant la nuit, sur les organes malades, sur l'hypogastre, sur les cuisses; des boissons de nénuphar, des semences froides, des saignées générales, un régime sévère, les moyens de percepta ne purent réussir à éteindre cette irritation. Le temps seul y porta remède.

« Une jeune femme, rapporte le docteur Deslandes, s'était livrée en pension à tous les excès de l'onanisme; mariée à dix-sept ans, elle put connaître enfin ce dont elle s'était fait, me disait-elle, l'idée la plus voluptueuse. Quel désappointement! le mariage ne fut le plus souvent pour elle qu'une source de malaises et de douleurs, ou bien, et c'était le cas le plus heureux, elle était complétement insensible aux caresses de son époux, ou bien elle éprouvait en les recevant les sensations les plus désagréables. Alors un état pénible de spasme et de convulsions s'emparait d'elle et se prolongeait plusieurs heures encore après que sa cause avait cessé d'agir. Plus d'une fois je fus appelé, au milieu de la nuit, pour remédier à cet état. »

On pourrait encore émousser la sensation qui porte la malade aux excès révoltants qui lui sont si funestes, en pratiquant l'ablation du clitoris, siége principal de la volupté chez les femmes ; c'est par son irritation qu'elles provoquent les jouissances. De là l'idée que conçut Levret de guérir la nymphomanie par son amputation. Rien en effet ne doit être plus propre à réprimer de trop vifs désirs que le retranchement de l'organe dans lequel réside principalement la sensation. Une jeune personne était tellement adonnée à la masturbation qu'elle avait peu de pas à faire pour atteindre au dernier degré de marasme. Pénétrée du danger de sa situation, et cependant trop faible, ou trop impérieusement entraînée par l'attrait du plaisir, entièrement subjuguée, elle ne pouvait se contenir. En vain lui liait-on les mains, elle savait y suppléer en s'agitant contre quelque partie saillante de sa couche. On lui lia les jambes : il lui suffisait du seul mouvement des cuisses, qu'elle pouvait encore frotter l'une contre l'autre, ou de l'agitation du bassin et des lombes pour provoquer d'abondantes pollutions. Ses parents la conduisirent au célèbre professeur Dubois, notre premier maître dans la carrière médicale. A l'exemple de Levret, notre regrettable maître crut devoir proposer l'amputation du clitoris. Les parents et la malade s'y soumirent sans répugnance. L'organe fut retranché d'un seul coup de bistouri, le moignon fut cautérisé par un bouton de feu ; c'est ainsi qu'on arrêta l'hémorrhagie. Le succès de l'opération fut complet. La malade, guérie de sa fureur habituelle, recouvra bientôt la santé et les forces. Cet exemple peut servir de règle dans un cas semblable.

Lorsque la nymphomanie est occasionnée par une dartre ou par un prurigo qui siége sur la vulve, qu'elle est déterminée par la leucorrhée, par la présence des vers, on traite ces maladies par les médicaments appropriés ; on réussit fréquemment à les guérir ; la fureur utérine peut alors cesser, surtout lorsqu'on applique sur les organes externes de la génération des décoctions émollientes, narcotiques ou aromatiques ; on fait encore usage de la pommade de concombre, de cérat opiacé. On emploie avec succès, suivant les indications, les fumigations sulfureuses, les ablutions avec l'eau alumineuse ou bien la dissolution de nitrate d'argent cristallisé.

Il y a des jeunes filles chez qui l'amour ne s'exalte jusqu'à la nymphomanie que parce qu'il est contrarié ; on les empêche, par exemple, d'épouser un homme qui leur plaît, ou qu'elles aiment. Le meilleur remède alors est d'engager les parents à consentir au mariage. Le roi Séleucus, d'après l'avis d'Érasistrate, accorde Stratonice à son fils Antiochus, et bientôt il a la consolation de voir le jeune prince renaître et sortir, pour ainsi dire, du tombeau où l'amour le conduisait.

Alibert fut appelé à donner ses soins à une jeune demoiselle, de famille, affligée de nymphomanie. Les parents lui firent la description fidèle de la déplorable maladie de leur fille, qui, dans ses accès, méconnaissait toute pudeur, et se livrait à des actes d'une lubricité révoltante. Cette malheureuse demoiselle se trouvait enfermée dans un appartement retiré de l'hôtel, car la seule vue d'un homme provoquait ses fureurs utérines. Alibert, étant entré dans l'appartement qui servait de prison à la nymphomane, fut témoin de la fidélité du portrait qu'on lui en avait fait ; les paroles et les gestes les plus obscènes l'assaillirent jusqu'au moment où il se retira. Alors il dit aux parents :

« La maladie a fait de grands progrès, mais pas assez pour être incurable; il faut de suite tenter la guérison. Selon moi, un seul remède existe : le mariage, mais le plus tôt possible, car les moments sont précieux; le mal ne peut qu'empirer. Hâtez-vous, si vous voulez sauver votre fille, elle n'a qu'un moyen de salut : le mariage. »

La nymphomane, qui, l'oreille clouée à la serrure, écoutait la conversation du médecin, comprit le sens de ses paroles; une résolution subite s'empara d'elle, et, le même jour, elle s'échappa de la maison paternelle. Les parents firent pendant plusieurs semaines d'infructueuses recherches pour découvrir la fugitive. Enfin, un soir, Alibert, traversant à pied un des carrefours de la capitale, reconnut, malgré son travestissement, la jeune aristocrate qui faisait métier de fille d'amour.

« Que faites-vous là, malheureuse? lui dit-il d'un ton sévère. —Docteur, je suis votre ordonnance, et je me guéris, répondit en souriant la nymphomane. »

En effet, un mois après, rassasiée de plaisirs vénériens, la jeune demoiselle rentra chez ses parents complétement guérie : « Un prompt mariage, nous dit M. A. Debay, ensevelit à jamais dans l'oubli les hontes de son escapade. »

Ce sentiment qui appelle l'un et l'autre sexe à se rapprocher et à s'unir intimement est une loi commune, un résultat constant de notre organisation. Maîtrisé par la volonté, et en général par l'empire de notre entendement, ce sentiment forme le premier anneau de la vie sociale et de notre bonheur; mais quand ce besoin est trop impérieux, lorsqu'il devient une passion dominante, il faut craindre non-seulement pour la santé, mais encore pour la félicité individuelle et pour l'intégrité de notre plus bel apanage, pour nos facultés mentales. La continence, au contraire, est un état contre nature et qu'on ne doit prolonger que le moins possible chez les personnes du sexe, lorsque le désir d'une union intime est fortement prononcé, ou quand le tempérament est très-développé.

On peut ajouter que les jeunes filles ou les femmes veuves qui mènent une vie débauchée se livrent en général à leur débordement parce qu'elles n'aiment personne, parce qu'elles sont toujours encore sous l'empire absolu et constant de leurs sens; mais sont-elles séduites par l'amour du cœur, les exemples n'en sont pas rares, elles deviennent souvent très-sages, elles observent parfaitement leurs devoirs; le mariage, contracté avec un homme qu'on aimerait pour lui-même, est donc un moyen avantageux auquel on peut recourir avec succès.

Mais lorsque la maladie est ancienne et très-intense, lorsque l'imagination est entièrement dérangée et que la sensibilité du système utérin est extrêmement exaltée, les plaisirs de l'amour ne peuvent apporter aucune amélioration; on doit avoir recours aux saignées générales et locales, surtout si le tempérament de la malade est pléthorique ou sanguin; toutefois le médecin devra se rappeler que la nymphomanie est constituée par l'innervation très-exaltée, et qu'alors on peut rompre très-facilement, par les émissions de sang, l'équilibre qui doit exister entre les systèmes nerveux et sanguin. La saignée spoliative agit plus sur les nerfs que la dérivative, et pour cette raison on doit préférer cette dernière, qui sera de quatre-vingt-dix à cent vingt grammes (trois à six onces).

On appliquera aussi avec avantage des sangsues derrière les oreilles ou à la nuque quand il s'agira d'une inflammation du cervelet, et qu'il y aura des douleurs à la partie postérieure de la tête.

Le régime des femmes nymphomanes doit être végétal et lacté; cependant il est un grand nombre de femmes faibles et nerveuses dont cette alimentation pourrait écraser les forces et développer encore davantage l'irritation des nerfs; les aliments toniques et non excitants conviennent parfaitement alors.

La nymphomanie, dont nous venons de présenter le triste et affreux tableau, éveille dans notre âme des souvenirs pénibles et douloureux.... Une femme d'un âge presque mûr, mais riche de tous les dons de la nature, de l'esprit et du cœur, distinguée par son physique et son moral, par la beauté de son âme et celle de toute sa personne, avait touché, remué et captivé le cœur d'un homme sensible et généreux... En parlant de l'amour dans notre deuxième volume, nous avons dit que dans un véritable amour (et celui que cette belle âme avait fait naître était capable de vaincre le néant), amour qui élève et épure l'âme et la porte aux grandes et aux nobles actions, quelque chose qui ne peut pas mourir, un sentiment qui se déclare à lui-même éternel, s'éveille en nous; c'est qu'il y a en nous quelque chose de surnaturel, de divin, qui charme plus notre esprit que nos regards, et qui touche plus à l'âme qu'à la matière; alors l'esprit seul et non le corps, si l'on peut ainsi parler, devient amoureux; c'est lui qui brûle de s'unir étroitement au chef-d'œuvre; l'âme échauffée se replie autour de l'objet aimé, et spiritualise jusqu'aux termes grossiers dont elle est obligée de se servir pour exprimer sa flamme... Le premier élan de deux âmes qui se reconnaissent est d'appeler une autre vie où le beau et l'infini apparaissent comme le seul but heureux... Aimer, c'est sentir une double existence et posséder une autre vie. Oh! que les vertus paraissent faciles à l'amour? Qui sait aimer est fort, qui sait aimer est juste, qui sait aimer est chaste, qui sait aimer peut tout entreprendre et tout souffrir. L'âme des vrais amants est comme un temple saint où l'encens brûle sans cesse, où toutes les voix parlent de Dieu, où toutes les espérances sont d'immortalité...

Dans quelque situation qu'une profonde passion nous place, jamais je ne croirai qu'elle éloigne de la véritable route de la vertu. Tout est sacrifice, tout est oubli de soi dans le dévouement exalté de l'amour, et la personnalité seule avilit ; tout est bonté, tout est tendresse, fidélité, sagesse, respect dans l'homme qui sait aimer et adorer ; tout est noblesse, grandeur, vertu, dans l'amour enfin, si celle qui l'a fait naître sait être grande, noble, pure et vertueuse : telle a été celle qui fut pendant douze ans le constant et digne objet du plus tendre, du plus vif amour qu'on ait jamais vu fleurir sur la terre... Un événement imprévu, regrettable, terrible, exigea une rupture cruelle, une séparation douloureuse entre les deux âmes qui devaient rester toujours unies..., et ni les voyages qui ont la faculté d'assoupir les afflictions de l'âme et certaines peines du cœur, ni les diversions les plus variées, ni les récréations les plus agréables et les plus lointaines, ni le temps, ce maître absolu qui fait presque tout oublier, ni même une longue absence, semblable au vent qui éteint les bougies, mais qui allume et qui fortifie la flamme des grands feux, ne purent garantir cette noble, intéressante et vertueuse femme, des symptômes les plus graves comme les plus affreux de la nymphomanie, affection aussi terrible que cruelle, qui nous avait fait craindre de perdre, dans celle qu'elle avait embrasée, l'ornement de la bonne société, un esprit agréable et distingué, une âme pieuse et amie du bien...

C'étaient tantôt des éclats de rire immodérés, comme dans l'ivresse de la joie, tantôt des larmes abondantes et de profonds soupirs qui semblaient attester la plus violente tristesse ; quelquefois les discours les plus sales et des postures dégoûtantes ; d'autres fois, des hurlements, des aboiements comparables à ceux d'un chien ; les troubles fonctionnels, les désordres nerveux les plus tristes, les plus épouvantables et les plus alarmants : toujours la pâleur de la face, l'amaigrissement, la faiblesse, etc., etc.

Dieu soit loué ! Juste récompense !... A ce triste état de souffrances si noblement, si courageusement supporté, a succédé une santé parfaite, et, grâce à ses rares qualités, aujourd'hui cette gracieuse femme, cette providence presque divine du malheur, cet ange de la terre, est unie par les liens sacrés du mariage à un homme honorable qui, joignant l'éclat des dignités aux avantages de la fortune, fait la joie et les délices de sa chère et digne épouse qu'il honore, qu'il aime et qu'il chérit !... Qu'elle nous permette de rendre un pur hommage à sa vertu et à ses charmes, et de déposer à ses pieds nos vœux les plus sincères pour une longue continuation d'une santé et d'un bonheur parfaits...

De l'Hystérie.

Depuis les temps les plus reculés jusqu'à nos jours, presque tous les médecins qui ont écrit sur la maladie que l'on désigne sous le nom d'*hystérie* ont émis des opinions bien différentes sur la nature, et surtout sur le siége principal de cette affection. Sans vouloir rappeler ici tout ce qui a été dit à cet égard, nous dirons que les uns, tels qu'Hippocrate, Platon, Arétée, Soranus, Fernel, Astruc, Cullen, Pinel, Louyer-Villermé, Dubois d'Amiens, ont placé le siége du mal dans la matrice. D'autres, tels que Lory, Pomme, Sauvage, Tissot, Gardien, ont placé cette affection dans le système nerveux en général : l'opinion de Lory, de Pomme, et de ces derniers auteurs est aussi celle du vulgaire ; de là les noms de maux et d'attaques de nerfs, généralement employés pour désigner l'affection hystérique ; d'autres enfin, tels que Willis, Georget, etc., ont placé le point de départ de l'hystérie dans le cerveau ; le célèbre Stahl voulait que cette maladie eût son origine primitive dans le système veineux abdominal, et surtout dans le système de la veine porte.

On peut considérer l'hystérie comme une lésion nerveuse de l'appareil utérin, revenant par accès apyrétiques, qui se manifestent moins par des symptômes locaux que par un sentiment de suffocation et de strangulation, suivie d'une perte plus ou moins complète de connaissance, et accompagnée de phénomènes convulsifs et spasmodiques des organes de la vie organique et de la vie de relation. Cette manière d'envisager les sources probables de l'hystérie fait voir, comme un grand nombre de praticiens modernes le prétendent, que cette affection a son siége principal dans le système nerveux de l'appareil utérin, et qu'elle consiste dans un mode spécial et *sui generis* d'excitation et de perversion de ce système, réagissant sympathiquement sur le système nerveux en général; on peut ajouter que cette modification morbide de l'innervation utérine peut elle-même avoir pour origine, soit une irritation locale, souvent inappréciable, soit une irritation sympathique, résultant d'une cause morale ou de l'état pathologique d'un organe ou de divers appareils avec lesquels la matrice a des rapports d'action plus ou moins directs.

La maladie à laquelle on donne le nom d'hystérie, dit le docteur Sandras, est un état nerveux habituel, dans lequel se montrent, à des intervalles plus ou moins longs, des paroxysmes caractérisés par une sensation particulière d'étranglement, une gêne violente de la respiration, une douleur de tête plus ou moins vive, et des convulsions cloniques dans toutes ou presque toutes les parties du corps. La réunion de ces principaux traits qui appartiennent à l'hystérie, qui la caractérisent essentiellement, ajoute ce médecin distingué, paraît suffisante pour décider contre la localisation de la maladie dans l'utérus.

L'usage pour ainsi dire habituel d'un peu d'éther sulfurique (quelques gouttes bues dans un demi-verre d'eau sucrée) au commencement des attaques, quelques inspirations de chloroforme, et par-dessus tout les bains, tantôt froids ou tièdes, mais toujours prolongés, suivant la puissance de réaction du sujet, produisent d'heureux effets et parlent en faveur de cette manière de voir sur le siége de l'affection hystérique.

Diderot, qui fulminait contre la pauvre éducation donnée aux jeunes filles, disait : « La femme porte au-dedans d'elle-même un organe suscitant dans son imagination des fantômes de toute espèce et des spasmes terribles : la femme hystérique dans sa jeunesse devient dévote dans sa vieillesse. »

L'hystérie, nommée maladie vaporeuse, vapeurs, attaques de nerfs, est due à l'excitation, à la souffrance, et peut-être aux besoins de l'utérus. Son véritable siége est dans la matrice, et de la matrice l'excitation s'irradie au cerveau.

L'hystérie affecte mille formes, depuis la plus légère attaque de nerfs jusqu'aux terribles accès d'épilepsie. La plupart de ces agacements nerveux, de ces tristesses, de ces abattements sans motifs, qu'éprouvent les femmes délicates, touchent à l'hystérie. Ces palpitations, ces bouffées de chaleur, ces prurits vulvaires, ces borborygmes, ces sourds malaises, ces soupirs sans cause, sont autant de nuances hystériques ; car cette maladie n'est malheureusement que trop fréquente parmi les femmes qui vivent dans un milieu où l'imagination et les sens se trouvent dans une excitation perpétuelle.

D'autres fois, au contraire, la vie ascétique, l'éducation religieuse au delà des limites raisonnables, la privation du mariage sont les causes les plus ordinaires de l'hystérie. Observez bien le moral de ces femmes vaporeuses, vous découvrirez une surabondance de la faculté imaginative et une dégradation du jugement ; ce sont, en général, des êtres éminemment nerveux, dont la crédulité a été préparée dès l'enfance.

Causes de l'hystérie. Les causes de l'hystérie sont nombreuses et variées ; les circonstances qui prédisposent le plus à cette affection sont une influence héréditaire. Le docteur Lisfranc dit, dans sa *Clinique*, qu'il connaît à Paris quatre familles dans lesquelles les femmes sont nombreuses; aucune d'elles n'a été exempte d'hystérie; toutes n'ont point offert la maladie au même degré : une constitution faible, nerveuse, le sexe féminin, le séjour des grandes villes, l'oisiveté, une éducation physique et morale molle, une sensibilité nerveuse exquise, un tempérament ardent, éminemment sanguin; les femmes qui ont un teint brun ou très-coloré, les yeux noirs et vifs, la bouche grande, les lèvres d'un rouge incarnat, les cheveux abondants, le système pileux fourni et couleur de jais, dont les caractères sexuels sont prononcés, et chez qui les menstrues coulent abondamment, sont encore prédisposées à l'affection hystérique. Il est bon de dire cependant que cette maladie est plus commune depuis l'époque de la puberté jusqu'à la cessation des règles; cependant on l'a observée quelquefois chez de jeunes filles qui n'étaient pas encore menstruées et chez des femmes qui avaient passé le temps critique. Chambon rapporte, dans son *Traité des maladies des Femmes*, qu'une de ses parentes était devenue hystérique à quatre-vingt-trois ans.

On voit l'hystérie chez les personnes nées de parents épileptiques, aliénés, sourds, aveugles, hypocondriaques; les femmes qui ont été soumises à des convulsions dans leur enfance y sont sujettes, ainsi que celles qui ont un caractère colère, mélancolique; la catalepsie, la migraine disposent aussi à cette maladie.

On peut compter parmi les causes déterminantes de l'hystérie l'effort menstruel à l'époque de la puberté, toutes les circonstances capables de produire, d'entretenir ou d'augmenter la pléthore utérine, l'irritation de la matrice et des ovaires, et toutes celles qui impriment de grands mouvements à l'économie ou qui rappellent brusquement des impressions pénibles et fortement senties. Une température excessive en froid ou en chaud, l'impression d'une forte pluie ou d'un froid violent, de l'humidité, une exposition prolongée à l'action des rayons solaires, peuvent favoriser l'invasion de l'hystérie ou en ramener les retours.

L'exercice concourt efficacement au maintien de la santé; mais l'abus du mouvement, l'extrême fatigue, de longues courses, la danse portée jusqu'à la lassitude, des efforts démesurés, les veilles prolongées ou des excès contraires, peuvent déterminer l'hystérie.

Les substances irritantes, les compressions appliquées à la surface du corps, les ligatures trop serrées, les vêtements trop étroits, trop légers, les bains tièdes et chauds, les ablutions trop fréquentes, l'habitude énervante des parfums, l'excès des aliments aphrodisiaques ou doués d'une excitation spéciale sur l'appareil génital, les truffes, les champignons, etc.; une nourriture trop succulente, trop variée, les aliments préparés avec force épices ou aromates, les vins recherchés, l'abus des liqueurs alcooliques, sont très-souvent un principe d'hystérie.

On doit encore placer sur la première ligne l'impression que produisent certains aliments. Le docteur Villermay avait connu une dame qui était prise de convulsions hystériques toutes les fois qu'elle déjeunait avec une tasse de café au lait.

Le retard du flux menstruel, sa suppression ou rétention, sa diminution, ses anomalies, sa cessation spontanée ou accidentelle; les hémorrhagies atoniques, les écoulements leucorrhéiques, leur dérangement; l'omission d'une saignée habituelle; la suppression d'un exutoire; les affections dartreuses situées au pourtour de l'anus, sur les grandes lèvres, peuvent aussi déterminer cette affection.

L'hystérie peut aussi avoir pour cause déterminante un accès de colère, une frayeur, un chagrin violent et subit, une lecture passionnée, une conversation érotique, la vue d'un spectacle lugubre et sanglant, d'une scène licencieuse, l'impression d'une représentation tragique, d'une musique sombre, mystérieuse, pathétique et trop animée.

La vue d'un objet désagréable, surtout s'il existe une prévention forte ou même une véritable antipathie, un spectacle d'horreur ou d'épouvante, le plaisir qu'éprouvent quelques femmes à la vue de l'homme dont elles sont éprises, la vue des objets qui leur rappellent leur tendresse, qui excitent leurs regrets ou leur colère, peuvent produire l'hystérie.

On connaît encore le trouble qu'excitent en nous le langage des yeux, le son d'un instrument, le chant, la voix d'un être chéri; ne sait-on pas quelles émotions provoque le toucher, quel égarement inspire souvent un tendre baiser? C'est par un mécanisme analogue qu'agissent diverses circonstances de la vie; l'habitude des promenades publiques, des spectacles, des bals, des concerts, des réunions nombreuses, la vue de tous les objets relatifs au luxe, aux arts, sont autant de sources fécondes d'illusions, d'autant plus dangereuses qu'elles sont plus séduisantes.

Nous avons dit que la puberté et le terme de la vie sexuelle disposent au développement de l'hystérie, mais l'état de continence volontaire ou involontaire détermine très-souvent cette maladie. On doit distinguer la continence relative et celle qui est absolue. Pour telle femme, la privation totale des plaisirs vénériens est plus facile qu'un usage modéré des mêmes habitudes pour telle autre. Chez un certain nombre, il ne suffit pas que le but de la nature soit rempli, il faut en outre que le vœu du cœur soit exaucé; c'est ainsi qu'on voit des femmes mariées jouissant des droits de l'hymen qui éprouvent des accès d'hystérie, parce qu'elles sont sous l'empire d'une inclination qui n'est pas satisfaite. On distingue, en outre, la continence première, celle des jeunes vierges, qui diffère de la continence secondaire, qui suit la jouissance; telle est celle des jeunes veuves, des femmes séparées de leur mari, ou qui, quoique mariées, vivent dans une sorte de célibat.

Mais des causes très-différentes, et même opposées, peuvent donner lieu à l'hystérie. C'est ainsi qu'elle est quelquefois produite par l'onanisme, ou même par l'abus des plaisirs vénériens, qui, en énervant la constitution de certaines femmes, exaltent leur sensibilité, et les placent dans la situation physique et morale la plus propre à l'invasion des affections hystériques.

« Il est souvent difficile, dit le professeur Dugès, de dire de deux phénomènes simultanés lequel est cause, lequel est effet, ou de décider s'il ne sont pas tous les deux les effets d'une même cause. C'est pour cette raison qu'on a tantôt attribué l'hystérie à l'aménorrhée, et tantôt l'aménorrhée à l'hystérie, tandis qu'il eût été mieux peut-être de les rapporter l'une et l'autre à l'engourdissement, à l'atrophie de l'utérus. On en aura plus loin la preuve matérielle, et cette manière de voir explique assez aisément pourquoi l'hystérie attaque si souvent les jeunes filles à l'époque de la puberté, pourquoi elle se lie si souvent aux désordres de la menstruation, pourquoi de vifs chagrins, des frayeurs, des refroidissements ont produit à la fois l'aménorrhée et l'hystérie comme résultat de la torpeur dans laquelle ces causes stupéfiantes ont jeté l'utérus: toutefois ces deux affections ne sont pas inséparables, et l'on conçoit en effet que le système nerveux et le système sanguin puissent être, jusqu'à un certain point, isolément affectés, localement ou généralement. »

C'est aussi à une torpeur des organes génitaux que nous rapportons la fréquence de la névrose qui nous occupe chez les filles nubiles, et trop longtemps privées des plaisirs de l'hymen, chez les veuves surtout, dont les organes, accoutumés aux excitations conjugales, perdent un stimulant devenu doublement nécessaire par la nature et par l'habitude.

On aurait lieu de s'étonner, d'après cela, que l'abus contraire amenât des indispositions toutes semblables. Le libertinage y prédispose les filles publiques, et la masturbation l'amène et l'aggrave chez d'autres personnes; c'est que l'épuisement, la fatigue des organes génitaux amènent un collapsus fort analogue à la torpeur due à la continence; et c'est à un collapsus tout semblable que doit être attribuée l'hystérie de l'âge critique, hystérie rarement grave, jamais durable, et qui disparaît dès que l'économie s'est accoutumée à se passer de l'influence utérine, ou bien s'est mise en équilibre avec l'utérus réduit à la vie commune.

Voilà bien manifestement des causes de l'hystérie, mais quelles sont celles qui la déterminent spécialement? C'est ce qui n'est pas facile à décider, car elle attaque également la fille qui vit dans la chasteté et celle qui a des mœurs dissolues; l'épouse dont les désirs sont satisfaits et la veuve qui observe la continence; la femme dont les règles coulent périodiquement tous les mois, et celle dont cette sécrétion se supprime accidentellement ou disparaît tout à fait vers l'âge critique. Peut-être même que les anomalies de la menstruation sont plus souvent l'effet que la cause de l'hystérie.

Mais une considération fort importante, et sur laquelle on doit insister beaucoup quand il s'agit des causes de l'hystérie, c'est l'influence qu'exerce sur la production de cette maladie la vie sexuelle, considérée particulièrement dans ses phénomènes moraux. Cette influence ne peut être contestée, puisque l'hystérie n'existe presque jamais (ou peut-être jamais), comme nous l'avons déjà fait remarquer, avant le développement de la vie sexuelle ni au delà de sa cessation.

Diverses circonstances morales peuvent, en effet, favoriser, retarder ou empêcher le développement de l'hystérie ; dans la première série, on doit placer une vive sensibilité morale, une constitution délicate et nerveuse, une éducation soignée, un ensemble de goûts et d'habitudes qui portent les jeunes personnes à s'attacher à tous ceux qui les entourent ; quand leur susceptibilité a été ménagée, lorsqu'elles ont été entourées de soins trop recherchés, ou prévenues jusque dans les moindres désirs, elles éprouvent souvent une forte commotion par suite d'une contrariété légère, et dont l'invasion de l'hystérie sera quelquefois le résultat.

Transportées dans une autre sphère, dans le monde, ou même au sein des sociétés les plus choisies, de combien de prestiges enchanteurs elles sont environnées ! Combien de genres de séductions viennent les assaillir ! Les soins affectueux qui leur sont prodigués, les éloges offerts comme autant de témoignages de bienveillance, la perspective des avantages qui les attendent, des plaisirs qui leur sont promis, du bonheur qu'elles doivent répandre ; les promesses séduisantes, les caresses trompeuses flattent, excitent, exaltent leurs sens ; le besoin de la reconnaissance vient les tromper. A ce premier sentiment d'une âme douce et compatissante succède le premier élan d'un cœur sensible : heureux moment d'innocence et bientôt d'ivresse ! La pudeur éclate, le visage se colore au doux mot d'amour. Ignorante, incertaine, la jeune vierge fait un nouveau pas. Ici une carrière inconnue s'ouvre devant elle... Ce n'est plus un enfant timide qui s'avance les yeux baissés. Forte de l'appui qu'elle trouve dans la tendresse de ses parents, elle marche sans regrets et sans remords à l'autel !

Telles sont beaucoup de jeunes personnes, qui, favorisées par un concours de circonstances heureuses, échappent au danger dont elles étaient menacées.

Un autre spectacle vient frapper nos yeux; leur jeune compagne, douée d'une sensibilité moins douce, mais d'une imagination plus active, a suivi une route toute différente; elle a franchi la barrière d'un pas léger en s'étourdissant sur la pente; et des bras d'une mère bienveillante, mais facile à tromper, elle a passé dans ceux d'un amant. Bientôt frustrée dans son espoir, ou arrachée à l'objet de son affection, elle ne peut renoncer à des liens malheureusement contractés, aux plus douces habitudes, à ces illusions trompeuses d'une passion dominante dont on a dit si justement :

. . . . . . Amour, douce folie,
Episode trop court du roman de la vie

Dès lors, un trouble sensible se manifeste; la nature, trompée dans son attente, souffre; le désordre de l'organisation est renforcé par le trouble moral; la santé s'altère, des accidents se déclarent, et déjà l'hystérie est imminente.

D'autres, en plus grand nombre, arrivent souvent aux mêmes conséquences par une route différente : tantôt une circonstance imprévue, tantôt un tendre attachement ou une passion violente éveillent des besoins qui existaient sans être impérieux, et qui, dès lors, deviennent prédominants.

D'autres fois, c'est l'empire des organes reproducteurs qui provoque le désordre, sans nulle participation des facultés mentales. « Si le besoin de la nature était satisfait, l'orage serait bientôt dissipé, » dit un auteur; mais qui ne sait à combien d'autres les jeunes personnes sont exposées? Souvent c'est un aveu qu'elles n'osent faire et qu'elles voudraient qui leur fût arraché : dans d'autres cas, leur inclination n'est pas partagée. Le sentiment le plus naturel, du moins à cette période de la vie humaine, le plus général, le plus énergique, et qu'on se plaît tant à communiquer, doit être concentré, dissimulé ou étouffé.

Fréquemment, il faut cacher le cœur le plus épris, la sensibilité la plus aimante, l'amour le plus passionné sous le voile de l'indifférence ou de la simple amitié, sous le masque d'une prévention ou d'une haine simulées. Dans d'autres cas, elles sont forcées de répondre par une apparente insensibilité aux expressions les plus passionnées, aux instances les plus pressantes; et, quand au fond de leur âme elles approuvent, leur bouche doit démentir leurs affections les plus chères et donner le change sur l'état véritable de leur cœur.

Si le secret est trahi, ou s'il leur a été surpris, d'autres obstacles les attendent encore : elles connaissent la sollicitude de leurs parents, mais elles savent aussi quelles barrières vont leur opposer les préjugés; d'autres fois la raison, les convenances sociales, ou des principes trop sévères.

La mémoire, en reproduisant à l'esprit de la jeune femme les traits de son amant, ses discours, ses caresses, ou en offrant à la jeune vierge des images voluptueuses, des tableaux lascifs, des expressions brûlantes, peut également influer sur l'invasion de l'hystérie.

Enfin elle est quelquefois provoquée par une sorte d'imitation. Une demoiselle était en proie à un accès d'hystérie : la servante de la maison entrant dans la chambre au moment où sa maîtresse fut atteinte de convulsions tomba aussitôt dans le même état. Une jeune hystérique, au moment de l'accès, était entourée de plusieurs dames; dès le soir, deux de celles-ci furent atteintes de la même maladie qu'elles avaient observée le matin chez leur amie; elles n'avaient pas eu auparavant la moindre atteinte de cette névrose. Le professeur Andral rapporte l'observation d'une jeune fille, qui, dans un pensionnat, tomba frappée d'un accès d'hystérie en présence de ses compagnes; bientôt il y en eut un si grand nombre qui furent atteintes de la même maladie qu'on fut obligé de fermer le pensionnat pendant quelque temps. Thouret et Bailly citent un fait tout à fait analogue qui eut lieu le jour d'une première communion à Saint-Roch. Une jeune fille fut atteinte d'une attaque d'hystérie, et bientôt le même accident se manifesta chez plusieurs jeunes personnes qui en furent témoins.

Les femmes qui sont prédisposées à l'affection hystérique présentent, en général, tous les traits d'une constitution très-impressionnable; leur caractère est empreint d'une teinte de légèreté, de frivolité ou d'opiniâtreté remarquable; le plus souvent, elles sont capricieuses, irascibles; leur humeur est inconstante et mobile; un rien les fait passer de la joie la plus vive, des éclats de rire les plus bruyants, des caresses les plus affectueuses, à une tristesse mêlée de soupirs, à des larmes, à des sanglots, aux reproches les plus amers; enfin elles éprouvent au dernier point l'état d'anxiété, de mélancolie et de souffrance indéfinissable dont se plaignent les personnes éminemment nerveuses.

Symptômes. Les symptômes de l'hystérie sont aussi nombreux, aussi variés que les causes qui les produisent. Si nous devions les décrire et les retracer tous avec toutes les variétés qu'ils présentent, nous serions en quelque sorte obligé de faire l'histoire de presque toutes les maladies, ce qui justifierait ce qu'a dit F. Hoffmann, en parlant de l'hystérie : *Non est morbus unus, sed potius morborum cohors.* D'ailleurs, ne sait-on pas que la multitude et la variété des symptômes et des diverses formes de cette affection les ont fait comparer par le grand Sydenham aux métamorphoses de Protée et aux couleurs variées du caméléon ?

Quelquefois les accès hystériques se déclarent subitement ; ordinairement, les phénomènes des signes précurseurs existent quand la cause agit par degrés, comme on l'observe fréquemment chez la jeune fille qui reçoit les premières impressions, éprouve le premier sentiment, et ressent en elle-même un trouble dont elle ne peut se rendre compte : bientôt elle devient craintive, dissimulée, incertaine; sa sensibilité s'exalte; elle recherche la solitude; ses idées sont d'abord vagues, errantes; par la suite, elles se fixent, se concentrent sur un seul objet: en vain elle veut en éloigner l'image, le souvenir ne peut s'effacer de son esprit pendant la veille, et des songes durant la nuit le lui retracent encore. Le sommeil est souvent interrompu, la santé s'affaiblit; la pâleur succède au coloris, à l'éclat de la fraîcheur; des maux de tête se manifestent; il s'y joint des vertiges, des engourdissements dans les membres, des bâillements, des alternatives de rougeur et de pâleur, des palpitations, des angoisses, des instants de délire ou plutôt d'absence; les malades pleurent involontairement ou jettent des éclats de rire; quelquefois elles chantent ou tiennent momentanément des propos incohérents; elles sont ordinairement tristes et rêveuses, etc.; mais voici comment s'exprime à ce sujet un auteur dans le *Dictionnaire de médecine :* « Une demi-heure, une ou plusieurs heures, quelquefois un ou plusieurs jours d'avance, les malades sont dans un état de malaise, de tristesse, de désespoir ou de gaieté forcée; ils ont l'esprit tendu et agité, la tête douloureuse, l'humeur inégale; ils éprouvent dans les membres des pesanteurs, des engourdissements, des frissons, un froid glacial, des inquiétudes, des impatiences, un besoin de les exercer, de courir et de sauter, des contractions spasmodiques, des crampes; tour à tour ils rient aux éclats et pleurent abondamment; mais c'est un rire forcé, quelquefois prolongé, jusqu'à causer une suspension de la respiration; ils sont fatigués par des bâillements interminables, des soupirs répétés, des besoins pressants de respirer; ils se plaignent de palpitations violentes, d'un serrement de gosier qui les étrangle, de serrements de poitrine qui les suffoquent, de douleurs vives dans quelque partie, d'un défaut d'appétit ou d'un excès contraire, c'est-à-dire de boulimies, qui leur font dévorer de grandes quantités d'aliments; on observe quelquefois un gonflement progressif et uniforme du ventre, lequel est tendu et sonore à la percussion. Cet état d'angoisse est tellement insupportable, qu'il n'est pas de malade qui ne désire ardemment l'invasion de l'attaque pour en être délivré. »

L'hystérie débute quelquefois par une espèce de trouble de tout l'organisme; d'autres fois, ce n'est qu'une agitation et comme un bouleversement du système utérin, qui semble se déplacer, rouler comme une boule dans le ventre jusqu'au diaphragme et monter jusqu'à la gorge; cette sorte de boule mystérieuse, ce globe qui, par un mouvement oscillatoire, se porte le long de l'abdomen vers l'estomac, traverse la poitrine et s'avance jusqu'au col, où il gêne fortement la respiration, fait éprouver ordinairement une sensation de froid glacial, ou de chaleur plus ou moins vive, et détermine le sentiment d'un poids, en passant dans la région épigastrique, et un resserrement douloureux et des palpitations fatigantes à la région précordiale; ce phénomène constitue un des signes de cette névrose.

« La malade, dit Dugès, sent un froid intérieur qui semble souvent partir de l'utérus et se répandre au tronc, puis aux membres, jusqu'à produire un tremblement universel. De la matrice aussi, pour l'ordinaire, mais quelquefois de tout autre point de l'abdomen, semble s'élever un globe qui roule dans le ventre, la poitrine, et vient se fixer au gosier : alors suffocation, strangulation, anxiété extrême, rougeur de la face, gonflement du cou, efforts de la malade pour éloigner un lien imaginaire, jusqu'à excorier la peau du cou; parfois mêmes manœuvres exercées sur la région épigastrique, ou bien sur le lieu qui est le principal siége des angoisses. En même temps, pour l'ordinaire, gémissements, agitation, effroi, désespoir, supplications réitérées adressées au médecin, quand la parole est libre, et, à son défaut, gestes affectueux pour solliciter de prompts secours : intelligence entière, du reste. Pouls quelquefois très-petit, rapide, d'autres fois presque naturel ou bien irrégulier, inégal; ventre parfois ballonné, borborygmes, coliques, et enfin abondantes éructations qui annoncent la fin de l'accès. »

Chez la plupart des femmes, au contraire, l'invasion de l'hystérie est brusque et instantanée; elles éprouvent tout à coup les symptômes les plus bizarres et les plus incohérents.

Excès, diminution ou suspension, irrégularité ou inégale distribution de la sensibilité, de la motilité et de la caloricité, voilà le tableau abrégé de l'hystérie et la source d'où découlent tant de phénomènes particuliers.

Les malades tombent, si elles sont debout, perdent l'usage de la parole et entrent dans un état de convulsions générales, ordinairement avec suspension incomplète des fonctions intellectuelles, plus rarement avec perte entière de connaissance.

Les malades qui conservent en partie l'usage des fonctions cérébrales souffrent des douleurs vives, poignantes, horribles sur un point fixe et très-circonscrit de la tête, que les auteurs ont désigné sous le nom de *clou hystérique;* il semble aux unes que l'on comprime cette partie avec une enclume; à d'autres qu'on la brise à grands coups de marteau; à quelques-unes que leur cervelle est en ébullition, est en contact avec du feu ou de l'huile bouillante; il en est qui entendent dans le crâne des bruits effroyables, des détonations, des sifflements, etc. On en a vues qui sentaient parfois des déchirements horribles au cœur, d'autres qui éprouvaient un tortillement douloureux dans la région de l'estomac, des resserrements au gosier qui les empêchaient de respirer; ces malades disent que toute leur existence morale est concentrée dans la perception des souffrances qu'ils endurent. Celles qui ne perdent pas connaissance entendent tout ce qu'on dit autour d'elles sans pouvoir y répondre; elles rappellent très-bien après leur attaque tout ce qui s'est dit en leur présence; si l'on entr'ouvre les paupières, l'œil n'aperçoit les objets que confusément ou pas du tout; il y a exaltation, diminution ou irrégularité de la vue et de l'ouïe; brouillards qui obscurcissent la vue, bluettes ou lames de feu qui éblouissent les yeux; vertiges, étourdissements, tintements, bourdonnements d'oreilles, perversion de l'odorat.

Ce sont les malades qui rendent ainsi compte de leur état après l'attaque; voici ce qu'on observe :

Presque tous les malades se plaignent ou profèrent un cri particulier, qui ressemble souvent au hurlement d'un loup ou à l'aboiement d'un chien; la face est vultueuse, rarement convulsée généralement; le plus souvent il n'y a que des serrements de mâchoire, des claquements ou des grincements de dents, morsure de la langue; dans un très-petit nombre de cas la face est contournée et violette, comme dans l'épilepsie; quelquefois aussi les malades rendent, comme dans cette dernière, une écume abondante par la bouche. Les veines jugulaires sont extraordinairement gonflées. Il y a altération des traits de la face, gonflement et dépression alternative du cou, de la poitrine et de l'abdomen; agitation affreuse et distorsion des bras, des mains, des cuisses et des jambes; craquement de de toutes les articulations. Les mouvements acquièrent une énergie extraordinaire; le tronc et les membres se fléchissent et se redressent alternativement avec une telle force que si la malade est libre, elle fait des sauts, des bonds, des chutes épouvantables, et que cinq ou six personnes ont peine à la contenir quand une seule suffirait hors le temps des attaques.

Dans un très-petit nombre de cas, au lieu de mouvements convulsifs, étendus, il ne se manifeste que des roideurs convulsives et des contorsions des membres qui ne font point changer la malade de place. Les mouvements du cœur sont forts, tumultueux, les carotides sont vibrantes.

La durée des attaques est ordinairement de plusieurs heures; mais les accidents ne conservent pas toujours la même intensité : toutes les trois, quatre ou cinq minutes, plus ou moins, les cris et les mouvements convulsifs cessent pour quelques instants, pendant lesquels la malade se plaint, mais ne recouvre point ordinairement la parole. Quelquefois cependant on voit de longues attaques, des attaques qui durent un ou plusieurs jours, qui présentent des intervalles de repos plus grands, pendant lesquels les malades reviennent à elles, parlent, boivent et même prennent des aliments. Chez une malade, les cris et les convulsions s'accompagnent de perte de connaissance; ils sont suivis d'une roideur cataleptique avec respiration insensible, sortie de la bouche d'une quantité considérable de mousse légère : la connaissance revient pour un moment, et la même scène se renouvelle jusqu'à la fin de l'attaque.

Les attaques se composent ainsi de paroxysmes convulsifs dont le nombre varie depuis un petit nombre jusqu'à quarante, cinquante, soixante et plus. Les premières attaques sont quelquefois extrêmement violentes; chez une malade, la première dura huit jours, et la seconde quarante-cinq jours, avec des intervalles de repos de quarante ou cinquante minutes. Les malades distinguent ordinairement très-bien le repos qui succède au dernier paroxysme des simples rémissions, elles disent que leur attaque est finie, qu'on peut les laisser libres, et elles se trompent rarement. Les rémissions ont beau être considérables, durer plusieurs heures, les malades disent qu'elles se sentent de leurs attaques, qu'elles ne sont pas finies; elles éprouvent toujours dans les membres ces *inquiétudes*, ces *crispations*, ces *agacements*, ce *malaise*, qui annoncent de nouvelles convulsions.

La fin des attaques est souvent marquée par de bruyants éclats de rire et l'expression d'une grande gaieté, ou par des pleurs abondants, ou alternativement par ces deux états opposés; ces deux phénomènes ne se manifestent point dans les simples rémissions. Après avoir ri et pleuré quelques instants, ces malades recouvrent la parole. Elles se plaignent alors d'éprouver des souffrances horribles de la tête aux pieds; elles sont fatiguées, brisées, épuisées, elles se meuvent avec peine; une sueur abondante ruisselle de toutes parts; la tête est brûlante, les yeux sont douloureux, les dents sont agacées, quelquefois brisées; les sens sont d'une susceptibilité extrême; les idées confuses et agitées; les malades sont irritables, impatientes, tristes, colères; une urine claire et abondante est quelquefois rendue; dans quelques cas, il reste des paralysies d'un sens, des muscles de la voix, de la vessie, etc., etc. L'état de santé habituel se rétablit peu à peu dans l'espace de quelques heures si l'attaque a été légère, et de plusieurs jours si elle a été violente.

Diagnostic. Quoique l'hystérie soit facile à distinguer de toute autre affection, on l'a cependant souvent méconnue. C'est ainsi qu'on l'a fréquemment confondue avec l'épilepsie. Pour faire éviter de pareilles erreurs, nous allons établir les différences qui existent entre l'hystérie, l'épilepsie, et les maladies analogues.

Il importe à l'humanité, au bonheur des familles et à l'ordre public que ces maladies soient bien distinguées l'une de l'autre. Combien de fois n'a-t-on pas fait enfermer dans des maisons destinées aux épileptiques de jeunes personnes affectées d'hystérie! Quel spectacle pour ces jeunes malades, que celui d'une compagne en proie à une attaque d'épilepsie! Et quel chagrin devait leur faire éprouver l'idée d'être réduites au même sort, destinées à la même condition, à devenir à leur tour un spectacle de douleur et d'horrible commisération! Dans un recensement que fit l'illustre Pinel, parmi les personnes du sexe détenues à l'hospice de la Salpêtrière comme épileptiques, ce médecin reconnut un très-grand nombre de jeunes filles et de femmes qui n'étaient qu'hystériques. On sentira combien cette distinction est importante, si l'on réfléchit que beaucoup de jeunes personnes ont été et sont encore, par suite de cette méprise, repoussées par les parents dont elles feraient le bonheur ou l'orgueil, mais dont le cœur se brise et se dessèche à l'idée d'une maladie.... qui n'existe pas.

Différence de l'hystérie et de l'épilepsie. Les circonstances qui amènent le développement de l'une et de l'autre de ces affections varient singulièrement. Comme nous l'avons déjà avancé, les approches de la puberté et de l'âge critique forment l'époque du plus grand nombre des affections hystériques; tous les âges de la vie sont accessibles aux invasions de l'épilepsie; toutefois l'enfance, plus accessible aux impressions de terreur, en est plus souvent atteinte; d'où vient sans doute que les auteurs l'ont souvent appelée *morbus infantilis ac puerilis.* Les causes les plus fréquentes de l'hystérie sont la privation des plaisirs de l'amour, les chagrins relatifs à cette passion et les dérangements de la menstruation; l'épilepsie, au contraire, est plus souvent déterminée par la frayeur : *Ira atque terror inter causas epilepsiæ haud ultimum sibi vindicant locum,* dit Hoffmann. « La peur, dit Tissot, est sans contredit la cause qui produit le plus souvent l'épilepsie, et celle qui la renouvelle le plus souvent. »

Dans l'épilepsie, les attaques sont ordinairement subites, sans signes précurseurs, avec perte entière de connaissance, convulsions tétaniques, mouvements peu étendus, saccadés, rétraction ou contorsion des membres, plus marqués d'un côté; respiration horriblement gênée, presque impossible, légèrement bruyante, accompagnée d'un râle affreux et saccadé; face tuméfiée, violette ou noire et contournée, la salive sort par la bouche et forme une écume sur les lèvres. Les yeux sont contournés, convulsés, ternis et saillants; les pupilles sont dilatées; enfin l'*aura epileptica* semble quelquefois partir d'un point quelconque du corps, surtout d'un orteil ou d'un doigt. Ces accidents durent ordinairement quelques minutes, un quart d'heure ou une demi-heure au plus, et sont remplacés par la pâleur de la face, la décomposition des traits, et un état de démence plus ou moins long; attaques généralement indépendantes des affections morales, espèces d'attaques sans convulsions, appelées *étourdissement* ou *vertige* épileptique; extrême fréquence de la manie.

Chez les femmes hystériques, attaques ordinairement annoncées par des signes précurseurs assez longtemps d'avance, caractérisées par de grands mouvements du tronc et des membres, des alternatives d'extension et de relâchement, souvent demi-perte de connaissance seulement; les malades entendent les questions qu'on leur adresse; face presque à l'état naturel, respiration assez libre, cris répétés; durée ordinaire des attaques plusieurs heures sans aliénation d'esprit à la fin; le globe et le clou hystériques, la syncope, qui arrive plus souvent sans perte absolue de mémoire, le sentiment de strangulation, les mouvements convulsifs avec accès irréguliers, doivent être pris en grande considération.

D'ailleurs, dans l'épilepsie, il n'y a jamais, comme dans l'hystérie, des soupirs, des cris, des sanglots, des larmes, des éclats de rire, le sentiment de la strangulation et de la boule mystérieuse partant de l'hypogastre; ces caractères distinctifs ont déjà été très-anciennement signalés. Celse (lib. IV, cap. xx) les a signalés d'une manière exacte et concise, lorsqu'il dit : *Neque oculi vertuntur, neque spumæ profluunt, nec nervi distenduntur ; sopor tantum est.* Cælius Aurelianus, en parlant des différences de l'épilepsie et de l'hystérie, s'exprime ainsi : *Frequenter simile pati epilepticis et a matricis præfocatæ mulieres inveniuntur ; siquidem non aliter sensibus privantur, sed discernuntur quod in ultima accessionis parte per os atque nares spumarum fluore non afficiantur.*

La syncope diffère de l'hystérie par la cessation complète des battements du cœur et des pulsations artérielles, par la pâleur de la face, le froid glacial des membres, l'absence des mouvements convulsifs et la courte durée de l'attaque, dont le prolongement aurait la mort pour conséquence inévitable.

L'apoplexie se distingue de l'hystérie par la paralysie de la moitié du corps ou d'un membre, par celle de la langue, la distorsion de la bouche, la plénitude remarquable du pouls et une grande difficulté de respirer, accompagnée d'une sorte de ronflement. Ces divers symptômes ne s'observent que dans l'hystérie.

La sensibilité est conservée aussi pendant la plus grande partie de l'attaque de l'hystérie : c'est un des grands caractères qui la distinguent de l'épilepsie ; mais au moment où l'accès approche de son maximum, où les malades ont perdu ou perdent connaissance, la sensibilité s'éteint ou devient émoussée, sinon dans tout le corps, au moins dans des portions plus ou moins étendues.

Enfin, dans la catalepsie, les yeux sont ouverts et fixes, les membres roides et immobiles conservent la position dans laquelle ils se trouvaient avant l'accès.

Lorsque les attaques d'hystérie sont de longue durée, et surtout quand les malades restent immobiles pendant longtemps, cet état offre, dans certains cas, tellement les apparences de la mort, qu'il en est résulté quelquefois les plus fâcheuses méprises. On a vu la syncope hystérique se prolonger quelquefois pendant vingt-quatre, quarante-huit heures et même plus, et offrir tellement les apparences de la mort que le célèbre Vesale et d'autres médecins s'y sont mépris. Ambroise Paré dit : qu'un grand anatomiste, *estant* pour lors résidant en Espagne, fut mandé pour ouvrir une femme de maison, qu'on estimoit *estre* morte par une suffocation de matrice. Le deuxième coup de rasoir qu'il lui donna, commença ladite femme à se mouvoir et à démontrer qu'elle vivoit encore. » Cette méprise, faite en 1564 par Vesale, appelé à la cour d'Espagne par Charles-Quint, fit intenter un procès criminel à cet illustre anatomiste, qui fut condamné par la sainte inquisition à un peine infamante, que le roi Philippe II commua en un pèlerinage à la terre sainte. Lancisi avait vu une femme de distinction reprendre le sentiment et ressusciter, pour ainsi dire, à l'église, pendant qu'on célébrait ses funérailles. Raulin parle d'une jeune fille hystérique dont il retarda les funérailles, parce que sa couleur n'était pas encore totalement changée. Cet auteur ajoute que, quelques heures après, cette prétendue morte reprit connaissance.

Le fait rapporté dans le *Journal des Savants*, pour l'année 1745, prouve que la syncope peut se prolonger plusieurs jours. « La femme d'un colonel anglais (milady Roussel) était si tendrement aimée de son mari qu'il ne put se persuader qu'elle était morte. Il la laissa dans son lit beaucoup au delà du temps prescrit par l'usage du pays (qui est de quarante-huit heures), et quand on lui représenta qu'il était temps de l'enterrer, il répondit qu'il brûlerait la cervelle à celui qui serait assez hardi pour vouloir lui ravir le corps de sa femme. Huit jours entiers se passèrent ainsi sans que le corps présentât le moindre signe d'altération, mais aussi sans qu'il donnât le moindre signe de vie. Quelle fut la surprise du mari, qui lui tenait la main qu'il baignait de ses larmes, lorsqu'au son des cloches d'une église voisine milady se réveilla comme en sursaut, et, se levant sur son séant, dit : « Voilà le dernier coup de la prière; allons, il est temps de partir. » Elle guérit parfaitement et vécut encore longtemps. »

Pour éviter une aussi funeste erreur, on devra non-seulement suivre le sage conseil de Klein : *Præmortuis habitæ ante diem tertiam non sunt mandandæ*; mais encore ne permettre l'inhumation des femmes hystériques en état de mort apparente que lorsqu'un commencement de décomposition aura donné la certitude que tout retour à la vie est impossible.

Quelquefois l'hystérie est accompagnée, et, pour ainsi dire, caractérisée par des excès cardiaques tels qu'on l'a souvent prise pour une affection grave du cœur ou des gros vaisseaux. On lit dans l'ouvrage de Dugès le fait suivant : Une femme dont le savoir et la vertu se résument, pour ainsi dire, dans son nom, madame la Chapelle, n'avait point échappé aux atteintes de cette maladie, dont elle allait pourtant jusqu'à révoquer l'existence en doute, déclarant simulés tous les exemples qu'elle en avait eus sous les yeux. Restée, après un accroissement rapide, à une stature très-peu élevée; pourvue de peu d'embonpoint, de membres d'une gracilité et d'une souplesse remarquables; douée d'une sensibilité physique telle que le toucher, l'ouïe, l'odorat et le goût lui procuraient des sensations vives, agréables ou désagréables là où tout autre n'eût trouvé aucune perception, ou du moins n'eût éprouvé aucune impression notable; portant, en un mot, tous les attributs du tempérament nerveux, madame la Chapelle joignait à un jugement solide et prompt une imagination mobile et facile à exalter; à une volonté ferme, inébranlable, une grande timidité; à un caractère impérieux, et parfois voisin de l'orgueil, une bonté inépuisable; et de ces contrastes résultaient fréquemment en elle des émotions violentes, des combats dans lesquels toujours l'intelligence surmonte la passion : la force l'emportait sur la faiblesse, mais non sans imprimer à toute l'économie de violentes secousses. Malheureuse en ménage, veuve de bonne heure, et vivant dans la plus complète retenue, elle avait été à de nombreuses reprises attaquée de symptômes isolés d'hystérie, et, en particulier, de battements à la région épigastrique, qu'un chirurgien attribua à un anévrysme du tronc cœliaque, et d'une dysphagie spasmodique qui, dans une de ses attaques, permit à peine durant quinze jours l'ingestion de quelques cuillerées de boisson, de quelques bouchées d'aliments solides. En 1812, blessée dans ses intérêts les plus chers, ceux d'une considération acquise par des travaux assidus, des sacrifices perpétuels, menacée d'humiliations auxquelles elle ne parvint à se soustraire que par une énergie dont on la croyait incapable, elle ne tarda pas à ressentir les conséquences indirectes et de l'attaque et de la défense. Pendant deux ans elle fut en proie à des accès d'hystérie dont l'invasion subite, la violence et les fréquents retours lui firent craindre d'être obligée de renoncer à sa profession, à sa place même, considérations qui la forcèrent à dissimuler son malaise autant que possible, et la tinrent dans une contrainte qui ajoutait encore à ses maux, mais qui l'aida peut-être à les vaincre.

Toute vive émotion morale, la présence surtout de la personne à laquelle étaient dus ses chagrins, l'impression trop vive du froid extérieur, ramenaient les accès ou les rendaient imminents; mais la force de la volonté les supprimait quelquefois. Toujours c'était par de violentes palpitations de cœur qu'ils s'annonçaient. Ces palpitations tumultueuses allaient en croissant; la dyspnée, l'anxiété devenaient extrêmes, la faiblesse excessive. Un tremblement universel agitait, secouait le tronc et les membres, saccadait la respiration, et un froid profond général s'y liait constamment. En même temps, la frayeur était à son comble, l'idée d'un anévrysme, oubliée auparavant, se représentait vivement à l'esprit avec toutes ses conséquences ; et cette femme qui, quelques années auparavant, victime d'une maladie chronique de l'estomac, vit arriver la mort avec tant de résignation, qui l'appela même de ses vœux, ne pouvait alors l'envisager sans le plus grand effroi.

Après un quart d'heure, une demi-heure au plus de durée, l'accès se dissipait par degrés, et des éructations réitérées en annonçaient la conclusion.

Les soins et surtout les raisonnements du professeur Chaussier, les consolations de l'amitié, en la dédommageant, en la rassurant, à mesure d'ailleurs que s'éloignait le temps de ces pénibles épreuves, ramenèrent une santé aussi complète qu'il était possible chez une personne qui se ménageait si peu, qui s'était entièrement dévouée, sacrifiée à ses devoirs.

Traitement. Le traitement de l'hystérie doit varier suivant une foule de circonstances qu'il importe au médecin de prendre en grande considération. Il s'empressera de rechercher la cause des accidents. La connaissance de la cause est fréquemment le point capital ou le premier pas à faire dans le traitement des maladies, surtout des affections hystériques. Si elle n'est pas évidente, il se tiendra sur ses gardes, et se rappellera qu'elle peut être ignorée ou même dissimulée par la malade et les personnes qui l'entourent. S'il existe un mystère dont l'amour-propre soit le mobile, il cherchera adroitement à le pénétrer, en provoquant la confiance et en promettant une discrétion absolue ; mais il doit respecter le secret d'une famille s'il en est le dépositaire, ou ne point solliciter un aveu qu'il serait pénible d'accorder.

Souvent la connaissance d'une cause dissimulée a mis en évidence la sagacité du médecin et lui a assuré une réputation distinguée. La pénétration d'Érasistrate près d'Antiochus, celle de Galien près d'une dame romaine, ont obtenu un grand succès et ont contribué à rendre leurs noms immortels.

Si l'affection hystérique provient de la suppression d'une hémorrhagie, d'une leucorrhée habituelle, ou bien s'il faut en accuser quelque inclination secrète ou contrariée, ou la prédominance du tempérament utérin, comme cela arrive le plus souvent, quand surtout la malade est une jeune personne, le raisonnement et l'expérience indiquent au praticien quels moyens il devra prescrire.

Le traitement de l'hystérie présente deux indications : *una in paroxysmo, altera extra paroxysmum,* disent Sennert et Rivière. La première indication consiste à agir pendant l'accès, de manière à en diminuer autant que possible la force et la durée ; la seconde à en prévenir le retour pendant leur intervalle, en combattant la maladie elle-même, c'est-à-dire en cherchant à détruire l'action de ses causes, ses effets et ses complications.

Pour traiter les paroxysmes et en abréger la durée, il faut avant tout avoir la précaution d'enlever les liens et les vêtements, tels que les corsets, les ceintures, les jarretières, les colliers, qui pourraient gêner la respiration et la circulation. On devra ensuite faire coucher la malade sur un lit ou un large canapé, en ayant soin de la placer de manière que la tête soit plus haute que le tronc et les membres inférieurs, et de la contenir de telle sorte qu'elle ne puisse se frapper la tête, se blesser, s'arracher les cheveux, se mordre ou faire des chutes. Lorsque l'accès est violent, il faudra au moins quatre personnes pour lui maintenir les membres, dont on devra suivre les mouvements, sans les empêcher complétement, parce que plus ils sont gênés, plus les hystériques sont abattues et fatiguées après l'attaque. Dans les hôpitaux, on emploie la camisole de force, qui seule suffit pour maintenir les malades; mais nous devons dire que cet appareil a pour elles quelque chose d'humiliant qui les affecte d'une manière pénible et fâcheuse. Pendant l'attaque, on devra éloigner les curieux, en ne laissant que les personnes dont l'aide et la présence sont indispensables. Il est aussi très-important d'éviter de faire tout haut, sur l'état des malades, des réflexions qui pourraient les irriter ou les inquiéter.

Pour atténuer la violence des accès et en diminuer la durée, on doit laisser un libre accès à l'air, et faire respirer à la malade des odeurs fortes et pénétrantes, telles que l'éther, l'acide acétique, l'ammoniaque liquide ou des vapeurs fétides. On a employé avec avantage des fomentations ou des lotions faites sur les tempes et le front, avec un mélange de huit parties d'eau et une partie d'eau de Cologne ou de vinaigre. Les demi-lavements à l'eau froide, surtout avec addition de quinze centigrammes de camphre et de quatre à cinq décigrammes d'assa-fœtida dissous dans un jaune d'œuf, et de quinze à vingt gouttes de laudanum, ont produit souvent de très-bons effets. Un moyen qui réussit souvent pour faire cesser l'accès consiste à introduire dans la bouche une cuillerée d'eau froide, à laquelle on ajoute deux ou trois gouttes d'ammoniaque. On peut aussi donner avec avantage la potion suivante :

℞ Eau distillée de mélisse, grammes.............	90
Eau de fleurs d'oranger, grammes.............	30
Teinture de musc et de castoréum, āā, gouttes...	20
Sirop de valériane et de diacode, āā, grammes...	30
Ether sulfurique, gouttes..................	15

Donner deux cuillerées à la fois, ensuite une chaque heure.

Lorsque les accès seront très-violents, on pratiquera sur les membres et la colonne vertébrale des frictions sèches ou des frictions excitantes faites avec de l'alcool camphré, ou avec un liniment composé d'huile d'olive, soixante-quatre grammes; alcool camphré et essence de térébenthine, de chaque trente-deux grammes; ammoniaque liquide et laudanum de Sydenham, de l'un et de l'autre quatre grammes. On pourrait joindre à l'emploi de ces moyens celui d'une pommade, telle que la pommade de Gondret.

Parmi le grand nombre de moyens qui ont été conseillés pour faire cesser les accès hystériques, nous devons citer les injections narcotiques: Bichat a traité avec succès trois filles hystériques au moyen d'injections qu'il faisait conserver dans le vagin, et auxquelles il ajoutait cent à cent cinquante gouttes de laudanum; le jet brusque d'eau froide sur la figure; enfin, dans le but d'arrêter tout à coup la crise par une grande secousse, on a été jusqu'à dire des injures, faire des menaces, et même employer des manœuvres très-indécentes. Le précepte d'Hippocrate: *nubat illa, et morbum effugiet*, a conduit à donner le conseil de consommer l'acte vénérien pendant une attaque d'hystérie. Duret, en parlant d'un mari, s'exprime ainsi : *Jussi ut rem cum uxore sua haberet; rem habuit, indeque statim convaluit.* On sait aujourd'hui que, loin de calmer les accès, le coït, qui est la cause excitante la plus directe du système utérin, ne pourrait le plus souvent qu'en accroître la violence.

Tous les médicaments revêtus du titre pompeux d'antispasmodiques ont été mis à contribution pour calmer les accès hystériques et pour en prévenir le retour: l'éther, le musc, la liqueur minérale d'Hoffmann, le camphre, l'assa-fœtida, la teinture de succin et de castoréum, sont les plus accrédités, et ne produisent souvent d'amélioration sensible qu'alors qu'on les donne au moment où l'accès finit spontanément.

D'après Villermay, les calmants ou narcotiques par petites fractions sont préférables quand leur usage est bien dirigé. La potion suivante réussit assez souvent :

Eau distillée, grammes	96
Extrait gomm. d'opium, centigrammes	5
Sirop d'érysimum, grammes	46
Eau de fleurs d'oranger, grammes	16
Sirop d'éther, grammes	8

On peut donner avec cette potion plusieurs tasses d'infusion de fleurs de tilleul et de feuilles d'oranger, édulcorées avec un sirop acidule ou avec du sucre; on peut même ajouter quatre ou huit grammes de sirop diacode par tasse de boisson, et la teinture de castoréum de vingt à vingt-cinq gouttes. Un thé ordinairement fait avec les feuilles de mélisse, de menthe, d'hysope, obtiendrait les mêmes résultats.

On a proposé, et nous avons souvent employé avec des résultats heureux, des lavements préparés avec une dissolution d'assa-fœtida ; on a donné aussi avec succès des demi-lavements faits avec une forte décoction de graine de lin et cinq ou dix centigrammes d'extrait d'opium. Pomme a fait cesser des crises d'hystérie en faisant donner des lavements à la glace. Ce célèbre médecin, dans les affections nerveuses, a préconisé la médication suivante contre l'hystérie : bains entiers, simples, tièdes ou froids, et prolongés plusieurs heures; tisane émolliente, pédiluves, lavements froids, eau pure pour boisson ; aucun aliment stimulant.

Lorsque l'accès a lieu, on emploie ordinairement la glace sur la tête. Si les accidents sont violents, s'ils ne se terminent pas au bout de cinq ou six heures, et surtout si les malades sont jeunes, fortes, sanguines, on pratiquera une ou deux saignées; on cite quelques cas dans lesquels la saignée de la jugulaire a réussi immédiatement.

Il est surtout très-important de prévenir, par une éducation bien entendue, le développement de l'hystérie chez les personnes qui y sont disposées dès le bas âge; c'est particulièrement chez les jeunes filles qui sont déjà sujettes à différents accidents nerveux, tels que migraines, étouffements, palpitations, roideurs cataleptiques à la suite de contrariétés, qu'il faut redoubler de soins et de surveillance. Des exercices musculaires journaliers, et souvent portés jusqu'à la fatigue, un travail manuel, des occupations continuelles d'esprit, éviter toutes les occasions, toutes les causes propres à exalter l'imagination, exciter les passions, remplir la tête d'illusions et de chimères; ne permettre le coucher que lorsque le sommeil est imminent; ordonner le lever aussitôt le réveil; l'usage habituel des aliments non stimulants et l'eau pure ou à peine rougie; l'abstinence des boissons excitantes, telles que le café, le thé, les liqueurs spiritueuses, tels sont les moyens les plus efficaces en pareille circonstances.

Les secours hygiéniques, les moyens moraux sont souvent plus utiles que les ressources de la pharmacie; des aliments de facile digestion et pris en petite quantité chaque fois, la diète lactée, des boissons aqueuses, doivent former la base du régime. Souvent toute la nourriture doit se composer de lait, de bouillons maigres, de panades, de bouillons gras froids, de boissons sucrées.

Avec la puberté naît en nous le premier désir, le premier sentiment de l'amour; tout est vague, incertain avant ce moment, et ne doit être considéré jusqu'alors que comme le fruit d'une imagination déréglée ou le penchant précoce d'un être dénaturé vers un libertinage hideux; mais quand cet élan est le résultat du développement naturel de nos facultés physiques, et lorsqu'il est bien dirigé, il concourt également au bonheur individuel et à l'avantage de l'ordre social. Plus vif, plus impérieux chez la femme, par suite d'une sensibilité en général plus exquise, et d'une organisation particulière, ce sentiment est d'autant plus développé chez elle que son éducation et ses habitudes lui auront plus tôt présenté ce but vers lequel tendent tous les êtres animés, et que les convenances sociales la forceront davantage à le taire.

Pour amortir l'influence de cette disposition, on peut alors conseiller la fréquentation des bals, des concerts, des spectacles et de quelques autres moyens de diversion. Ces agents ont parfois une très-grande influence; mais il faut étudier les dispositions morales des individus, car ils peuvent être dangereux pour les uns et très-utiles pour les autres. Il est aisé de sentir que leur effet sera tout différent chez une demoiselle d'un tempérament peu ardent, mais sensible, à qui l'on veut faire oublier un amour malheureux, qu'elle n'eût pas ressenti s'il n'avait été provoqué par diverses circonstances, ou chez une autre personne qui n'a point encore formé d'attachement, mais dont l'imagination ardente et un tempérament lascif s'enflammeraient à la vue habituelle d'un homme doué d'un physique avantageux, au récit des passions les plus exaltées, au tableau séduisant de l'amour couronné. Dans ce dernier cas, l'habitude des spectacles sera défavorable : l'on devra placer alors la plus grande confiance dans un autre mode de distraction, tel qu'un voyage, de fréquentes promenades, un séjour plus ou moins prolongé à la campagne, au milieu d'une société choisie; il faut surtout opposer aux résultats d'un amour contrarié le doux charme de l'amitié et les consolations qu'offre toujours l'union des familles.

Mais si la vue de tous les objets qui parlent aux sens, si la fréquentation des sociétés nombreuses, des réunions où les yeux sont fascinés, où l'imagination reçoit tant d'impressions érotiques et lascives favorisent le développement des névroses utérines, qui ne conçoit qu'une vie active, mais douce et tranquille, que le séjour au milieu des champs, qui n'excitent que des émotions paisibles, ne soient susceptibles de calmer les sens et de rendre la jeune personne à la paix du cœur ?

Souvent il ne suffira pas de mettre sous les yeux de ces malades le tableau des avantages que doivent leur assurer une conduite pure et sans tâche, et la pratiqre des vertus sociales; il faut de plus faire naître, entretenir ou développer dans leur âme les principes de la religion. Dirigez leur esprit vers les idées religieuses; faites-y germer les maximes de la plus saine morale, et vous apaiserez l'exaltation des sens, le délire érotique ou même les accidents de l'affection nerveuse.

Si la malade est une jeune personne, on s'occupe ensuite de son établissement. Les parents doivent sans doute repousser une inclination qu'ils n'ont point permise, lorsque des raisons puissantes s'y opposent; mais aussi combien n'a-t-on pas vu de ces liens qui semblaient mal assortis sous les rapports d'âge, de caractère, de rang ou de fortune, opérer le bonheur de ceux qui les ont formés! et ne sait-on pas que l'hymen qui, s'annonçant sous les auspices les plus favorables, semble réunir tous les avantages, ne produit souvent que de fâcheux résultats? Loin de nous l'idée de conseiller aux parents une déférence aveugle aux désirs parfois téméraires d'une jeunesse irréfléchie; mais qu'ils ne se préviennent pas légèrement, qu'ils soient indulgents, lorsque la raison et leur propre intérêt le leur commandent, et qu'ils se persuadent bien qu'une trop grande sévérité, loin de prévenir les fautes et les malheurs, les entraîne ou les rend en quelque sorte excusables. Combien de jeunes personnes, trompées dans leurs espérances, offensées dans leur amour-propre, se sont précipitées dans tous les excès ou ont péri victimes d'un désespoir horrible, et que la tendresse de leurs parents ou les consolations de l'amitié auraient rendues à la santé ou rattachées à la vie! L'art d'attiédir une passion inconsidérée a ses règles, ses nuances, ses finesses : loin de leur présenter la séparation comme irrévocable, il faut d'abord ne pas leur ôter tout espoir; on élève avec adresse quelques doutes sur la réussite de leurs désirs; on les habitue à considérer ceux-ci comme le résultat d'une imagination exaltée, et à ne pas voir exclusivement le bonheur dans la possession de l'objet aimé. On leur fait entrevoir de plus grands avantages dans une autre union. On doit les ménager et, quand il le faut, les tromper, à quelque prix que ce soit, afin de ne pas irriter leur sensibilité et de ne pas porter dans leur âme un découragement trop cruel. Souvent l'espérance seule diminue la fréquence et l'intensité des accidents qui, presque toujours, se dissipent spontanément aussitôt que l'hymen désiré par la jeune malade a couronné ses vœux.

Quand l'hystérie est le résultat d'une inclination ignorée des parents ou dissimulée par ceux-ci et la jeune malade, il faut, avec prudence, en solliciter l'aveu ou chercher à le découvrir.

Le médecin doit s'introduire dans le cœur humain pour y voir les désirs, les passions, les besoins, les sollicitudes, les chagrins, les attachements; pour y agir sur les sensations et les idées, pour examiner enfin ce que peuvent sur l'économie animale tous les genres de sentiment et de pensée.

Tous les développements de ce principe sont applicables au traitement des femmes hystériques et sont susceptibles d'une foule de résultats utiles. En se transportant dans l'intérieur des familles, en provoquant la confiance, le médecin parvient à connaître les causes morales, qui sont presque toujours secrètes, et obtient les succès les plus brillants, par la seule direction donnée aux facultés mentales.

Les mêmes motifs nous rapprochent ordinairement dans le monde; les liens du sang et les rapports de l'amitié nous appellent dans la société, qui se compose de nos parents, de nos amis et d'un certain nombre d'étrangers. La conformité des habitudes et des convenances amène la confiance entre les individus du même âge et de sexe différent; celle-ci s'établit d'autant plus facilement que les goûts, les opinions, les plaisirs sont les mêmes : l'intimité succède et les passions prennent alors naissance. Rarement une jeune personne, quels que soient les rapports sympathiques, éprouve-t-elle subitement une passion violente; l'impression peut avoir été vive, mais elle n'est pas profondément gravée; cette demoiselle n'est pas encore familiarisée, identifiée avec l'idée de cette passion; il est facile aux parents d'en arrêter les effets, quand surtout ils ont habitué leurs enfants à trouver en eux leurs meilleurs amis, et quand de bonne heure ils ont su leur inspirer cette confiance absolue qui ne peut naître que dans un cœur parfaitement libre ou du moins exempt de crainte.

Ce n'est point une vaine curiosité, mais l'amour de son devoir et le désir d'être utile qui engagent le médecin à connaître l'état moral des personnes qui réclament ses soins; ces renseignements sont nécessaires et influent sur le choix des moyens curatifs, qui doivent varier selon les circonstances,

Tantôt une jeune personne affectée d'accès hystériques plus ou moins rapprochés jouit d'une parfaite tranquillité d'âme, tandis qu'une autre éprouve cette disposition mélancolique, ce vide du cœur qui naît alors presque toujours du besoin de s'attacher; tantôt son amour est partagé par celui qui en est l'objet, approuvé par les parents, mais le moment de leur union n'est pas encore arrivé, et cette attente seule détermine les accidents qui, dans ce cas, sont rarement très-intenses.

Trop souvent une inclination contrariée amène un désordre

d'autant plus grave que la sensibilité est plus prononcée et l'affection morale plus intense. Le médecin doit alors faire connaître aux parents la cause du désordre, les dangers qui peuvent en résulter, et les avantages certains qu'obtiendrait leur condescendance aux désirs de la jeune malade. Si cette union leur paraît inconvenante, il les engage à n'avoir recours qu'aux voies de persuasion ou de douceur. Lorsqu'une femme mariée éprouve de semblables paroxysmes, on doit craindre des chagrins dissimulés ou que l'homme avec lequel elle est unie ne soit pas celui qu'elle aime; car, pour dissiper cette maladie, il ne suffit pas toujours, nous le répétons, que le but de la nature soit atteint, il faut, en outre, que le vœu du cœur soit exaucé. Combien alors devient difficile la position du médecin qui sent le besoin de solliciter un aveu qu'on ne peut faire qu'en rougissant! Il s'efforcera d'opposer le langage de la raison au délire de la passion, recommandera une vie active, un voyage, ou un autre moyen propre à opérer une diversion puissante.

La direction donnée aux facultés intellectuelles peut également participer à la guérison de cette névrose. Lorsqu'une femme sera sujette à des accès hystériques déterminés par une affection morale dont on voudra la distraire, une application modérée et journalière à l'étude du dessin ou de la musique, des lectures agréables ou utiles pourront amener des distractions favorables, diminuer l'intensité des accidents, et en éloigner la fréquence. Appeler, dans ce cas, la raison à son secours, prendre la ferme résolution de surmonter une inclination funeste, c'est prouver un bon jugement, c'est faire coopérer cette fonction intellectuelle à la solution d'une maladie qu'une direction mentale tout autre eût été susceptible d'aggraver.

En offrant à la mémoire et à l'imagination des jeunes personnes des souvenirs ou des objets variés, doux, agréables, mais dont la nature est propre à calmer l'effervescence des sens, en leur créant des rapports nouveaux, en occupant leur esprit des soins domestiques, de travaux scientifiques légers, de jeux honnêtes, on prépare, on accélère ou on décide leur guérison.

Le même mode de curation sera opposé aux différents états de la douleur morale; et en adoptant ces mêmes principes, en étudiant tout le parti qu'on peut en retirer, on combattra presque toujours, avec plus ou moins de succès, les résultats des affections de l'âme les plus pénibles.

Comme il arrive assez souvent que des hystéries épileptiformes se présentent chez les femmes, c'est-à-dire que des hystéries graves, ayant tous les caractères de cette maladie, se transforment, lorsque quelque cause trouble l'organisme, en une sorte d'épilepsie, nous devons faire remarquer qu'alors, aux malaises, aux étouffements, aux convulsions grandes et larges de l'hystérie se substituent des vertiges et des convulsions brusques et un peu saccadées, comme celles de l'épilepsie ; au lieu d'occuper tout le corps à peu près indifféremment, elles se montrent principalement d'un côté; il y a aussi de l'écume à la bouche; puis vient la perte de connaissance et un peu de coma. Dans tout cela, il faut noter pourtant que ce n'est pas encore l'épilepsie : ainsi les convulsions ne sont pas franchement saccadées ; les cris, quand il y en a, sont comme volontaires et intelligents; la perte de connaissance, au lieu de se montrer au début de l'accès, vient progressivement et comme une défaillance, ou comme le produit de la gêne excessive de la respiration, ou des douleurs violentes, que la malade éprouve dans la tête. Le coma, la stupeur sont bien différents de ceux de l'épileptique; et enfin, en même temps que tout cela, il y a dans l'intervalle, avant, pendant, après l'accès convulsif, des accidents hystériques, qu'on retrouve toujours pour établir la diagnostic... Une femme était hystérique, et elle souffrait d'accès violents de névralgie de la cinquième paire. Pendant le traitement, elle fut prise, contre toutes ses habitudes, d'attaques d'épilepsie fort bien caractérisées par la forme et le siége des convulsions : l'écume à la bouche, la perte de connaissance et de sensibilité ; elle guérit au bout de quelques accès, parce qu'on put arrêter au début, plusieurs fois de suite, l'invasion du mal. L'attaque commençait toujours par une douleur, une sensation particulière avec convulsion dans la jambe gauche. On établit, dès le début d'un de ces accès, une ligature très-serrée sur la cuisse, et cela suffit pour enrayer le mal. On prit la même précaution aux invasions suivantes, et on en recueillit le même bénéfice. Au bout de quelques jours le mal ne revint plus. Une personne, en apparence bien portante, se sent prise tout à coup d'une sorte de vertige; elle pousse un cri involontaire et inarticulé, perd immédiatement la connaissance et le sentiment; puis sa figure, ses membres, tout son corps sont agités de convulsions rapides, brusques, saccadées, plus prononcées d'un côté que de l'autre; une écume souvent sanglante sort de la bouche ; au bout de quelques minutes, les secousses convulsives deviennent un peu plus rares, se montrent beaucoup plus inégales; l'insensibilité persiste encore; il survient un coma dont rien ne peut tirer le malade; le coma fait place à une sorte d'hébétement, de stupeur, et enfin de somnolence, dans lesquels il y a souvent un ronflement marqué ; au bout d'un temps plus ou moins long, la connaissance revient, et avec elle progressivement la sensibilité. Le malade éprouve une fatigue prononcée dans tous les membres, et se montre souvent la bouche pleine de sang, soit que dans les convulsions il se soit mordu la langue, soit que l'écume ordinaire aux épileptiques, dans leurs attaques, ait été elle-même rougie par du sang exhalé dans différentes parties de la bouche, de la gorge, ou des bronches.

Telle est l'attaque ordinaire de l'épilepsie. Elle dure quelques minutes pour les convulsions, une ou deux heures pour le coma, quelques heures pour la somnolence.

Lucrèce, dans son poëme *De la Nature des choses*, a tracé de l'épilepsie un tableau digne d'un grand peintre :

Quin etiam, subita vi morbi sæpe coactus,
Ante oculos aliquis nostros, ut fulminis ictu,
Concidit, et spumas agit, ingemit, et tremit artus,
Desipit, extentat nervos, torquetur, anhelat
Inconstanter et in jactando membra fatigat :
Nimirum, quia vis morbi distracta per artus
Turbat agens animam, spumans ut in æquore salso
Ventorum validis fervescit viribus unda :
Exprimitur porro gemitus, quia membra dolore
Afficiuntur, et omnino quod semina vocis
Ejiciuntur, et ore foras glomerata feruntur,
Qua quasi consuerunt, et sunt munita viai :
Desipientia sit, quia vis animi, atque animai
Conturbatur, et, ut docui, divisa seorsum
Dijectatur, eodem illo distracta veneno.

Quel coup rapide et sûr frappe ce malheureux ?
Les éclairs sont moins prompts, les vents moins orageux ;
Il tombe, il se confond, gémit, respire à peine ;
Il se tord, se roidit, palpitant, hors d'haleine ;
Il écume à mes pieds, s'y roule en furieux ;
Pareil, en ses transports, aux flots séditieux,
Qu'on voit fouler au loin la plage blanchissante :
Son âme est-elle en proie au mal qui le tourmente ?
Oui, sa douleur s'exhale en soupirs redoublés,
Oui, j'entends, de sa voix, les principes troublés
Prendre, en torrents vainqueurs, leur route accoutumée,
Par leur foule orageuse, ouverte et comprimée ;

Et ceux même de l'âme, en ces sombres combats,
Du venin triomphant ne se défendent pas.

L'épilepsie, s'annonce par des signes si alarmants, qu'un célèbre médecin de l'antiquité, Arétée, qui a dessiné les traits de cette déplorable maladie avec une vigueur de pinceau inimitable, la comparait à un taureau en fureur, a cédé à l'emploi méthodique de la valériane. Les plus grands praticiens assurent avoir triomphé, avec la valériane, d'une épilepsie qui, pendant plusieurs années, avait résisté à tous les autres secours de la thérapeutique.

M. Delasiauve place en tête les formules les plus simples contre l'épilepsie. Voici ses principales formules : la tisane faite avec huit à trente-deux grammes de racine de valériane et un litre d'eau bouillante, dont on prend plusieurs verres dans la journée. Un électuaire composé de poudre de valériane sauvage, trente-deux à quarante-huit grammes, miel, q. s., à prendre en plusieurs portions, dans les vingt-quatre heures; l'extrait de valériane, deux, quatre et huit grammes progressivement en pilules, ou dans un julep. La poudre de valériane, de quatre à huit grammes, mêlée avec soixante centigrammes à un gramme de cannelle en poudre, en six paquets dans la journée. L'assa-fœtida en bols, en potions, en lavements, en général à fortes doses, de un à trente et même à quarante grammes. La teinture éthérée de digitale à doses élevées. La poudre de digitale, de dix à quarante centigrammes, dans un julep ordinaire, à prendre en trois ou quatre fois dans la journée. Les pilules de belladone de M. de Breyne : extrait de belladone, par décoction aqueuse, quatre grammes, gomme arabique deux grammes, poudre inerte q. s. pour cent vingt pilules, dont on prend de une à six progressivement. Le nitrate d'argent en pilules, de cinq à vingt centigrammes, mêlé avec de la mie de pain, de la magnésie ou un extrait quelconque, de manière à faire vingt pilules qu'on prend progressivement, etc., etc. Quoiqu'on ne connaisse pas encore un spécifique contre l'épilepsie, j'ose dire avec le docteur Sandras, ce savant et honorable confrère que la science médicale vient de perdre, qu'il ne me paraît pas plus impossible d'en trouver un contre l'épilepsie que contre la fièvre intermittante, que contre la syphilis. Je ne peux m'empêcher d'espérer qu'on en rencontrera, quelquefois du moins, pour les cas d'épilepsie purement nerveuse.

De la catalepsie.

L'auteur d'un traité remarquable de la catalepsie, M. Bourdin, définit ainsi cette maladie : « Affection du cerveau, intermittente, apyrétique, caractérisée par la suspension de l'entendement et de la sensibilité, et par l'aptitude des muscles de la vie animale à recevoir et à garder tous les degrés de contraction qu'on leur donne. » — « Une fille de cinq ans, nous dit Tissot, ayant été, un jour, vivement choquée de ce que sa sœur avait enlevé, pendant le repas, un morceau dont elle avait elle-même envie, devint roide tout à coup. La main qu'elle avait étendue vers le plat, avec sa cuiller, resta dans cet état; elle regardait sa sœur de travers avec des yeux d'indignation; quoiqu'on l'appelât à haute voix, et qu'on l'excitât vivement, elle n'entendait point; elle ne remuait ni la bouche ni les lèvres; elle marchait lorsqu'on la poussait et qu'on la conduisait avec la main; ses bras, lorsqu'on les tirait en haut, en bas ou transversallement, restaient dans la même situation; vous eussiez cru voir une statue de cire. Après l'accès elle était roide et froide comme du marbre. Au bout d'une heure environ, elle se réchauffait peu à peu en étendant les bras avec de profonds soupirs; enfin, après une grande sueur, elle revenait à son premier état. »

Dans l'accès cataleptique rien ne change, ni l'attitude, ni le geste, ni le regard. On dirait une véritable pétrification; et à cet aspect on se rappelle involontairement la belle peinture que nous fait Ovide de l'infortunée Niobé après la mort de ses sept filles et de son mari.

Au milieu de leurs corps, étendus et sanglants,
Veuve de son époux, veuve de ses enfants,
Par le mal endurcie, elle n'est plus sensible,
Ses longs cheveux épars n'ont plus rien de flexible,
On a vu se roidir et ses pieds et ses bras,
Son œil sans mouvement regarde et ne voit pas.

Ou mieux :

Tous sont morts, elle seule, interdite et glacée,
L'horreur brise son âme et suspend sa pensée :
Ses bras restent ouverts, mais de ses longs cheveux,
L'air ne soulève plus les replis onduleux,
Et ce n'est plus le sang dont la rougeur colore
L'immobile incarnat, que son teint garde encor.
Ses regards, dans son œil qui ne s'est pas fermé,
S'éteignent : ce n'est plus qu'un marbre inanimé.

Voilà un véritable tableau de la catalepsie; mais voici comment les choses se passent. Les malades sont ordinairement tourmentés auparavant par des accidents nerveux plus ou moins comparables à ceux de l'hystérie, de la chorée, quoique l'observation qui vient d'être rapportée, d'après Tissot, prouve qu'ils ne sont pas toujours nécessaires, mais le plus souvent la catalepsie arrive après des phénomènes nerveux de diverses sortes. Presque toujours avant le début on observe des troubles hystériformes, la régidité de certains muscles, quelques convulsions partielles, des vertiges, des douleurs de tête, des crampes, un sentiment de constriction ou de boule remontant de l'épigastre vers la gorge, une sorte de stupidité momentanée, puis la malade entre dans l'état cataleptique.

Les fonctions cérébrales sont suspendues; la connaissance se perd ainsi que la sensibilité générale ou spéciale; l'abolition de ces facultés est absolue dans la catalepsie parfaite; relative dans les accès incomplets. La personne cataleptique reste immobile comme un corps rigide dans la position où elle était lorsqu'elle a été saisie de l'accès, quelque pénible et fatigante que soit cette position. Ainsi Fernel nous dit qu'un de ses malades, occupé à lire et à écrire au moment de l'attaque, semblait encore lire et avait gardé sa plume à la main. Un capucin, nous dit Heer, était fixe comme une statue de marbre, un genou en terre et l'autre courbé comme s'il allait le fléchir; le bras gauche penchait le long de son genou; le droit était élevé en l'air, les doigts écartés. On a cité de même un comédien qui ôtait de sa tête, pour la placer ailleurs, une couronne qu'on lui avait décernée. Il est bon de remarquer que les membres ne sont pas dans une rigidité invincible. Ils suivent, après un peu de résistance, les mouvements qu'on leur imprime, puis restent comme on les place, exactement comme feraient les diverses parties d'un mannequin bien fait. Les cataleptiques, pendant ce temps, ne voient rien, n'entendent rien, ne sentent rien, ne se souviennent de rien. Leurs yeux restent fixes et immobiles, et ils paraissent comme plongés dans un sommeil invincible. Si on les pousse pour marcher ils glissent comme des statues dans les accès complets.

Dans les cas moins bien prononcés on voit quelquefois l'intelligence par intervalles et par degrés revenir; avec elle, la sensibilité, d'abord obtuse et vague, puis plus entière; les idées reprennent bien moins leur cours, ainsi que les perceptions, la réflexion et le mouvement, puis les malades retombent dans la catalepsie d'où ils avaient paru sortir quelques minutes. Le docteur Sandras ajoute : « Une jeune cataleptique tombée dans cet état en voyant à côté d'elle administrer les derniers sacrements à une autre malade couchée auss dans mon service, resta plusieurs heures dans l'état cataleptique, sans donner aucun signe de vie. Pourtant, après que mon interne lui eut pendant longtemps fait sur le visage des affusions froides abondantes, elle finit par témoigner de la sensibilité ; puis enfin elle s'écria, à chaque reprise, quand on l'arrosait : « Assez ! assez ! » et l'accès se dissipa. »

La catalepsie est presque toujours intermittente ; sa durée peut être de quelques minutes, de trois jours, de dix et même de trente. Dans certains cas, les retours du mal se présentent tout à fait périodiques ; dans d'autres cas, au contraire, aucune périodicité ne se fait remarquer ; l'état cataleptique attend, pour ainsi dire, une occasion de se développer ; mais aussitôt cette occasion venue, émotion morale ou physique, affaiblissement, fatigue, dérangement de quelque fonction importante ; la catalepsie ne manque guère de s'ajouter aux phénomènes nerveux qui ont débuté. « Une femme, d'après Rondelet, tombait en catalepsie lorsqu'on prononçait devant elle le nom de son mari et lorsqu'il arrivait à la maison ; une autre quand elle voyait faire le signe de la croix. »

Pronostic.—Les auteurs anciens considèrent la catalepsie comme une affection dangereuse et assez souvent mortelle. Les auteurs modernes résument le pronostic de cette maladie en disant qu'elle est peu grave chez les sujets jeunes dont les attaques sont courtes, éloignées et simples, ce qui veut dire que le pronostic devient plus sérieux quand cette affection se trouve mêlée à des complications.

On peut distinguer les causes en prédisposantes et en déterminantes. On peut regarder comme causes prédisposantes tout ce qui prédispose à l'état nerveux, la masturbation, certains dérangements de la digestion, la chlorose, dont les désordres de la menstruation chez les femmes ont été à tort le seul signe officiel ; les longues passions, l'hérédité. Les causes déterminantes de la catalepsie se trouvent presque toujours dans quelque vive affection morale ou dans la contension et l'exaltation de l'esprit. L'amour, la crainte, la nostalgie, l'espérance déçue, la colère, l'abus des idées religieuses, le ressentiment d'une injure, une vive inquiétude d'esprit, décident presque toujours l'apparition des accidents.

Traitement.—L'histoire des causes peut fournir les bases les plus solides du traitement de la catalepsie. Au moyen âge on a exorcisé, et cela s'explique par l'ignorance des temps ; c'est ce qui est arrivé pour les deux religieux dont M. Bourdin a rapporté l'histoire d'après les *Annales de Toulouse,* ou pour les religieuses de Loudun, soi-disant ensorcelées par le malheureux curé Urbain Grandier. Plus tard on a purgé, saigné, proposé le trépan, des amulettes, des frictions avec la graisse de vipère, etc. A mesure que la raison s'est fait jour, les indications thérapeutiques ont été mieux précisées, et l'usage de la saignée, des purgatifs, des vomitifs, des bains, a été mieux réglé. M. Chycoyneau guérit par l'administration du quinquina deux cataleptiques à accès périodiques.

Pour diriger convenablement le traitement de la catalepsie, il importe d'abord de se bien rendre compte des conditions organiques dans lesquelles elle se montre. On est frappé de voir presque toujours affectés de cette maladie des sujets habituellement névropathiques, en qui une circonstance quelconque, une autre maladie, une secousse morale, un dérangement hygiénique, ont amené un brusque changement, causé un vif ébranlement nerveux. C'est alors que le premier accès de catalepsie se montre. Les autres accès se sont reproduits avec la plus grande facilité toutes les fois que les circonstances ont rappelé la moindre analogie avec le début du mal. Il importe donc, pour un sujet névropathique, d'éviter toutes les occasions qui peuvent reproduire ces accès; et avant tout, il faut tâcher de le tirer de l'état nerveux dans lequel ces accidents sont possibles. Toutes les fois que les malades témoignent encore quelque sensibilité sensoriale ou tactile, on en usera pour les faire sortir le plus promptement possible de leur accès; et aussitôt qu'on pourra être sûr de parvenir jusqu'à leur intelligence, il ne faudra rien négliger pour la stimuler, la réveiller et s'en emparer. Il sera nécessaire de les mettre dans les positions les moins propres à les fatiguer, à cause du brisement qu'ils ne manqueront guère d'éprouver en sortant de là; on rappellera la sensibilité de la peau par des frictions ou des applications irritantes, et au besoin par des vésicatoires volants. On les baignera dans l'eau chaude ou froide suivant les cas; on se comportera presque en tout comme si on avait affaire à une hystérie extrêmement prononcée.

De l'extase.

Symptômes. « On éprouve une sorte de sommeil des puissances de l'âme, de l'entendement, de la mémoire, de la volonté, dans lequel, encore qu'elles ne soient pas entièrement assoupies, elles ne savent comment elles opèrent; on éprouve une espèce de volupté qui ressemble à celle que pourrait sentir une personne agonisante, ravie de mourir dans le sein de Dieu. L'âme ne sait alors ce qu'elle fait, elle ignore même si elle parle ou si elle se tait, si elle rit ou si elle pleure : c'est une heureuse extravagance, c'est une céleste folie dans laquelle elle s'instruit de la véritable sagesse d'une manière qui la remplit d'une inconcevable consolation. Peu s'en faut qu'elle ne se sente alors entièrement défaillir; elle est comme évanouie; à peine peut-elle respirer; toutes les forces corporelles sont si affaiblies qu'il lui faudrait faire un grand effort pour pouvoir seulement remuer les mains. Les yeux se ferment d'eux-mêmes, et s'ils demeurent ouverts, ils ne voient presque rien; ils ne sauraient lire quand ils le voudraient; ils connaissent bien que ce sont des lettres, mais ils ne peuvent pas les distinguer ni les assembler, parce que l'esprit n'agit point alors, et si on parlait à cette personne, elle n'entendrait rien de ce qu'on lui dirait, elle tâcherait en vain de parler, parce qu'elle ne saurait ni former ni prononcer une seule parole. Toutes les forces extérieures l'abandonnent, et celles de son âme s'augmentent pour pouvoir mieux posséder la gloire dont elle jouit.» (*Vie de sainte Thérèse, écrite par elle-même*, traduction d'Arnaud d'Andilly.)

Telle est l'extase religieuse racontée par une personne intelligente et de bonne foi, qui avait souvent éprouvé les troubles nerveux dont elle parle. Les principaux caractères de la maladie s'y trouvent : l'abolition presque complète des sens et du mouvement, la concentration de toutes les facultés sur un seul objet, la jouissance, pour ainsi dire, infinie de l'idéal qui préoccupe toute l'intelligence et toutes les affections. Cette description laisserait peu de chose à ajouter pour que le tableau fût complet, si toutes les personnes extatiques étaient comme sainte Thérèse exclusivement dominées par l'amour de Dieu. Mais il n'en est pas toujours ainsi, et des passions moins spirituelles constituent parfois le centre autour duquel viennent se grouper les symptômes de l'extase.

Cette affection prend alors quelque chose de l'idéal, de la passion, sous l'influence de laquelle elle s'est développée. Ainsi, dans l'amour, quand il va jusqu'à l'extase, la jouissance idéale, la contemplation exclusive, l'adoration de l'objet aimé remplacent les délices pieuses dont nous venons de rappeler la peinture. Dans les autres passions affectives portées à l'extrême, la base de la maladie, le but idéal du malade varient; mais ce point une fois convenu, tout le reste se ressemble, et on retrouve en tous les cas la pensée exclusive de l'idéal, la concentration de toutes les puissances intellectuelles et sensoriales autour de ce seul objet, l'abolition presque complète de toute autre perception, la suspension du mouvement dans la physionomie, l'expression la plus vive de l'idée prédominante au moment où l'accès a commencé.

C'est par la connaissance de l'état moral qui a présidé au début du mal que l'extase se distingue surtout de certains délires artificiels, avec jouissance plus ou moins extatique, tels que ceux qui résultent de la respiration du chloroforme, et surtout de l'éther, de la digestion du hachisch ou de l'opium. Sous l'influence du tous ces poisons, l'intelligence et les sensations se trouvent abolies ou perverties, les préoccupations se changent en sensations intimes, de telle sorte que les expérimentateurs entrent souvent en une sorte d'extase; mais cette imitation de l'état nerveux statique est fugace et variable, comme tous les délires, par introduction d'un corps étranger dans le sang; elle n'a point d'objet déterminé sur lequel toutes les facultés se concentrent; elle ressemble à l'extase quelquefois par le dehors, jamais par l'essence et la nature intime.

L'extase a quelque chose de particulier et de caractéristique qui la fait elle, et point autre. Ce n'est plus, comme dans l'hystérie, un étouffement, un étranglement convulsif, douloureux; comme dans la catalepsie, une fixité musculaire qui laisse les membres et le corps immobiles dans la position qu'on leur donne; comme dans l'état nerveux simple, une série de douleurs, de troubles, d'accidents nerveux variables pour ainsi dire à l'infini; comme dans les hallucinations, un éveil de la pensée par des voies intérieures, par la perception d'êtres imaginaires, vus, flairés, goûtés, touchés.

Même quand l'extase comporte quelque chose de toutes ces maladies, elle a ses accès propres dans lesquels la physionomie exprime une pensée intime, profonde, ravissante, dans lesquelles toute sensation, toute intelligence, toute conscience paraissent mêlées, confondues, transformées en béatitude. Devant les yeux même les plus prévenus pour la confusion de toutes ces maladies en une, l'extase serait un état nerveux, un accès hystérique ou cataleptique incomplet, avec quelque chose de plus.

Pronostic. L'extase, débarrassée de toute autre affection qui pourrait la compliquer, n'a aucune importance dangereuse; chaque accès, quand ils se multiplient, se termine en général par la santé; néanmoins cette répétition des extases finit par troubler l'intelligence, et si on ne parvient pas à en arrêter le cours, elle conduit à la folie ou à l'idiotie. L'idiotie, avec ou après les extases, est plus commune chez les sujets incultes et à intelligence bornée; la folie arrive plus souvent parmi les extatiques intelligents, passionnés, actifs. Cette partie grave du pronostic implique la nécessité d'éviter avec soin toutes les occasions dans lesquelles l'extase s'est manifestée.

Causes. Il suffit, pour que l'extase se montre, qu'une vive impulsion soit produite, ou sur des esprits faibles et pusillanimes, ou sur des intelligences plus cultivées, mais mal prédisposées, à cause de la prédominance naturelle ou acquise du système nerveux. Il suffit souvent qu'une passion, une idée fixe et exclusive tourmente à la fois l'intelligence et les affections.

Traitement. Le médecin ne doit jamais perdre de vue que si l'on s'en rapportait aux désirs des malades, il arriverait assez souvent que l'on se croirait autorisé à conserver ou même à provoquer en eux cet état de béatitude. Mais le devoir du médecin et la prévoyance qu'il a des conséquences possibles d'un semblable désordre, l'obligent à lutter sans cesse contre cette tendance et à recourir aux conseils et aux agents les plus énergiques. Il va sans dire qu'il faudra apporter une extrême réserve pour l'usage voluptuaire de l'opium, des inspirations de l'éther et du chloroforme. L'intelligence humaine, malgré ses écarts, est un si bel attribut de notre espèce, elle est tellement le principe et le cachet de notre supériorité, qu'on doit considérer comme un grand mal, dans l'ordre moral, tout ce qui peut, sans autre motif qu'une jouissance si vive qu'elle soit, l'offusquer, même momentanément; à plus forte raison, tout ce qui nous procure ces voluptés momentanées, en compromettant la rectitude de notre jugement. Le traitement de l'extase n'est d'ailleurs pas autre que celui de la catalepsie, toutes les fois que la maladie est simple : quand elle est compliquée, il faut, en dehors des accès, s'occuper activement de l'affection concomitante. Ce sera un bon moyen de pourvoir du même coup à la guérison de la maladie nerveuse statique.

De l'hystéralgie.

On désigne par le nom d'*hystéralgie* toute douleur de la matrice indépendante de l'inflammation de cet organe.

L'utérus, en vertu de la sensibilité générale qu'il partage avec tous les autres organes de l'économie, et indépendamment de la sensibilité spéciale dont il jouit pour l'accomplissement de l'acte génital, peut, comme tous les organes qui reçoivent des nerfs cérébro-rachidiens, éprouver des douleurs plus ou moins vives, exemptes d'inflammations proprement dites, et en tout comparables à celles que ressentent l'estomac dans la gastralgie et le foie dans l'hépatalgie.

L'hystéralgie ne se manifeste guère que pendant le cours de la vie sexuelle, c'est-à-dire depuis la puberté jusqu'à l'âge critique; les jeunes personnes en sont souvent affectées à l'époque de la première éruption menstruelle, et chez beaucoup de femmes mariées les douleurs hystéralgiques sont déterminées par les premières approches conjugales, accompagnent chaque retour des règles, et remplacent souvent le sentiment de volupté qui préside à l'union conjugale, surtout quand cet acte est trop souvent répété. L'hystéralgie est d'ailleurs le symptôme le plus ordinaire d'une leucorrhée, d'un rhumatisme, d'une déviation de la matrice, etc.; et, sans en être la conséquence nécessaire ni l'élément inséparable, mais au lieu d'être continue comme ces dernières affections, offre des périodes plus ou moins longues de calme parfait. On a vu l'affection hystéralgique coïncider avec des accès de fièvre intermittente, et disparaître sous l'influence d'un traitement approprié à cette dernière affection; souvent pendant l'intervalle des accès, il ne restait qu'un peu de sensibilité à l'hypogastre, qui pouvait faire croire à l'existence d'une métrite légère, que, du reste, on voit survenir quand l'affection nerveuse de la matrice s'est prolongée pendant longtemps. En parlant de l'état nerveux de la matrice, le docteur Lisfranc dit: « Le toucher et l'application du spéculum sont quelquefois intolérables; n'oubliez pas que la douleur est rémittente ou intermittente; n'oubliez pas la maladie, ne laissez point la femme dans une sécurité profonde, car vous verrez presque toujours se développer, et souvent même après un temps très-court, une métrite aiguë ou chronique, un engorgement de l'utérus. »

Les symptômes de cette névralgie utérine sont des douleurs plus ou moins violentes, accompagnées d'une sensation de pincement et de tortillement, et souvent même de chaleur ardente et d'élancements, de cuisson sur les organes génitaux ayant leur siége au centre de l'excavation pelvienne, s'irradiant dans quelques cas jusque dans le rectum, l'anus, les aines et les lombes, surtout dans le vagin et la vulve. L'exploration au moyen du toucher et du spéculum permet de constater que les organes génitaux ne présentent ni rougeur ni gonflement. Cependant, les douleurs peuvent être portées à un tel degré d'intensité que les malades sont quelquefois dans un état d'agitation et de désespoir capable de faire supposer qu'elles sont atteintes d'aliénation mentale.

« On peut désigner, sous le nom d'*hystéralgie aiguë*, dit Dugès, les douleurs qui accompagnent la copulation chez certaines femmes, et celles surtout qui souvent suivent les premières approches de l'homme. Soit que la violence physique, éprouvée par les organes, détermine le spasme de l'utérus et du vagin, soit qu'il ne résulte que d'une excitation toute physiologique, il est certain qu'il cause parfois de vives souffrances ; et ce qui pourrait faire pencher en faveur de la deuxième opinion, c'est que ces souffrances ne montent bien souvent à leur plus haute intensité, ou même ne se développent que quelque temps, plusieurs heures même après le coït. Ces douleurs, parfois brûlantes, rappellent plus souvent une sensation de pincement, de forte pression dans l'hypogastre et dans l'excavation pelvienne, en se propageant quelquefois vers les aines et les lombes. Elles sont intermittentes comme les crampes, les coliques ; mais dans leurs intervalles elles laissent un endolorissement et même une sensibilité à l'hypogastre qui pourraient les faire confondre avec une métrite légère ; légère, car il n'y a point de fièvre, point d'accidents qui puissent faire soupçonner une inflammation grave. Une métrite légère est, au reste, presque inévitable, pour peu que cette espèce d'hystéralgie se prolonge ; elle en est l'effet comme la métrite puerpérale est quelquefois celui des tranchées. Dans un cas qui s'est tout récemment offert à notre observation, nous avons obtenu un succès complet par l'emploi des demi-bains, des lavements émollients et un peu narcotiques, et surtout des cataplasmes sur l'hypogastre : nous avons aussi recommandé la modération au mari. Les douleurs avaient été ici assez fortes et assez prolongées pour produire l'amaigrissement, la faiblesse; les règles avaient été aussi retardées, et il s'était déclaré une leucorrhée abondante. Dans le moment des douleurs les plus vives surtout, c'est-à-dire quelques heures après l'union conjugale, les organes génitaux répandaient une grande quantité de liquide muqueux. Si les douleurs eussent montré plus d'opiniâtreté, nous eussions eu recours à la continence absolue, aux saignées locales et aux opiacés. »

« L'hystéralgie ou névralgie de l'utérus n'est pas rare chez les femmes névropathiques, nous dit le docteur Sandras. Elle est caractérisée par des douleurs dans cet organe, ou très-vives, ou lancinantes, ou tout à fait analogues à celles de l'accouchement. Une dame que toutes les névralgies imaginables, exaspérées depuis son enfance par un traitement antiphlogistique, ont poursuivie longtemps avant que je la visse, et pendant trois ou quatre ans encore sous mes yeux, me disait à chaque instant : *Je sais que je ne suis pas enceinte, et pourtant je sens que j'accouche, je ne pourrais pas faire de différence entre les sensations que j'éprouve dans le bas-ventre, et celles que mes accouchements m'ont occasionnées.* Et ces douleurs ne lui venaient pas au moment des règles, pendant ces époques ou immédiatement après; elles se faisaient sentir pendant de longues atteintes de névralgie, aussi bien que des vertiges effroyables, que des battements de cœur, qui avaient longtemps fait croire à une hypertrophie de cet organe, que des troubles de toute sorte dans la digestion. Tous ces désordres se montraient tantôt ensemble, tantôt séparés, se transformant, se remplaçant les uns les autres avec une rapidité incroyable.

Des lavements émollients chargés de laudanum, huit à dix gouttes, sont pris et absorbés avec facilité, et, il faut le dire, avec le plus grand soulagement pour les malades; des frictions, soit laudanisées, soit belladonées, soit chargées de ciguë ou de jusquiame, peuvent être reçues pour ainsi dire indéfiniment. Quand ce lavage fatigue trop les malades, on peut introduire dans le vagin et y maintenir par un tamponnement léger des pommades chargées d'opium, de jusquiame ou de belladone.

Dans quelques cas cependant, on ne peut pas et on ne doit pas les employer; c'est quand la névralgie utérine arrive, comme cela se fait quelquefois chez des personnes robustes, mal réglées au moment des règles. Alors, si l'évacuation menstruelle tarde à se faire, une saignée la provoque. A peine le sang coule-t-il de la veine, que les règles se montrent et tout rentre à peu près dans l'ordre. Cette névralgie se rencontre aussi quelquefois chez des hystériques peu robustes. C'est le traitement de la chlorose qui les guérira, sinon rapidement, du moins sûrement avec le temps.

Le traitement de l'hystéralgie consiste dans l'usage de bains, de lavements émollients et narcotiques, et de liniments de même nature appliqués sur la région hypogastrique, et rendus dans quelques cas plus adoucissants, plus calmants par l'addition des substances narcotiques, telles que le pavot, la morelle, la jusquiame, ou même quelques gouttes de teinture d'opium. On doit envelopper en même temps le ventre et les reins de cataplasmes de farine de lin, en y incorporant une certaine quantité d'huile de jusquiame. Le repos, la continence et des boissons adoucissantes et calmantes doivent aussi faire partie du traitement de l'hystéralgie. Si la maladie affectait une marche périodique avec ou sans fièvre, on aurait recours au sulfate de quinine combiné avec l'opium; et dans le cas où l'hystéralgie serait le symptôme d'une autre affection de l'utérus, on devrait s'attacher à combattre l'affection primitive.)

La marche périodique de la maladie peut fournir par elle-même une précieuse indication, et conduire à une guérison facile. Le sulfate de quinine s'est effectivement montré puissant contre les hystéralgies périodiques. A défaut de cette indication, c'est aux antispasmodiques, aux narcotiques, à la morphine, etc., qu'il faut demander le soulagement ou la guérison.

Cependant, nous avons pu constater, pour certains cas, l'inefficacité même des plus énergiques antispasmodiques. Une dame qui se présenta à nous souffrait à la vérité peut-être moins dans l'utérus que dans le vagin et la vulve; la douleur se propageait souvent même au rectum et à l'anus. Elle était continue, quoique redoublant par instant, et jetait cette dame dans une agitation, un désespoir qui dérangeait souvent sa raison, et la faisait passer pour folle. Rien n'égalait surtout la vivacité avec laquelle elle se découvrait et devant et derrière, pour montrer aux gens de l'art et aux femmes qui l'entouraient le siége de ses douleurs. Ces douleurs étaient, disait-elle, brûlantes et rongeantes à la fois; et pourtant la vulve, le vagin, la matrice n'offraient ni rougeur, ni gonflement, ni sensibilité. Quelques gouttes d'un fluide lactescent coulaient parfois du vagin; cette maladie durait depuis plusieurs années, et avait été attaquée par des médications de toute nature; les antisyphilitiques mêmes avaient été essayés sans plus d'avantage que le reste, et nos prescriptions, quoique nombreuses et variées, n'obtinrent pas un plus heureux succès.

On lit dans l'ouvrage du docteur Duparcque : « Presque entièrement nulle chez quelques femmes, la sensibilité du col de l'utérus est chez d'autres tellement vive que le plus léger contact est excessivement douloureux, et provoque des accidents nerveux très-intenses, surtout lorsque cette sensibilité est exaltée par l'orgasme vénérien. Elle rend les approches conjugales insupportables, et peut être considérée comme une cause de stérilité. Elle exige beaucoup de réserve et de prudence dans l'exercice du toucher et dans l'emploi du spéculum. Cette impressionnabilité s'étend parfois à tout l'appareil générateur, et donne lieu à des douleurs dans la région utérine, à une sensation de brûlure dans le bas-ventre et le vagin. Le moindre exercice à pied ou en voiture produit un sentiment de fatigue vers le bassin. Les règles cependant suivent leur cours ordinaire, et à l'inspection on ne remarque rien de changé dans la constitution de l'utérus.» Le nom d'hystéralgie nous paraît mieux convenir à cet état que celui de subinflammation sans engorgement que lui a imposé M. Lisfranc. Il s'amende facilement par l'usage des injections et des lavements d'eau froide. M. Jobert dit avoir fait cesser ces douleurs nerveuses en cautérisant légèrement le museau de tanche.

Il est vrai que ces douleurs vives, aiguës, ne sont essentiellement névralgiques que dans les cas où elles sont liées à quelque affection de l'utérus; elles ne sont pas en rapport d'intensité avec l'étendue ni avec la nature de ces affections. Dans certains cas, celles-ci semblent n'être que le résultat des douleurs et la suite de l'afflux sanguin et humoral qu'elles provoquent. Leur marche, par accès, plus ou moins régulière, et les succès des antispasmodiques viennent enfin prouver jusqu'à l'évidence leur nature essentiellement névralgique.

Excès de sensibilité des organes génitaux de la femme.

La sensibilité des organes génitaux de la femme est quelquefois telle que les soins ordinaires de propreté sont pénibles à supporter, si l'on n'use pas de beaucoup de précaution en les mettant en usage. Le toucher pratiqué pour explorer le vagin et l'utérus est insupportable, et détermine souvent une irritation nerveuse, qui peut produire un état convulsif. La femme a pour le coït lui-même une grande répugnance, et quoique le sentiment du devoir et la crainte de perdre l'affection de son mari la dominent, elle s'en éloigne d'abord, autant que le lui permettent les circonstances, et puis enfin il devient si irritant, si agaçant, si douloureux, qu'elle le refuse et le rejette avec une sorte d'effroi; refus terrible, qui, presque toujours, entraîne bientôt après lui les événements les plus funestes à l'union conjugale. Je n'exagère rien ici, car on m'a raconté des scènes déplorables. « J'en ai quelquefois été le témoin,» dit le docteur Lisfranc. L'excès de sensibilité des organes génitaux de la femme exige donc l'attention la plus sérieuse de la part du médecin; son ministère est ici non pas seulement de guérir, mais encore de rendre une épouse à son mari, un père à ses enfants, en rétablissant la paix au sein d'une famille désolée.

Cette maladie peut tenir à un état particulier de la constitution, à certaines idiosyncrasies; on voit quelquefois certaines familles dans lesquelles elle semble être héréditaire, car presque toutes les femmes en sont affectées à des degrés variés; mais l'excès de sensibilité des organes génitaux de la femme dépend le plus souvent d'autres causes; ainsi, comme le fait observer le docteur Lisfranc, un écoulement blanc assez abondant, le prurit de la vulve, les règles, etc., peuvent le produire; il se manifeste aussi sous l'influence des inflammations aiguës ou chroniques, partielles ou générales de la membrane muqueuse génitale; les érosions, les excoriations, les ulcérations de cette membrane l'entraînent brusquement après elles. Il peut dépendre aussi d'une inflammation de la matrice.

Le docteur Lisfranc fait remarquer que les maladies de la vulve agissent quelquefois sympathiquement sur la vessie, et alors la douleur peut se faire seulement sentir sur cet organe. « Une dame, ajoute ce praticien, disait être affectée depuis plusieurs années d'une maladie de vessie qui la tourmentait beaucoup : j'examinai la vulve et j'y trouvai des plaques d'un rouge très foncé, dont quelques-unes étaient légèrement excoriées ; je fis mettre de l'huile d'amandes douces sur la membrane muqueuse ; une compresse fine, imbibée du même liquide y fut appliquée, empêcha le contact des surfaces. Je conseillai de pratiquer au bras une saignée révulsive de cent quatre-vingts grammes (six onces) ; la malade ne voulut pas y consentir, parce que déjà le lendemain ses douleurs avaient presque entièrement disparu ; des lotions faites avec l'eau alumineuse dissipèrent d'ailleurs en peu de jours le reste de la phlegmasie et les excoriations de la vulve ; les douleurs de la vessie n'ont point reparu. »

Mais l'excès de sensibilité des organes de la génération de la femme dépend-il de l'idiosyncrasie, n'y a-t-il d'ailleurs dans la vulve aucune trace de maladie, on a recours aux moyens suivants : bains entiers chauds, à l'eau de son : on les multiplie, on les prolonge le plus possible ; irrigation d'eau de guimauve légèrement tiède, si elle n'irrite pas ; phlébotomie révulsive pratiquée au bras ; une saignée de quatre-vingt-dix grammes est faite vingt-quatre heures après la cessation des règles ; on la répète vers le milieu de l'intervalle des menstrues. On donne les narcotiques, le camphre, soit par la bouche, soit par le rectum ; on administre aussi l'assa-fœtida.

On doit essayer les irrigations d'eau froide et les bains entiers, d'abord frais et ensuite froids. « J'ai vu, dit le professeur Lisfranc, quelquefois ces moyens réussir complétement, et les organes de la génération exécuter leurs fonctions comme à l'état normal. On conseille de prendre, pour ne pas le rendre, un quart de lavement peu chaud; suivant l'indication, il peut être froid ou même à la glace; quelquefois la maladie n'est qu'amendée, dans certaines circonstances elle demeure au même état. »

Lorsque l'affection morbide est amendée, le médecin, toujours dirigé par le désir ardent d'être utile, donne quelques conseils au mari; la gravité des circonstances le lui commande impérieusement, et les lois divines et humaines, ajoute M. Lisfranc, lui en imposent le devoir sacré.

Il est nécessaire que, dans les rapports sexuels, l'acte ne soit commencé qu'au moment où le désir, sollicité par des choses permises, aurait produit chez la femme une certaine excitation, une espèce d'orgasme, ainsi la sensibilité sera modifiée et le coït pourra être toléré : il sera peut-être normal; l'on doit encore, pour prévenir ou atténuer les douleurs, conseiller d'enduire le membre d'un corps gras et de l'introduire avec ménagement. Ces moyens réussissent très-souvent. Avant et après les règles, les organes de la génération, soumis à la congestion sanguine que produisent les menstrues, sont encore plus irrités; ces époques doivent être respectées.

L'acte vénérien, fréquemment répété, peut émousser, jusqu'à un certain point, la sensibilité des organes et réussir; d'autres fois, il les irrite: dans ce dernier cas, il faut s'y livrer assez rarement.

On lit dans l'ouvrage pratique du docteur Lisfranc : « Une dame était affectée d'excès de sensibilité des organes génitaux; soumis au plus scrupuleux examen, ils paraissaient entièrement sains; la malade ne pouvait pas supporter les approches de son mari, et déjà la guerre était dans le ménage. Les bains généraux, les saignées, les narcotiques, les irrigations faites avec l'eau, etc., avaient peu amendé la maladie. J'introduisis dans le vagin une petite canule en gomme élastique, elle n'y séjourna que dix minutes; elle excita beaucoup la sensibilité; le lendemain cette exaltation fut moindre, presque nulle le troisième jour; elle permit de faire séjourner l'instrument une demi-heure; ainsi, peu à peu, il demeura plus longtemps en place; j'en augmentai le volume, et il finit par n'occasionner même aucune incommodité; la malade s'accoutuma ensuite bientôt à remplir les devoirs conjugaux. »

L'affection morbide résiste; on doit recourir, en dernier ressort, à la cautérisation de l'orifice inférieur du vagin et de presque toute l'étendue de la vulve; on met en usage le nitrate d'argent fondu. « J'ai rencontré dans ma pratique particulière, ajoute M. Lisfranc, seulement deux cas dans lesquels, les moyens ordinaires de traitement ayant échoué, je fus forcé de la mettre en usage : chez le première malade, je cautérisai une seule fois, chez la seconde, quatre cautérisations devinrent nécessaires; je réussis chez ces deux dames. »

Du prurit de la vulve.

Les démangeaisons qui se font sentir sur la vulve sont ordinairement si violentes que les femmes se grattent avec beaucoup de force, et produisent des excoriations multipliées et étendues; elles préfèrent alors au prurit qui les tourmente les fortes cuissons qu'elles endurent. Cette affection, qui est caractérisée par des démangeaisons violentes, insupportables, et une cuisson extrême de la vulve, les réveille souvent pendant la nuit, et les prive ainsi d'une grande partie de leur sommeil.

Cette maladie, qui peut avoir son siége seulement sur les grandes lèvres, ou s'étendre jusque sur la muqueuse de l'orifice vaginal, et même sur le mont de Vénus, excite singulièrement les organes sur lesquels elle siége, les irrite, et même les enflamme quelquefois fortement.

Fort rare chez les jeunes filles, d'après M. Lisfranc, cette affection l'est moins chez les femmes âgées de vingt-cinq à trente-six ans; on l'observe beaucoup plus fréquemment à l'époque critique, et après cette époque.

Les circonstances sous l'empire desquelles le prurigo vulvaire se manifeste le plus ordinairement sont l'âge de retour, l'état de grossesse, les approches et les dérangements de la menstruation, surtout chez les femmes qui sont sujettes à des écoulements âcres, et qui n'ont pas recours à des soins de propreté. On peut dire que le vice herpétique, le défaut comme l'excès d'exercice, un trop long séjour au lit, la station prolongée sur les tubérosités ischiatiques, les saisons chaudes, sont des causes très-communes de cette maladie. La trop grande propreté la détermine quelquefois; les lotions trop souvent répétées ont en effet l'inconvénient, d'abord d'irriter par elles-mêmes, ensuite d'enlever tous les liquides destinés à lubrifier les tissus. Chez les femmes qui ont beaucoup d'embonpoint, les grandes et les petites lèvres se correspondent par des surfaces plus étendues; durant la marche surtout, les frottements sont plus larges et nécessairement plus irritants.

Le principal caractère de la maladie est un prurit qui augmente à mesure que la malade se gratte. Les démangeaisons sont encore plus vives lorsque la malade est au lit, après les repas et l'exercice, surtout quand la température est élevée. Ces démangeaisons, souvent supportables, sont d'autrefois tellement vives, qu'elles jettent les malades dans un état nerveux indicible et d'excitation extrême; elles pâlissent, elles maigrissent les malades; elles leur donnent de la fièvre; elles troublent les fonctions de leurs organes digestifs; elles provoquent les désirs vénériens; elles déterminent des incontinences ou des rétentions d'urine; elles dérangent le cours des règles, et souvent les malades, continuellement tourmentées, tombent dans le découragemant et le désespoir. Outre l'état d'excitation générale qu'occasionne cet accident, en ébranlant ainsi le système nerveux, il porte les femmes à se gratter, je dirai presque à se déchirer les parties externes de la génération pour éteindre ce sentiment pénible: se gratter est alors un besoin tellement impérieux que ces malheureuses femmes, surprises dans la rue, vont au fond d'une allée pour y céder à leur aise.

Tantôt les démangeaisons de la vulve sont presque continues et avec des degrés variés d'exacerbation; tantôt elles sont franchement intermittentes, ou bien elles se développent d'une manière irrégulière un plus ou moins grand nombre de fois dans la journée.

Quelquefois la vulve paraît être à l'état normal, c'est surtout quand les femmes ne se sont point grattées; ordinairement elle est rouge, enflammée, excoriée; on y observe un assez grand nombre de petits boutons qui peuvent siéger aussi autour d'elle; les parties génitales externes sont très-souvent tuméfiées. En examinant les parties, dit un auteur, on y découvre de petits boutons à peine apparents qui s'élèvent légèrement en pointe; lorsqu'ils sont peu enflammés, ils ne contiennent aucune matière, mais lorsqu'ils sont déchirés par les ongles, ils sécrètent une petite gouttelette de sérosité sanguinolente qui, par son dessèchement, forme une croûte brune de la grosseur d'un grain de millet, et quand l'affection dure longtemps, tout l'épiderme devient dur et s'exfolie.

Le prurit de la vulve dure quelques jours seulement, ou persiste pendant plusieurs mois, et mêmes des années; dans ce dernier cas, il peut beaucoup altérer la constitution. Certaines femmes n'y sont soumises que vingt-quatre ou quarante-huit heures avant leurs règles. Selon le docteur Lisfranc, la maladie se prolonge fréquemment jusqu'à la cessation des menstrues, et même quelques jours après.

Indépendamment de tous les inconvénients que je viens d'indiquer, le prurit de la vulve est un point nouveau d'irritation pour le bassin ; l'indication est de l'éteindre.

Quand il se déclare pendant la grossesse ou l'écoulement des règles, il suffit le plus souvent de modérer la démangeaison au moyen de quelques lotions émollientes ou narcotiques; cependant il est bon de dire que l'affection ne cesse tout à fait dans le premier cas que lorsque les femmes sont accouchées, et dans le second qu'après l'évacuation menstruelle. Quand le prurigo de la vulve coïncide avec l'aménorrhée ou une inflammation de la matrice, il disparaît ordinairement après le rétablissement du flux supprimé et la cessation de la phlegmasie qui doivent alors occuper l'attention du médecin. Le plus souvent les démangeaisons de la vulve cèdent merveilleusement à la saignée du bras, spoliative ou révulsive, aidée par un bain ou par des lotions d'eau de son.

« Lorsque les règles ont manqué ou qu'elles ont coulé peu abondamment, dit le docteur Lisfranc, on pratique au bras, chez les femmes fortes, une saignée spoliative ; et si le lendemain ou le surlendemain le sujet est peu affaibli, on fait sur le même point une phlébotomie dérivative de quatre-vingt-dix à cent vingt grammes. Sur les femmes faibles on commence par cette dernière évacuation sanguine, on la répète au besoin suivant l'indication. La saignée du bras sera même faite chez les femmes dont les règles n'offrent aucune anomalie. J'ai vu ce moyen suffire pour produire immédiatement une entière guérison. »

Dans plusieurs cas, on devra joindre à ces moyens des bains

simples et sulfureux, et si l'inflammation est vive, l'application de sangsues. On peut recourir aussi aux lotions fréquemment renouvelées et faites dans la proportion de six décigrammes de deutochlorure de mercure pour huit onces d'eau de chaux. Le professeur Trousseau a également administré avec avantage des lotions faites avec une solution de douze grammes de sous-carbonate de potasse pour quatre onces d'eau distillée, dont il fallait mettre une cuillerée à bouche dans un vase de toilette, contenant à peu près deux livres d'eau tiède ; la dose de la solution était tous les jours graduellement augmentée jusqu'à ce que les solutions eussent déterminé une légère cuisson. Le même praticien prescrit aussi des lotions faites avec un mélange de deux gros de deutochlorure de mercure dissous dans une quantité suffisante d'alcool et dix onces d'eau distillée. Il employait d'abord cette solution à la dose d'une cuillerée à café dans une livre d'eau chaude, et successivement jusqu'à trois ou quatre cuillerées à bouche pour se laver deux ou trois fois par jour. Dans des cas de prurit très-opiniâtre, le docteur Ruan a obtenu des succès par l'emploi intérieur du baume de copahu, du carbonate de soude, par l'application extérieure des cataplasmes de mie de pain, de lait, avec addition de laudanum.

Pour guérir le prurit de la vulve, il est aussi essentiel que le régime soit pris en considération : il sera approprié à la constitution des femmes ; elles doivent éviter le café, le thé, le gibier, la charcuterie et les ragoûts épicés; elles boiront de l'eau rougie et quelquefois de l'eau de Seltz.

La malade fera usage de tisanes émollientes ; de deux jours l'un elle prendra un bain entier chaud à l'eau de son ; deux ou trois fois par jours elle fera des lotions, soit avec ce dernier liquide, soit avec l'eau de guimauve froide ou presque froide.

L'infusion aqueuse de cerfeuil est souvent très-avantageuse;

on place sur la vulve, entre les grandes et les petites lèvres, un linge fin imbibé d'un topique émollient.

Lorsque le prurit survient immédiatement après la cessation des règles, ou bien quelques jours après qu'elles ont cessé de couler, la saignée doit être faite presque aussitôt que les malades ne perdent plus de sang par les organes de la génération ; ce moyen est encore ordinairement héroïque, et échoue bien rarement.

« Mais la maladie résiste, dit le docteur Lisfranc, vous avez vainement employé tous les médicaments qui viennent d'être indiqués ; ayez recours aux suivants, que vous mettez successivement en usage avec d'autant plus de succès que vous aurez diminué l'hématose, et que vous aurez tenté d'obtenir la révulsion sanguine. »

Eau commune.................	un litre.
Sulfate acide d'alumine.........	quatre grammes.

Pour faire des lotions.

Eau distillée..................	cent vingt grammes.
Nitrate d'argent cristallisé.......	deux grammes.

On fera des lotions, mais on se servira de gants, afin de ne pas noircir ses ongles.

Le nitrate d'argent cristallisé peut être remplacé par le deutochlorure de mercure, qu'on administre à la même dose.

Le docteur Lisfranc préconise aussi la formule suivante, due à M. Raspail :

Amidon..............	cinq parties.
Camphre	une partie.

Le soir on poudre la vulve avec ce médicament ; on fait une lotion toutes les fois qu'on en renouvelle l'usage.

Si le camphre produit une augmentation de chaleur et une cuisson un peu fortes qui se prolongent au delà de dix minutes, un quart d'heure, on augmente la quantité d'amidon; on la diminuera au contraire quand les phénomènes d'excitation qui viennent d'être mentionnés ne se montrent pas.

Les lotions faites avec l'eau de Baréges peuvent être avantageuses, surtout quand le principe de la maladie est dartreux, et lorsqu'on a préalablement mis en usage les émollients, les évacuations sanguines, etc.

Si le vice dartreux existe, on peut encore diriger sur la vulve la vapeur résultant de la combustion de fleur de soufre.

Les douches simples en arrosoir administrées sur le siége du prurit et autour peuvent être fort avantageuses. Quand l'irritation est moindre, on les remplace par celles d'eau de Baréges, dont les succès sont assez nombreux.

Enfin, si tous les moyens employés avaient échoué, il faudrait changer le mode de vitalité, cautériser avec le nitrate d'argent fondu la membrane muqueuse de la vulve, lors même qu'elle n'offrirait ni boutons ni excoriations.

Une dame affectée d'un engorgement de l'utérus et d'une excoriation légère sur la lèvre postérieure du col de cet organe éprouvait souvent un prurit violent dans la vulve vers le milieu de l'intervalle des règles; alors des symptômes de subinflammation se montraient sur la matrice. On pratiqua au bras une saignée de quatre-vingt-dix grammes; on mit en usage les lotions émollientes, et le jour même de l'emploi de ces moyens les démangeaisons disparurent; pour les prévenir désormais je conseillai quelques jours avant l'époque à laquelle elles revenaient une évacuation sanguine révulsive qui réussit parfaitement.

Une dame était tourmentée par une démangeaison de la vulve; il existait quelques boutons, quelques plaques rouges de nature herpétique : la constitution du sujet était forte. On pratiqua au bras une saignée spoliative; on employa pendant huit jours les lotions émollientes : on fit usage de bains généraux émollients; on eut ensuite recours à l'eau de Baréges localement appliquée; la malade prit dans la première cuillerée de potage une fois par jour une pincée de fleur de soufre, les amers à l'intérieur furent administrés, la maladie s'amenda et céda enfin à deux cautérisations faites avec le nitrate d'argent fondu.

Une malade se plaignait de prurit à la vulve; il se renouvelait tous les jours entre six et huit heures du matin ; le sulfate de quinine à l'intérieur fut administré et fut immédiatement couronné du plus brillant succès.

Une femme très-nerveuse était affectée de démangeaisons violentes siégeant à la vulve, sur laquelle on observait des traces légères de subinflammation; quelques excoriations existaient. Le laudanum par la partie inférieure du canal intestinal fut administré; on pratiqua des lotions avec l'eau alumineuse; en quinze jours la guérison fut obtenue.

C'est encore ici, et nous ne devons pas cesser de le faire observer, dans l'intérêt de la science et de l'humanité, c'est dans des cas semblables, même quand le vice dartreux existe, c'est contre le prurigo même herpétique et invétéré de la vulve, que nous avons retiré de très-bons effets, de très-grands avantages des lotions et des injections, faites avec l'eau sédative et résolutive, que nous avons eu le bonheur de formuler, après beaucoup de recherches et d'observations; et que son usage est parfaitement indiqué à cause des principes narcotiques et calmants et de l'iodure de potassium, qui est un puissant résolutif, qui font la base de notre eau sédative et résolutive.

CHAPITRE DEUXIÈME

MALADIES DES FEMMES MARIÉES OU AFFECTIONS QUI PEUVENT ATTEINDRE LES FEMMES MARIÉES DURANT L'ÉPOQUE DE LA REPRODUCTION, ETC., ETC.

> Uterus sexcentenarum ærumnarum in mulieribus causa.
>
> DEMOCR. *ad Hippoc.* (*de Natura humana*).

Maladies de la matrice et de la vulve.

La matrice n'est guère susceptible d'être affectée de mala-
es soit aiguës, soit chroniques, avant la puberté. Jusque-là
t organe est privé de l'activité qui, dans les autres parties,
ffit pour y développer des lésions variées.

Isolé, pour ainsi dire, du reste de l'organisation et n'ayant
u'une faible influence sur les différents appareils organiques,
utérus lui-même est rarement affecté d'une manière sympa-
ique durant les premières années de la vie. Se trouvant par
position anatomique à l'abri des actions mécaniques, phy-
ques ou chimiques des corps extérieurs, il n'est pas non
lus exposé aux maladies accidentelles ; aussi les exemples de
aladies et surtout d'altérations organiques de la matrice sont
xtrêmement rares dans l'enfance.

Mais l'époque de la puberté arrive et s'annonce par un dé-
eloppement plus rapide dans toute l'économie, une activité
lus grande de toutes les fonctions; la vie entière semble
animer d'un nouveau feu. Les organes de la génération su-
issent les effets de ce mouvement général, ou, pour mieux

dire, c'est alors seulement que leur existence paraît commencer.

La matrice sort donc de cet état d'inertie dans lequel elle était comme ensevelie, pour jouer dorénavant un rôle plus important. Son tissu devient perméable, extensible, érectile même. La circulation s'y fait plus active; la sensibilité s'y développe; elle devient et le centre et le point de départ d'irradiations sympathiques qui lui soumettent tous les actes de l'économie, et ceux-ci, à leur tour, exercent des influences non moins importantes sur les fonctions propres de cet organe.

De cet échange réciproque d'influences résultent, chez la femme devenue pubère, de nouveaux phénomènes physiologiques et pathologiques, des maladies générales et locales, spéciales au sexe.

Si, comme le dit Bichat, les lésions sont toujours plus fréquentes là où il y a plus d'action; si chaque organe est exposé à être affecté en raison directe de son degré d'activité, on ne doit pas être étonné de la fréquence et du nombre des maladies dont l'utérus peut devenir le siége. L'extrême sensibilité de ce viscère, son importance physiologique, son irritabilité particulière, et surtout les sympathies plus ou moins intimes qu'il entretient avec les autres parties du corps, en font un centre d'action, qui chez la femme commande en quelque sorte à toute l'économie, et forme la base principale sur laquelle repose l'édifice de son organisation. Il est facile d'expliquer d'après cela pourquoi les lésions vitales de la matrice et de ses annexes se manifestent rarement aux deux périodes extrêmes de la vie, et sont au contraire très-fréquentes à l'époque de la cessation naturelle des règles, et surtout pendant les années où les organes génitaux sont soumis à des excitations périodiques et d'autres excitations de diverse nature.

Nous devons faire remarquer aussi que la matrice peut être

le siége de tous les genres de lésions physiques et vitales et d'altérations organiques que l'on observe dans tous les autres organes de l'économie ; cette prédisposition morbide tient à la disposition anatomique et à la composition organique de la matrice. L'anatomie nous a montré, en effet, cet organe formé de système séreux, muqueux, vasculaire, sanguin et lymphatique, de nerfs du double appareil cérébro-rachidien et ganglionnaire, et enfin d'un tissu propre de nature fibreuse dans l'état normal et de repos de l'organe, et qui revêt les caractères du tissu musculaire, par suite de son développement. L'utérus peut donc présenter toutes les maladies dont chaque tissu est susceptible d'être affecté, et propres à chacun de ces systèmes organiques, telles que congestions, hémorrhagies, flux humoraux, névroses, hystérie, hystéralgie, nymphomanie; maladies graves et fréquentes, que nous avons déjà traitées avec tous les détails qu'elles exigent; et enfin les engorgements, les phlegmasies de la matrice, les rougeurs, les érosions, les excoriations et les ulcérations qui ont leur siége, soit à son col ou à une de ses lèvres, soit à la vulve ou à l'orifice inférieur du vagin, dont nous allons nous occuper.

Les maladies utérines appellent toute la sollicitude du médecin; elles tendent constamment à l'aggravation et peuvent, dans certains cas, empêcher la fécondation. Quelques élancements, qu'on a justement appelés des éclairs de douleurs, se font d'abord sentir; puis ils augmentent, les règles deviennent douloureuses, une leucorrhée plus ou moins abondante s'établit, les malades accusent des pesanteurs dans les reins, des maux d'estomac, des souffrances nerveuses, le plus souvent des accès hystériques, et souvent elles ne soupçonnent nullement la matrice lorsque le désordre est déjà porté bien loin. Le docteur Arnal, dans un mémoire sur quelques affections de la matrice, rappelle qu'Hippocrate, Moschion, Paul d'Egine, Rétius, signalent un symptôme de maladie utérine, qui est une douleur à la base des yeux. Le docteur Arnal dit avoir observé très-souvent, chez les femmes affectées de maladies de l'utérus, une douleur plus ou moins vive, mais permanente et opiniâtre, se faisant sentir chez les unes dans le fond de l'orbite, chez les autres au milieu de l'arcade sourcillaire. Enfin, il est des cas dans lesquels chez les femmes prédisposées, surtout celles qui sont scrofuleuses, lymphatiques, chez celles qui ont fait des fausses couches, l'engorgement revêt peu à peu le caractère cancéreux, et étendant ses ramifications à l'utérus et à ses annexes, il amène l'épouvantable maladie, dont nous traiterons un peu plus loin, avec tous les détails que sa gravité exige.

Des érosions, excoriations et ulcérations de la matrice et du vagin.

De toutes les affections dont l'utérus puisse être les siége, il n'en est pas de plus fréquentes que les excoriations ou les ulcérations; si elles sont rares dans l'enfance, elles sont très-communes dans l'âge adulte, à l'époque de la cessation des règles et même plus tard. Ces affections siégent le plus spécialement à la partie inférieure de la vulve et à la lèvre postérieure du col de l'utérus; elles sont soumises à la loi de la pathologie qui veut que les points les plus déclives de certaines localités soient plus souvent malades, comme on l'observe sur les paupières, sur les lèvres, etc.

L'étendue et la profondeur de ces solutions de continuité varient beaucoup, ainsi que leur nombre et leur forme. Elles sont presque toujours produites par le défaut ou l'excès de propreté; un trop grand embonpoint, le contact et le frottement des surfaces, les écoulements blancs ou rosés abondants; le retard ou l'absence plus ou moins complète des menstrues;

la chaleur de l'été, les climats très-chauds, l'équitation, l'application des substances irritantes, l'abus du coït, et surtout l'habitude coupable des moyens artificiels; les dispositions herpétiques, les violences extérieures, l'action de se gratter, le prurit de la vulve, et quelquefois même l'excès de sensibilité des organes génitaux.

Les ulcérations de la matrice, affections bien connues, n'attirent pas moins que les flueurs blanches l'attention des médecins. Ici on voit encore combien il est difficile d'isoler quelques faits pathologiques pour en faire une étude spéciale; en effet, les ulcérations précèdent-elles les flueurs blanches, en sont-elles, au contraire, la conséquence, déterminent-elles l'engorgement, ou bien en sont-elles le produit? C'est ce qu'il est très-difficile, ou, pour mieux dire, impossible de préciser dans un très-grand nombre de circonstances. L'observation bien attentive tendrait à faire penser que dans l'état le plus habituel les flueurs blanches apparaissent d'abord, puis elles déterminent une légère érosion granulée, laquelle peu à peu amène l'engorgement. Et ici on pourrait s'appuyer avec juste raison sur l'analogie, en se rappelant ce qui arrive dans ce qu'on appelle dans le monde des rhumes du cerveau. Dans un travail très-remarquable, le docteur Gosselin assigne aux maladies de ce genre l'ordre suivant : la leucorrhée, l'engorgement, l'ulcération.

Le toucher est un excellent moyen de diagnostic pour les ulcérations; la pulpe du doigt saisit aisément les inégalités de surface, surtout les granulations.

Les ulcérations présentent divers aspects; tantôt ce sont de simples rougeurs, tantôt ce sont des rougeurs pointillées, ou bien elles ont l'aspect de petites plaques rouges. Chez la plupart des femmes on observe des granulations ou de petites ulcérations plus ou moins prononcées sur le bord interne des deux lèvres du museau de tanche, le plus souvent sur la lèvre postérieure.

Les femmes atteintes d'érosions, d'excoriations et d'ulcérations des parties sexuelles, éprouvent des cuissons violentes, une chaleur brûlante, quelquefois même des élancements; les grandes et les petites lèvres peuvent se tuméfier beaucoup, ainsi que tout le reste de l'étendue de la membrane muqueuse vulvaire; il existe souvent des boutons, des phlyctènes, des espèces d'aphthes.

Ces érosions, ces ulcérations sont fort souvent très-difficiles à guérir lorsqu'elles ont passé à l'état chronique. Chez la plupart des personnes qu'on marie, dit le docteur Lisfranc, l'orifice inférieur du vagin, ordinairement fort étroit, est presque toujours plus ou moins complétement oblitéré par l'hymen; il est alors froissé, contus, excorié et même déchiré. L'acte vénérien, très-fréquemment répété, ne permet guère aux petites plaies de se cicatriser; elles persistent très-souvent fort longtemps; elles existent quelquefois pendant plusieurs mois, et même un grand nombre d'années. Le coït peut devenir intolérable; l'application du speculum, qui les montrerait facilement, est insupportable : il faut y renoncer. Le toucher pratiqué avec le doigt est excessivement douloureux; il peut faire reconnaître les petits ulcères; mais il vaut infiniment mieux, la femme étant convenablement placée, la prier de tousser, de faire des efforts, comme si elle se livrait à l'expulsion du résidu de la digestion. On exerce en même temps avec le doigt indicateur et médius de chaque main, des tractions légères en sens opposé, autour de l'orifice inférieur de l'anneau vaginal; ainsi ces solutions de continuité sont aperçues.

Le docteur Duparcque dit en parlant de ces affections : Si beaucoup d'érosions ou ulcérations simples ne présentent pas de pronostic grave, si souvent elles sont susceptibles de se guérir d'elles-mêmes, elles ne doivent pas moins attirer l'attention du praticien, car elles peuvent aussi devenir la source d'altérations plus alarmantes. En parlant des ulcérations muqueuses ou érosions du col utérin, Dupuytren disait qu'on ne saurait mieux les comparer qu'à l'ulcération du nez, appelée ozène, et qui, simple d'abord, amenait cependant à sa suite la mort des malades, si le chirurgien ne leur apportait un secours salutaire. Mais cette importance ne doit pas être exagérée ; elle ne commande et n'excuse même pas ni ces excès de précautions hygiéniques, auxquels on a voulu soumettre les femmes affectées de maladies utérines, ni surtout certains moyens locaux destructeurs, dont on a fait un si déplorable abus depuis quelques années. Il est sûr qu'un certain nombre d'ulcérations utérines guérissent d'elles-mêmes avec le temps, et surtout par le seul éloignement des causes qui les entretiennent.

Quelles que soient leurs causes, ces ulcérations se présentent à l'état de la plus grande simplicité, ou s'accompagnent d'engorgements variés, le plus ordinairement congestifs ou phlegmasiques ; d'autres fois, elles offrent les caractères de l'altération la plus grave, de la désorganisation la plus profonde.

Rougeurs et éruptions du col utérin.

Chez beaucoup de femmes qui ont des écoulements blancs, on trouve, sur la lèvre postérieure du col utérin, des rougeurs qui paraissent dues au contact du liquide sécrété par la matrice; de même que, dans l'épiphora, les larmes causent des rougeurs et même des excoriations sur la peau de la joue. Ces rougeurs n'ont par elles-mêmes qu'une légère importance; mais la muqueuse pourrait finir par s'altérer si l'on ne guérissait le catarrhe qui les occasionne. Mais il en est d'autres tout à fait indépendantes de cette cause, qui se montrent sur une partie ou la totalité du col utérin, sans que le vagin ait perdu de sa couleur naturelle ; ces rougeurs sont distribuées par plaques tout à fait analogues à celles qu'on rencontre sur le canal intestinal d'individus atteints d'entérite. Les taches partielles sont tantôt isolées, tantôt confluentes ; leur couleur cesse brusquement et ne se fond pas avec celle des parties environnantes. Leur aspect est analogue à celui qu'offrent les rougeurs qui surviennent sur les jambes des jeunes filles malpropres, mal réglées, et un peu scrofuleuses, ou bien encore de ces rougeurs dartreuses qu'on observe quelquefois sur le visage : elles sont d'un rouge brun, annonçant de l'inflammation ; elles s'élèvent un peu au-dessus du niveau des parties du col demeurées saines, et quand ces plaques sont isolées, elles sont parfois aussi nettement circonscrites que si elles étaient faites par un emporte-pièce. Dans tous les cas, elles s'accompagnent d'un engorgement simple, très-rarement d'une induration du col; et communément au toucher, on sent la muqueuse molle, épaissie, veloutée, tomenteuse, et saignant avec une grande facilité. D'autres fois, au lieu de trouver des plaques plus ou moins larges, on voit le col comme tacheté de petits points rouges, bien distincts, analogues à des piqûres de puces, et donnant à l'organe l'aspect qu'offre le dos de la truite saumonée.

Il est des cas où au lieu d'un fond rouge que présente le col utérin, on observe de petites vésicules miliaires, tantôt limitées à une partie du col de l'utérus, tantôt occupant toute sa surface ; quelquefois ce sont de petits boutons très-multipliés, semblables à ceux de la gale, cristallins au sommet ; dans quelques cas, on observe une seule vésicule, au centre d'une petite plaque rouge, analogue à celles indiquées ; d'autres fois, ce sont des boutons plus volumineux en nombre plus ou moins grand, de véritables phlyctènes, comme on en observe sur la peau, ressemblant exactement aux aphthes de la bouche.

Ces éruptions miliaires et phlycténoïdes peuvent se terminer sans laisser de solution de continuité ; mais cette fin est très-rare, surtout pour les phlyctènes. Le plus souvent, en se rompant, elles laissent de petites ulcérations superficielles, qui, par leur réunion, finissent par former des plaques excoriées assez étendues.

Ces éruptions, dit le docteur Duparcque, ne se terminent pas toujours par ulcération, elles se guérissent quelquefois spontanément : vues à un premier examen, on ne trouve plus rien au second.

Quant aux rougeurs, on est autorisé à les regarder comme des causes très-fréquentes d'ulcérations, s'il est vrai, comme le démontre l'observation, que c'est presque constamment sur la lèvre postérieure que débutent ces ulcérations. Ces rougeurs demandent donc une grande attention de la part du médecin, car elles entretiennent une irritation constante et favorisent l'engorgement de l'utérus ; en second lieu, fort simples dans le principe, elles peuvent prendre un caractère très-grave en s'ulcérant.

Ulcérations simples de l'utérus.

Ces ulcérations, tantôt semblent ne consister que dans la destruction de l'épithélium, tantôt elles pénètrent en profondeur, et s'étendent jusque dans le tissu même de l'utérus. Les premières constituent de simples érosions, on appelle les autres *ulcères bénins*.

Le plus ordinairement les érosions sont des ulcérations superficielles et sont, comme nous l'avons avancé, le résultat de la destruction de l'épithélium ou couche muqueuse qui recouvre le corps réticulaire ; on les distingue au premier coup d'œil par la rougeur vive ou violacée, formant une plaque plus ou moins étendue à la surface du museau de tanche et tranchant sur la couleur pâle des parties environnantes non atteintes. Au toucher, on ne sent point de dépression appréciable, à moins que les bords de l'érosion ne soient un peu tuméfiés : néanmoins, quand on est bien exercé au toucher, on peut reconnaître par ce moyen seul l'ulcération, par la différence de sensation que le doigt éprouve, en passant d'une surface lisse, polie, égale, que présente la circonférence du col, à une place plus molle, et comme tomenteuse ou légèrement granulée ou chagrinée, qui indique que là existe une érosion. Au lieu d'une dépression, il y a quelquefois une élévation résultant du boursouflement du corps réticulaire, qui alors est mollasse, et qui paraît due au développement exagéré des bourgeons cicatrisants.

Les ulcérations siégent le plus ordinairement à l'extérieur du col, près de son ouverture inférieure ; elles sont parfois bornées à une lèvre sur laquelle elles s'étendent plus ou moins, ou elles envahissent quelquefois toute la surface du museau de tanche, et s'étendent même dans la cavité du col et jusqu'à la surface interne de la matrice ; mais, comme à la bouche, la lèvre inférieure est plus souvent que l'autre le siége d'inflammations, d'éruptions, d'ulcérations ; cette même prédilection se remarque pour la lèvre inférieure du col utérin, constamment baigné par les matières qui s'écoulent de l'intérieur de l'utérus ; toutefois nous dirons, avec le docteur Duparcque, que c'est à tort que l'on a attribué ce genre d'ulcération à l'action du produit catarrhal de la cavité utérine, lequel, par son passage et son contact prolongé, déterminerait l'érosion de la lèvre postérieure du col : souvent, en effet, il y a catarrhe utérin sans ulcération du col. Souvent aussi il y a ulcération au col sans sécrétion intra-utérine, enfin la non-récidive après la cicatrisation de l'ulcère, nonobstant la persistance du catarrhe utérin; et souvent aussi la cessation de tout écoulement, par le seul fait de la guérison de l'ulcération, toutes ces considérations prouvent très-péremptoirement que ces écoulements non-seulement ne sont pas la cause, mais sont plus souvent essentiellement la conséquence de ces ulcérations.

La présence d'un pessaire provoque souvent des leucorrhées; elles-mêmes résultent d'érosions semblables; assez souvent ces érosions reposent sur un engorgement congestif ou phlegmasique plus ou moins considérable, soit de la lèvre érodée, soit de tout le col de l'utérus, et pouvant même envahir tout ce viscère; d'autres fois elles sont causes de congestions hémorrhagiques permanentes ou périodiques.

Les signes qui font soupçonner l'existence de ce genre d'affection sont un sentiment de chaleur brûlante, de prurit incommode dans le fond du vagin, des douleurs vives du col de l'utérus, éveillées par le contact du doigt, et qui rendent surtout le coït pénible. Mais le principal et le plus marqué est fourni par l'écoulement plus ou moins abondant, qui constitue la leucorrhée; ce n'est que depuis qu'on a popularisé l'usage du spéculum qu'on a vu que beaucoup de ces écoulements étaient dus à des affections ulcéreuses du vagin et surtout de l'utérus. Dans ce cas, la matière ne provient pas seulement de la surface érodée; l'irritation, qui s'irradie au reste de l'utérus, augmente sa sécrétion, et ce produit lui-même, par son contact avec le vagin, y excite et altère la sécrétion normale de ce conduit.

Les ulcérations saignent facilement et suintent constamment une mucosité plus ou moins épaisse, filante ou puriforme, mêlée de stries sanguinolentes. Cette matière, plus ou moins plastique, peut être assez abondante pour les masquer, et ne tarde pas à se renouveler quand on l'a enlevée. Cette matière suintant du col est souvent le seul indice des ulcérations qui, existant profondément, échappent aux moyens directs d'investigation.

Il est des ulcérations superficielles qui saignent avec la plus grande facilité, dit un auteur, il faut les tenir pour suspectes. Cet accident indique d'abord que la matrice est gorgée de sang, n'importe par quelle cause; mais ce qui est alors plus à craindre, c'est le développement d'une espèce de tumeur du tissu variqueux. Chez d'autres femmes, les moindres excoriations, avec ou sans induration, peuvent donner naissance à tous les symptômes du cancer le mieux confirmé, tels qu'écoulements fétides, douleurs lancinantes, altération profonde de la constitution, etc.

On conçoit combien il est important de reconnaître de bonne heure des ulcérations qui débutent ainsi, afin d'en arrêter les progrès le plus tôt possible, et de s'opposer à ce que le tissu du col ne soit détruit et en quelque sorte évidé de dedans au dehors. Le toucher seul alors peut en révéler la présence; le col, ordinairement dilaté, permet au doigt de pénétrer, et au lieu de la surface polie et comme séreuse qu'offre la muqueuse utérine à l'état sain, on la sent épaissie, veloutée, tomenteuse, et quelque délicatesse qu'on apporte au toucher, souvent le doigt revient taché de sang.

Traitement des érosions ou ulcérations utérines et vaginales.

Les indications que présentent ces affections sont de détruire l'irritation phlegmatique, de favoriser la cicatrisation, et enfin de changer le mode de vitalité de la surface altérée; de là les traitements antiphlogistiques, cicatrisants et la cautérisation.

Traitement antiphlogistique et calmant. L'érosion constatée, dit M. Duparcque, rien n'est plus facile que d'en obtenir la guérison. Est-elle d'un rouge vif, sensible, douloureuse; repose-t-elle sur un fond engorgé, congestionné ou enflammé; le sujet est-il jeune et fort, on débute par une saignée, on le soumet à un régime rafraîchissant, on pousse doucement et fréquemment des injections liquides, mucilagineuses et narcotiques, à température basse, ou on les remplace par des cataplasmes à demeure ; les bains entiers et les bains de siége presque froids conviennent également. On proscrit toute espèce de fatigue; on éloigne les causes qui ont déterminé ou qui entretiennent l'érosion ou la simple ulcération, et on recommande principalement le repos absolu des organes, et on met la malade à un régime approprié.

Beaucoup de médecins font appliquer sur la vulve des cataplasmes émollients entre deux linges; il est bien difficile, s'il n'est pas impossible, de les maintenir toujours à une température qui les empêche de fluxionner les organes génitaux; ils ont souvent l'inconvénient de faire naître des boutons.

Traitement tonique et astringent. Plus tard, quand les symptômes d'irritation paraissent calmés, si les moyens employés n'ont pas suffi pour provoquer la guérison, ou primitivement il y a faiblesse, atonie générale ou locale, on vient à un régime moins rigoureux, on permet l'usage du vin coupé avec quelques eaux minérales ferrugineuses. On rend la matière des injections résolutive, siccative par l'addition graduée, soit d'acétate de plomb, soit de sulfate de zinc ou d'alumine, ou on compose des injections avec des décoctions toniques, astringentes; comme la décoction vineuse de roses de Provins, de quinquina, de la noix de galle.

M. Lisfranc a vu réussir la formule suivante:

℞ Amidon....................	cinq parties.
Sulfate acide d'alumine......	une partie.

Mêlez exactement.

Le soir, on poudre la vulve avec ce médicament; on fait

une lotion toutes les fois qu'on en renouvelle l'usage. Suivant la sensibilité de la vulve, la quantité de sulfate d'alumine est augmentée ou diminuée; mais l'inflammation, les érosions, les ulcérations légères sont encore combattues très-avantageusement par un petit linge fin imbibé, tantôt d'un liquide émollient, tantôt d'un liquide astringent, selon les indications.

Quand les inflammations, les érosions, les ulcérations de la vulve et de la matrice sont herpétiques, on les traite d'après les principes qui viennent d'être indiqués; mais on doit administrer à l'intérieur les antidartreux; on doit aussi souvent appliquer un vésicatoire au bras; on doit insister surtout, lorsque l'irritation a diminué, sur l'usage des vapeurs sulfureuses.

Les érosions et ulcérations du vagin et de l'utérus sont assez souvent d'une ténacité et même d'une opiniâtreté presque désespérante; c'est alors qu'il faut recourir au moyen extrême, je veux parler de la cautérisation par le protonitrate acide de mercure : c'est le médicament par excellence. Après avoir nettoyé la partie au moyen de charpie, d'une éponge fine, on passe légèrement le pinceau, imbibé de protonitrate acide de mercure, sur la surface érodée ou ulcérée, de manière à la changer en une tache blanche; une seule application suffit souvent. Si, au bout de quatre ou six jours de la première, l'état des parties n'a pas changé, on la réitère de la même manière, et on la répète ainsi à des intervalles semblables pendant un certain temps.

L'application du protonitrate acide de mercure est souvent très-douloureuse; il est prudent d'en prévenir les malades avec les ménagements d'usage, afin qu'elles s'arment de courage, et que leurs souffrances ne les effrayent pas trop; c'est ici surtout qu'immédiatement après la cautérisation il faut laver à grande eau, et même, pour éviter de trop irriter et de produire le ptyalisme, si rare quand on use de précautions convenables, on ne doit cautériser que dans l'étendue d'une pièce de vingt sous environ.

Pour calmer les douleurs qui suivent la cautérisation, on met en usage le repos, les lotions ou les irrigations d'eau froide, ou bien encore on applique et l'on renouvelle très-souvent des compresses imbibées de ce liquide; on fait prendre des bains entiers à l'eau de son; on administre au besoin les narcotiques à l'intérieur.

Il faut savoir que l'érosion s'étend souvent, si elle n'y a pas pris naissance, jusque dans la cavité du col de l'utérus. Se borne-t-on à appliquer les topiques ou le caustique sur la portion visible de l'érosion, ou bien elle résiste, ou, après avoir disparu dans les parties apercevables, on la voit bientôt récidiver par extension de celle interne; il est urgent, dans ce cas, de porter les médicaments jusque dans la cavité du col, soit au moyen des injections que l'on y pousse, soit en introduisant à travers l'orifice utérin un pinceau imbibé du caustique liquide ou le crayon de nitrate d'argent.

Le repos des organes malades est sans doute une indication essentielle au succès des traitements employés; mais on abuse quelquefois trop de ce précepte hygiénique chez les femmes dont toute l'affection consiste en érosions simples ou en ulcères bénins, et chez lesquelles l'engorgement qui les accompagnait était symptomatique, en les condamnant à l'immobilité, dans une position horizontale pendant des semaines et des mois entiers. Combien de fois la perte de l'appétit, le trouble consécutif de la digestion, des névroses variées, l'allanguissement de toutes les fonctions, l'épuisement des forces, l'altération de la constitution, conséquences ordinaires de cette inaction exagérée, ont changé une affection locale, et souvent sans importance, en un état valétudinaire bien plus alarmant, et qui vient à son tour entretenir, aggraver même le mal primitif et apporter d'insurmontables obstacles à l'action des moyens les plus rationnels et les plus efficaces !

Le docteur Lisfranc dit : « Suivant l'état de la maladie, les femmes gardent le repos absolu ou bien elles font un exercice léger, mais on ne restera pas au lit, parce qu'il a l'inconvénient d'irriter les organes de la génération. La malade demeurera le moins longtemps possible assise sur les tubérosités ischiatiques, cette position échauffe; on se servira même d'un fauteuil tressé avec du jonc et dépourvu de toute espèce de coussins, moyen dont retirent tant d'avantages les hémorrhoïdaires que leur profession force de demeurer longtemps assis. »

Moyens généraux. Les praticiens bornent trop en général leur attention à l'affection locale, et ne proclament guère que les traitements topiques; tous les autres moyens ne sont conseillés que comme accessoires, et cependant il est évident que beaucoup des ulcérations utérines leucorrhéiques sont occasionnées ou au moins entretenues par un état général de faiblesse, d'atonie, qui lui-même provient souvent d'un dérangement des fonctions digestives ou d'une affection morbide de leurs organes, comme gastrite, gastro-entérite, etc. Or, il est constant que si on ne distrait pas ces états généraux, ou morbigènes, ou pathologiques par des traitements appropriés, les traitements locaux des ulcérations utérines ou échoueront, ou bien n'auront qu'un succès momentané : on verra bientôt ces ulcérations récidiver. Au contraire, la destruction de ces causes peut suffire, et sans qu'il soit besoin d'applications locales pour faire disparaître et guérir radicalement des ulcérations jusque-là récalcitrantes. On a vu souvent un changement de régime, le séjour de quelques semaines à la campagne, en même temps que ces moyens hygiéniques rappelaient les foncons digestives altérées à leur rhythme normal, et ramenaient s forces, l'embonpoint et la fraîcheur, faire cesser des leu-rrhées opiniâtres, et disparaître les ulcérations qui en étaient source. (DUPARCQUE.)

Phlegmasies et engorgement de la matrice.

On répète sans cesse dans le monde que les maladies de ıtérus sont infiniment plus communes aujourd'hui qu'au-efois. Sous le rapport de leur fréquence, ces maladies sont qu'elles doivent avoir été; les anciens les observaient moins uvent, parce qu'ils les connaissaient beaucoup moins que s modernes, parce qu'en traitant les états pathologiques qui s masquaient, et dont ils n'étaient presque toujours que les iphénomènes, ils guérissaient souvent la matrice sans s'en uter; et parce qu'enfin il est un assez grand nombre d'affec-ons morbides de l'utérus qui disparaissaient sous l'influence simples moyens hygiéniques. Par leur état presque latent, r la grande variété de leurs symptômes si souvent fugaces passagers, par les sympathies nombreuses qu'elles exercent r toute l'économie, enfin par les modifications profondes et r la mobilité incroyable qu'elles impriment au système ner-ux, les maladies de l'utérus ont toujours exposé et exposent core trop souvent le médecin à commettre de nombreuses de fréquentes erreurs de diagnostic; et cependant le dia-ıostic, c'est-à-dire la connaissance de la maladie, est de la us haute, de la dernière importance, dans l'intérêt de la nté, de la vie de la malade et de l'honneur du médecin, ıisque, reconnues avant que leurs progrès se soient trop endus, les affections morbides de l'utérus, telles que les ul-rations simples et les engorgements de même nature, gué-ssent toujours, à quelques exceptions près, quand elles sont aitées convenablement; parce qu'enfin les maladies squirrheuses, cancéreuses de la matrice ne se développent presque jamais d'emblée, et sont presque toujours au contraire précédées par les engorgements dont elles ne sont que le développement.

En interrogeant soigneusement les femmes qui éprouvent dans le rectum, sur le trajet du grand nerf sciatique, dans la région des reins, des douleurs violentes qui pourraient faire croire à une affection morbide essentielle, et non pas sympathique, siégeant dans ces localités, on reconnaît très-souvent, à l'aide des symptômes très-légers que fournit l'utérus, et ensuite surtout en pratiquant le toucher et en appliquant au besoin le speculum, que la matrice est le foyer du mal, d'où s'irradient des souffrances qui souvent ne s'y font pas sentir, et qui sévissent avec force, plus ou moins loin d'elle; il est cependant indispensable de bien se tenir en garde contre les idées préconçues; il faut ne pas voir partout des maladies utérines; encore une fois, c'est le toucher qu'on doit pratiquer quand on éprouve seulement même quelque doute; c'est encore le speculum dont on doit faire usage; ainsi on asseoit son diagnostic sur des bases solides.

L'observation et l'expérience démontrent que les douleurs du rectum, les douleurs dans les flancs, des symptômes de chorée, d'épilepsie, d'hystérie, de nymphomanie et d'aliénation mentale pourraient faire commettre souvent des erreurs de diagnostic, si on négligeait d'explorer les organes génitaux.

Une erreur qui fait chaque jour des victimes, et malheureusement trop répandue parmi les femmes, erreur que la conduite de bien des médecins contribue à perpétuer, c'est de croire inhérentes à leur sexe les légères souffrances, ou plutôt les incommodités par où débutent souvent les maladies les plus funestes dans la suite. Ainsi, pour ne citer qu'un seul exemple : quelle attention porte-t-on ordinairement aux lueurs blanches, tant que, par leur abondance, ou mieux ncore par les désordres qui les produisent, les jours de la nalade ne sont pas en danger? On reste spectateur tranquille e ce symptôme, on le regarde comme un état en quelque orte naturel, comme si toute sécrétion anormale ne dénotait as une altération des tissus; et pour quelques personnes chez esquelles les efforts de la nature peuvent spontanément riompher de ces désordres, on oublie le nombre de celles qui n ont été victimes.

Une remarque, qui sans doute est familière aux praticiens, t dont la connaissance sera très-utile, c'est que bien des emmes, tout en vous consultant, cherchent à vous prémunir ontre l'idée d'attribuer à l'utérus les phénomènes qu'elles vont xposer; soit pudeur, soit tout autre sentiment, elles semlent mettre un grand prix à paraître posséder cet organe en tat de santé. Quelques-unes agissent ainsi par crainte; elles herchent à se rassurer en s'abusant elles-mêmes. Quoi qu'il n soit, pour vous faire oublier l'utérus, elles rappellent sans esse votre attention sur le siége des douleurs, qui est le noins souvent vers cet organe, sur des palpitations, des tiraillements d'estomac. Accusent-elles une hémorrhagie; elles veuent immédiatement atténuer l'impression fâcheuse qu'aurait u vous faire ce symptôme, souvent assez grave.

Mais nous devons encore avertir le praticien que les nalades, dominées par l'idée qu'elles portent une affection de 'estomac, des intestins, du sein, etc., etc., répondent à peine ux questions qu'on leur fait sur l'état des organes sexuels. Souvent ces questions les fatiguent, les agacent même ; je les i vues contenir difficilement la contrariété qu'elles leur occasionnaient; il faut nécessairement les reproduire et les répéer encore, lors même que, s'occupant toujours du point qui souffre, les femmes ne veulent pas y répondre; elles finissent ordinairement par accuser des écoulements blancs assez abondants, quelques irrégularités dans la menstruation, une faiblesse des reins, etc.; mais elles soutiennent que leur matrice est saine, qu'elles en ont la certitude, la conviction tout entière. On leur propose de mettre en usage les moyens d'investigation, c'est alors qu'elles résistent, que souvent leur volonté paraît inébranlable, qu'elles ne consentent à rien, et qu'elles sortent de mon cabinet de consultation, même avec l'idée que je suis dans l'erreur, malgré tous les efforts que je fais pour leur persuader le contraire, en leur citant des faits, en les effrayant, non pas sur leur danger présent, qui n'inspire aucune inquiétude, mais bien sur l'avenir, qui peut-être leur serait funeste.

Rentrées dans leur famille, elles réfléchissent; entourées par la sollicitude et par les instances de leurs maris, de leurs parents, elles reviennent bientôt, et semblent alors se sacrifier à une idée préconçue : on touche, et l'on reconnaît ordinairement un engorgement de l'utérus; les douleurs légères que les malades éprouvent quelquefois sur la matrice commencent heureusement à les convaincre; on traite l'affection morbide qu'on vient de constater définitivement; elle diminue, elle disparaît, et l'on voit bientôt diminuer et disparaître aussi les prétendues maladies des reins, de l'estomac, des intestins, etc., etc.

A l'appui de ces considérations fort justes, nous allons rapporter trois observations, que nous prenons dans l'excellent ouvrage que le docteur Lisfranc nous a donné sur cet intéressant sujet. « Une dame, très-distinguée, avait perdu sa fraîcheur depuis trois ans environ, elle maigrissait; une profonde tristesse l'accablait; elle était indifférente à tous les objets de contentement qui l'entouraient. Elle avait étudié longtemps, et avec beaucoup de succès, la musique et la peinture; elle ne les aimait plus; tourmentée par des idées de suicide, elle mangeait avec dégoût. On consulta beaucoup de médecins; ils pensaient tous que cette jeune femme, qui d'ailleurs n'avait jamais éprouvé de chagrins violents, était affectée d'une maladie nerveuse; tous les moyens appropriés ayant complétement échoué, on avait confié la guérison à la nature. Je fus consulté, j'examinai les viscères, les organes, ainsi que leurs fonctions, avec une scrupuleuse attention; j'étais sur le point de renoncer à établir un diagnostic, je croyais que j'allais être obligé de me retrancher sur les lieux communs, et d'accuser le système nerveux, lorsque, pressée par mes questions, madame X... convint qu'elle avait les reins faibles, qu'elle détestait l'exercice, puisqu'il lui occasionnait des douleurs dans la partie inférieure de l'épine dorsale. Je demandai un rendez-vous au mari; il me dit que souvent sa femme se plaignait de ses rapports avec lui, qu'ils étaient un peu douloureux. Je proposai de pratiquer le toucher; on s'y refusa avec d'autant plus de résistance que j'essayai d'en mieux faire ressortir les avantages; enfin, on s'y décida six mois après, parce que l'état morbide était loin de s'améliorer. Je constatai un engorgement de l'utérus; il avait au moins doublé le volume de cet organe. J'indiquai une méthode de traitement; on partit à la campagne, dans la persuasion qu'on ne guérirait pas; après quelques jours de réflexion, on se décida à mettre en usage les moyens que j'avais conseillés, et pour lesquels on avait d'abord montré une répugnance qui paraissait invincible; heureusement ils produisirent bientôt des effets très-avantageux. Madame X... commença à croire que j'avais enfin découvert le siége de la maladie dont elle était si désagréablement affectée; elle revint me voir; j'aperçus dans sa physionomie des signes non équivoques d'espérance : elle était moins jaune; sa figure commençait à se colorer un peu; elle m'annonça que ses idées tristes se dissipaient. Je prescrivis la continuation des mêmes médicaments; ils furent employés avec une exactitude religieuse; six mois suffirent pour obtenir une guérison entière : l'embonpoint revint complétement; madame X... recouvra la fraîcheur de son teint et toute la gaieté de son caractère; elle se livra avec un nouvel enthousiasme à l'étude des arts qu'elle chérissait. Elle est venue plusieurs fois me témoigner la reconnaissance des soins que je lui avais donnés, et me demander si elle ne devait pas craindre une récidive; sa guérison s'est parfaitement soutenue. »

On traitait depuis six ans une femme pour une maladie nerveuse; elle dépérissait lentement; il paraît qu'on avait négligé de porter l'attention sur les organes génitaux. Après avoir examiné soigneusement tous les viscères, je fis quelques questions relatives à l'utérus; tout me semblait normal, lorsque le mari m'annonça tout bas que, dans ses rapports avec sa femme, il s'était aperçu qu'elle souffrait; il ajouta qu'elle n'en convenait point, mais qu'il en était certain; que d'ailleurs la mère de son épouse avait succombé à la suite d'un ulcère (cancer utérin).

J'eus recours au toucher, auquel on se décida avec des difficultés presque insurmontables; je reconnus un engorgement très-considérable de l'utérus, que des pressions, même assez fortes, n'irritaient pas; je n'y déterminai, en effet, aucune douleur. Cet engorgement n'était pas très-dur; il n'offrait pas d'inégalités.

Je mis en usage les douches ascendantes faites dans le vagin avec l'eau de guimauve presque froide; j'administrai à l'intérieur l'iodure de potassium; je fis pratiquer tous les soirs, sur les aines, une friction avec la pommade d'iodure de plomb; la malade ne souffrait pas; je l'engageai à faire de l'exercice; elle fut soumise à un régime tonique non excitant. Peu à peu 'engorgement de l'utérus diminua; dix-huit mois de traite-nent le dissipèrent, et madame X... jouit alors de la meil-eure santé.

Une dame qui vint me consulter chez moi, et qui était fort imide, me remit la note suivante : « Je suis atteinte d'une naladie qui, sans être à l'état aigu, me mine et m'absorbe; 'est un dérangement général dans toutes mes fonctions; je 'ai pas de douleurs d'estomac, mais j'éprouve beaucoup de haleur à la langue, à la gorge; ma digestion est difficile, j'ai e sommeil pénible et troublé par des rêves; je suis plus fati-uée à mon réveil qu'en me couchant; j'éprouve des lassitudes lans les jambes, j'ai la vue faible; je suis quelquefois irritée u point de ne pas pouvoir rester en place; à cette irritation uccède un accablement physique et moral.

« J'ai maigri, pâli; je suis devenue jaune; je me sens omme anéantie; il coule quelquefois dans mes veines des ames de feu; j'ai parfois des tremblements nerveux qui m'em-êchent de marcher; j'ai perdu une grande quantité de mes heveux; ceux qui me restent sont plus durs.

« J'ai consulté un grand nombre de médecins; ils ont tous ensé que ma maladie était nerveuse; je ne puis vous dire outes les drogues qu'on m'a fait avaler; je vais de mal en pis. n me conseille de l'exercice et de la distraction; lorsque je n'y livre, j'éprouve de la chaleur dans le bas-ventre; on l'at-ribue à la difficulté très-grande que j'ai d'aller à la selle; je ne fatigue facilement; j'ai les reins faibles. »

La faiblesse des reins qu'éprouvait cette dame, la chaleur u'elle ressentait dans la partie inférieure du ventre, portèrent non attention sur les organes génitaux; j'appris que les ègles étaient suspendues depuis plus de six mois; mais cet tat, disait-on, dépendait de l'altération et de la détérioration e la constitution.

Je proposai le toucher avec tous les ménagements qu'exigèrent les circonstances, et je rencontrai la répugnance ordinaire dans les cas de ce genre; je parvins très-difficilement à la vaincre. Je reconnus l'existence d'un engorgement utérin, qui avait au moins triplé le volume de l'organe; de légères pressions y déterminèrent un peu de douleur.

Je mis en usage les bains généraux, les injections émollientes presque froides, les lavements entiers à la même température, un exercice léger, le repos absolu de l'organe. On prit le soir, pour ne pas le rendre, un quart de lavement presque froid, auquel je fis ajouter, quand on souffrait, six à huit gouttes de laudanum de Sydenham. J'administrai à l'intérieur une pilule de cinq centigrammes de poudre de cigüe, et je portai graduellement la dose de ce médicament à deux décigrammes. Régime tonique et non excitant.

Employé pendant un mois, ce traitement ne produisit aucun amendement; alors la malade, devenue de plus en plus mélancolique, voulait le cesser; j'eus cependant assez d'influence sur elle pour le lui faire continuer. Bientôt l'appétit revint, les digestions furent assez bonnes, le sommeil devint moins mauvais, l'état nerveux diminua, les forces se rétablirent un peu, l'engorgement utérin se ramollit légèrement et perdit de son volume. Mêmes moyens. Après quatre mois de leur usage, les règles reparaissent, elles sont normales; la maigreur a disparu, les organes digestifs exécutent très-bien leurs fonctions, il existe seulement de la constipation, la gaieté est recouvrée, les forces sont rétablies, l'innervation est infiniment moins exaltée, le volume de la matrice est diminué environ de deux tiers.

Je remplaçai les pilules de cigüe par l'iodure de potassium, administré à l'intérieur; la malade en prit d'abord deux décigrammes (quatre grains) en vingt-quatre heures et en deux doses; tous les six jours on augmenta ce médicament de trois décigrammes (six grains); on le porta ainsi graduellement à un gramme (dix-huit grains) par jour. Je fis pratiquer tous les soirs aux aines une friction avec la pommade d'iodure de plomb. On substitua aux injections les douches ascendantes à l'eau de guimauve presque froide, et faites trois fois par jour dans le vagin pendant un quart d'heure.

Dix mois ont suffi pour obtenir une entière guérison. Je n'ai pas mis en usage la saignée révulsive, parce que la matrice n'offrait pas de signes de congestion sanguine; parce que, d'ailleurs, je craignais beaucoup d'augmenter l'irritation nerveuse par les émissions de sang, même légères; parce que, enfin, abstraction faite du premier mois de traitement, la malade marchait assez franchement vers la guérison.

Métrite aiguë.

Signes de la métrite aigüe. Gonflement plus ou moins apparent du tissu de l'utérus, dont le col, qui est le siége de l'inflammation ou qui la partage, est chaud et d'un rouge plus ou moins vif. Outre des douleurs intermittentes dues aux contractions du tissu de l'utérus, et qui constituent les tranchées ou coliques utérines, cet organe est sensible à la pression, et est, en outre, le siége de douleurs continuelles. La pression des parois abdominales suffit pour les réveiller plus violentes, ce qui oblige les malades de se tenir les jambes et les cuisses fléchies, le bassin relevé, afin de tenir les parois abdominales dans un état permanent de relâchement.

Les parties environnantes, par le fait de ce voisinage ou des rapports plus immédiats qu'elles ont avec la matrice, deviennent aussi le siége de phénomènes plus ou moins constants.

De la compression qu'exerce l'organe malade sur les nerfs

sacrés, des tiraillements qu'éprouvent ses ligaments, résultent des douleurs dans les régions lombaires sacrées ou inguinales; un sentiment insupportable d'engourdissement ou de contusion dans les fesses, une sensibilité exquise de la face antérieure des cuisses, qui ne supportent quelquefois pas sans douleur le simple frottement de la chemise ou des draps.

La compression de la vessie, aussi bien que son irritabilité exaltée, donnent lieu à un besoin d'uriner à chaque instant renouvelé, ou à l'écoulement involontaire de l'urine. Les mêmes causes agissant sur le col de la vessie et sur le canal de l'urètre peuvent, au contraire, provoquer la dysurie et la rétention d'urine. C'est de la même manière que sont déterminées, tantôt la constipation, d'autres fois la diarrhée avec des ténesmes et des épreintes très-pénibles. Toutefois, ces phénomènes peuvent être produits par l'inflammation qui s'est propagée de la matrice aux organes qui les fournissent.

En même temps se manifestent des symptômes généraux parmi lesquels prédominent ceux caractérisant un état fébrile plus ou moins intense, avec exaspération vers le soir, et une disposition toute particulière aux nausées et aux vomissements.

Traitement de la métrite aiguë. Au début de la métrite à l'état aigu, la saignée du bras est évidemment indiquée. Les saignées locales paraissent aussi convenables pour opérer un dégorgement prompt et direct; mais l'application des sangsues, dont le nombre sera proportionné aux forces du sujet et à l'intensité des accidents, ne se fera pas toujours au même lieu avec les mêmes avantages; ainsi, l'inflammation s'est-elle propagée au vagin, la douleur est-elle très-vive vers le col de la vessie, on doit présumer que le col utérin est plus particulièrement affecté; c'est aux lèvres de la vulve, à la partie interne et supérieure des cuisses, au pourtour de l'anus, qu'il faut fixer les sangsues. Trouve-t-on, au contraire, l'hypogastre tuméfié et fort douloureux, la douleur s'étend-elle vers les aines, en se propageant aux trompes, aux ovaires, aux cordons sus-pubiens, c'est le fond qui souffre plus spécialement, et on le soulagera d'une manière plus directe en pratiquant la saignée capillaire (sangsues ou ventouses) sur la peau qui couvre les anneaux inguinaux, là où les cordons sus-pubiens sortent des parois abdominales pour s'épanouir dans le tissu graisseux des grandes lèvres. Les émollients en bains, fomentations, cataplasmes, lavements, et même injections, seront aussi mis en usage, ainsi que les antispasmodiques et les narcotiques en potions, pilules, etc.; de même que les purgatifs doux seront aussi d'une grande utilité, à cause de la constipation qu'il faut vaincre, et peut-être en raison de la dérivation qu'ils opèrent. Pour boisson, eau de veau, de poulet, décoction d'orge, d'avoine et de riz édulcorée avec le sirop de groseille ou de limon, etc.

Métrite chronique ou engorgements durs de la matrice.

A l'exemple du docteur Duparcque, nous comprenons sous ce nom toutes les affections que les auteurs désignent sous les noms divers de *phlegmasie blanche*, d'*engorgement dur*, de *métrite chronique*, d'*induration*, de *squirrhe*, d'*état carcinomateux*.

Métrite chronique. Née des mêmes causes qui déterminent soit la congestion, soit l'inflammation aiguë de la matrice, succédant souvent à ces deux états pathologiques, et surtout à l'inflammation aiguë dont elle est la terminaison la plus commune, la métrite chronique présente les mêmes symptômes, se caractérise par les mêmes signes qu'à l'état aigu, mais à un bien plus faible degré. Mais elle ne conserve pas longtemps cette forme morbide, parce que l'état pléthorique qui la constitue se transforme d'ordinaire plus ou moins promptement en un autre. La métrite passe donc à l'état d'induration, transition inappréciable quand elle a lieu, changement difficile à reconnaître quand il est opéré, parce que les signes de ces deux affections utérines ne diffèrent que par des nuances imperceptibles. L'induration à son tour se confond très-facilement avec le squirrhe dont elle n'est considérée que comme le premier degré, pour quelques médecins : aussi est-il vrai de dire que ces trois états pathologiques, la métrite chronique, l'induration et le squirrhe de l'utérus, ne peuvent réellement être distingués les uns des autres, dans un très-grand nombre de cas. En effet, tous trois reconnaissent les mêmes causes ou succèdent aux mêmes circonstances : tous trois ont des symptômes communs et très-peu qui soient propres à chacun d'eux, ou, s'il en existe, ils sont tellement inconstants qu'ils deviennent plutôt négatifs que positifs. Enfin, ces trois états peuvent procéder les uns des autres, tout en affectant cependant, dans ces transformations, cet ordre que l'induration succède à la métrite, et l'état squirrheux à l'induration ; de sorte que souvent on pourrait à la rigueur regarder ces trois états comme les trois degrés d'une même maladie. Il résulte de tout cela qu'on essayerait en vain de tracer une histoire bien tranchée, bien caractéristique de chacune de ces altérations morbides.

D'après ces considérations, j'ai pensé avec M. Duparcque que, pour mieux apprécier ce que ces divers états pathologiques ont entre eux d'analogie et de différence, il serait plus convenable de réunir leur histoire en une seule. Ces affections étant mises ainsi en parallèle sous toutes leurs faces, ou comparées sous tous les points de vue sous lesquels elles se présentent, il sera plus facile, en montrant ce qu'elles ont de commun, de mieux saisir les nuances plus ou moins perceptibles qui les distinguent et de faire ressortir ceux de leurs symptômes ou de leurs signes qui, étant propres à telle ou telle de ces altérations, peuvent servir à les caractériser et à les faire distinguer sur le vivant.

Je réunis donc en une seule description les histoires de la métrite chronique, de l'induration et du squirrhe sous la dénomination commune d'*engorgements durs de la matrice*.

L'utérus peut être affecté d'engorgements durs soit dans sa totalité, soit seulement dans quelqu'une de ses parties. Quelquefois le corps seul est engorgé. Le plus communément, l'engorgement est borné au col, ou même à une de ses lèvres, et, dans ce dernier cas, l'engorgement porte le plus souvent sur la lèvre postérieure du museau de tanche.

Les causes des engorgements durs de la matrice sont toutes les circonstances capables de produire l'inflammation elle-même : telles que l'usage de substances excitantes et stimulantes, la métastase dartreuse, rhumatismale, goutteuse; la masturbation, la suspension du flux sanguin, pendant le molimen menstruel, ou du dégorgement de l'utérus par les lochies, après l'accouchement, ou des flux hémorrhagiques accidentels, alors que le mouvement congestif qui les occasionne n'est pas encore arrêté ou détruit.

Ces suspensions ou suppressions sont le résultat de l'action du froid, des agents styptiques ou astringents, des émotions morales, etc., etc. Telles sont encore les irritations directes de la matrice par le coït, la présence d'un pessaire, l'état de grossesse, un avortement, le travail de l'enfantement ou les violences exercées par l'emploi des instruments, ou encore par des manœuvres mal dirigées faites dans l'intention soit d'activer la délivrance, soit d'opérer la version de l'enfant, soit de détacher ou d'extraire le placenta, soit de vider l'utérus du sang qui s'y serait épanché, soit enfin pour faire cesser l'état d'inertie dont cet organe est si souvent frappé.

L'engorgement dur de la matrice peut enfin succéder à la phlegmasie aiguë de cet organe, quelle qu'en soit la cause, et à son engorgement sanguin chronique.

La fatigue, les efforts, les chutes et les commotions qui portent leurs effets sur la matrice sont également susceptibles d'en provoquer l'engorgement; l'âge critique agit aussi comme cause déterminante ou prédisposante de cette forme morbide, soit par les changements que cette époque amène dans l'organisation de l'utérus, soit par les dérangements qu'elle provoque dans la menstruation. La jeune fille pubère n'est pas non plus cependant à l'abri de cette grave maladie. Voici ce que nous lisons dans la *Clinique* du docteur Lisfranc sur cette question : « On croit généralement que cette maladie est plus commune de la vingtième à la quarantième année, mais elle est extrêmement fréquente après la cessation des règles et pendant un temps assez long après la cessation. L'observation apprend aussi que la métrite chronique et l'engorgement de l'utérus peuvent survenir, et surviennent en effet souvent, chez les jeunes filles vers leur première menstruation : seulement alors l'affection a presque toujours son siége dans le corps de la matrice au lieu du col qui est, comme nous aurons occasion de le faire observer, en parlant des maladies de l'époque critique, presque toujours le premier atteint dans un âge plus avancé. Et ici, on verra que le raisonnement s'accorde parfaitement avec l'observation, si l'on se rappelle que, lors de la puberté les organes génitaux, le larynx, la trachée-artère et les poumons acquièrent simultanément leur complément d'organisation, et qu'alors ces derniers offrent une susceptibilité morbide très-remarquable. Peurquoi les organes sexuels, et particulièrement l'utérus, ne la partageraient-ils pas? On doit voir qu'au moment où cet organe va être soumis à une des fonctions qu'il n'a pas encore exercées, qu'au moment où cette fonction s'exécute, il peut être fatigué, irrité et devenir malade. Ne sait-on pas que, fréquemment, la première menstruation tarde longtemps, quoique les prodromes s'en fassent observer? et ne sait-on pas qu'elle est souvent irrégulière et souvent incomplète, que souvent elle manque, pendant six mois, un an, et même davantage? Si de pareilles anomalies observées chez les femmes qui sont réglées depuis assez longtemps, produisent dans beaucoup de circonstances des affections de l'utérus, pourquoi ces maladies ne se développeraient-elles pas chez les jeunes filles? »

Il n'est pas rare de rencontrer de jeunes pubères qui présentent des phénomènes morbides non équivoques, des douleurs dans la région hypogastrique, dans les aines, au bas des reins; ces jeunes malades éprouvent beaucoup de chaleur dans le bassin; les flueurs blanches sont abondantes et l'innervation est exaltée : on voit que chez quelques-unes le corps de l'utérus s'élève au-dessus de la symphise du pubis; chez quelques autres le toucher pratiqué par le rectum permet de constater bien évidemment l'engorgement de cet organe; la peau présente d'ailleurs plus ou moins la teinte chlorotique. Quelques jeunes personnes se plaignent depuis plusieurs années de faiblesses des reins et de douleurs lorsqu'elles font un exercice prolongé.

Caractères diagnostiques. On peut dire qu'il est bien difficile de distinguer chez une malade quand un engorgement appartient à l'induration ou au squirrhe. Causes, symptômes, terminaisons, tout est semblable ou commun; ou bien, s'il y a quelques signes pathologiques propres à l'un et étrangers à l'autre, la variété de ces signes, et surtout leur inconstance, font disparaître ces différences diagnostiques, ou les rendent peu appréciables à l'observation clinique.

Examinons ces signes diagnostiques par rapport à la forme, à la consistance, à la couleur apparente du tissu, au caractère des douleurs auxquelles l'affection donne lieu et aux troubles qu'elle entraîne dans les fonctions de la matrice, considérée comme émonctoire menstruel.

1° *Forme.* On a avancé que la tumeur produite par l'inflammation chronique ou l'induration présentait une surface égale, tandis qu'elle était mamelonnée, bosselée dans le squirrhe; mais, plus tard, Gardien et Nauche ont avoué que ce signe était très-variable et inconstant. D'autres observateurs consciencieux assurent aussi qu'il n'est pas exclusif aux engorgements squirrheux, que de simples indurations peuvent aussi le présenter. Le docteur Lisfranc paraît adopter cette dernière opinion, car il dit : « Il est des squirrhes à surface lisse et peu consistante, qui naissent et qui croissent avec une incroyable rapidité; ils sont heureusement excessivement rares. Les bosselures que présente la tumeur ne sont pas la preuve irréfragable de l'existence du squirrhe; car des phlegmasies chroniques, isolées et rapprochées les unes des autres, déterminent des engorgements simples et souvent très-durs, et dont la superficie fait sentir des inégalités. »

2° *Consistance.* Les humeurs plus ou moins liquides ou concrètes qui imprègnent et distendent les tissus malades peuvent donner aux engorgements par inflammation chronique, et surtout à ceux par induration, une consistance, une fermeté en quelque sorte analogues à la dureté qui est particulière au squirrhe; mais cette consistance, cette dureté, souvent plus apparente que réelle, et susceptible, selon l'opinion de M. Duparcque, de disparaître après la mort ou après la séparation de la partie malade par suite du dégorgement qui s'opère alors, ne peut point fournir de signe positif sur sa nature.

3° *Couleur.* La couleur d'un engorgement quelconque de

l'utérus n'est appréciable que quand celui-ci occupe le col de l'organe. On peut alors la reconnaître, soit directement, en écartant les grandes lèvres, quand la matrice est basse ; soit au moyen du speculum, ce qui est possible dans la plupart des cas.

On a donné la couleur rouge plus ou moins brun, comme signe du squirrhe. On peut dire cependant que cette couleur ne saurait dépendre ni du squirrhe, ni de l'engorgement par inflammation chronique ou par induration, puisque ces deux genres d'altérations sont caractérisés par la blancheur plus ou moins grande de leur tissu ; j'ai vu bien des engorgements durs, et jamais je n'ai trouvé cette couleur rouge brun mentionnée par la plupart des auteurs, qui, on peut le dire, sur ce point comme sur tant d'autres, se sont copiés sans vérifier les faits. Dans le plus grand nombre de cas de squirrhes utérins que j'ai observés, toujours la surface du museau de tanche engorgé présentait une teinte rosée superficielle, ou une simple arborisation rouge sur un fond blanchâtre.

Ainsi la teinte rouge, plus ou moins brune ou violacée, peut bien servir à caractériser l'altération qui est produite par l'engorgement sanguin, mais la couleur n'offre point de signes diagnostiques spéciaux pour distinguer l'engorgement par induration ou la métrite chronique de l'engorgement squirrheux.

4° Quant au genre particulier de douleurs assigné comme caractère pathologique du squirrhe, et qui consiste en des élancements aigus, vifs et prompts, qu'un médecin a peints par la dénomination expressive d'*éclairs de douleurs*, on peut dire que, d'une part, ces douleurs ne sont rien moins que constantes, et c'est au point que les médecins qui se sont occupés de l'étude des affections cancéreuses, dont le squirrhe fait partie, ont avancé avec raison que l'altération squirrheuse était indolente par sa nature, et que l'on devait attribuer les douleurs dont elle peut être le siége, soit au voisinage des filets nerveux, soit à ce que quelque nerf se trouve lui-même comprimé dans l'altération. On peut ajouter, d'un autre côté, que des engorgements qui paraissent évidemment loin d'être parvenus au degré squirrheux, s'accompagnent de douleurs tellement aiguës, insupportables, que les expressions dont se servent les malades pour les peindre sont bien de nature à embarrasser l'observateur.

Ainsi donc encore le diagnostic ne peut trouver, dans les douleurs, de signes distinctifs entre l'engorgement par phlegmasie chronique ou l'induration et l'engorgement squirrheux.

Quelques circonstances de siége et de rapport entre les engorgements durs et leurs causes, et surtout relativement aux époques de leur développement, peuvent fournir des indices sur la nature inflammatoire ou squirrheuse de ces engorgements; voici quelques résultats généraux obtenus de la comparaison d'un grand nombre de faits, par le docteur Duparque :

1° Les engorgements qui affectent l'utérus chez les filles portent, en général, le caractère fluxionnaire ou inflammatoire; ils affectent alors aussi le plus ordinairement, pour ne pas dire toujours, la totalité de l'organe.

2° Il en est de même, quant à leur nature, de ceux qui succèdent à l'accouchement à terme ou avant terme; mais, à l'inverse des précédents, ils intéressent le plus ordinairement le col de l'utérus, exclusivement dans ces derniers cas.

3° Les engorgements durs, quels que soient leur siége et leurs causes, qui ont lieu chez les femmes jeunes encore, appartiennent en général à l'inflammation chronique ou à l'induration bien plus souvent qu'à l'état squirrheux.

4° Ces changements peuvent conserver leur caractère de métrite chronique ou de simple induration pendant plusieurs nnées; mais à l'approche du temps critique, ils ont de la endance à passer, par l'état squirrheux, au cancer confirmé; ue s'ils dépassent cette époque sans changer de nature, ils prouvent successivement les transformations cartilagineuses t osseuses.

5° Les engorgements qui surviennent pendant l'age critique ont en général, et de prime abord, de nature squirrheuse, érébriforme, etc., et quand ils commencent par un état inammatoire, celui-ci n'est que transitoire et dure peu.

6° Les engorgements qui naissent et se développent un certain laps de temps après la cessation normale de la menstruaion, ce qui arrive le plus ordinairement, offrent un tissu xtrêmement compacte, squirrheux. Plusieurs consistent en es engorgements simplement fibreux. Ces engorgements 'occasionnent presque jamais d'autres incommodités que elles qui résultent, pour les organes voisins, de leur volume t de leur poids.

7° Les engorgements qui ont acquis assez promptement un ertain volume constituent plutôt une métrite chronique, 'après la signification ordinaire de ce nom, qu'un squirrhe ont le développement est en général plus lentement graduel.

Symptômes, signes et phénomènes accidentels des engorgements durs de l'utérus.

Quoique dans quelques cas les engorgements durs de la marice puissent exister et même acquérir un développement arfois extraordinaire, sans occasionner des phénomènes marqués, le plus ordinairement cependant ils donnent lieu à des ymptômes variés, à des accidents plus ou moins intenses.

Le plus fréquent de ces accidents locaux est la chute de l'uérus. Le pesanteur qu'acquiert l'organe par le fait de son engorgement en occasionnera d'autant plus facilement la précipitation, que ses soutiens ordinaires auront déjà perdu leur résistance, que les ligaments auront été relâchés, le vagin élargi, etc.

Cet accident fournit le moyen de s'assurer le plus ordinairement de l'état de la matrice; malheureusement on sait rarement en profiter.

Douleurs. L'engorgement de l'utérus, quelles qu'en soient la cause et la nature, produit un sentiment de gêne, d'embarras dans le bassin, de la pesanteur sur le siége, la sensation d'un corps qui voudrait s'échapper de la vulve, sensation comparable quelquefois à celle que produit la tête d'un enfant engagée dans l'excavation du bassin; il provoque des tiraillements douloureux dans les reins et les aines. Il existe fréquemment de l'engourdissement dans les membres pelviens, des douleurs contusives au-devant des cuisses, et cette région acquiert une sensibilité quelquefois si exquise, que le plus léger contact en est insupportable par la vivacité des douleurs qu'il produit. Les femmes, dans ce cas, se plaignent aussi comme d'un sentiment de pression désagréable dans les muscles fessiers, ou d'une constriction semblable à celle que produirait un cercle de fer fortement serré autour du bassin.

Outre ces douleurs, qui dépendent de la gêne, de la compression et des tiraillements que l'utérus exerce sur ses parties environnantes, par le fait de l'augmentation de son poids et de son volume, ou de son déplacement, il en est d'autres qui ont leur siége dans l'organe même, quoique les malades les rapportent aux régions sacro-lombaires et coxales, placées au niveau des parties malades. Ces douleurs consistent soit en une sensation de chaleur et de brûlure, soit en des douleurs aiguës, térébrantes, pongitives, lancinantes, plus ou moins continuelles ou passant comme des éclairs. La marche, la station droite ou assise trop longtemps prolongée, les augmenent. La position horizontale les calme ou les suspend, si ce n'est cependant la sensation d'ardeur et de brûlure, que la chaleur du lit rend quelquefois insupportable.

L'observation apprend qu'il n'existe pas de rapport entre le degré de développement et l'état avancé ou non de l'engorgement et l'intensité des douleurs; un engorgement volumineux et parvenu à l'état squirrheux n'occasionne souvent que peu et même point de douleurs, tandis que d'autres fois des douleurs extrêmement vives et aiguës coïncident avec un engorgement très-modéré. Un auteur dit avec raison que les engorgements durs de l'utérus ne se traduisent pas toujours à l'extérieur par des symptômes en rapport avec leur gravité. Ce principe, dont l'observation est si fréquente, est spécialement applicable aux maladies de la matrice. Très-souvent des matrices se trouvent creusées par des cavernes profondes et dans une dégénération déjà sans ressources; et cependant la santé générale ne paraît pas avoir souffert, le teint conserve encore de la fraîcheur, et ces femmes, à quelques légers symptômes près, n'éprouvent presque rien vers les organes génitaux; d'autre part le plus simple engorgement du col utérin peut déterminer des symptômes effrayants, et altérer profondément l'organisme.

Souvent aussi des douleurs supportables s'exaspèrent à mesure que la maladie utérine marche vers la résolution ou la guérison, et persistent après que celle-ci est accomplie. Il n'est pas rare, dit Lisfranc, de rencontrer des malades chez lesquelles, à mesure que les engorgements avec induration diminuent pendant le traitement qui leur est opposé, les douleurs se développent ou deviennent plus fortes; ce phénomène nous semble devoir être attribué au travail de résorption qui existe dans l'organe; il est facile aussi de concevoir qu'un état nerveux, qu'une congestion sanguine, incapables d'ailleurs d'augmenter le volume de la maladie, peuvent se manifester. On voit qu'à la longue ces douleurs, quelque vives, quelque violentes qu'elles soient, finissent cependant par s'user.

L'engorgement dur du corps de l'utérus occasionne moins souvent des douleurs fortes et aiguës, qui sont un des plus constants caractères de l'engorgement du col.

Trouble des fonctions de l'utérus. Quand l'engorgement est peu considérable, qu'il n'affecte qu'une partie limitée du corps de l'utérus, ou seulement du col, il peut ne pas s'opposer à la fécondation et à ses résultats; il existe un grand nombre d'exemples d'engorgements dits squirrheux du col de l'utérus, qui, ne s'étant pas opposés à l'accomplissement de la fécondation, ni à la marche de la grossesse, ont apporté, à la sortie de l'enfant, un obstacle tel qu'on a été dans la nécessité de recourir à l'instrument tranchant pour que l'accouchement pût se terminer. M. Lisfranc dit: « L'engorgement de la matrice avec induration rend la conception difficile; quand elle a lieu, l'avortement est beaucoup à craindre. Quel que soit d'ailleurs l'événement, il est très-rare que l'état de l'organe ne soit pas aggravé; je m'en suis fréquemment convaincu. Que doit-on penser des médecins qui, pratiquant la médecine du XIe siècle, conseilleraient aux malades de faire un enfant pour guérir? »

On conçoit que quand l'engorgement affecte entièrement le col de l'utérus, et surtout le corps de cet organe, la conception n'est plus possible; mais la fécondation peut être rétablie lorsqu'on a pu obtenir la résolution de l'engorgement.

Lorsque la maladie est dissipée, les femmes deviennent en général très-facilement enceintes; j'en ai connu, dit M. Lisfranc, un grand nombre que cette maladie avait privées du bonheur d'être mères; je les ai guéries, elles ont eu des enfants presque immédiatement après, et quelquefois même elles en font beaucoup.

Tout engorgement dur sans ulcération doit aussi suspendre ou diminuer la sécrétion menstruelle et la rendre, en un mot, plus difficile; et en effet, la dysménorrhée est le signe le plus constant de ces affections. Lorsque l'engorgement est limité, il peut bien, par les tiraillements, l'irritation que sa présence occasionne sur les parties restées saines, déterminer des congestions sanguines et des flux hémorrhagiques plus ou moins abondants; mais ces cas sont extrêmement rares.

C'est d'après l'examen attentif et sur la comparaison de nombreux faits que nous avons eu l'occasion d'observer comparativement, dit M. Duparcque, que nous croyons pouvoir établir en thèse générale, et à peu d'exceptions près: 1° que la dysménorrhée est un caractère diagnostique des engorgements durs, comme les pertes habituelles sont le résultat ordinaire des engorgements sanguins ou congestifs; 2° que le toucher, qui, dans ces derniers, provoque constamment l'écoulement du sang, ne produit pas essentiellement d'effet semblable dans l'engorgement dur.

A mesure que la résolution s'opère, les règles deviennent plus abondantes et reprennent leur cours accoutumé.

Écoulements utérins et vaginaux. Dans le plus grand nombre de cas d'engorgements durs, l'orifice utérin est sec, ou bien il ne laisse suinter que quelques filaments muqueux plus ou moins teints de sang, ou une très-petite quantité de sérosité limpide ou rougeâtre, mais cela en si petite quantité, que tout se perd dans le vagin, et qu'on ne l'aperçoit qu'en maintenant le speculum appliqué pendant quelques instants. Lorsqu'il existe un flux humoral anormal provenant de l'utérus engorgé, c'est qu'il n'y a pas seulement métrite chronique, induration ou squirrhe, mais complication d'ulcération, qui peut être cachée dans les cavités du col ou même du corps de la matrice.

On ne peut non plus fonder des signes diagnostiques sur la nature de l'engorgement d'après l'odeur de la matière des écoulements, quand ils existent, puisque cette matière n'est pas plus le produit immédiat de l'altération de la partie du tissu qui en est affecté; ainsi, tantôt elle est inodore, tantôt elle présente une odeur soit acide, soit fade, soit fétide ou infecte. Ce dernier caractère tient alors à une idiosyncrasie particulière, car on l'observe chez quelques femmes affectées de simple leucorrhée, sans autre altération de l'utérus ni de ses annexes.

Ainsi les écoulements utérins ou vaginaux ne peuvent fournir de signes diagnostiques sur l'existence et la nature des engorgements durs de l'utérus.

Symptômes généraux ou sympathies.

La matrice peut être affectée d'un engorgement dur très-considérable, sans occasionner d'autres troubles dans les fonctions que ceux qui résultent du volume de la tumeur qui pèse sur les organes voisins et les gêne; quant aux autres, ils sont très-variés et peu constants. Le ventre est alternativement tendu et bouffi, ou flasque, ou affaissé; les digestions sont dérangées, suspendues, ou il y a des appétits capricieux; des signes de gastrite, de gastro-entérite coïncident quelquefois avec la maladie; mais le phénomène sympathique le plus constant, c'est le vomissement. Il se manifeste à des heures irrégulières, que l'estomac soit vide ou plein; l'exploration la plus soigneuse ne fait alors découvrir aucune affection de l'estomac ou de son voisinage qui puisse expliquer cet accident; ou s'il existe une gastrite, par exemple, le vomissement n'en persiste pas moins après que l'on a fait disparaître cette phlegmasie par un traitement approprié.

Quand il existe en même temps que la dysménorrhée, le

vomissement, selon M. Duparcque, devient un signe diagnostique presque certain d'un engorgement dur de la matrice.

La fièvre est très-rarement produite par les engorgements durs de la matrice ; elle n'a lieu, en général, que quand il se fait vers cet organe des congestions violentes, ou quand il se développe de l'inflammation franche, soit aux limites de l'altération, soit dans son centre ; mais aussi, alors, les symptômes locaux annoncent un état actif et présentent les caractères propres à la métrite aiguë.

Différentes névroses sont souvent le résultat des engorgements durs, comme de toutes les maladies de l'utérus ; elles prennent, le plus ordinairement, la forme hystérique. Le caractère des femmes devient impatient, irascible, emporté, colérique ; elles acquièrent une impressionnabilité exquise, et alors la plus légère sensation, la moindre émotion produisent comme une commotion électrique qui va retentir dans le bassin, et y réveille les douleurs ou les exaspère.

Outre ces accidents généraux, on observe encore quelques symptômes relatifs au genre d'affection ; ainsi on a parfois à combattre la rétention d'urine, ou une constipation opiniâtre, souvent déterminées l'une et l'autre par la pression qu'exerce sur le rectum ou le col de la vessie l'utérus, augmenté de volume.

Mais, il faut le dire, on tomberait dans une grande erreur si, comme ce tableau semble l'indiquer, on s'attendait à trouver dans les engorgements utérins cette marche régulière et progressivement croissante, depuis le premier symptôme jusqu'aux accidents les plus alarmants. Si ces affections offraient toujours une marche aussi patente et régulière, rarement les laisserait-on arriver à un certain degré de gravité sans prendre les conseils d'un médecin ; mais souvent, tandis que la santé générale semble parfaite, le mal caché grandit : à peine si quelques symptômes légers, insignifiants attirent l'attention des praticiens; il n'est même pas rare que la femme en soit tellement peu incommodée qu'elle ne les accuse pas; il faut, en effet, être prémuni contre la possibilité d'une marche semblable d'une maladie, pour y arrêter ses réflexions. Comment supposer sur le bord de l'abîme une femme ornée encore de tout le coloris, de tout l'embonpoint relatif à son âge? Les forces se conservent intègres tant que deux symptômes ne viennent pas les briser : ce sont les douleurs et les pertes; ces deux phénomènes usent la vie avec rapidité, tellement que, développés tout à coup par les progrès de l'altération morbide, ils en revèlent l'existence d'une manière alarmante; dès lors des douleurs atroces enlèvent jusqu'au sommeil; les hémorrhagies se succèdent, la digestion se perd, la faiblesse croît d'une manière prodigieuse; la peau devient sèche, terreuse, couleur de feuille morte; en sept ou huit jours, on voit jaunir et fondre, pour ainsi dire, ces femmes naguère si grasses, si vermeilles, etc.

Il résulte évidemment des considérations que nous venons de présenter et qui ne sont que l'interprétation rigoureuse de faits bien observés, que le diagnostic précis et propre à chaque espèce d'altération, qui peut constituer un engorgement de l'utérus, est très-difficile, pour ne pas dire impossible à établir.

Les engorgements durs de la matrice se développent en général lentement; ils ont par moments un temps d'arrêt ou restent stationnaires pendant quelques semaines, quelques mois et même des années; l'âge de la puberté et les époques menstruelles activent leur marche; c'est à cette époque que l'utérus remplit des fonctions plus actives et est soumis à des irritations directes, à cet âge où tant de sympathies lient cet organe aux autres viscères et où les émotions morales exercent une si grande influence; c'est à cet âge, dis-je, que l'on signale, avec la fréquence, la marche la plus rapide des accidents.

Dans quelques circonstances, à l'époque de la cessation menstruelle, l'affection poursuit ses périodes avec une vitesse toute nouvelle; comme aussi dans des cas opposés, elle se ralentit, marche insensiblement et influe à peine sur la durée de l'existence de la malade.

Terminaison. Des engorgements peu considérables peuvent se résoudre spontanément, si la femme se trouve placée au milieu de circonstances hygiéniques convenables, et surtout éloignée des causes qui ont déterminé ou entretiennent les engorgements. Lorsque ceux-ci sont convenablement traités, ils cèdent plus facilement à l'époque de la puberté; ils cèdent assez facilement quand la menstruation a cessé depuis quelque temps. La matrice n'est pas alors, en effet, soumise tous les mois à une fluxion sanguine qui l'irrite plus ou moins et qui, aggravant presque toujours son état, exige d'ailleurs qu'on suspende l'usage de la plupart des moyens thérapeutiques pendant l'écoulement des règles.

Il est rare, quels que soient les moyens mis en usage, qu'un engorgement de la matrice avec induration guérisse en moins de trois mois, dit M. Lisfranc, il faut ordinairement continuer le traitement six ou huit mois pour obtenir la guérison ; il est beaucoup de femmes chez lesquelles on n'y parvient qu'au bout d'un, de deux, de trois ans et même davantage, surtout lorsque des affections morales permanentes existent.

Il est des engorgements de l'utérus avec induration que des personnes, d'ailleurs parfaitement soignées, portent depuis plus de vingt ans, sans que leur constitution en soit profondément altérée, et sans qu'on ait l'espoir de les en débarrasser. « Je les ai vus, dit M. Lisfranc, rester quelque temps stationnaires et ne point faire alors souffrir les malades; à une autre époque, ils sont devenus douloureux; ils ont un peu augmenté; les accidents ont été victorieusement combattus, et les choses sont revenues à leur état préalable. »

Abandonnés aux soins de la nature, les engorgements durs de l'utérus s'aggravent ordinairement et deviennent souvent mortels; j'en ai vu guérir quelques-uns chez des femmes que des circonstances impérieuses avaient empêchées de se soigner et qui, inquiètes plus tard, sont venues consulter de nouveau pour que leur état fût bien constaté et peut-être traité au besoin; j'ai trouvé cet état normal.

Je connais, à Paris, quelques femmes qui portent depuis plus de quinze à vingt ans des matrices énormes; elles remplissent presque complétement l'excavation du bassin; chez quelques-unes de ces femmes la menstruation est normale, chez d'autres elle est irrégulière ou elle manque entièrement; les premières jouissent d'une excellente santé, elles sont seulement un peu incommodées par le poids de la tumeur; les dernières n'éprouvent que de très-légers accidents. Quelle est la nature de l'engorgement, qui est excessivement dur? je l'ignore entièrement. Toutes ces malades sont d'ailleurs d'une constitution primitive très-bonne.

D'après beaucoup de faits bien observés, le docteur Duparcque a établi les propositions pronostiques suivantes :

« Tout engorgement général ou partiel qui a lieu chez les filles et succède aux causes qui troublent la menstruation, ceux qui se développent plus ou moins immédiatement après l'accouchement, précoce ou à terme, sont presque, sans exception aucune, susceptibles de résolution, qu'ils soient simplement dus à une métrite chronique, à un état d'induration ou qu'ils offrent des signes qui fassent présumer leur nature squirrheuse.

« Le pronostic est plus fâcheux pour les engorgements qui se développent ou augmentent chez les femmes sur le retour d'âge; néanmoins, il n'est pas impossible de les guérir ou du moins de les rendre stationnaires.

« Les engorgements qui naissent après l'époque critique sont en général incurables; mais, par la lenteur de leur marche et de leur développement, ils ne font pas courir de dangers immédiats aux malades.

« Les engorgements qui, en se développant, restent durs, sans inégalités, qui n'occasionnent ni douleurs insupportables ni dérangements notables dans les fonctions, doivent inspirer moins de crainte pour leur terminaison fâcheuse que ceux qui se couvrent de bosselures molles, qui font éprouver des élancements vifs et profonds; pour ceux-là, la transformation prochaine en cancer ulcéré n'est pas douteuse. Le pronostic est moins grave pour l'engorgement borné au col de l'utérus que pour celui qui affecte l'organe tout entier. »

Je dois ajouter que ce qui augmente encore la gravité des maladies utérines, c'est l'atteinte qu'en reçoit le fécondité. Cette observation, du reste, remonte aux premiers temps de l'art. Hippocrate regardait les flueurs blanches comme une cause essentielle de stérilité, et si son opinion paraît trop exclusive, il faut l'attribuer à l'idée peu exacte qu'il avait sur les écoulements blancs et anciens qui ne devaient être que le symptôme d'une affection plus grave de la matrice. N'est-ce pas la même opinion que Lucrèce reproduit dans ces deux vers?

Nam steriles nimium crasso sunt semine partim,
Et liquido præter justum tenuique vicissim.

Mercurialis et d'autres auteurs ont cité des exemples de stérilité.

Dans les cas où une affection légère ne s'est pas opposée à la conception, l'avortement est très-fréquent, Forestier rapporte l'observation d'une leucorrhéique qui avorta huit fois. M. Lisfranc l'a souvent observé à la suite de l'engorgement de l'utérus, soit que l'état maladif des tissus s'opposât à leur dilatation, soit par toute autre cause.

Indépendamment de ces obstacles à la conception, produits par l'état pathologique des tissus, nous avons déjà observé que les approches conjugales étaient souvent douloureuses et répugnaient beaucoup aux malades ; c'est encore une observation fort ancienne, puisqu'on la trouve dans ce passage attribué à Cléopâtre : *Quibuscumque matricis humor ad vulvam respondet, harum corpus frigidum est, nec possunt aliquo modo masculi coïtum gratum habere; frigidum vero corpus intrinsecus habent usque in extremas partes.*

Traitement. Les émissions sanguines ont, dans un certain nombre de cas et sans autres moyens thérapeutiques, amené la fonte d'engorgements utérins qui, par leur volume, leur forme, leur dureté, les douleurs dont ils étaient le siége, auraient pu être considérés comme étant de nature squirrheuse, à plus forte raison doit-on compter sur leur succès lorsque l'engorgement est évidemment le résultat d'une métrite chronique.

En outre, l'observation attentive des faits prouve que dans tout engorgement dur quelconque, l'état inflammatoire, qu'il soit primitif ou consécutif, essentiel ou symptomatique, aigu ou chronique, oppose un obstacle insurmontable à l'action des résolutifs les plus puissants, des fondants les plus héroïques. Non-seulement ces médications échouent alors, mais souvent encore elles ne produisent que des effets fâcheux et tout opposés à ceux que l'on se promettait de leur emploi : or, comme dans la majorité des cas d'engorgements durs, il y a ou phlegmasie essentielle ou complication de cet état pathologique, c'est à le détruire que doivent tendre les premiers efforts du médecin avant de passer à d'autres moyens thérapeutiques.

La médication antiphlogistique, à la tête de laquelle sont les émissions sanguines, sera donc toujours, ou à très-peu d'exceptions près, le traitement curatif essentiel pour quelques engorgements durs de l'utérus et le traitement préparatoire indispensable pour la plupart des autres.

Le nombre des saignées que l'on doit pratiquer, la quantité de sang qu'il faut tirer, seront relatifs à l'âge, au tempérament, à la force du sujet, et basés sur le degré de prédominance des phénomènes congestifs et sur l'état de réaction générale.

De petites saignées de huit à dix onces, mais souvent répétées, sont infiniment préférables à des saignées plus abondantes et moins fréquentes. Par ce moyen de produire ou d'entretenir une dérivation plus soutenue, on contre-balance avec plus de succès le mouvement fluxionnaire ou congestif qui tend à perpétuer ou à accroître l'engorgement; on ménage aussi bien mieux des forces suffisantes pour que les malades puissent supporter la longueur quelquefois inévitable du traitement; forces qui ne seront pas moins utiles, à une période plus avancée, pour entretenir ou exciter une réaction générale, avantageuse. Le moment le plus favorable pour la saignée est quelquefois avant l'époque probable des règles, et plus ou moins immédiatement après.

Avant cette époque, la saignée détruit la congestion que la fluxion menstruelle a pu laisser subsister dans l'organe malade, et qui ne peut qu'ajouter à l'engorgement, en favoriser les progrès ultérieurs, et s'opposer à l'action des autres moyens résolutifs.

La saignée n'est pas seulement un des meilleurs moyens

curatifs des engorgements utérins, elle peut prévenir leur formation et leur développement ultérieur.

Si l'on pratiquait des saignées peu abondantes, mais répétées aux approches de l'âge critique, ne pourrait-on pas détourner la tendance aux fluxions utérines, et conséquemment prévenir les engorgements qui résultent souvent de ces congestions, qui ne trouvent plus dans l'excrétion sanguine, alors empêchée par suite des changements que l'âge opère dans l'organisation de la matrice, un émonctoire naturel, et par cela un moyen spontané de résolution?

De petites saignées répétées, et juste suffisantes pour ne pas permettre des stases ou fluxions sanguines locales, ne sauraient occasionner un affaiblissement préjudiciable à la santé des femmes, et pourraient prévenir le développement d'altérations redoutables.

Cette précaution prophylactique est surtout indiquée chez les femmes qui, par leur tempérament, leur constitution, par des antécédents particuliers ou par quelques symptômes actuels, paraissent offrir des prédispositions aux engorgements et aux autres altérations organiques de la matrice.

Les ventouses scarifiées préconisées sur les reins, le bas-ventre, même les cuisses, ajoutent à l'effet dérivatif de la saignée, et souvent peuvent être employées avec avantage dans certains cas et en temps opportun.

On obtient des effets analogues par des sangsues appliquées sur l'hypogastre, les lombes et les reins; il faut beaucoup de réserve dans leur application aux cuisses, aux aines, aux grandes lèvres ou à l'anus. Il convient alors d'en mettre une quantité suffisante pour obtenir une forte saignée, autrement l'on pourrait manquer le but en excitant davantage encore la fluxion pelvienne. Le développement ou la propagation de l'inflammation aux annexes de l'utérus, extension qui se dévoile par des douleurs dans les régions iliaque et hypogastrique, la sensibilité et la tension de ces parties, indiquent l'emploi des sangsues dans ces régions.

Sangsues sur le col de l'utérus. Le premier effet de l'appli-cation des sangsues au col de l'utérus, dit M. Duparcque, effet qui a constamment lieu, quand même la maladie n'est pas de nature à pouvoir guérir, comme dans les cancers confirmés, c'est de calmer comme par enchantement les douleurs sacro-ombaires, les élancements, enfin toutes les sensations pénibles qui sont les compagnes ordinaires des altérations légères ou profondes de la matrice.

La rapidité avec laquelle la résolution de l'engorgement 'opère quelquefois est telle, dans certains cas, qu'il faut en voir été témoin pour n'être pas tenté d'accuser de préven-ion ou d'exagération celui qui énoncerait de pareils faits.

Le nombre des sangsues doit être proportionné au volume e l'engorgement, au degré de prédominance des symptômes nflammatoires et à l'état général des forces; il faut savoir ependant que cette saignée directe produit moins de faiblesse, oute proportion gardée, que la saignée générale, aussi peut-lle être employée dans des cas où celle-ci pourrait être pré-udiciable, comme dans le dernier degré du cancer, par xemple.

Les succès inespérés que j'ai obtenus de l'application de angsues au col utérin dans les engorgements, non moins que ans les altérations plus profondes et plus avancées de l'utérus, 'autorisent à placer ce moyen en tête de tous ceux qu'on a réconisés contre ces redoutables maladies. La guérison des nes, le soulagement des autres, ont été en grande partie dus ce moyen. Toutefois, on ne doit avoir recours à l'application e sangsues sur le col de l'utérus qu'après avoir pratiqué une u plusieurs saignées générales dérivatives, afin de prévenir les congestions qui rendraient alors l'emploi de ce moyen plus préjudiciable qu'utile.

Régime, diète, abstinence.—L'observation nous montre que l'abstinence des aliments a sur les altérations organiques sous forme d'engorgement, et quelle qu'en soit d'ailleurs la nature, une action résolutive remarquable. Aussi quelques médecins ont-ils fait de ce moyen la base essentielle de traitement, ou même le moyen exclusif contre ces maladies. On pourrait dire que dans le cas où l'on a obtenu de l'usage de la ciguë, de l'aconit et autres médications prétendues résolutives, des succès contre les affections squirrheuses et cancéreuses, une grande part peut être revendiquée en faveur du régime sévère et de la diète rigoureuse employés en même temps. Ce qui paraît le prouver, c'est que l'usage exclusif et sans précautions diététiques de ces médicaments héroïques amène bien rarement des résultats marqués, tandis que sous l'influence de la diète seule, et sans le secours d'aucun moyen thérapeutique, on a vu des engorgements revêtus de tous les caractères du squirrhe se fondre et se guérir.

En appauvrissant le sang, l'abstinence doit nécessairement suspendre le développement des engorgements, parce qu'ils ne trouvent plus dans ce fluide des matériaux suffisants pour leur alimentation, et que, d'autre part, il a perdu proportionnellement de ses propriétés stimulantes propres à entretenir l'excitation anormale, principe de l'altération. Jusque-là on conçoit que la maladie a pu être rendue stationnaire. Mais comment s'opère la fonte, la résolution subséquente? N'est-ce pas, dit Duparcque, par suite de cette loi organique par laquelle le mouvement de composition étant arrêté, celui de décomposition n'en continue pas moins, quelquefois même avec plus d'activité ; ou par suite de cette autre loi équivalente que l'action sécrétoire étant suspendue dans un organe ou un tissu, la faculté résorbante se développe et devient plus active? Les phénomènes que produit l'abstinence viennent confirmer ces assertions. On observe d'abord la diminution, puis la cessation des sécrétions.

Ainsi l'abstinence a pour effet premier et immédiat la résorption des produits naturels de l'exhalation ou de la sécrétion du tissu cellulaire; savoir, la sérosité et la graisse. Elle agit donc en excitant la faculté résorbante de ce tissu, ou plutôt en lui rendant la plénitude exclusive de la faculté absorbante dont il est doué.

Par la prolongation de l'abstinence les tissus parenchymateux dépérissent à leur tour, les rapports entre les mouvements de composition et de décomposition sont changés. Le premier s'arrête par défaut de matériaux réparateurs, le second marche toujours; les organes s'atrophient.

Ainsi donc, que les altérations organiques soient le résultat d'une nutrition parenchymateuse exagérée ou altérée, ou le produit d'une sécrétion anormale, l'abstinence peut en opérer la guérison. Des faits nombreux attestent cet heureux effet de l'abstinence.

La diète deviendra donc un des moyens précieux contre les engorgements durs de l'utérus. On peut éviter de soumettre les malades à une diète trop rigoureuse ou trop longtemps prolongée, en faisant concourir avec ce moyen quelques autres capables d'en seconder et d'en activer les résultats, tels, par exemple, que les sédatifs, les saignées.

Dans toutes les affections chroniques il pourrait être dangereux de soumettre trop brusquement les malades à une diète rigoureuse. Il convient de n'y arriver que par gradation. Il faut du reste proportionner la sévérité du régime à l'état général des forces, aux habitudes, au degré d'intensité ou de ténacité de l'altération.

Les aliments que l'on permet doivent être choisis parmi les plus doux pour ne point éveiller la stimulaion des organes, et en même temps les moins substantiels et les plus faciles à digérer. Le régime lacté nous a paru généralement plus convenable. Si la malade ne peut le supporter, on la nourrit avec des bouillons de poulet, de veau, de poisson, ou d'herbes; ces bouillons servent aussi à la composition de légers potages. On permet des fruits cuits ou crus, des légumes, des œufs frais; on doit n'accorder que peu de pain, on le remplace quelquefois par des échaudés.

Boissons. La privation de toute boisson fermentée, de toute liqueur alcoolique ou spiritueuse, ou aromatique, doit être rigoureuse. On prescrit d'abord des boissons gommeuses, émulsives, diurétiques, etc.; on les remplace dans l'état chronique par les décoctions de patience, de saponaire, de scabieuse; on donne aussi les sucs de ces plantes. On prévient les langueurs d'estomac que le régime peut amener en permettant l'usage de quelques eaux minérales plus ou moins actives, les eaux de Seltz, de Vichy, de Bussang.

Repos, position. Par sa situation dans la partie la plus déclive de l'abdomen, par sa mobilité, suite de la laxité des soutiens qui la maintiennent, au milieu de l'excavation du bassin, la matrice se trouve exposée à ressentir plus que tout autre orgaine les secousses et les commotions que produisent la marche, le saut, la danse, les exercices à cheval ou en voiture mal suspendue.

Il convient donc de prescrire aux femmes atteintes d'engorgements durs de l'utérus un repos absolu dans une position horizontale, sur un divan ou sur une chaise longue, et même le bassin tenu plus élevé que le reste du tronc. Ces précautions ont pour objet de prévenir les stases et les congestions passives de l'utérus. Les malades doivent rester le moins longtemps possible au lit; il a l'inconvénient de congestionner les organes génitaux, surtout le matin. Il est des femmes que les douleurs utérines réveillent de très-bonne heure; elles se lèvent, s'habillent, s'étendent sur un canapé où elles dorment; ces douleurs diminuent ou se dissipent même souvent.

Les malades doivent être peu couvertes; on évite de les coucher sur un lit mou; il faut qu'il soit composé d'une paillasse et d'un ou de plusieurs matelas en crin seulement.

Repos absolu des organes sexuels. Lorsque les engorgements de l'utérus sont accompagnés d'inflammation, et que la douleur continue, rémittente ou intermittente, est un peu développée, ce moyen doit être rigoureusement mis en usage; car l'acte vénérien aurait nécessairement le grave inconvénient d'entretenir les accidents, de les augmenter, et de produire même quelquefois une phlegmasie aiguë de la matrice.

Il ne suffit pas d'empêcher le rapprochement des sexes, il faut encore apporter une attention plus spéciale à éloigner toutes les circonstances qui pourraient réveiller l'appétit vénérien, faire naître et entretenir des désirs qui, soutenus, stimulés pendant un certain temps, irritent, agacent et fluxionnent plus les organes génitaux que le coït lui-même.

Toutefois, guidé par les nobles sentiments de notre belle profession, je crois devoir encore faire observer que les préceptes dont je viens de m'occuper sont difficiles et assez rarement suivis, quoique leur oubli puisse rendre infructueuses les méthodes de traitement les plus salutaires; j'en ai eu très-souvent la preuve. Il est donc indispensable de faire comprendre au mari la nécessité de l'abstinence absolue à laquelle il doit impérieusement se soumettre; on reviendra fréquemment sur ce point dans la conversation qu'on aura avec lui; il sera utile de saisir une occasion favorable, en présence de madame***, pour renouveler à son époux les conseils qu'on lui a déjà donnés : on emploiera tous les ménagements et toute la politesse que commande notre langue, afin de ne pas blesser la susceptibilité bien fondée et la délicatesse d'un sexe dont la pudeur doit si justement être respectée.

Modifications de l'innervation. Les médications dont nous avons parlé jusqu'ici suffisent, dans un certain nombre de cas, pour, en privant le tissu affecté de ses stimulants ordinaires, savoir le sang et ses éléments, faire disparaître l'exagération de sa vitalité, et la ramener à son état normal. C'est par l'intermédiaire des modifications de l'innervation que l'on influe artificiellement sur la vitalité de l'organe altéré, comme c'est par l'intermédiaire de la circulation et du sang que l'on agit sur les matériaux de l'altération ; il existe un grand nombre de faits bien remarquables qui donnent la mesure de l'influence de l'innervation dans les altérations organiques qui constituent les formes les plus ordinaires des affections squirrheuses. En effet, si, comme une assez longue expérience et une observation fort attentive nous l'ont démontré, les affections de la matrice sont dues à un engorgement de cet organe, engorgement toujours produit par l'exaltation ou l'exaspération vitale, un traitement sédatif pourra, en modifiant ou en déprimant l'exaltation vitale qui préside à la formation des engorgements de l'utérus, arrêter leur développement, et enfin, ce même traitement sédatif modifié et convenablement associé à un traitement résolutif en favorise heureusement les effets, en contre-balançant ou en empêchant l'action irritante de certains médicaments qui le composent. Nous pouvons le dire, nous devons un grand nombre de traitements heureux à la pratique de ce principe. Tout en ne partageant pas entièrement l'opinion du célèbre Willis, opinion qui a été habilement reproduite plus tard par l'illustre Dubois, notre estimable et regrettable maître, et qui fait consister le squirrhe dans une altération des nerfs, nous ne pouvons nous empêcher de reconnaître le rôle éminent que joue l'innervation ou l'influence nerveuse dans ces maladies; et n'est-ce pas d'ailleurs parmi les modificateurs de l'innervation que sont pris les médicaments préconisés comme les remèdes les plus souverains, les plus efficaces, spécifiques même, contre les affections squirrheuses et cancéreuses? Que d'heureux résultats n'avons-nous pas obtenus dans le traitement des engorgements de la matrice de l'usage de la ciguë, de la belladone, de l'aconit et de ses congénères! Au nombre des moyens les plus puissants pour combattre les maladies de l'utérus, et surtout les engorgements douloureux, doivent donc être rangés les narcotiques; ils sont destinés plus particulièrement à calmer ou à dissiper les douleurs nerveuses; mais ils possèdent aussi des propriétés antiphlogistiques très-puissantes. Hippocrate a dit: *Ubi stimulus, ibi fluxus.* La douleur est une épine que ces médicaments enlèvent; cette épine occasionne assez fréquemment une inflammation; or, si la cause qui détermine ces affections morbides cesse d'agir, souvent la phlegmasie s'amendera, souvent aussi on la verra disparaître : *sublata causa, tollitur effectus.* J'ai vu un grand nombre de fois, dit Lisfranc, le panaris commençant guérir sous l'influence de l'immersion du doigt dans le laudanum.

On peut administrer les narcotiques par la bouche, par le rectum, par le vagin; on les emploie aussi en frictions sur la peau non dénudée, ou bien on les applique sur une érosion faite sur les téguments, soit à l'aide d'un vésicatoire, soit avec la pommade ammoniacale.

L'extrait de belladone uni à une infiniment petite quantité d'eau (une ou deux gouttes) peut être mis en usage en frictions avec des effets avantageux; sa dose est d'un gramme environ, et la friction peut être faite matin et soir.

M. Lisfranc assure aussi que les narcotiques, mis dans une petite quantité d'eau injectée et retenue dans le rectum, déterminent en général des effets beaucoup plus avantageux que s'ils étaient administrés par la bouche : Dupuytren insistait beaucoup sur cet excellent principe.

Si l'on veut employer les narcotiques à l'aide d'une érosion pratiquée sur les téguments, il faut choisir l'hydrochlorate de morphine. On tient ordinairement en réserve ce dernier mode d'administration; il est plus puissant dans la plupart des cas; il ne détermine pas, il n'augmente point la constipation, inconvénient attaché aux préparations opiacées ingérées dans le rectum ou par la bouche.

On donne l'extrait de ciguë préparé à la vapeur et sous la forme pilulaire, à la dose de dix centigrammes par jour, que l'on peut porter graduellement jusqu'à un, deux grammes; on divise les doses en deux ou plusieurs parties, que l'on administre matin et soir; M. Récamier fait prendre par-dessus chaque dose une décoction de squine (quinze grammes par pinte d'eau).

L'opium et ses préparations sont d'un puissant secours pour calmer les douleurs, alors que tous les autres sédatifs ont épuisé leur action, ou que la maladie est arrivée au point de ne plus laisser d'autre espoir que de la rendre supportable; mais comme ce médicament a, sur le système capillaire, une action telle qu'il en active la circulation, ou du moins y rend le sang stationnaire, de manière à produire une congestion active ou plutôt passive, son emploi, dans les cas d'engorgements durs de l'utérus, ne peut convenir, si ce n'est dans le but de congestionner la tête, et d'établir ainsi une révulsion avantageuse.

Les médications adoucissantes, relâchantes, tempérantes, émollientes, sont aussi d'un puissant secours dans le traitement des engorgements durs de l'utérus.

Les injections portent directement les médicaments sur l'organe malade; aussi retire-t-on de leur emploi des avantages très-grands dans le traitement des maladies de la matrice, surtout quand elles affectent le col. On compose la matière des injections avec des plantes émollientes et narcotiques; quand il existe une phlegmasie avec douleur ou augmentation de chaleur, on met en usage les décoctions de guimauve, de graine de lin, etc., ou de feuilles de bouillon-blanc, de ciguë, de jusquiame; on peut y ajouter du laudanum, de l'extrait de belladone, d'aconit.

Mais lorsque l'inflammation est dissipée, ou quand elle est presque nulle, que la douleur est très-légère, que la caloricité des organes génitaux est normale, on a recours aux injections astringentes, toniques, résolutives, et quelquefois détersives, afin que la transition des émollients aux excitants ne soit pas brusque; et, pour ne pas exposer la malade à la récidive ou à l'augmentation de la phlegmasie, on commence par les résolutifs doués de peu d'énergie : on se sert, par exemple, de l'infusion aqueuse de roses de Provins; on tempère même son action en lui unissant l'amidon; on met ensuite graduellement en usage des médicaments plus actifs, tels que le vin aromatique, l'eau végéto-minérale, les décoctions de tan, de romarin, de lavande, décoctions de grenades, de ratanhia, l'eau alumineuse, les dissolutions de nitrate d'argent cristallisé, de deuto-chlorure de mercure, etc., etc. Les eaux minérales ou artificielles de Plombières, de Baréges, sont encore employées avec succes.

Les injections sont ordinairement administrées trois fois par jour; elles doivent être presque froides, de telle sorte que le liquide ne produise dans le canal utéro-vulvaire ni du refroidissement, ni de la chaleur : la température sera donc ordinairement de 15 à 20 degrés. Dans le cas où l'on pourrait craindre que les injections n'irritent, on les pousse lentement, doucement; les malades les prennent d'abord dans la position ordinaire : alors le liquide sort à mesure qu'il entre. Ainsi données, les injections sont plus spécialement destinées à nettoyer le canal urétro-vulvaire ; mais immédiatement après la femme se couche en supination ; on place sous son bassin un oreiller destiné à l'élever au-dessus du niveau du tronc et à le maintenir dans une attitude telle que sa partie inférieure en devienne le point le moins déclive ; ensuite on refait l'injection : on la cesse au moment où l'on voit que l'eau commence à déborder ; le vagin peut en contenir environ cinq ou six cuillerées à bouche. On engage la malade à la garder quinze ou trente minutes, en conservant la position que nous venons d'indiquer.

Douches. D'après l'indication que Benjamin Bell avait fait de l'application de l'eau froide au traitement local du cancer, Alibert avait imaginé de faire administrer des douches perpétuelles en arrosoir contre l'état squirrheux de l'utérus. Une malade portait une affection morbide de cet organe : elle était à l'état chronique. Alibert met en usage tous les jours, pendant cinq ou six heures, et presque exclusivement, des irrigations d'eau froide et la guérit. Le célèbre médecin de l'hôpital Saint-Louis avait fait placer à une certaine hauteur une petite cuve, avec laquelle communiquait un tuyau flexible ; le jet du liquide était d'autant plus fort que, suivant les indications, on élevait davantage cette cuve. M. Lisfranc assure aussi avoir retiré de grands avantages de l'usage des douches : elles sont, dans le vagin, sur le col de la matrice, résolutives et excitantes ; on commence à les administrer doucement, pendant quatre ou cinq minutes, et de deux ou trois jours l'un. Afin d'accoutumer les organes à leur action, on se sert d'abord d'un liquide émollient, et ensuite un peu plus tard il devient astringent ou tonique.

Bains. Les bains généraux, à la température de trente à

trente-deux degrés, et de courte durée, portent sur la peau une excitation dérivative avantageuse dans quelques cas. On obtient cet effet plus fortement par les bains médicamenteux, aromatiques ou d'eaux minérales froides, thermales, les bains de mer;... mais ils ne conviennent ainsi que dans les engorgements squirrheux indolents. Dans les cas contraires, des bains tièdes et prolongés d'une à deux ou trois heures sont préférables.

Les bains de siége ou de fauteuil ne doivent être pris qu'à une température peu élevée, de vingt-quatre à vingt-huit degrés au plus, par exemple : autrement ils pourraient attirer ou entretenir, vers les organes pelviens, une fluxion sanguine que l'on a tant d'intérêt à éviter ou à détruire. On peut rendre les bains de siége calmants, en les composant de la décoction des mêmes plantes qui servent aux injonctions.

Enfin des cataplasmes composés de la même manière pourront contribuer, par leur application sur le bas-ventre, autour des reins, à combattre les douleurs que les altérations utérines font diverger jusque dans ces régions : il en est de même des onctions sur les lombes, aux aines, à l'hypogastre, avec des liniments, onguents ou baumes ayant pour base quelques sédatifs, tels que l'huile de jusquiame, la pommade de belladone, le baume tranquille, l'huile de laurier, etc.

Les autres moyens hygiéniques qui ont sur le système nerveux une action propre à en modérer l'influence, à rétablir l'harmonie de sa répartition et à empêcher par conséquent sa concentration funeste sur les organes affectés, viennent aussi prêter l'appui de leur précieux secours.

L'influence de l'air pur et naturellement embaumé de la campagne a d'ailleurs l'avantage de contre-balancer des effets pernicieux que peuvent produire sur l'économie la sévérité du régime et l'action atonique des moyens qui forment la base du traitement le plus rationnel.

C'est dans le même but que l'on permettra les excercices passifs qui, par les oscillations qu'ils impriment à toute l'économie, ou par les changements d'air qu'ils procurent, produisent une répartition égale de la puissance vitale, et, en activant l'exercice de toutes les fonctions, empêchent les contractions qui occasionnent ou entretiennent et propagent les altérations organiques.

L'excitation périphérique sera aussi entretenue par l'usage des vêtements chauds, et surtout par le port habituel de flanelle sur la peau, les frictions sèches, et même par l'application d'un vésicatoire à la région des reins, aux cuisses ou ailleurs.

Traitement fondant. Nous avons dit que l'observation nous avait démontré qu'un traitement sédatif pouvait, en déprimant l'exaltation ou l'exaspération vitale qui préside à la formation des engorgements durs de l'utérus ou des altérations qui les constituent, arrêter leur développement, et que ce même traitement sédatif ou stupéfiant, convenablement associé à un traitement fondant ou résolutif, en favorise heureusement les effets. Que de fois en effet, n'avons-nous pas obtenu de bons, d'excellents résultats de l'union des extraits de ciguë, de belladone, d'aconit, etc., au calomel, à certains alcalis, et principalement aux préparations iodurées, telles que l'iodure de potassium et de plomb !

La médication résolutive ou fondante est surtout efficace lorsqu'il ne reste plus qu'à réveiller ou à activer, d'une manière plus ou moins directe ou plus spéciale, la faculté absorbante des tissus, siége de l'altération.

On peut employer en frictions, avec avantage, une pommade faite avec quatre grammes d'iodure de plomb et trente grammes d'axonge; ces frictions seront faites sur la partie supérieure et interne des cuisses, ou mieux encore sur les aines.

Si l'on craint que cette pomade ne soit trop excitante, surtout quand on commence à l'employer, on lui associe les narcotiques de la manière suivante :

Axonge, grammes................	30
Iodure de plomb, grammes.........	4
Extrait de belladone, grammes......	3

On pourrait remplacer cet extrait par trois décigrammes d'opium aqueux.

A l'exemple du docteur Lisfranc, nous avons administré à l'intérieur, avec de très-bons résultats, l'iodure de potassium, donné à la dose de deux décigrammes, et les pilules de poudre de ciguë, cinq centigrammes par jour; mais nous devons le dire ici, et nous ne saurions trop le répéter, depuis plusieurs années nous obtenons de nombreux et de brillants succès de l'usage d'un sirop sédatif et résolutif, et d'une eau jouissant des mêmes propriétés, que nous avons formulés, et que nous administrons, le sirop, à la dose d'une à deux cuillerées à bouche par jour, et l'eau, en injection, dans la proportion d'une cuillerée à bouche, étendue dans huit ou douze fois autant d'eau de guimauve. L'eau et le sirop sédatifs et résolutifs ont pour base l'extrait de belladone, d'aconit et l'iodure de potassium; donnés, comme nous venons de l'indiquer, dans les cas d'engorgements durs de la matrice, ces deux précieux médicaments produisent bientôt une diminution sensible dans le volume de cet organe, et amènent presque toujours la résolution complète.

Les ulcérations simples du col utérin existent très-souvent avec les engorgements de l'utérus; si, sous l'influence des médications que nous venons d'exposer, elles n'augmentent pas, il faut attendre, pour les cautériser, que l'irritation trop forte qui peut les accompagner ait diminué.

Après avoir appliqué le spéculum, on essuie doucement le col utérin avec de la charpie ou du coton ; on touche ensuite légèrement la solution de continuité une fois ou deux ; on se sert, à cet effet, d'un très-petit pinceau chargé de protonitrate acide de mercure ; mais si l'ulcération est profonde, si des végétations saignent à la surface, si elle est douloureuse, on cautérise davantage. On coule immédiatement dans le spéculum de l'eau presque froide, afin d'empêcher quelques parcelles de caustique de se répandre sur le vagin, où elles produiraient des douleurs excessives.

Les résultats si beaux et si heureux que nous avons obtenus de l'usage de l'iodure de potassium et de chlorure de mercure, employés à l'intérieur et à l'extérieur, dans le traitement des engorgements de l'utérus, ne pouvaient laisser aucun doute dans notre esprit sur les heureux effets produits par l'emploi de l'*iodure de chlorure mercureux*, en pommade contre ces mêmes engorgements de la matrice ; aussi, à l'exemple de M. le docteur Rochard et de plusieurs autres honorables confrères, nous avons appliqué sur le col même de l'utérus engorgé, non ulcéré, et avec des ulcérations, un plumasseau de charpie enduit de la pommade d'*iodure de chlorure mercureux*, dans une proportion de 75 centigrammes de ce sel et de 60 grammes d'axonge, et après avoir observé, à chaque pansement, une exudation plus ou moins considérable d'un blanc grisâtre, sur la surface de la muqueuse atteinte par la pommade, souvent précédée et accompagnée de chaleur brûlante et même de douleurs plus ou moins aiguës, ressenties à la région utérine, nous avons constaté aussi une diminution dans le volume du col de l'utérus, qui était devenu moindre qu'il n'était avant l'application du topique, et au bout de huit ou douze jours, pendant lesquels le pansement avait été renouvelé, en prenant toutes les précautions nécessaires, quatre ou cinq fois le col a été presque ramené à son état normal, et les ulcérations ont été, pour ainsi dire, cicatrisées.

Nous devons dire aussi, qu'au moyen du fer rouge, remède héroïque, le professeur Jobert obtient chaque jour de très-beaux résultats contre l'engorgement de l'utérus, et principalement contre l'engorgement avec ramollissement (état fongueux), et nous pouvons ajouter que de tous les moyens de cautérisation employés jusqu'à ce jour, le fer rouge est celui qui, entre les mains habiles de notre honorable et savant confrère et ami, M. le docteur Jobert de Lamballe, compte le plus grand nombre de succès. A l'exemple de ce grand praticien, nous avons employé aussi la cautérisation avec le fer rouge contre un grand nombre d'engorgements durs de l'utérus, et presque toujours avec le plus grand succès.

Après avoir médité profondément l'ouvrage de M. le docteur Fleury, et avoir fait de l'hydrothérapie l'objet d'une étude attentive et sérieuse, j'ai soumis plusieurs femmes atteintes d'engorgements durs de l'utérus à l'usage des douches froides, ascendantes, vaginales et utérines, et je suis heureux de pouvoir dire que cette médication, dirigée avec toute la prudence commandée en pareil cas, a été couronnée d'un plein succès. Mais pour mieux faire ressortir les avantages de la méthode hydrothérapique, nous allons emprunter quelques passages à l'ouvrage remarquable de M. le docteur Fleury, dont l'expérience et l'autorité, dans une semblable matière, ne doivent pas être contestées.

« Quelle que soit la cause qui ait amené le développement d'une congestion utérine chronique, dit M. Fleury, celle-ci augmente le volume de l'organe, et surtout celui du col, qui atteint parfois des dimensions considérables; l'augmentation de volume entraîne nécessairement l'augmentation de poids, et celle-ci, lorsqu'elle rencontre une femme amaigrie, débile, anhémique, des ligaments utérins affaiblis, a pour conséquence l'abaissement de l'organe, et souvent un second déplacement, qui, d'après mes observations, est beaucoup plus souvent une antéversion qu'une rétroversion; parfois même la matrice subit encore une inclinaison latérale, et présente ainsi un triple déplacement.

« L'antéversion utérine met la surface du col en contact direct avec le rectum, et l'intestin, ordinairement distendu par des matières fécales plus ou moins dures, exerce sur la muqueuse si fine du col utérin des pressions, des frottements, qui finissent par en amener l'ulcération; de telle sorte que l'on rencontre sur la même malade l'état congestif, un déplacement unique, double ou triple, et une ulcération. Tous les praticiens qui ont observé les affections utérines savent combien cet état complexe se présente fréquemment; pour ma part, je l'ai constaté un grand nombre de fois.

« L'influence de l'état congestif et du déplacement sur le développement et la persistance de l'ulcération est un fait non moins évident. Tous les praticiens savent qu'une ulcération, même superficielle, résiste ordinairement aux traitements les plus énergiques, tant qu'elle est accompagnée d'engorgement et de déplacement; tandis qu'elle guérit, pour ainsi dire, spontanément, aussitôt qu'on est parvenu à rendre à la matrice son volume et sa position.

La congestion chronique de l'utérus est souvent accompagnée de phénomènes nerveux, qui, en raison de leur gravité et de leur persistance, finissent par devenir la maladie principale, celle qui attire exclusivement l'attention du médecin, et exige le plus impérieusement son intervention. Les accidents hystériformes, l'hystérie proprement dite, constituent la forme névropathique appartenant spécialement à la congestion utérine; mais souvent on observe en outre la gastralgie, les doueurs névralgiques ambulantes, *l'état nerveux, la névropathie* n un mot. »

« Ayant traité, ajoute le docteur Fleury, depuis vingt années, un grand nombre d'affections utérines, j'ai dû rechercher si quelques indications locales et générales n'avaient pas été usqu'alors trop négligées ou méconnues, et j'ai remarqué que es bains froids ont pour effet primitif de congestionner l'utérus, et pour effet consécutif ou réactionnel, de ramener le sang lu centre vers la circonférence, et par conséquent d'activer la circulation capillaire périphérique. Les résultats obtenus par ces moyens sont toujours avantageux, si l'on a soin de ne point prolonger outre mesure l'effet primitif de l'eau froide, et de provoquer une réaction suffisamment énergique; les procédés dans lesquels l'eau froide frappe toute l'enveloppe cutanée avec une certaine force de projection remplissent parfaitement ces deux conditions. Les bains de pluie, les douches, sont extrêmement utiles contre les indurations résultant de congestions antérieures; ils modifient rapidement et fort heureusement l'état général et l'affection locale.

« J'ai vu les douches froides exercer une action remarquable sur la digestion, la nutrition, la circulation et l'innervation; je les ai vu amener en peu de temps la résolution de congestions spléniques considérables, d'hypertrophies anciennes de la rate et du foie; je les ai vu modifier la vitalité des parties fibreuses, qui unissent les os entre eux, et faire disparaître des engorgements articulaires de la nature la plus grave, et je me suis demandé alors si les douches froides ne seraient pas appelées à jouer un rôle important dans le traitement des affections utérines. Je me suis demandé si, par l'activité qu'elles impriment à la circulation capillaire périphérique, elles ne combattraient point la congestion de l'utérus aussi efficacement que celle de la rate, du foie, du poumon, etc.; si, par l'énergie qu'elles impriment à l'absorption interstitielle, elles ne résoudraient point des engorgements utérins, hypertrophiques ou indurés, aussi bien que des hypertrophies spléniques, hépatiques, que des engorgements articulaires; si elles n'exerceraient pas une action heureuse sur les ligaments de l'utérus, comme sur ceux de l'épaule et du genou; si, en ramenant l'appétit, l'embonpoint, si en régularisant l'innervation, elles ne combattraient pas efficacement les symptômes généraux et sympathiques, quelquefois si graves, qui accompagnent les maladies de l'utérus; je me suis demandé enfin, si, rationnellement administrées, les douches froides ne répondraient pas aux indications locales et générales qui occupent la première place dans le traitement des engorgements de l'utérus.

« Le succès a justifié mes prévisions ; un grand nombre de femmes affectées d'engorgement utérin s'étant présentées à l'établissement hydrothérapique de Bellevue, je les ai soumises à un traitement dans lequel j'ai eu recours exclusivement à des douches froides, générales et partielles, internes et externes, c'est-à-dire à des douches en pluie et en nappe, à des douches ascendantes rectales et vaginales, à des bains de siége à eau courante et dormante, ne croyant pas devoir suivre les errements des hydropathes, qui accordent la préférence aux boissons à haute dose, aux sudations forcées, aux compresses excitantes, etc., et j'ai presque constamment obtenu la résolution des engorgements qui ont été soumis à cette médication, dont l'observation suivante prouvera l'efficacité.

« Madame D... est âgée de trente-quatre ans, d'une constitution robuste, d'un tempérament sanguin très-prononcé. La menstruation s'est établie à l'âge de treize ans et demi, mais fort difficilement ; pendant un an, elle fut régulière, douloureuse, et donna lieu à des métrorrhagies très-abondantes plutôt qu'à un flux menstruel physiologique. Au bout de cet espace de temps, survinrent des symptômes de chlorose qui ne firent que s'aggraver pendant trois années, et qui, après avoir diminué graduellement l'abondance des règles, finirent par amener une aménorrhée complète; les menstrues furent supprimées pendant sept mois. La malade fut envoyée aux eaux de Plombières, et n'y trouva aucun soulagement; à son retour, elle reçut les soins de M. Trousseau, qui prescrivit le fer à haute dose. Sous l'influence de ce médicament, les symptômes chlorotiques s'amendèrent, et le flux menstruel se rétablit; mais depuis cette époque, il a toujours été accompagné de douleurs très-vives, se faisant sentir pendant les trois premiers jours de l'écoulement.

« A l'âge de vingt et un ans, la malade se maria et devint grosse immédiatement. La grossesse fut très-pénible : pendant les trois premiers mois, il y eut une incontinence d'urine qui résista à tous les moyens employés pour la combattre, et pendant toute la durée de la gestation, madame D... éprouva des douleurs vives et presque continuelles dans la région hypogastrique.

« L'accouchement eut lieu le 18 septembre 1835, par les mains de M. Lebreton; il fut long et pénible, le travail ayant duré soixante-treize heures. Il ne fut suivi cependant d'aucun accident, et madame D... se leva le dixième jour pour reprendre sa vie habituelle; pendant l'hiver, elle alla beaucoup dans le monde et au bal.

« Peu de temps après l'accouchement, se manifestèrent des accidents qui d'abord légers, allèrent en augmentant pendant l'espace de douze années, sans avoir été combattus par aucun traitement; ils finirent par amener un état morbide grave, caractérisé par les phénomènes suivants : douleurs hypogastriques fréquentes, tiraillements dans les aines et dans les cuisses; pendant la marche, et surtout en s'asseyant, sensation au périnée d'un corps étranger volumineux et pesant; la marche est difficile, pénible, elle provoque des douleurs très-vives et une lassitude insupportable, qui se fait particulièrement sentir dans les jambes; impossibilité presque complète de supporter le cahot de la voiture la mieux suspendue; la menstruation est irrégulière, trop abondante et très-douloureuse. Madame D... est obligée de garder le lit pendant les trois ou quatre premiers jours de l'écoulement cataménial, qu'elle craint sans cesse de voir se transformer en perte utérine. Les fonctions digestives n'ont éprouvé aucun dérangement, mais la respiration et la circulation présentent, au contraire, des troubles nerveux, qui ont fait croire à une altération organique du cœur. La malade a souvent des accès de dyspnée, des quintes de toux très-fatigantes, des palpitations, des migraines, des lassitudes spontanées, etc. En 1837, les règles se sont brusquement supprimées, et n'ont reparu qu'au bout de huit mois.

« Le professeur Cruveilhier fut consulté en 1847, il constata un engorgement et une ulcération du col utérin; il prescrivit un repos absolu, et il pratiqua, à différents intervalles, neuf cautérisations avec le nitrate d'argent : ce traitement ne fut suivi d'aucun soulagement. »

« En janvier 1848, je fus appelé, continue le docteur Fleury, à donner des soins à madame D... *Etat actuel.* Depuis six mois, la malade n'a guère quitté le lit, et toutes les fois qu'elle l'a abandonné pour quelques heures, elle a éprouvé à un haut degré les accidents ci-dessus mentionnés. Aux approches et pendant la durée des règles, des douleurs intermittentes, lancinantes, extrêmement vives, se font sentir dans l'utérus et dans les seins; en dehors de l'époque menstruelle, elles sont parfois provoquées par la fatigue, une émotion morale vive, les variations atmosphériques, et présentent tous les caractères des douleurs névralgiques; elles sont devenues, en raison de leur fréquence, de leur acuïté, l'une des principales préoccupations de la maladie. Les règles sont toujours trop abondantes, et accompagnées de douleurs très-vives; à chaque époque menstruelle, madame D... est fortement émotionnée par la crainte d'une perte utérine. Les accès de dyspnée, de toux nerveuse, de palpitations, se montrent à des intervalles assez rapprochés; le sang se porte souvent avec violence vers la tête, et ses congestions sont accompagnées d'une céphalalgie intense. L'examen de la poitrine, l'auscultation des vaisseaux du cou, ne fournissent que des signes négatifs, l'embonpoint est assez considérable; mais les digestions ont subi néanmoins, depuis quelques mois, un dérangement notable; madame D... ne digère la viande que difficilement, et son régime est à peu près exclusivement lacté et végétal; les digestions sont laborieuses; le ventre est dur, très-météorisé; la langue est naturelle, l'épigastre non douloureux; il existe une constipation habituelle et opiniâtre. Le toucher, pratiqué, la malade étant debout, fournit les signes suivants : l'utérus est légèrement abaissé, sans avoir subi aucun autre déplacement; le col est très-volumineux, très-dur, mais lisse et sans bosselures; le corps de l'utérus ne présente aucune altération appréciable; l'orifice utérin, largement étendu transversalement, est assez béant pour permettre d'y introduire l'extrémité du doigt indicateur. La vue confirme ces données. Le speculum à quatre valves, ouvert à son maximum, ne peut embrasser le col dans toute son étendue; l'engorgement est général, uniforme et porte également sur les deux lèvres. Mesuré avec soin, le col utérin présente en tous sens quatre centimètres de diamètre; toute sa surface est couverte par une ulcération superficielle non granulée, saignant légèrement au contact du plumasseau de charpie.

« En présence d'un pareil état de choses, je pensai : 1° qu'il était inutile de diriger actuellement aucun traitement contre l'ulcération considérée en elle-même, et par conséquent, de continuer les cautérisations superficielles avec le nitrate d'argent; 2° que le repos ne pouvait exercer d'autre action que celle de congestionner l'utérus, et d'augmenter encore l'engorgement; 3° que la bonne thérapeutique serait ici celle qui attaquerait l'ulcération et l'engorgement, sans négliger l'un et l'autre.

« Mais à quelle médication avoir recours? Tout le monde connaît la difficulté que présente le traitement des ulcérations accompagnées d'un engorgement primitif. En effet, l'ulcération entretient l'engorgement et le rend rebelle aux modifications que l'on dirige contre lui; d'un autre côté, l'engorgement s'oppose à la cicatrisation de l'ulcère, et contre-indique la cautérisation superficielle; or le fer rouge permet de sortir de ce cercle vicieux, car il guérit en même temps et l'engorgement et l'ulcération. Espérant obtenir de la cautérisation actuelle, pour madame D... les bons effets que je lui avais vu produire dans des cas analogues, je me décidai pour cette opération, qui fut acceptée sans hésitation par la malade.

« Le 21 janvier 1848, je pratiquai sur l'une et l'autre lèvre du col une escarre profonde, arrondie, ayant 15 millimètres de diamètre; aucune douleur ne fut ressentie, les choses se passèrent comme de coutume, et le quatrième jour, je conseillai à madame D... de se lever, de sortir, de vaquer à ses occupations, en un mot, de rentrer dans les usages habituels de sa vie, en évitant toutefois la fatigue, la station debout ou assise longtemps prolongée, les longues courses en voiture, etc.

« Le 18 février. Pendant le mois qui vient de s'écouler, madame D... a souffert moins qu'elle ne s'y attendait, et elle s'est convaincue que le séjour au lit ne lui était ni indispensable ni même utile. Les escarres se sont détachées le cinquième jour, l'état local ne s'est point modifié; une nouvelle cautérisation est pratiquée avec le fer rouge.

« Le 17 mars. Une amélioration notable s'est manifestée dans l'état général de la malade; l'appétit est plus vif, les digestions sont meilleures et madame D... a pu reprendre, sans souffrir, un régime plus substantiel et plus animalisé; les accès de toux, de dyspnée, de palpitations sont moins fréquents, plus courts et moins intenses. L'époque menstruelle a été beaucoup moins pénible que de coutume, les douleurs névralgiques de l'utérus et des seins ont diminué; le volume du col utérin n'a pas changé et l'ulcération présente toujours le même aspect et la même étendue. Troisième cautérisation avec le fer rouge, qui est promené sur toute la surface du col; une escarre plus profonde est établie sur chacune des lèvres du col.

« 1er avril. La santé de madame D... est beaucoup plus satisfaisante; les accidents généraux se sont encore amendés, mais il existe toujours, surtout après la marche, l'usage de la voiture, etc., de la pesanteur, des douleurs dans les lombes, l'hypogastre, les aines, les cuisses; la constipation persiste, et tous ces accidents s'expliquent par l'engorgement du col utérin, dont le volume n'a pas diminué d'une manière sensible; l'ulcération n'a également subi aucune modification; l'écoulement menstruel présente toujours les mêmes caractères.

« Trois mois d'un traitement énergique n'avaient donc point modifié l'état du col utérin; l'engorgement induré, si considérable et si ancien de cet organe, avait résisté à trois cautérisations avec le fer rouge; l'ulcération, liée à un engorgement primitif, était restée stationnaire en raison de la persistance de celui-ci, résultat conforme à ce que l'observation nous a démontré un grand nombre de fois et à ce qui a été établi par M. Gosselin. Quelle conduite fallait-il tenir en présence d'une maladie qui avait résisté à un traitement si énergique? Modifier, activer les phénomènes d'absorption interstitielle de manière à ramener le col utérin à son volume et à sa consistance physiologiques, empêcher le développement de nouvelles congestions utérines : telle était l'indication, et pour la remplir, je me décidai, ajoute le docteur Fleury, en faveur des douches froides. Madame D... vint s'établir à Bellevue, et commença le 15 avril un nouveau traitement.

« 15 avril. Madame D... reçoit deux fois par jour, pendant cinq minutes environ, une douche révulsive très-énergique; la réaction est prompte, la peau est fortement rougie à la suite de chaque opération.

« 30 avril. Les douches sont prises avec plaisir, et suivies d'une sensation de bien-être, de légèreté, qui donne de l'espoir à la malade, découragée par l'inefficacité des traitements qu'elle a déjà subis; il n'existe pas encore d'amélioration marquée et durable, mais lorsque madame D... éprouve un surcroît de pesanteur et de tiraillement dans les aines, ou bien des douleurs névralgiques, les accidents sont immédiatement calmés par la douche, que la malade réclame alors avec instances. Quelques douches ascendantes vaginales ont été prises, mais elles ont provoqué des douleurs utérines et vaginales assez vives, et nous avons renoncé à ce moyen.

« 25 mai. Des douleurs assez intenses se sont manifestées aux approches et pendant la durée de l'époque menstruelle; elles ont été calmées par la douche. Les règles ont coulé avec abondance pendant huit jours.

« 30 juin. La malade éprouve une amélioration très-sensible, elle peut, sans ressentir de douleur, marcher, aller en voiture, monter et descendre des escaliers; la constipation a disparu, et le météorisme habituel avec elle. Le ventre est moins gros et la taille plus mince, à tel point que madame D... est obligée de faire refaire ses robes. La malade n'accuse plus qu'une sensation de pesanteur, et quelques douleurs légères se faisant sentir par intervalles. L'ulcération ne s'est point modifiée, mais le volume du col a notablement diminué, car il ne présente plus que trois centimètres et demi de diamètre. Les règles ont été moins abondantes et non accompagnées de douleurs : madame D... n'a point été obligée de garder le lit.

« 30 juillet. L'amélioration a fait de nouveaux progrès : madame D... marche, court, fait de longues promenades à pied et en voiture, sans éprouver la plus légère douleur, la moindre pesanteur, la moindre gêne ; l'appétit est vif ; les digestions sont bonnes, la dyspnée, les quintes de toux, les palpitations ont disparu. La malade n'a éprouvé pendant son époque menstruelle que quelques douleurs névralgiques mammaires, qui ont été immédiatement enlevées par une douche en pluie dirigée sur les seins. Les règles ne coulent plus avec cette abondance qui inspirait de si vives inquiétudes à madame D... L'ulcération utérine n'a subi aucun changement ; mais la consistance, la dureté du col a beaucoup diminué, et le diamètre de cet organe n'a plus que trois centimètres.

« 30 septembre. Madame D... se considère comme parfaitement guérie, car elle n'éprouve plus aucune incommodité, si ce n'est de temps à autre quelques douleurs névralgiques ; le volume du col utérin a encore diminué de quelques millimètres, et dans la pensée que l'on peut maintenant obtenir la cicatrisation de l'ulcération, je pratique une cautérisation avec l'acide azotique.

25 octobre. Madame D... a fait un voyage de quinze jours, pendant lequel elle a fait beaucoup d'exercice et a éprouvé de la fatigue, sans ressentir ni douleurs ni pesanteur ; le dia-

mètre du col n'est plus que de deux centimètres et demi; l'ulcération est complétement cicatrisée dans les sept huitièmes de son étendue.

« 25 novembre. Le rétablissement est complet, le col ne présente plus que quelques points disséminés non encore cicatrisés; je les touche avec de l'acide azotique étendu d'eau.

« 10 décembre. La cicatrisation est parfaite. La santé de madame D... ne laisse plus rien à désirer. »

Cette observation, qui est des plus intéressantes et des plus instructives, parce qu'elle présente un tableau fidèle et l'image frappante d'une maladie des plus fréquentes et des plus graves, avec tous les symptômes locaux, généraux, sympathiques et nerveux qui attaquent les femmes, est une nouvelle preuve de cette vérité incontestable, que les ulcérations du col de l'utérus résistent aux traitements les plus énergiques, si on n'a pas préalablement combattu, amoindri, dissipé l'engorgement induré de cet organe, et que les douches froides, employées avec méthode, intelligence et discernement, peuvent ramener le col utérin engorgé et induré à son volume normal, en tonifiant, en activant la circulation capillaire, qui modifie favorablement l'absoption interstitielle de l'organe, et qui empêche les congestions sanguines utérines, qui produisent, comme on l'a vu par cette observation, les symptômes les plus alarmants, tels que les troubles des fonctions nerveuses, respiratoires, circulatoires, etc., etc. : symptômes qui disparaissent lorsque le traitement hydrothérapique a modifié et régularisé la circulation capillaire.

De la grippe.

Quoique les deux sexes puissent être pris indistinctement par les phénomènes et les symptômes qui caractérisent ce qu'on désigne sous le nom de grippe, la femme, cette moitié plus faible, et par conséquent plus intéressante de l'espèce humaine, étant atteinte plus souvent et d'une manière plus grave par cette affection, qui se présente presque toujours sous la forme épidémique, nous dirons qu'elle est annoncée par un malaise général, par des lassitudes spontanées, le brisement des membres; par des douleurs contusives aux épaules, au cou et à la partie antérieure de la poitrine; par de la céphalalgie, des bourdonnements d'oreilles; par une toux, tantôt faible, tantôt intense; par un coryza ordinairement violent, de la dypsnée, des défaillances, surtout chez les femmes; par l'inflammation des paupières et un larmoiement très-fatigant, quelquefois des nausées et des vomissements... Tels sont les signes principaux par lesquels se traduit le plus souvent cette épidémie : ces principaux symptômes, tels que la toux, la dypsnée, la céphalalgie, le coryza et le larmoiement très-intense, se font sentir d'une manière très-violente chez presque toutes les personnes adultes, comme on l'a observé cette année à Paris, dans les provinces et à l'étranger, où cette affection s'est déclarée sous forme épidémique.

Nous devons ajouter que la toux très-intense et très-opiniâtre, qui fatiguait et qui excédait les pauvres malades, avait cela de particulier, qu'elle était comme convulsive et revenait par quintes, comme dans la coqueluche, les malades avaient la face bouffie, la voix enrouée, enfin toute la tête prise, etc., etc.

Le traitement de la grippe simple, c'est-à-dire de la grippe, qui n'est pas symptomatique d'une lésion organique, consiste en des soins hygiéniques, et quant aux indications spéciales qui résulteraient de complications particulières, elles se produiront par la véritable connaissance, une connaissance exacte et précise du siége et de la nature de la maladie. Cette maladie particulière, qui s'est produite avec ou à la suite de la grippe, ou qui s'est entée sur elle, est d'autant plus insidieuse et dangereuse, qu'elle marche le plus souvent à l'état latent, et qu'on ne la reconnaît malheureusement que lorsqu'elle a conduit, pour ainsi dire, les malades au tombeau. C'est malheureusement ce qu'on a vu cette année, pour des affections de poitrine, de véritables pneumonies graves, qui ont fait beaucoup de victimes.

Les cas d'ailleurs où il sera utile de recourir aux saignées, aux purgatifs et aux vomitifs, pour une grippe simple seront rares, et presque toujours les infusions théiformes, les loochs calmants, pour diminuer la toux, des juleps diaconés ou opiacés, et surtout des boissons sudorifiques, feront la base du traitement. Nous devons dire cependant que, durant l'hiver que nous venons de traverser, l'épidémie de la grippe ayant sévi, à Paris, avec une grande intensité, nous avons eu de fréquentes occasions de traiter cette maladie, et chez le plus grand nombre de malades que nous avons soignés, nous avons retiré de très-bons effets des purgatifs doux, et même des purgatifs et des vomitifs en même temps; puis de l'administration de force calmants, sous forme de pastilles et de potions, composées d'extrait gommeux d'opium, ou mieux de thridace et de sirop de lactucarium, et même du camphre et de l'éther en inhalations.

Il semble cependant que dans toutes les épidémies de grippe, les sueurs puissent prévenir ou arrêter, jusqu'à un certain point, la marche des maladies. Mais c'est au début surtout que les sudorifiques ont une grande utilité. Dans les premières heures de l'invasion du mal, au premier sentiment de malaise, il est convenable de provoquer les sueurs. Alors elles sont véritablement préservatrices, et si la guérison complète n'a pas lieu, au moins le mal semble avorter, et ne se produit que par les signes les plus généraux. C'est ce que nous avons toujours observé. Tous les malades qui, dans la dernière épidémie, ont pu amener la sueur aussitôt le premier frisson, ont bien éprouvé de la fatigue dans les membres, un léger mal de tête, mais tous les symptômes graves ont manqué complétement... Une chose importante à noter, c'est l'influence fâcheuse que la grippe exerce sur les maladies existantes, sur les affections de poitrine en particulier, et l'état de faiblesse extrême qu'elle laisse chez les personnes qu'elle a frappées : faiblesse extrême, espèce d'anhémie grave qui prédomine et qui se conserve longtemps, qui anéantit, qui consume ou qui fait mourir... Qui ne sait que madame la duchesse d'Orléans avait la grippe, lorsque la vie l'abandonna, le 18 mai 1858, dans un moment où l'on se préoccupait peu de son état de maladie?... Voici ce qui a été écrit sur la maladie qui a emporté cette illustre et intéressante malade : « La duchesse d'Orléans avait la grippe depuis quelques jours, et bien que cette indisposition fût compliquée d'accidents divers, on les attribuait à l'état habituel de la malade, et l'on s'en préoccupait peu. Hier, cependant, pour la première fois, le docteur Mussy crut devoir venir passer la nuit à Richemond; l'état du pouls l'alarma. Il voulut veiller la princesse, pourtant elle était calme. Vers quatre heures et demie, elle s'étonna de le voir encore au chevet de son lit. — Me trouvez-vous donc si mal? lui dit-elle. — Et vous, madame, comment vous trouvez-vous? — Mais pas trop mal. — M. de Mussy était moins rassuré. Il sortit un instant pour donner quelques ordres; dix minutes après il rentra dans la chambre. Aucun bruit : les femmes veillaient en silence. Il s'approcha du lit; elle ne respirait plus. La vie venait de s'éteindre, sans secousse et sans aucun des signes précurseurs de la mort. On est allé éveiller les malheureux enfants... »

A la nouvelle de cette mort si soudaine, à l'aspect de cette tombe encore ouverte, l'âme frappée de surprise et de douleur se recueille, devient rêveuse, et ne peut se défendre d'un sentiment de tristesse, en considérant ainsi la fragilité de notre vie, le néant des grandeurs humaines!...

De la stérilité chez la femme, de ses causes et des moyens d'y remédier.

Il n'y a rien de plus merveilleux dans la nature que la reproduction par voie de la génération, lorsqu'un mâle et une femelle forment un troisième individu de la même espèce, dont la conformation est pareille à la leur, et le forment par un mécanisme qu'ils ignorent et sans rien connaître à l'organisation admirable du nouvel individu qu'ils produisent.

La science nous dit seulement que pour qu'il y ait fécondation, il faut que les matières de l'un et de l'autre sexe soient mises en contact, mais il sera probablement toujours impossible de savoir comment de ce contact résulte un individu nouveau, et on doit rester persuadé qu'on ne parviendra jamais à résoudre les difficultés qui se perdent dans la profondeur des conseils de Dieu, l'auteur de notre être, dont les voies sont impénétrables à nos faibles lumières; en ce cas, le seul parti qu'il y ait à prendre, c'est d'admirer et d'adorer les œuvres mystérieuses de Dieu et l'étendue de sa puissance, sans entreprendre de les approfondir, de peur de s'égarer.

Mais après avoir avoué notre ignorance sur les causes cachées de la reproduction, c'est-à-dire après avoir confessé que nos faibles lumières ne pénètrent pas comment du contact d'un ou de plusieurs animalcules spermatiques de l'homme avec l'ovule de la femme résulte un individu nouveau, nous devons regarder comme un devoir sacré de chercher à reconnaître et à détruire, autant qu'il sera en notre pouvoir, les causes qui rendent une femme inféconde ou stérile, lorsque, étant dans l'âge propre à la fécondation, jouissant d'ailleurs d'une bonne santé, et se trouvant dans les circonstances où les femmes font des enfants, elle ne devient point enceinte.

A l'article *Génération* du premier volume de notre ouvrage, nous avons dit qu'une femme pouvait être stérile sans être impuissante, comme elle peut être impuissante sans être stérile.

Les causes d'impuissance particulières à la femme ont toutes leur siége dans les parties mêmes de la génération, et consistent dans quelques vices de ces organes qui la rendent inhabile à l'acte de la copulation. Le vice de conformation des organes qui en s'opposant à la copulation donne lieu à l'impuissance, peut être naturel ou accidentel, susceptible de guérison ou incurable.

1° L'obturation totale du vagin ou de la vulve. Quand cette clôture est accidentelle, on peut, pour l'ordinaire, y remédier par une opération chirurgicale; mais quand elle a précédé la naissance, il est le plus souvent impossible de rétablir la voie naturelle.

Dans les cas où il n'y avait point d'ouverture antérieure du vagin, on a vu la femme concevoir lorsque l'orifice de la matrice s'ouvrait dans le rectum. Louis en cite un exemple. « Il n'existait, dit-il, chez cette fille aucun vestige de vulve et de vagin; ses règles avaient coulé par le rectum. Elle conçut par la suite, et accoucha à terme d'un enfant bien conformé, le sphincter de l'anus s'étant déchiré. »

2° Le resserrement de la vulve et du vagin. Cette étroitesse présente rarement un obstacle invincible pour la copulation. Le plus souvent ce vice n'est que relatif ou susceptible de guérison. Bénévoli a réussi à rendre une femme capable d'habiter avec son mari, quoique le vagin ne fût pas plus large dans toute son étendue qu'une plume à écrire, en dilatant le canal avec une tente, dont il augmentait progressivement le volume.

Le vagin peut avoir la largeur naturelle et se rétrécir accidentellement, parce qu'à la suite de maladies, comme ulcères vénériens ou à la suite d'accouchements laborieux, il s'y forme des tumeurs, des callosités, des cicatrices, des excroissances. Dans tous ces cas, il est possible de rétablir le canal dans son état primitif, si la femme veut se soumettre aux opérations nécessaires.

3° On peut remédier aux causes d'impuissance produites par les descentes de matrice, du vagin, par des polypes qui boucheraient le vagin. Ces maladies portées au dernier degré mettent ordinairement, jusqu'à ce qu'on en ait délivré la femme, un obstacle à la copulation en bouchant les parties; d'ailleurs les douleurs vives que détermineraient les approches l'empêcheraient de se livrer aux jouissances de l'hymen. Mais si le prolapsus du vagin ou de l'utérus n'est pas tel qu'il y ait sortie par les parties génitales, le coït n'est pas impraticable, et il peut devenir fécond si le mari use pendant les ébats d'une modération convenable. On assure même que des prolapsus antérieurs ont été guéris par la conception.

La femme jouissant en apparence des dispositions favorables pour concevoir, la copulation et l'éjaculation de la semence ou des animalcules spermatiques, qui sont deux conditions indispensables pour opérer la reproduction, ayant lieu, comme chez les autres femmes, on est souvent réduit à des conjectures quand il s'agit de déterminer les causes qui rendent la femme stérile.

La stérilité propre à la femme reconnaît deux espèces de causes différentes, les unes résultent d'un vice originel de conformation ou dépendent d'une maladie des parties génitales, ou d'une situation vicieuse du col de la matrice; les autres causes de stérilité sont produites par des maladies générales, par des dispositions particulières de tempérament qui peuvent rendre la femme inhabile à la génération, quoi qu'elle soit apte à la copulation.

La passion des plaisirs solitaires peut aussi être une cause de stérilité chez la femme comme chez l'homme. Cette horrible passion dégrade au physique comme au moral. On lit sur le visage inanimé des malheureux adonnés à la masturbation les progrès du mal que produit cette honteuse passion. Par les excès du clitorisme, le teint perd sa fraîcheur, les seins se flétrissent, des flueurs blanches et fétides épuisent la constitution, qui tombe dans une affreuse maigreur. Le système nerveux, si souvent ébranlé par les titillations voluptueuses, finit par perdre sa sensibilité et demande des moyens plus énergiques; alors, filles ou femmes entachées de ce vice sont perdues pour la société, si le mariage ou une circonstance puissante ne vient éteindre en elles les fureurs de cette honteuse passion.

C'est en raison de cette décadence génitale qu'on doit répéter avec le poëte Parny :

Du tronc qui nourrit sa fraîcheur
La branche, une fois détachée,
Ne reprendra plus sa vigueur :
Et l'on arrose en vain la fleur
Quand la racine est desséchée.

Au premier rang des causes de stérilité par vice de conformation, on trouve l'absence de la matrice, le défaut de cavité dans son intérieur, l'obturation de ses orifices, qu'elle dépende soit de l'agglutination de leurs bords produite par une inflammation ou ulcération précédente, soit de la présence d'une tumeur; ces vices de conformation rendent la femme stérile; plusieurs maladies de l'organe utérin peuvent devenir aussi des causes de stérilité. Le cancer, l'hydropisie, les flueurs blanches, les pertes habituelles, les cancers de la matrice et du vagin, s'opposent à la conception, en détournant par la douleur qu'ils causent la femme de se livrer à l'acte qui pourrait la produire. Il existe cependant plusieurs exemples dans lesquels les flueurs blanches, le squirrhe et le cancer du col de la matrice n'ont pas empêché la femme de concevoir et d'accoucher à terme.

On range encore parmi les causes de stérilité la mauvaise situation de l'orifice, qui est très-bas, trop porté en arrière ou de côté. Au moyen de certaines précautions, on peut rendre nul cet obstacle à la conception. Lorsque le col de la matrice est situé trop bas, si le membre viril n'est pas conduit avec une modération qui rende cette disproportion relative moins sensible, ou bien il dépasse l'orifice, et la liqueur éjaculée ne peut s'y introduire faute de rapport entre eux; ou bien si la verge vient à le rencontrer, elle le froisse, le contond, d'où résulte une impression violente qui, en même temps qu'elle peut être la cause d'accidents très-graves, met obstacle à la fécondation. On remédie à la cause de stérilité qui dépendrait de l'obliquité de la matrice en modifiant la posture usitée en pareille circonstance, d'après le conseil qu'en ont donné quelques médecins, à l'imitation de l'Arétin.

Pour éviter la stérilité qui peut être la conséquence d'une obliquité utérine, on devra pendant les rapprochements sexuels faire incliner la femme du côté opposé à l'inclinaison du col de l'utérus, et la même précaution sera prise au moment de l'accouchement, si cette déviation du col n'avait pas été rétablie par les moyens qui ont été employés avec succès dans le cas qui suit. On remédirait aussi à cette cause de stérilité si on réussissait à ramener la matrice dans sa position naturelle. J'ai connu une jeune femme très-désireuse d'avoir des enfants, et qui, après plusieurs années de mariage, n'en avait point encore obtenu; elle se détermina à se faire visiter, et l'on s'aperçut que l'orifice de la matrice était dévié par l'effet du relâchement des ligaments d'un côté, elle fut traitée au moyen de pessaires faits exprès, qu'on chargeait de substances aromatiques et fortifiantes, et par les injections toniques qu'on avait eu soin de diriger du côté affecté; les bains locaux froids ne furent pas négligés, et cette méthode obtint tant de succès que cette dame est devenue mère de plusieurs enfants.

Les vices de conformation et les maladies qui arrivent aux ovaires et aux trompes sont aussi des causes de stérilité qui, dans ce cas, est presque toujours incurable, parce que les vices originels et les lésions accidentelles qui ont lieu dans ces organes, sont au-dessus des ressources de l'art. Le manque des deux ovaires est une cause absolue de stérilité.

La longueur excessive du clitoris n'est pas, à proprement parler, une cause de stérilité, lorsque les autres parties de l'appareil génital sont bien conformées. Cependant on a observé que le développement excessif de cet organe rendait les femmes indifférentes aux caresses de l'homme et les portait à rechercher avec empressement la société des femmes. La volupté clitoridienne est pour ces sortes de femmes, nommées *tribades* chez les anciens, un besoin impérieux qu'accroît incessamment le délire de leur imagination. Très-lascives dans leurs jeux érotiques, elles s'entourent de maîtresses et se montrent d'une jalousie peu commune. Le vice de la tribadie était beaucoup plus fréquent autrefois qu'il ne l'est aujourd'hui: les noms de Sapho, Eléphantis, Collyto, Dionée, Phylénis, etc., sont venus jusqu'à nous, entachés de cette triste célébrité. Lucien raconte une scène des plus lubriques entre une tribade et sa maîtresse. Juvénal déclame contre plusieurs Romaines, entre autres *Lofella* et *Medulina*, qui souillaient les autres de leurs embrassements virils. L'Italie et la France du moyen âge eurent aussi leurs tribades, sous le nom de frotteuses et de ribaudes.

On citait à Paris, il y a quelques années, une dame dont le clitoris égalait en longueur et en grosseur un membre viril. Riche et très-lubrique, cette virago payait des maîtresses, les fatiguait et les usait en très-peu de temps : c'était aux jeunes filles qu'elle s'adressait de préférence ; à leur défaut, elle prenait des femmes mariées.

Ces dernières assuraient que la tribade fonctionnait à l'instar d'un homme, mais plus voluptueusement et beaucoup plus longtemps. Plusieurs dames, qui eurent la curiosité d'aller voir la monstruosité sexuelle de cette prétendue hermaphrodite, sortirent de chez elle avec la certitude que le fait rapporté par les femmes mariées était parfaitement exact.

D'après ce qui vient d'être rapporté, on conçoit que le monstrueux développement du clitoris doit rendre la femme peu apte, sinon inhabile à la procréation. L'amputation de cet organe ramène ordinairement la femme à des goûts naturels et la dispose à être fécondée, lorsqu'il n'existe point en elle d'autre cause de stérilité.

On lit dans l'histoire romaine le fait suivant. Un proconsul, marié à une femme à long clitoris, dont la stérilité et l'indifférence à ses caresses le désespéraient, la surprit un jour, dans un appartement retiré de la maison, toute nue et jouant à l'homme avec ses esclaves femelles, également nues. Le Romain, furieux, enfonça la porte, saisit sa femme, et du tranchant de son poignard lui abattit le clitoris : dès ce moment, la tribade perdit complétement ses goûts contre nature, redevint femme, aima son mari et lui donna plusieurs enfants.

La même ignorance où l'on est sur les causes de la fécondation existe sur les causes qui s'opposent à son accomplissement, car si les vices de conformation ou de position de l'utérus, les oblitérations du col ou des trompes font comprendre la stérilité de quelques femmes, il est impossible d'expliquer pourquoi certaines autres femmes sont stériles, lorsqu'elles sont bien conformées; pourquoi quelques autres, mariées plusieurs fois, n'ont pu avoir d'enfants pendant leur premier mariage, lorsqu'elles sont devenues enceintes plus tard, quand surtout, comme cela a été observé, le premier mari avait eu des enfants d'un premier lit.

La stérilité qui dépend d'une disposition générale du tempérament tient à des causes inconnues, ou du moins difficiles à déterminer; il est embarrassant de prononcer si elle sera perpétuelle ou seulement temporaire. Une femme n'est pas stérile pour n'avoir pas eu d'enfants, quoique mariée depuis longtemps. Quelquefois les femmes ne sont stériles que pendant un certain espace de temps; en changeant de tempérament avec l'âge, elles deviennent fécondes. Nous en avons un exemple frappant dans la naissance de Louis XIV, qu'Anne d'Autriche, reine de France, mit au monde après une stérilité de vingt-deux ans. On a encore vu Catherine de Médicis, femme de Henri II, devenir mère de dix enfants après une stérilité de dix années.

Quand une femme n'a pas d'enfants, et que cependant elle jouit, en apparence, des dispositions les plus favorables pour concevoir, il est difficile de déterminer si l'obstacle se trouve de son côté ou du côté de son époux. C'est avec assez de raison que l'on en rejette le plus souvent la cause sur la femme; suivant Fernel, il y a trente femmes de stériles pour un homme. La stérilité, dans quelques cas, paraît ne dépendre que d'un défaut de convenance dans le tempérament des époux. Telle femme qui n'a pas eu d'enfants avec un mari, dont elle a été séparée, en a souvent avec un autre.

On voit que deux individus, ayant tous les principes de la fécondité, chacun en particulier, leur union est stérile, parce qu'il leur manque certains rapports de convenance, certaines conditions propres à la féconder. *Plures feminas*, dit Lucrèce, *steriles evadere quod viris non conveniant.*

Un homme fut déclaré impuissant par le parlement de Toulouse, et condamné, dans ce même temps, à se charger d'un enfant qu'une fille l'accusait de lui avoir fait. On peut très-bien expliquer la contradiction qui se trouve dans l'arrêt du parlement, car son impuissance avec sa femme pouvait être du genre de la stérilité dont nous parlons, d'une stérilité relative, tandis qu'entre la fille et lui, il a pu exister des rapports qui l'ont rendu fécond.

Rodéricus, à Castres, observe que, de même qu'une plante ne vient point dans tous les terrains indifféremment, de même tous les hommes n'engendrent pas avec toutes les femmes. Quoiqu'une femme possède naturellement tous les principes de fécondité, il est cependant nécessaire, pour qu'elle soit féconde, que la liqueur séminale lui soit propre et convenable. On voit donc que la stérilité relative reconnaît pour cause certaines qualités occultes qui se trouvent dans la liqueur séminale, ou des vices des organes qui échappent à nos recherches; ces qualités, on peut le dire, pourraient tenir ou du froid ou du chaud, comme le prétendaient les anciens, de manière que lorsque la liqueur séminale, douée de chaleur ou de froideur, rencontre les mêmes qualités dans le système générateur de la femme, elle devient inféconde, ce qui ne serait pas arrivé si elle eût rencontré des qualités opposées, et que la chaleur eût été tempérée par le froid et réciproquement; c'est ce que Lucrèce a exposé dans ces vers :

Usque adeo id magni refert ut semina possint,
Seminibus commisceri generaliter apta.

Les rapports de convenance nécessaires dans l'un et l'autre individu, pour que l'union soit suivie de la fécondité, échappent le plus souvent à nos sens, soit qu'ils consistent, comme le voulaient les anciens, dans les qualités de la semence, ou dans quelque vice de la matrice. Ils croyaient avoir observé que la stérilité était plus commune chez les époux du même tempérament; de là ils avaient donné, avec Hippocrate, le conseil d'unir les femmes blondes avec les hommes bruns, les femmes maigres avec les hommes gras, *et vice versâ*. Bernardin de Saint-Pierre (dans ses *Etudes de la nature*) s'est efforcé de donner quelque vraisemblance à cette opinion des anciens; il cite plusieurs faits qui sembleraient indiquer que chaque individu cherche par goût à s'unir à celui qui lui présente le plus de contrastes, et que plus deux individus unis ensemble offrent de contrastes, plus ils deviennent prolifiques. Enfin, l'influence des contrastes en amour paraît si certaine à Bernardin de Saint-Pierre qu'il pense que quand un individu est épris d'une passion vive, on peut lui faire le portrait de la personne aimée sans la connaître.

Chez de jeunes époux, la stérilité peut dépendre de ce que, se livrant inconsidérément à la fougue de leurs passions, ils répètent trop fréquemment l'acte vénérien, ou s'y livrent avec trop d'ardeur. Cette cause de stérilité, qui ne s'annonce par aucun signe extérieur, ne peut que se soupçonner, lorsque les époux sont jeunes et vigoureux. Lorsqu'il existe des désirs immodérés de jouissances comme dans le satyriasis, l'émission séminale se fait souvent avant que la copulation ait eu lieu. La thérapeutique doit consister à conseiller la modération, à tempérer l'ardeur des époux par un bain pris avant l'approche conjugale. Les plaisirs vénériens trop rapprochés tiennent les parties dans un orgasme presque continuel, les irritent et dérangent leurs fonctions; à la longue, ils détruisent la sensibilité des organes.

« Voilà pourquoi, dit Astruc, les femmes publiques ne sont que rarement fécondées, leur matrice, à force d'avoir senti, ne sent plus, ou très-peu. »

Si la femme se marie dans un âge avancé, elle conçoit plus difficilement. Les parties paraissent avoir perdu, par l'âge et par le défaut d'exercice, la souplesse et l'action propres à favoriser la conception. Il doit en être des fonctions de la matrice comme de tous les autres organes du corps, dont l'exercice facilite et augmente l'action. On doit employer les bains de siége, et conseiller l'approche conjugale après la menstruation, parce qu'alors l'orifice, qui est plus entr'ouvert, admet plus facilement la semence; mais surtout parce que la nature semble produire dans cet organe les mouvements nécessaires pour la conception.

Les femmes qui ont un tempérament ardent sont souvent stériles. La nymphomanie, qui est chez elles ce qu'est le satyriasis chez l'homme, nous en fournit une preuve; pour remédier à cette cause de stérilité, il faut employer les bains, les demi-bains, les boissons acidulées, les émulsions et autres tempérants. Le régime des femmes doit être adoucissant; elles doivent renoncer à la fréquentation des bals, des spectacles, à la lecture des productions érotiques, qui exaltent leur imagination et font naître des désirs...

Ces femmes ont besoin de dissipation; mais on écartera d'elles, avec beaucoup de soin, tout ce qui peut allumer leur imagination et augmenter le délire de leurs sens : l'air de la campagne leur convient éminemment, les exercices modérés. On leur choisira des habitations dans des lieux élevés où l'air est plus rare et plus pur. Écoutons ce que dit sur cet objet Jean-Jacques : « En effet, dit-il, c'est une impression générale qu'éprouvent tous les hommes, quoiqu'ils ne l'observent pas tous, que sur les hautes montagnes, où l'air est pur et subtil, on se sent plus de facilité dans la respiration, plus de légèreté dans le corps, plus de sérénité dans l'esprit; les plaisirs y sont moins ardents, les passions plus modérées.» Et plus loin il ajoute : « Tous les désirs trop vifs s'émoussent, ils perdent cette pointe aiguë qui les rend douloureux; ils ne laissent au fond du cœur qu'une émotion légère et douce; c'est ainsi qu'un heureux climat fait servir à la félicité de l'homme les passions qui font ailleurs son tourment. Je doute qu'aucune agitation violente, aucune maladie de vapeurs pût tenir contre un pareil séjour prolongé; et je suis surpris que les bains de l'air salutaire et bienfaisant des montagnes ne soient pas un des grands remèdes de la médecine et de la morale.»

Les femmes flegmatiques sont aussi assez souvent stériles : Chez les unes, la stérilité peut trouver sa source dans la faiblesse de l'organe utérin; chez les autres, dans le défaut de plaisir de la part de la femme dans l'acte vénérien. Les femmes de ce tempérament ne se livrent que par complaisance pour leurs maris à l'acte générateur. C'est dans la stérilité de cette espèce que pourraient convenir la roquette et quelques autres substances, auxquelles on attribue la propriété aphrodisiaque. Les deux vers suivants indiquent combien les anciens avaient de confiance dans la roquette.

Excitat ad venerem tardos eruca maritos.

COLUMELLE.

... Et venerem revocans eruca morantem.

MARTIAL.

On ignore à quelle famille de plantes appartient le fameux *dudaim* qui, suivant la Genèse, rendit mère de Joseph l'épouse de Jacob, qui avait été stérile si longtemps. Les œufs frais ont été très-vantés, comme aphrodisiaque, par Chaumeton. Pour réparer les forces épuisées par les jouissances vénériennes, il conseille de délayer un jaune d'œuf dans une tasse de chocolat sucré.

Dioscoride vante l'usage intérieur de la semence de carotte et le poireau. Pline recommande l'œil de l'hyène, d'autres pensent que si la femme prend une certaine dose de suc de sauge, *salvia hortensis*, avec du sel, et qu'une heure après elle se joigne à un homme, elle concevra infailliblement. C'est le breuvage dont se servirent les femmes d'Egypte, après une peste qui ravagea tout ce pays, et qui, au rapport de l'histoire, leur fit engendrer nombre d'enfants.

On a préconisé aussi contre l'impuissance et la stérilité l'électricité, cet agent mystérieux et puissant que la médecine moderne néglige, trop peut-être, dans son emploi thérapeutique. L'électricité a été vantée comme remède efficace dans une foule de maladies, telles que l'atonie, les affections nerveuses, les paralysies, etc., etc. On doit convenir qu'un organe languissant par défaut d'innervation peut être rendu à l'exercice de ses fonctions au moyen du fluide électrique, si prompt, si subtil, qui pénètre tous les corps et semble rendre la vie à ceux chez qui elle est éteinte.

Un grand nombre de médecins, de physiologistes et de physiciens du siècle passé tentèrent de rendre l'électricité à la médecine, et leurs effets furent maintes fois couronnés de succès. Les physiciens Nollet, Jallabert, Sauvages, Mauduyt, obtinrent par l'électrisation plusieurs guérisons de paralysie qui firent grand bruit en France et à l'étranger. En Italie, le docteur Tiber Cavallo se livrait aussi à la médecine électrique et obtenait de très-grands succès. Parmi les nombreuses maladies que Cavallo traitait avec succès se trouvait l'atonie, la paralysie des organes des sens, les spasmes convulsifs, l'épilepsie, les névroses, le rhumatisme, la suppression ou la difficulté du flux menstruel, l'impuissance, l'anaphrodisie, la stérilité, etc. Bertholon et Sigaud-Lafon, ayant appliqué aussi l'électricité au traitement des maladies, nous présentent des faits très-intéressants et des guérisons de maladies désespérées. Mais personne n'exploita le traitement électrique d'une manière aussi large, aussi attrayante que le docteur Graham, qui, s'étant livré lui-même à cette thérapeutique nouvelle, fut tellement surpris de ses immenses résultats qu'il ouvrit aussitôt à Londres un établissement public où l'électricité opéra des miracles. Les plus élégants personnages de la ville se rendirent en foule dans cet établissement ; car ce traitement électrique, comme tout ce qui est nouveau, réunit d'abord un grand nombre de partisans enthousiastes. On accourait au Temple de la santé de Graham, de même qu'à Paris on devait bientôt se presser autour des baquets de Mesmer. Malheureusement, Graham, nous dit M. Debay, voulut faire marcher de pair le luxe, le charlatanisme et le mystère, moyens qui lui firent gagner beaucoup d'argent, mais qui jetèrent peu à peu sa méthode en discrédit. Voici ce que dit un journal de l'établissement des lits électriques de ce médecin : « Le docteur Graham vient de faire construire des appareils de médecine restaurante dans une maison de Londres, à laquelle il a donné le nom de Temple de la santé, et qui lui a coûté cent mille écus, dans le but de mêler l'utile à l'agréable et de joindre la magnificence à l'art de guérir. »

Les personnages les plus distingués et les plus instruits avouent qu'ils n'ont jamais rien vu de comparable à l'élégance qui règne dans ce Temple, où l'on entend de délicieuses symphonies, où la lumière réfléchie produit de charmants effets et où l'on respire les parfums les plus exquis. Le docteur Graham recommande surtout beaucoup de modération dans les sacrifices offerts au dieu de ce temple qui est l'*hymen*. Des lits magnético-électriques, destinés à réveiller les organes endormis et à provoquer les jouissances trop tardives, sont dressés dans de somptueux appartements jonchés de tapis de Perse et garnis de peintures voluptueuses; ces lits sont supportés par six pieds de cristal et couverts de draps de satin pourpre, frangés de bleu céleste. Dans une pièce voisine, se trouve la machine d'où émane le feu céleste, que des conducteurs invisibles dirigent sur les lits; les personnes qui y sont couchées se sentent embrasées d'une flamme si vivifiante que les femmes les plus indifférentes, les plus froides, tressaillent sous l'aiguillon des désirs, et les hommes qui sont tombés dans l'épuisement et l'anéantissement des forces viriles par l'abus des plaisirs reprennent leur première vigueur; enfin les couples stériles y trouvent la fécondité, et les couples maltraités par les années y éprouvent les brûlantes ivresses du jeune âge... O Temple merveilleux! tu vis se reposer sur tes lits magiques, véritables autels de l'hyménée, les plus hautes têtes de la cité, qui payèrent généreusement, les unes le bonheur de devenir mères, les autres l'orgueil de devenir pères! et le docteur Graham, tout en s'enrichissant, sut perpétuer ainsi de grands noms qui, sans ce moyen, se seraient indubitablement effacés. »

M. Bertholon, dans un ouvrage couronné par l'Académie de Lyon, avance que l'anaphrodisie dépend de l'électricité en moins, et que l'érotomanie est due à l'électricité en trop. Le remède qu'il propose, c'est de donner de l'électricité à l'anaphrodiste et d'en soustraire à l'érotomane. « Si l'on jette un coup d'œil, ajoute ce savant, sur les tables météorologiques et sur les tableaux de naissances et de morts, on verra qu'il y a eu beaucoup plus de conceptions par un temps électrique, et beaucoup plus de morts par un temps contraire.

M. Bertholon dit aussi que deux personnes mariées depuis

dix ans n'avaient pu procréer : l'électricité ranima leur espérance, qu'ils commençaient à perdre. Aussitôt qu'elles eurent connaissance du moyen électrique, elles firent isoler leur lit. Un fil de fer de communication traversait la cloison qui séparait leur appartement d'une pièce voisine, dans laquelle était placée une machine électrique. Un simple tuyau de verre, inséré dans le trou fait à la cloison, suffisait pour l'isolement du fil de fer. Après quinze jours d'électrisation, la femme conçut, et, arrivée au terme de la gestation, mit au monde un enfant de la plus belle santé.

Le chocolat a été recommandé aux femmes qui ont la matrice faible, et qui n'ont aucun plaisir dans l'acte vénérien ; sous ce point de vue, tous les spiritueux, les fortifiants et les substances très-nourrissantes doivent leur convenir. On a beaucoup recommandé l'usage de l'ambre comme capable d'exciter la force génératrice.

On pourrait recourir aux moyens propres à enflammer l'imagination et à exciter les désirs. On assure que par un semblable procédé, un Anglais est parvenu à rendre féconds les époux stériles, qui consentaient à établir la couche nuptiale dans un lieu où il avait réuni tout ce qui était propre à aiguillonner les sens de l'amour, et à inspirer la volupté. Les voyages, la séparation des époux sont encore des moyens propres à rendre les embrassements plus ardents.

Le moment qui précède et qui suit l'éruption des règles est le plus favorable à la conception, parce que le moment de l'écoulement menstruel est celui où la matrice et le reste de l'appareil génital jouissent du plus haut degré d'action ; il s'établit alors sur la matrice et sur les ovaires un centre de mouvement où toutes les oscillations vitales viennent aboutir ; le sang s'y porte en plus grande abondance et leur donne un degré de chaleur plus considérable ; en un mot, c'est le moment où la matrice et les ovaires jouissent du plus haut degré de vie; aussi n'est-il pas étonnant que les femmes qui ont naturellement la matrice froide et débile deviennent fécondes à une époque où les humeurs vitales y abondent.

Bien que les naturalistes et l'expérience aient démontré que le coït a plus de chances d'être fécond avant et aussitôt après la menstruation chez la femme, il ne faut pas croire que ce soit exclusivement dans des circonstances semblables que la femme puisse être fécondée. On doit admettre, au contraire, la possibilité de la conception, quelle que soit l'époque du coït, et on doit tenir pour certain que chez la femme qui, de plus que les femelles des mammifères, a le privilége d'une aptitude permanente du coït, les rapprochements sexuels peuvent déterminer la maturation et la chute de l'œuf fécondé dans toute circonstance, comme dans le moment qui précède et qui suit l'écoulement des règles. Dans ce dernier cas, l'époque dite naturelle sera spontanée; dans le second, c'est-à-dire en dehors du moment des règles, l'époque dans laquelle l'évolution accidentelle de la vésicule n'est pas suivie de l'écoulement menstruel, qui ordinairement l'accompagne, pourra s'appeler artificielle.

Les femmes flegmatiques et celles qu'on appelle froides concevront plus facilement si on a l'attention de les approcher au moment de l'éruption des règles, ou immédiatement après, parce qu'à cette époque le système reproducteur, chez la femme, jouit de plus d'action. La froideur dont nous voulons parler n'est pas celle qui caractérise ordinairement certaines femmes, qu'aucun désir, qu'aucun appétit naturel n'appelle vers l'acte vénérien, et qui même n'éprouvent aucun plaisir; car on voit très-souvent des femmes qui de leur propre aveu sont dans ce cas, et qui donnent journellement des preuves de la plus grande fécondité. Cette froideur se rapporte totalement aux organes générateurs, et non au tempérament ; elle indique le peu d'action de la matrice, le peu d'aptitude qu'elle a à développer le germe. Ce défaut a sa source dans l'atonie même de cet organe ; peut-être même dans le relâchement naturel des tissus qui entrent dans sa contexture propre ; dans l'afflux naturel des humeurs, etc. ; enfin dans certains rapports qui nous échappent.

L'art pourra ici réparer les erreurs de la nature; et la diète tonique, astringente, les demi-bains avec la décoction des plantes aromatiques, les injections avec les mêmes décoctions, les pessaires, peuvent trouver ici leur place; les voyages à cheval et en voiture seront en général très-efficaces, parce que le mouvement imprimé à toute la machine, par l'action mécanique qu'elle éprouve dans le cours d'un voyage, se répète sympathiquement dans tous les organes intérieurs, qui en reçoivent plus de ressort et de ton. L'usage des eaux minérales toniques et fortifiantes est applicable à cette espèce de stérilité. Que de femmes ont eu le bonheur de se voir mères après avoir fait usage d'eaux thermales, si puissantes et si salutaires, de nos belles Pyrénées!... Qui ne sait que les Eaux-Chaudes des Basses-Pyrénées, que l'aimable et joyeuse cour du Béarn, encore toute resplendissante de grandeur et de gloire, aimait à visiter, étaient regardées comme douées d'une vertu particulière pour la génération, et étaient nommées communément *imprégnadères*. Nous avons eu occasion de remarquer aussi que les bains de Saint-Sauveur, riches en sulfure de sodium, et communiquant à la peau une onctuosité toute particulière, exercent une heureuse influence sur la constitution débilitée des femmes, qu'ils conviennent surtout dans le traitement des maladies nerveuses : les affections de l'utérus, caractérisées par le relâchement des ligaments et l'engorgement du col.

L'usage du café a aussi été recommandé aux femmes dont l'excès d'embonpoint produit la stérilité. « O vous, dit l'abbé Massieu, dans son poëme sur le café, qui, sur une large poitrine, portez un menton à triple étage, et traînez avec peine un ventre monstrueux, si votre santé vous est chère, faites usage du café; il cuira cet amas pernicieux d'humeurs qui vous accablent, excitera dans tout votre corps une abondante transpiration, et vous verrez au bout de quelque temps votre graisse et votre ventre diminuer et vous délivrer d'un poids incommode. »

MALADIES DE LA GROSSESSE.

Les maladies propres de la grossesse, celles dont elle est la cause spéciale, ne sont pour la plupart que les phénomènes physiologiques que j'ai présentés en parlant des signes de la grossesse, portés à un grand degré d'exaltation, soit par l'effet de la prédisposition de la femme, soit par l'influence d'une cause extérieure. La prédisposition inhérente à la femme résulte ou de son tempérament particulier, ou d'une condition particulière des organes qui reçoivent l'influence sympathique de l'utérus, mais surtout de celle de l'utérus lui-même. Personne en effet ne peut méconnaître la grande influence de la matrice sur les autres organes, et même sur tout l'organisme en général; elle est fondée sur un grand nombre d'effets qu'on ne saurait révoquer en doute : c'est à cette influence qu'on doit rapporter, comme à leur véritable source, tous les changements ou modifications qui s'opèrent dans les propriétés vitales de la femme, après la conception, et toutes ces incommodités plus ou moins tumultueuses qui viennent troubler le repos de la grossesse. Mais s'il est vrai, comme on ne peut en douter, que le système utérin devienne alors un centre de vitalité, ne pourrait-on pas dire aussi que c'est aux dépens des autres systèmes, ou au moins de quelques-uns d'entre eux? Ce qu'il y a de certain, c'est qu'une femme, dès qu'elle est enceinte, paraît plus nerveuse, plus lymphatique et plus faible qu'à l'ordinaire; elle a plus de susceptibilité; son tissu cellulaire semble s'infiltrer; les fluides blancs prédominent de toutes parts : en un mot, la vie générale paraît alors moins énergique et moins active. Ne serait-ce donc pas d'après cette dégénérescence qu'on pourrait expliquer pourquoi certaines maladies disparaissent ou restent stationnaires pendant la la grossesse, tandis que d'autres se développent ou deviennent plus graves? Pourquoi la phthisie pulmonaire par exemple, qui est toujours mortelle, respecte néanmoins cet état et attend la terminaison de l'accouchement pour frapper sa victime? Pourquoi la contagion a moins de prise sur la femme enceinte, mais l'immole plus promptement quand elle vient à l'atteindre? Pourquoi l'épilepsie, les dartres, etc., se manifestent quelquefois après la conception et cessent après l'accouchement? pourquoi certains virus, après avoir été plus ou moins de temps assoupis, font alors explosion? Pourquoi enfin si peu de femmes succombent quand elles sont enceintes, et pourquoi la probabilité de la vie semble augmenter avec la grossesse?

Si les maladies de la matrice, si la simple congestion menstruelle peuvent susciter une infinité de troubles sympathiques, il est facile de prévoir que la grossesse, qui modifie à la fois la forme, la structure même et le volume de l'utérus, ne pourra parcourir ses diverses périodes sans influencer profondément toutes les fonctions.

«Du reste, les effets de la grossesse, nous dit le docteur Cazeaux, varient beaucoup pour le degré et la nature des symptômes, selon la constitution de la femme. Dans quelques circonstances, il se produit un changement très-salutaire dans tout l'organisme, de sorte que la femme jouit d'une meilleure santé qu'à toute autre époque. Mais dans le plus grand nombre de cas, il survient des symptômes fatigants, ou du moins très-désagréables, qui sont l'expression de l'influence fâcheuse que l'utérus exerce sur les grandes fonctions. Ces troubles sont assez peu marqués chez quelques femmes pour ne constituer que des malaises, sont assez prononcés chez quelques autres pour compromettre gravement leur santé.

« L'époque où ces accidents se manifestent est excessivement variable ; car si quelques personnes commencent à souffrir dès le début de la gestation, et voient ces incommodités disparaître vers le troisième, quatrième ou cinquième mois, d'autres ne sont maladives que dans la dernière moitié de la gestation.»

« Le mode d'action de la grossesse dans la production des maladies n'est pas la même à toutes les périodes de la gestation,» ajoute le docteur Cazeaux, et sous ce rapport il est, au point de vue thérapeutique, une distinction importante, distinction pressentie vaguement par Burus, mais exprimée nettement par M. Beau, et qui jette une vive lumière sur la pathologie de la femme enceinte.

Parmi ces troubles fonctionnels, le plus grand nombre peuvent se produire dans les premiers comme dans les derniers mois. Dans le commencement, on les croit le résultat des sympathies nombreuses qui existent entre l'utérus et l'appareil digestif; plus tard, on invoque en outre, pour les expliquer, la gêne toute mécanique que la tumeur utérine doit exercer sur les organes voisins. Eh bien ! cette dernière action est au moins très-secondaire, si elle n'est complétement nulle, et voilà, suivant M. Beau, quelle est la marche ordinaire des choses : la matrice, modifiée par le produit de la conception, exerce dès le début de la grossesse une influence sympathique sur les fonctions digestives, et donne lieu aux symptômes dyspeptiques qui seront décrits plus loin. L'altération des fonctions digestives produit nécessairement, pour peu qu'elle se prolonge, un défaut de nutrition, et celle-ci étant insuffisante chez une femme qui doit fournir, quoi qu'il arrive, les matériaux nécessaires au développement de l'enfant, il en résulte bientôt une diminution plus ou moins notable des globules du sang, une augmentation considérable de la sérosité; en un mot, les caractères anatomiques de la chlorose ou de la polyhémie.

Or, chez la femme enceinte comme chez la jeune fille chlorotique, cet appauvrissement du sang détermine bientôt de nouveaux symptômes morbides; ainsi s'expliquent à une époque avancée de la grossesse la réapparition des troubles digestifs, les vertiges, les céphalées, les congestions vers la face, les battements du cœur, la gêne de la respiration que l'on observe si souvent. On voit donc que, purement sympathiques dans le début, les troubles fonctionnels de la grossesse sont plus tard liés intimement à la chlorose, qu'ils ont eux-mêmes contribué à produire. Il est de la dernière importance de tenir compte de cette particularité étiologique dans le traitement des maladies de la grossesse; si, en effet, au début on doit chercher par les médicaments calmants et tempérants, comme les bains, les laxatifs doux, les antispasmodiques, quelquefois même les petites saignées, à calmer la trop vive irritation de l'utérus, et l'irritation sympathique qu'il détermine dans les autres organes, on doit tenir à la fin de la grossesse une tout autre conduite. Tous les agents réparateurs, le fer, une nourriture animale, un vin tonique, sont dans cette dernière période les moyens les plus sûrs de combattre la polyhémie et faire cesser les accidents dont elle est la cause.

Il est bon de remarquer toutefois, nous dit encore le docteur

Cazeaux, qu'en dehors de la chlorose, qui presque toujours a une grande part dans l'étiologie des troubles fonctionnels des derniers mois, l'utérus conserve encore son influence sympathique, qu'il peut devenir à toutes les époques le siége de congestions qui, augmentant son irritabilité, réagissent sur les autres organes, et qu'il faut tenir compte de cette réaction dans le traitement.

AFFECTIONS DE L'APPAREIL DIGESTIF PENDANT LA GROSSESSE.

De l'odontalgie ou mal de dents.

L'odontalgie qui affecte les femmes enceintes n'est, dans la majeure partie des cas, qu'une névrose, qu'une névralgie dentaire, véritable irritation sympathique du nerf de la dent déterminée par l'influence du système utérin sur le système nerveux en général : dans quelques circonstances, elle est due à une congestion sanguine du côté des mâchoires. Cette maladie offre toujours pour caractère distinctif et spécial l'intégrité des dents ; les douleurs qui l'accompagnent sont le plus souvent intermittentes et ont ordinairement pour siége un des côtés de l'une ou de l'autre mâchoire. Lorsque les douleurs sont très-vives, elles se propagent de l'arcade alvéolaire aux parties voisines, c'est-à-dire à la face, à la tempe, à l'oreille, en suivant le trajet des filets nerveux de la septième paire.

Il y a des femmes qui commencent à souffrir des dents aussitôt qu'elles ont conçu, et qui même ne reconnaissent leur nouvel état qu'à ce signe. La douleur qu'elles éprouvent a ses degrés ainsi que ses périodes : tantôt, sourde et obtuse, elle disparaît par intervalles ; tantôt, au contraire, vive et aiguë, elle tourmente jour et nuit : alors le sommeil s'enfuit, l'appétit se perd, la digestion se dérange, la fièvre s'allume et quelquefois l'avortement se déclare.

L'odontalgie des femmes grosses cède souvent, comme l'avait fait déjà remarquer Mauriceau, aux émissions sanguines générales ou locales ; d'autres fois on retire de bons effets des bains généraux, de l'emploi local des narcotiques, de l'usage de quelques antispasmodiques, spécialement du camphre seul ou uni aux opiacés, administré sous forme de gargarisme ; de l'opium, du laudanum avec l'éther ; des emplâtres opiacés sur la tempe : on préserve en même temps les parties affectées de l'impression du froid et de l'humidité. Lorsque cette affection continue, on peut administrer avec avantage les pilules de Meglin, à la dose de quatre, six, et même dix par jour ; et aussitôt qu'elle prend le type intermittent, on doit donner, pour couper l'accès, le sulfate de quinine seul ou uni à l'opium. En pareille circonstance, il sera toujours utile d'entretenir avec soin la liberté du ventre, et même de recourir à l'usage des laxatifs doux, si les lavements sont insuffisants.

Du ptyalisme.

Le ptyalisme est causé par une sécrétion surabondante de salive. Il est caractérisé par une expulsion fréquente, un crachotement presque continuel d'un liquide visqueux et filant, aussi désagréable que fatigant. Cet accident n'est ni douloureux ni dangereux. Pour le combattre, on peut donner dans la journée quelques cuillerées d'une eau aromatique légèrement éthérée, ou quelques tasses d'infusion légère de thé, de mélisse, de camomille romaine, de menthe, de fenouil, d'anis et même de petites doses de rhubarbe en poudre ou en infusion.

Quand le ptyalisme résiste, quelques praticiens ont recours à la saignée du bras, aux purgatifs légers, à l'usage des poudres absorbantes telles que la magnésie calcinée. Désormeaux conseillait de faire tenir habituellement dans la bouche du sucre candi ou de la gomme arabique. Enfin, dans quelques cas, on a recours aux astringents. Il est bon de remarquer que dans une affection aussi légère on doit être sobre de moyens actifs, d'autant mieux que leur emploi n'est pas toujours à l'abri de tout danger. On lit dans le *Dictionnaire des sciences médicales* l'observation d'une jeune femme chez laquelle la suppression du ptyalisme par les astringents fut suivie d'une attaque d'apoplexie qui causa la mort. L'observation atteste aussi que le ptyalisme, comme les nausées et les vomissements qui l'accompagnent, cède ordinairement de lui-même du troisième au quatrième mois ; mais quand il dépasse ce terme, il se prolonge souvent jusqu'à la fin de la grossesse.

Nausées et vomissements.

Les nausées et le vomissement ne sont que deux degrés de la même indisposition. Dans la nausée, la femme a seulement des envies de vomir, et, dans le vomissement, elle rejette ce qui est contenu dans l'estomac.

Cette sorte d'affection s'observe le plus souvent presque aussitôt après la conception, surtout chez les femmes qui jouissent d'une grande sensibilité ; il y en a néanmoins qui ne l'éprouvent que vers le quatrième mois, et d'autres seulement vers la fin, ou quand elles sont près du terme de la grossesse. Dans le premier cas, c'est un effet de l'irritation utérine, qui se communique par sympathie au système digestif ; dans le second, on peut en accuser un état de pléthore, produit par la suppression des menstrues, surtout chez les femmes naturellement sanguines et très-abondamment réglées ; dans le troisième, on doit l'attribuer à la pression mécanique ou au refoulement de l'estomac par la matrice, qui s'élève jusqu'à l'épigastre et occupe la plus grande partie de l'abdomen.

Le docteur Cazeaux dit, dans son *Traité d'accouchements* :

« Quelle est la cause de ces vomissements? Lorsqu'ils surviennent à la fin de la gestation, on peut les attribuer, avec quelque raison, à la pression, à la gêne toute mécanique que l'utérus, dont le fond s'élève jusque dans la région épigastrique, exerce sur l'estomac; mais dans les premiers jours de la grossesse ils sont beaucoup plus difficiles à expliquer, à moins qu'on ne se contente de rappeler les sympathies si nombreuses qui existent entre l'utérus et l'estomac : sympathies tellement étroites, qu'elles se manifestent chez certaines femmes à chaque période menstruelle, et chez presque toutes celles qui sont affectées d'une maladie de matrice.

« Une chose fort remarquable, c'est que, si l'on en croit le rapport d'un grand nombre de femmes, le sexe de l'enfant n'est pas complétement étranger à la production de cet accident. Quelque ridicule que paraisse au premier abord cette proposition, je l'ai entendu émettre si souvent, que je ne peux m'empêcher de croire que peut-être, comme beaucoup de préjugés populaires, celui-ci a quelque fondement. »

Les nausées et le vomissement des femmes grosses varient beaucoup par rapport à leur intensité, à leur fréquence, à leur durée, et aux heures du jour où ils arrivent. Ils sont quelquefois très-violents, et d'autres fois ce ne sont que de simples soulèvements d'estomac, sans expulsion de matières, et même sans renvois. On a vu des vomissements qui se renouvelaient fréquemment dans la journée, et qui affectaient une sorte de continuité. Tantôt les femmes ne vomissent que le matin à jeun, et se portent bien le reste de la journée; tantôt, au contraire, elles rejettent les aliments qu'elles viennent de prendre, et en conservent à peine assez pour se nourrir. D'autres fois les vomissements ont lieu le matin, et les femmes rejettent seulement un fluide visqueux. Le plus souvent ces vomissements ont lieu après le repas, et les aliments sont rejetés; on voit même des femmes vomir toute espèce de substances, liquides ou solides, ingérées dans l'estomac, et conserver à peine, de loin en loin, quelques cuillerées d'eau sucrée, de bouillon ou de café au lait. Quelquefois les aliments ne sont pas vomis, et les malades ne rendent que des glaires transparentes; quelquefois même les aliments calment et font cesser les vomissements.

Le plus souvent ces mouvements convulsifs de l'estomac finissent d'eux-mêmes, vers le milieu de la grossesse; dans quelques cas, ils persévèrent jusqu'à l'époque de l'accouchement. Enfin des femmes vomissent dans une de leurs grossesses, et non dans les autres.

Il ne faut pas oublier que même dans le cas où les vomissements présentent une certaine gravité, ils peuvent cesser tout à coup, soit spontanément, soit même à la suite d'une émotion morale très-vive. Une jeune dame, enceinte de deux mois et demi, était depuis trois semaines tourmentée par des vomissements tellement opiniâtres, qu'elle ne pouvait, disait-elle, rien garder, et que la moindre gorgée de liquide les provoquait. Plusieurs moyens avaient été employés sans succès. Tout à coup son mari tombe malade, et sa vie est en quelques heures gravement compromise par tous les symptômes d'un étranglement intestinal. A dater de ce moment, les vomissements de la jeune femme cessèrent, et depuis elle n'a plus éprouvé le moindre trouble dans les fonctions digestives.

En général, la nausée et le vomissement ne sont pas aussi dangereux qu'on le croirait au premier abord; des femmes sont sujettes à des vomissements continuels pendant toute la grossesse et n'en accouchent pas moins à terme d'enfants qui se portent bien. Cependant, s'ils sont fréquemment répétés, ils occasionnent en général de la douleur, un ébranlement qui, dans quelques cas, peut nuire au développement de la grossesse, et provoquer l'avortement; d'autres fois, ils nuisent à la nutrition de la femme, déterminent un amaigrissement et un affaiblissement progressifs, qui peuvent, mais rarement, occasionner la mort.

Dans les vomissements sympathiques, comme ceux des premiers mois, on conseille l'usage de la magnésie calcinée, des pastilles alcalines, celles de Vichy, quelques grains de poudre de colombo, l'application à l'épigastre d'un emplâtre de thériaque arrosé de laudanum de Sydenham. Lorsque la langue est couverte d'un enduit jaunâtre, que la bouche est pâteuse. amère, qu'il y a de la soif, peu d'appétit, que la peau est chaude et sèche, qu'il existe de la constipation, il est nécessaire de recourir à des boissons fraîches et légèrement acidulées, et ensuite à l'emploi de laxatifs doux. Le jus d'orange ou de citron, la groseille, le sirop de vinaigre, peuvent être donnés avec avantage. Si les vomissements sont accompagnés de rougeur de la langue, de douleurs épigastriques, de fréquence dans le pouls, et, à plus forte raison, de fièvre, une saignée du bras, l'application de quelques sangsues à l'épigastre, les bains entiers et les demi-bains parviennent souvent à les arrêter. Cette évacuation sanguine est principalement indiquée chez les femmes robustes et sanguines, qui ont conçu au moment où les règles étaient sur le point de paraître, et qui sont tourmentées presque aussitôt après de nausées et de vomissements. Elle convient aussi lorsque ces affections ne se manifestent que vers le milieu de la grossesse, chez les femmes dont le flux menstruel était habituellement très-abondant.

Lorsque la nausée et le vomissement sont purement nerveux, on peut les combattre par les antispasmodiques, tels que le camphre, l'assa-fœtida, l'opium, dont on varie la dose suivant les circonstances. Chez les femmes très-nerveuses, d'une constitution faible, ou affaiblies par des privations ou des maladies antérieures, on emploie avec avantage la glace, les boissons gazeuzes frappées de glace, l'eau de Seltz ; on a même donné avec succès quelques décigrammes d'extrait sec de quinquina, dans quelques cas où il semblait contre-indiqué par la rougeur de la langue et la douleur de l'épigastre. Quelquefois les vins liquoreux, comme ceux d'Espagne ou de Roussillon, produisent aussi d'heureux effets; les femmes qui ne sont que légèrement affectées de ces mouvements convulsifs de l'estomac s'en voient, pour l'ordinaire, assez promptement délivrées par le régime, le changement d'air, le séjour de la campagne, l'exercice et les bons aliments pris avec modération.

De l'anorexie ou défaut d'appétit, appétits dépravés.

Rien n'est plus ordinaire que de voir les femmes perdre l'appétit et avoir du dégoût pour la nourriture, dès le commencement ou dès les premiers mois de la grossesse. Toutefois, on observe plus fréquemment cette incommodité dans les villes que dans les campagnes, et la femme nerveuse y est généralement plus sujette que les autres.

La perte de l'appétit est générale ou particulière, selon que le dégoût s'étend à toute espèce d'aliments, ou à quelques-uns seulement. Quelquefois, la femme n'a de l'aversion que pour ceux qu'elle recherchait auparavant, et se montre, au contraire, passionnée pour ceux qu'elle avait dédaignés.

L'anorexie, si fréquente pendant les premiers mois de la grossesse, cesse ensuite spontanément, et est souvent remplacée par un appétit plus grand et des digestions plus faciles que dans tout autre temps. Elle doit être considérée le plus souvent comme une indication de la nature, qu'il faut respecter, et non comme un symptôme qu'il faut combattre. En effet, la diminution d'alimentation qui en résulte prévient le développement de la pléthore. Elle dépend de la même cause que les nausées et les vomissements, reçoit les mêmes influences des causes accessoires, et les mêmes règles de traitement lui sont applicables. Les appétits déréglés, ou le *pica* et le *malacia*, n'offrent dans la grossesse aucune particularité qu'on n'observe chez les femmes hystériques, dont nous avons déjà parlé, et ne doivent pas nous occuper spécialement.

De la dyspepsie.

Il arrive souvent que les digestions sont lentes, difficiles, chez les femmes enceintes. Cet état, qui constitue la dyspepsie, est tantôt continu, tantôt il alterne avec des digestions normales; presque toujours il y a constipation. Les règles à suivre n'ont rien de fixe : on doit s'assurer si la dyspepsie est due à l'action sympathique de l'utérus, si elle provient d'une mauvaise disposition des organes digestifs, ou bien si elle résulte d'une faiblesse générale ou locale : dans le premier cas, il faut attendre ou administrer des antispasmodiques ; dans le second, la combattre par les moyens que réclame cette mauvaise disposition. Lorsque la dyspepsie est due à une faiblesse de l'estomac ou de l'organisme en général, on prescrit les toniques, les excitants externes et internes ; l'exercice, les frictions, les bains de mer ou de rivière, l'usage des eaux sulfureuses sont les principaux moyens à employer.

De la constipation.

La constipation est très-familière aux femmes enceintes, surtout vers la fin de la grossesse : on l'observe néanmoins plus fréquemment chez les femmes naturellement bilieuses ou mélancoliques que chez les autres. Elle dépend le plus souvent de la compression qu'exerce la matrice, devenue plus volumineuse, sur le rectum et le colon, où sont renfermées les matières fécales les plus compactes et les plus dures.

La constipation dure plus ou moins de temps. On rapporte que des femmes grosses ont passé plus de huit jours sans aller à la garde-robe. Une dame anglaise, après un accouchement facile et heureux, éprouva le neuvième jour une douleur obtuse et une pesanteur vers l'anus, avec des ténesmes. Après bien des efforts, elle rendit une masse dure et grosse au moins comme la tête d'un enfant à terme. L'histoire de l'Académie des sciences cite une femme qui n'allait à la garde-robe que tous les vingt jours. Le célèbre professeur Dubois a vu une femme grosse qui était constipée depuis près de trois mois. Lorsque la constipation est portée très-loin, elle entretient l'anorexie, rend la digestion pénible, cause de l'agitation, de l'insomnie, une chaleur âcre et des maux de tête insupportables qui empêchent de goûter les douceurs du sommeil et du repos. Les efforts qu'exige l'expulsion des matières fécales, endurcies et volumineuses, sollicitent les contractions de l'utérus, peuvent déterminer l'hémorrhagie de cet organe, et même l'avortement ou l'accouchement prématuré. Ces efforts, et la pression habituelle des matières fécales, irritent encore l'extrémité de l'intestin et développent des tumeurs hémorrhoïdales : sous ces rapports, la constipation mérite la plus grande attention de la part du médecin. Qu'on ne néglige donc rien pour prévenir ou pour dissiper la constipation pendant la grossesse : il faut la combattre par tous les moyens, excepté par les purgatifs drastiques, qui n'offrent qu'un secours momentané et dont l'usage peut entraîner de graves accidents. C'est surtout un régime doux, humectant, composé en grande partie d'herbages cuits, de fruits bien mûrs ou cuits que l'on doit regarder comme le principal moyen de la prévenir et de la faire cesser. Les lavements émollients, oléagineux, laxatifs, parfois un léger purgatif, surtout un purgatif salin, tel que l'eau de Sedlitz, sont les seules ressources que l'on puisse employer et produisent le plus souvent l'effet qu'on attend.

Si la constipation est habituelle, il faut avoir recours aux bouillons de poulet, de veau, au petit-lait, à un régime végétal relâchant, composé d'oseille, de laitue, d'épinards, etc., et de viande de jeunes animaux.

De la diarrhée, de la dyssenterie et du ténesme.

La diarrhée des femmes grosses, qui consiste dans une évacuation plus ou moins fréquente de matières muqueuses, séreuses ou bilieuses, tient presque toujours à une cause nerveuse, c'est-à-dire qu'elle dépend de l'influence sympathique de l'utérus sur le canal digestif. Dans quelques cas cependant la diarrhée est produite par une irritation intestinale qui se reconnaît par la sensibilité de l'abdomen, la pesanteur de la tête, l'état saburral, l'enduit muqueux de la langue, la difficulté de la digestion et le trouble de la circulation. Dans la diarrhée sympathique ou nerveuse, les malades sont sans fièvre, sans coliques; leur bouche, leur langue et leur appétit conservent leur état normal.

Lorsque l'évacuation des matières est mêlée avec une certaine quantité de sang, elle prend alors le nom de dyssenterie, qui est toujours le résultat d'une irritation des intestins, et qui est le plus souvent accompagnée de fièvre, de coliques, de tension et de sensibilité du ventre. Enfin la maladie prend le nom de ténesme, lorsqu'elle ne consiste que dans une envie continuelle, douloureuse et presque inutile d'aller à la selle, et accompagnée de chaleur brûlante au fondement. Cette dernière affection survient, le plus ordinairement, vers la fin de la grossesse, et l'on a vu même les efforts qui en résultent provoquer l'avortement. La compression exercée sur le rectum par la matrice, et la constipation qui en résulte, peut donner quelquefois naissance au ténesme; mais le plus souvent cette affection dépend de la diarrhée ou de la dysenterie.

La diarrhée qui survient dans le commencement de la grossesse est, en général, peu grave. Comme les femmes conservent leur appétit et leurs forces, on peut l'abandonner à la nature, ou du moins ne lui opposer que quelques soins de régime, de la tisane de riz et quelques lavements émollients. Dans le cas où il y aurait quelques signes d'irritation gastrique ou intestinale, si surtout la langue était chargée et indiquait un état de saburre, on aurait recours à l'emploi des lavements adoucissants et opiacés, aux boissons de même nature, aux bains, aux fomentations et même à une application de sangsues à l'anus, surtout chez les femmes d'une constitution forte et pléthorique. Si, malgré l'emploi de tous ces moyens, la diarrhée persiste, et si surtout la femme perd ses forces, on peut recourir aux amers, tels que la gentiane, la petite centaurée, la rhubarbe, la camomille en infusion, et plus tard au vin d'absinthe, au vin de Bordeaux, au diascordium, à la thériaque et aux opiacés. Il sera bon aussi de donner des lavements préparés avec une décoction légère de quinquina et quelques gouttes de laudanum.

Pour combattre la dyssenterie, c'est surtout aux préparations opiacées qu'on devra recourir; ainsi on prescrira l'opium sous toutes les formes. Pour boissons ordinaires, les malades feront usage d'une décoction de riz, avec addition de quinze gouttes de laudanum de Sydenham; elles prendront deux ou trois lavements par jour avec une eau de guimauve ou de graines de lin, avec vingt-cinq gouttes de laudanum.

AFFECTIONS DE L'APPAREIL CIRCULATOIRE PENDANT LA GROSSESSE.

Altération du sang, pléthore et hydrohémie.

Pendant la grossesse, nous dit le docteur Cazeaux, et surtout pendant la seconde moitié, la circulation générale est presque toujours plus active; et cette activité plus grande se manifeste par une plus grande fréquence dans le pouls, qui même est souvent plus dur, plus plein que dans l'état ordinaire. Cet état peut être considéré comme l'état normal; mais il s'exagère dans quelques cas, et devient la cause de phénomènes, qui constituent un léger état morbide. Ainsi, quelquefois, les femmes éprouvent, en même temps, des vertiges, des éblouissements, des tintements d'oreilles, des rougeurs subites à la face, des chaleurs spontanées partout le corps, mais surtout à la tête. Si, dans ces conditions, une saignée est pratiquée, le sang qu'on tire de la veine offre un caillot quelquefois volumineux, consistant et assez peu de sérosité, mais bien plus souvent le sang contient beaucoup de sérosité, le caillot est petit, quoique recouvert encore d'une couenne blanchâtre, très-prononcée, semblable à celle des maladies inflammatoires.

Cette différence d'aspect du sang, retiré par la saignée, aurait déjà dû faire soupçonner que, malgré leur identité, ces troubles fonctionnels pouvaient être liés à des causes diverses. Et pourtant si quelques tentatives isolées de thérapeutique permettent de croire que ce soupçon naquit dans quelques bons esprits, il faut reconnaître qu'il fut presque aussitôt étouffé, car la plupart des auteurs, même les plus modernes, n'hésitent pas à les attribuer à la pléthore, et, faisant concorder le traitement avec l'étiologie, conseillent la saignée comme le meilleur moyen d'y remédier.

Les résultats peu avantageux que j'avais retirés de cette pratique, ajoute M. Cazeaux, m'avaient déjà fait douter de la valeur de cette théorie, et ces doutes augmentèrent après avoir lu les belles recherches hématologiques de MM. les professeurs Andral et Gavaret. N'est-il pas probable qu'on s'est trompé jusqu'à présent, en attribuant à la pléthore ce qui n'est dû qu'à l'appauvrissement du sang? Si nous rapprochons de ces résultats le souffle des carotides, les caprices d'estomac, les troubles digestifs, les phénomènes nerveux, si variés, qui surviennent pendant la gestation, et qui ressemblent parfaitement à ceux qui s'observent si souvent chez les chlorotiques, n'est-on pas, *malgré soi,* porté à conclure que la chlorose, qui les produit dans ce dernier cas, en est aussi la cause dans le premier? et dès lors la saignée, généralement conseillée, ne serait-elle pas plus propre à augmenter qu'à diminuer les accidents?

On peut dire, avec M. Cazeaux, que les faits que la science possède aujourd'hui, et les inductions déduites des documents fournis par les belles expériences de MM. Andral et Gavaret sur le sang, doivent faire admettre que l'hydrohémie est, chez les femmes enceintes, la cause la plus fréquente des troubles fonctionnels attribués jusqu'à présent à la pléthore, et que cette proposition, si étrange qu'elle paraisse au premier abord, semble pouvoir être prouvée par les résultats de l'analyse chimique du sang, par les symptômes présentés par les malades, par les heureux effets qu'on retire d'un traitement tonique. Il est donc de la dernière importance de tenir compte de l'altération du sang ou de l'hydrohémie, c'est-à-dire, de la diminution des globules et de l'augmentation de la sérosité, dans le sang des femmes enceintes, dans le traitement du grand nombre de phénomènes morbides qu'elles présentent, surtout dans la dernière moitié de la grossesse.

De la pléthore chez les femmes enceintes.

La pléthore ne s'observe guère au commencement de la grossesse; presque toujours elle se manifeste vers le quatrième mois, c'est-à-dire à l'époque où l'excrétion des menstrues aurait dû avoir lieu plusieurs fois, si la matrice avait été libre. Les femmes naturellement robustes et sanguines, dont les règles coulaient très-abondamment, sont plus disposées à la pléthore que les autres pendant la grossesse. Cette disposition est encore augmentée par la bonne chère, par le repos du lit, et, en général, par une vie sédentaire. Une cause fréquente de pléthore, à une époque avancée de la grossesse, c'est l'inégale distribution du sang, produite par la compression que la matrice exerce sur l'aorte et ses principales divisions.

La pléthore, qu'on peut regarder comme l'incommodité la plus ordinaire de la grossesse, s'annonce par de la rougeur, de la chaleur et de la turgescence sur la surface du corps. Les angles des yeux, l'intérieur des paupières, les conjonctives, les lèvres, la bouche et les narines de la femme grosse, sont comme injectés, et imitent la couleur de feu; les veines paraissent très-saillantes, le pouls est plein et fort, la tête est pesante, les yeux sont larmoyants; il y a nonchalance et assourdissement, céphalalgie, bouffées de chaleur au visage, vertiges, dyspnée, éblouissements, tintements d'oreilles, des hémorrhagies nasales, des crachements de sang; quelquefois les signes de congestion se montrent du côté de l'abdomen; alors les reins, les lombes sont douloureux, le ventre est gonflé, sensible; un peu de sang s'écoule quelquefois par la vulve. Cette congestion utérine se manifeste surtout aux époques qui coïncident avec la durée ordinaire des règles, ou bien sous l'influence de causes physiques ou morales.

Les moyens de prévenir de tels accidents sont presque tous du ressort de l'hygiène. Que la femme naturellement sanguine, aussitôt qu'elle a conçu, adopte un régime convenable à son état, qu'elle ne prolonge ni les plaisirs de la table ni le repos du lit, qu'elle sache renoncer aux mets trop succulents, aux boissons trop échauffantes, et généralement à tout ce qui peut augmenter la masse ou la vitesse du sang.

Les aliments tirés des végétaux leur conviennent, en général, mieux que les autres, surtout les fruits rouges, qui, naturellement aqueux et acidules, ont la propriété de rafraîchir le sang et d'en modérer l'effervescence. Si, malgré toutes ces précautions, ou faute de les avoir prises, la femme se plaint de quelqu'une de ces incommodités qui annoncent la surabondance du sang, il faut avoir recours à la saignée; on peut dire que, dans ce cas, la saignée du bras est le moyen par excellence; mais il faut dire aussi que ce serait tomber dans un grand inconvénient et dans un autre extrême que de trop répéter ce genre d'évacuation artificielle; en relâchant ou affaiblissant tous les systèmes de l'organisme, elle favoriserait la pléthore et finirait par amener l'hydropisie ou tout autre état nuisible à la femme.

Hémorrhagies. L'épistaxis a lieu très-souvent chez les femmes enceintes, mais, ordinairement, le sang coule en petite quantité, et cette hémorrhagie peut être considérée plutôt comme une évacuation utile que comme une véritable maladie. Rarement elle est portée au point d'être inquiétante. Cette hémorrhagie est due à la pléthore et à la gêne apportée dans la circulation des organes abdominaux et dans la circulation pulmonaire par le développement de l'utérus. Les mêmes causes produisent aussi quelquefois l'hémoptysie et l'hématémèse, ou leur donnent une gravité plus grande quand elles sont dues à d'autres causes. La complication de grossesse rend le traitement de ces hémorrhagies plus difficile et moins efficace; quelquefois même son influence, surtout dans les derniers temps de la grossesse, est telle qu'elle s'oppose au succès de toute espèce de traitement, et que l'on ne peut espérer de sauver les malades qu'en la faisant cesser, en déterminant l'accouchement prématuré; c'est ce qui a surtout lieu à l'égard de l'hémorrhagie utérine dont nous parlerons bientôt.

De l'hémoptysie, de l'hématémèse.

L'hémoptysie ou crachement de sang est une des plus graves complications de la grossesse. Cette hémorrhagie, qui s'échappe des poumons au milieu des quintes de toux plus ou moins fréquentes, s'observe surtout chez les femmes d'un tempérament sanguin ou nerveux et chez celles qui portent des vêtements trop serrés. Les causes occasionnelles de cette affection chez les femmes enceintes tiennent toutes à la grossesse, parce qu'alors l'utérus, plus volumineux et refoulant supérieurement les viscères abdominaux et le diaphragme, diminue la capacité de la poitrine, d'où il résulte d'abord une gêne de la circulation pulmonaire, puis une toux et la rupture de quelques vaisseaux bronchiques.

Les prodromes de cette affection sont une toux sèche et un sentiment de chaleur vers la poitrine qui s'annoncent, en général, vers le quatrième et le cinquième mois. Surviennent ensuite des anxiétés précordiales, des douleurs autour du diaphragme, accompagnées d'horripilations et de refroidissement des extrémités. Enfin, la respiration s'effectue avec plus de difficulté, une expectoration, surtout après le repas, de crachats sanguinolents et écumeux se manifestent et augmentent par l'exercice, par le séjour dans un lieu ou dans un lit trop chaud, et par toutes les circonstances qui peuvent activer la circulation.

Le pronostic de cette affection est surtout fâcheux, pendant la grossesse, lorsque, avant la conception, il y a eu une disposition à la toux, une douleur entre les deux épaules, et surtout quand la malade présente une poitrine étroite, les pommettes saillantes et une constitution maigre et chétive. Dans quelques cas, cependant, l'hémoptysie offre peu de gravité; c'est celle qui est le résultat d'une légère exhalation sanguine de la muqueuse bronchique, produite par un trouble de la circulation pulmonaire, ou par un engorgement ou un obstacle quelconque au passage du sang. Dans ce cas, les crachements sanguinolents qui ont lieu sans efforts et sans fièvre sont peu abondants, ne se reproduisent pas, et cèdent presque toujours à une petite saignée.

Pour éviter de confondre l'hémoptysie avec l'hématémèse ou vomissement de sang auquel les femmes enceintes sont beaucoup moins sujettes, il suffit de se rappeler que, dans cette dernière hémorrhagie, le sang qui vient de l'estomac est noir, disposé en grumeaux, souvent mêlé à des aliments, à des mucosités et à de la bile, et le plus souvent expulsé sans toux. Le sang qui s'exhale des poumons est, au contraire, vermeil, écumeux, sans mélange d'aucun liquide, et s'échappe, en général, dans une quinte de toux; il est également important de s'assurer si le crachement de sang ne dépend pas d'une péripneumonie ou de quelque maladie du cœur.

Le traitement de cette affection consiste d'abord dans l'emploi de la saignée, qui remédie à la pléthore locale; puis à calmer l'irritation des poumons par les opiacés et les antispasmodiques, entre autres les infusions de fleurs d'oranger ou de tilleul édulcorées avec le sirop de diacode; on peut joindre à ces moyens les dérivatifs sur les membres et sur le canal digestif, les boissons béchiques et astringentes, la diète, le repos du corps et de l'esprit; enfin, dans quelques cas, on aura recours aux applications froides autour de la poitrine et à la limonade minérale glacée. On peut dire que le traitement de l'hématémèse est le même que celui de l'hémoptysie; seulement, si les coliques qu'éprouvent quelquefois les femmes malades font supposer qu'il y a du sang accumulé dans les intestins, on en favorise la sortie au moyen de lavements émollients et de légers laxatifs.

Hémorrhagie utérine qui survient pendant la grossesse. Parmi les pertes de sang auxquelles les femmes enceintes sont sujettes, il n'en est pas de plus fréquente et de plus grave que celle de l'utérus. Cette hémorrhagie, qui a pour causes prédisposantes toutes les circonstances qu'on assigne aux autres métrorrhagies hors le temps de la grossesse, peut être déterminée par toutes causes capables de provoquer l'avortement; entre autres les manœuvres criminelles auxquelles se livrent certaines personnes au moyen d'instruments piquants introduits dans la matrice, soit en faisant usage de purgatifs et de vomitifs violents, d'emménagogues, de bains de siége, de saignées, de sangsues, etc. Des coups sur l'abdomen, des chutes sur les pieds, les genoux, le siége, les grands mouvements des membres, la marche forcée, la danse, l'abus du coït, et tous les efforts et les secousses brusques ou prolongées, peuvent aussi lui donner naissance. L'hémorrhagie utérine des femmes enceintes est surtout occasionnée par le décollement des membranes fœtales d'avec la face interne de la matrice, et par l'insertion vicieuse du placenta sur le col de cet organe. L'hémorrhagie due à cette cause apparaît le plus ordinairement sans signes précurseurs du sixième au septième mois de la grossesse, parce que, vers cette époque, le col utérin commence à diminuer de longueur et à élargir son orifice.

« Au nombre des causes efficientes ou occasionnelles, dit le professeur Moreau, il faut comprendre tout ce qui peut amener le développement de la cause prochaine, comme les coups, les chutes, les secousses de la voiture, l'action de sauter, et les circonstances qui déterminent une forte excitation générale, telles que la fréquentation des bals, des spectacles, des assemblées et des lieux où l'air est trop échauffé, les passions, les émotions vives, la joie, la colère, qui accélèrent la circulation, la frayeur, qui concentre le sang dans les organes intérieurs; or, comme l'utérus a plus d'activité qu'aucun autre viscère pendant la gestation, c'est naturellement vers lui que le flux sanguin se dirige.

La cause prochaine ou déterminante est le décollement partiel du placenta. Toutes les fois que le placenta est séparé dans une certaine étendue de la surface interne de l'utérus, une partie du sang qui va de la mère au fœtus, et de celui qui revient du fœtus à la mère, ne pouvant plus s'aboucher avec le tissu caverneux du placenta, ou couler dans les sinus utérins, doit s'épancher entre les deux organes et s'y accumuler. L'hémorrhagie peut être d'abord méconnue parce que les phénomènes se passent à l'intérieur; mais, à mesure que le sang devient plus abondant, il décolle une partie plus ou moins étendue du placenta, puis une partie aussi des membranes, pour se faire jour à travers le col utérin et arriver aux parties xtérieures de la génération : il y a alors d'abord hémorrhagie interne, puis hémorrhagie externe. »

Cette métrorrhagie peut donc être apparente ou cachée, c'est-à-dire externe ou interne. Dans le premier cas, on la reconnaît à la sortie par la vulve d'une plus ou moins grande quantité de sang; et, à moins qu'elle ne dépende de l'insertion anormale du placenta, elle est précédée de douleurs sourdes, de pesanteur à l'hypogastre, de tiraillements aux lombes et aux aines. Dans le second cas, le diagnostic est plus difficile, car le sang peut être retenu par l'occlusion du col, par des adhérences qui circonscrivent le liquide derrière ses membranes fœtales, enfin, par le placenta qui, décollé à son centre sans l'être vers ses bords, forme une sorte de poche dans laquelle s'accumule l'épanchement sanguin. On ne peut alors soupçonner l'hémorrhagie que par les phénomènes intérieurs qui annoncent une congestion vers l'utérus, tels que l'augmentation du ventre et des douleurs profondes dans le bassin et les lombes, auxquelles viennent se joindre la pâleur de la face, les défaillances, l'affaiblissement du pouls et de la vue, les tintements d'oreilles, une sensation générale de froid, et souvent la syncope. Les hémorrhagies de ce genre ont lieu sans être précédées de prodromes; elles sont d'abord peu abondantes et de courte durée, mais, après un temps plus ou moins long, elles reparaissent de plus en plus considérables et plus prolongées. Le doigt, porté dans l'orifice utérin, le trouve occupé par la substance épaisse, inégale et spongieuse du placenta, toujours facile à distinguer des caillots qui peuvent s'y trouver arrêtés, et qui ont toujours une consistance plus molle et une surface plus lisse; enfin, au moyen du ballottement du fœtus, on sent qu'il y a entre lui et les doigts un corps intermédiaire plus ou moins épais.

« Le diagnostic des hémorrhagies utérines, dit encore le professeur Moreau, dues au décollement partiel du placenta, ne présente aucune difficulté quand elles se prononcent à l'extérieur, car l'écoulement de sang au dehors suffit pour les faire reconnaître. Quant à celles qui sont internes, on ne les découvre pas aussi facilement, et l'on n'en est averti que par les symptômes généraux. On est fondé à en soupçonner l'existence toutes les fois que le ventre de la femme acquiert subitement un volume insolite. Cependant cette ampliation ne saurait être considérée comme un signe décisif, puisqu'elle peut dépendre d'une autre cause, par exemple du météorisme ou de la tympanite intestinale. Mais lorsqu'il s'y joint un sentiment de langueur, de faiblesse, des vertiges, des éblouissements, des défaillances, la pâleur de la face, la faiblesse et la fréquence du pouls, on peut être certain qu'une hémorrhagie a lieu. Si alors on ne porte pas immédiatement secours à la mère, il survient des syncopes, des sueurs froides, des mouvements convulsifs, et même la mort En portant le doigt à l'orifice de l'utérus, on trouve presque toujours le col relâché, et quelquefois, quand on appuie sur cette partie, on fait sortir le sang, on rend l'hémorrhagie externe d'interne qu'elle était. Enfin, dans certaines circonstances particulières, d'autres symptômes locaux viennent encore aider au diagnostic. Ainsi lorsque le décollement s'est opéré à la paroi antérieure de l'utérus, la main appliquée sur l'hypogastre reconnaît quelquefois une bosselure en cet endroit. »

La métrorrhagie qui survient dans les premiers mois de la grossesse est généralement moins dangereuse pour la femme que pour le fœtus, car elle est très-souvent suivie d'avortement. Dans les derniers mois, au contraire, la mère court plus de danger que l'enfant. L'hémorrhagie interne est toujours plus grave que l'externe, de même que la perte qui a lieu par le placenta ou par le cordon fait courir de plus grands dangers au fœtus qu'à la femme; le contraire a lieu lorsque la perte est due à une exhalation utérine.

Le traitement des hémorrhagies utérines peu abondantes et accidentelles survenues dans les premiers mois de la grossesse consiste seulement à ralentir la circulation générale et à modérer l'afflux du sang vers la matrice. On remplit cette double indication en faisant coucher horizontalement la femme sur un lit dur, et en la disposant de telle sorte que son bassin soit plus élevé que le reste du corps. Un air frais et pur, le repos du corps et de l'esprit, la diète rigoureuse, les boissons acidules, froides, sont indispensables. Si la malade est forte et d'une constitution sanguine, on aura recours à la saignée, en ayant soin de ne faire qu'une petite ouverture à la veine, pour laisser couler le sang le plus longtemps possible; on pourra arriver au même but en appliquant le doigt sur la plaie et en l'enlevant ensuite de temps en temps pour donner issue au sang. Si, malgré ces moyens, l'hémorrhagie continuait, on recourrait aux réfrigérants et aux applications de compresses imbibées d'eau froide sur le ventre et à la partie interne des cuisses. On prescrira aussi, surtout aux femmes faibles, une potion calmante, faite avec l'eau de laitue, de l'extrait de ratanhia, et du sirop de grande consoude, qu'on remplacera par du sirop d'opium et d'éther, si la malade est très-nerveuse et irritable.

Malgré l'emploi de ces moyens, qui conviennent principalement dans les premiers mois de la grossesse, si l'hémorrhagie continue et tend à devenir mortelle, le seul espoir qui reste de sauver la malade consiste à vider la matrice. L'instant marqué pour y procéder est celui où la pâleur et l'affaiblissement allant toujours en augmentant, la petitesse du pouls et les syncopes indiquent un danger pressant et au-dessus des ressources de l'art. Mais comme souvent la matrice n'est pas assez développée pour permettre l'introduction de la main dans sa cavité, on ne doit pas rompre les membres fœtales. C'est seulement alors que le tamponnement est utile, en permettant au sang de s'accumuler dans l'utérus, au col de se dilater et de se ramollir, à l'œuf de se détacher, enfin en favorisant ainsi l'expulsion du fœtus. Si, malgré la présence du tampon, l'écoulement sanguin persiste, on tâchera de provoquer la contraction utérine, au moyen de lavements irritants, et l'on se conduira ensuite comme dans les cas d'avortements ordinaires. Enfin si, au contraire, la dilatation et l'amincissement du col le permettent, on portera d'abord un doigt, puis deux, puis trois dans cette cavité, et aussitôt que la poche des eaux sera formée, sans attendre la dilatation complète, on perforera les membranes, et l'on confiera à la nature l'expulsion du fœtus, en l'aidant au moyen de titillations sur le museau de tanche, et de frictions sur l'hypogastre. Dans le cas où l'enfant serait vicieusement placé, il faudrait, après la rupture des membranes, pénétrer dans la matrice avec la main, aller chercher les pieds du fœtus, et pratiquer la version. Le seigle ergoté pourrait être souvent d'une application utile dans des cas de ce genre pour prévenir l'inertie utérine, qui est à redouter dans un accouchement trop prompt.

Les hémorrhagies utérines qui surviennent pendant l'accouchement reconnaissent ordinairement les mêmes causes que les précédentes, surtout l'état pléthorique de la femme, l'implantation du placenta sur le col ; on doit y joindre les déchirures plus ou moins graves de la matrice et du vagin, et la rupture du cordon ombilical. Du reste, les hémorrhagies qui se manifestent pendant le travail sont d'autant moins dangereuses que celui-ci est plus avancé, car l'utérus, étant débarrassé, se contracte ordinairement, ce qui arrête l'écoulement de sang ; le traitement devra donc consister à employer les moyens propres à accélérer cette terminaison. C'est à l'accoucheur à choisir, selon les cas, entre le seigle ergoté, le tampon, la rupture des membranes, le forceps et la version. L'hémorrhagie qui survient après l'accouchement est une des plus graves, surtout si elle dépend de l'inertie de la matrice. Elle peut aussi être occasionnée par un état de pléthore, des émotions vives, la présence du placenta, d'une portion de ce corps ou de tout autre dans l'utérus, par le renversement plus ou moins complet de cet organe, enfin par la déchirure du col.

Le traitement de ces pertes de sang varie comme la cause qui les produit. Si c'est le placenta, un caillot ou tout autre corps qui empêchent la matrice de revenir sur elle-même, il faut en faire l'extraction. Si l'hémorrhagie dépend de la déchirure du col, on l'arrêtera à l'aide d'un tampon de charpie saupoudré de poudre d'alun et de colophane, et porté sur le siége du mal. Enfin la saignée sera opposée aux pertes déterminées par un état pléthorique.

« S'agit-il d'une hémorrhagie pendant le cours de la grossesse, dit le professeur Moreau, dont nous aimons à citer l'opinion dans cette importante matière, si elle n'est pas considérable, on commence par avoir recours aux moyens hygiéniques. Ainsi on prescrit le repos, on fait coucher la malade horizontalement, on la tient dans une chambre fraîche bien aérée ; on éloigne toutes les causes susceptibles de provoquer une fluxion, une irritation vers l'utérus, en vidant la vessie, en nettoyant le gros intestin par des lavements simples, en appliquant des compresses imbibées d'eau à la glace sur l'hypogastre, les aines et le haut des cuisses, en prescrivant la diète, et en ne permettant que des boissons rafraîchissantes, comme l'eau de riz légèrement acidulée, et l'eau froide. Si ce traitement ne réussit pas, il faut employer la saignée si la femme est jeune, robuste, pléthorique, si elle n'a encore perdu qu'une petite quantité de sang ; dans le cas contraire, il faut s'en abstenir. C'est la saignée générale et révulsive qu'on doit mettre en usage. Les émissions sanguines locales ne désempliraient pas assez vite l'appareil circulatoire ; elles n'agissent que sur le système capillaire général, à moins qu'on ne les porte jusqu'à la défaillance. D'ailleurs elles feraient plus de mal que de bien en déterminant, soit par l'irritation qui résulte des piqûres dans les ventouses scarifiées, soit par le mode particulier de succion des sangsues, un mouvement fluxionnaire prononcé vers les parties sur lesquelles on les appliquerait. »

Ces moyens généraux suffisent ordinairement pour arrêter les hémorrhagies qui se déclarent pendant les premiers mois de la gestation. Quelquefois même, avec leur secours, on conduit à terme des grossesses qui, sans eux, eussent avorté. Malheureusement on n'a pas toujours un si bon résultat, et fort souvent, lorsque la perte survient durant les trois premiers mois, on ne réussit point à prévenir l'avortement.

Quant aux hémorrhagies qui ont lieu à la fin de la gestation, et surtout pendant le travail de l'enfantement, elles exigent des soins particuliers. Les gens du monde, et même beaucoup de médecins, pensent que leur manifestation établit la nécessité de terminer l'accouchement; mais, avant de prendre ce parti, il faut savoir si l'on pourra agir d'une manière avantageuse pour la mère et le fœtus; et la condition indispensable du succès, c'est que le col soit suffisamment dilaté ou dilatable. Si l'hémorrhagie survenait avant que le col fût effacé, on devrait bien se garder de rien entreprendre, dans la crainte de compromettre l'existence de deux êtres sur lesquels on est appelé à veiller. Cependant, si alors on abandonnait les choses à elles-mêmes, lorsque le sang coule en grande abondance, et que les contractions utérines sont à peine sensibles, la femme s'affaiblirait beaucoup, ou même pourrait succomber avant la dilatation du col. En une telle occurrence, il n'y a, suivant nous, d'autre ressource efficace que le tamponnement, c'est-à-dire d'introduire à l'orifice de l'utérus un corps capable de s'opposer à la sortie du sang, et de le retenir dans l'intérieur du viscère.

Le tamponnement a pour effet immédiat de convertir l'hémorrhagie externe en hémorrhagie interne. Le sang retenu se coagule, et le caillot, à mesure qu'il se produit, s'étend de proche en proche jusqu'à l'orifice des vaisseaux qui fournissent le sang, dont il arrête l'écoulement d'une manière sinon absolue, du moins notable. Mais le tamponnement exerce encore une autre influence secondaire, eu égard à l'accouchement; il interpose entre l'œuf et le col utérin un caillot qui humecte ce dernier, le ramollit en quelque sorte, et le prédispose à céder plus promptement. En outre, ce corps étranger distend les fibres de l'utérus, qu'il tire de leur engourdissement, et dont il ranime l'action. Ainsi l'application du tampon a pour triple résultat de modérer l'hémorrhagie, d'amollir le col et de réveiller les contractions utérines ; or, signaler la manière dont il agit, c'est aussi faire connaître les cas dans lesquels on doit l'employer. Il faut y recourir quand l'œuf est intact, et qu'on a perdu l'espérance de voir cesser la perte autrement que par l'expulsion du produit de la conception. Si, au contraire, la poche des eaux est rompue, si l'écoulement du liquide amniotique a eu lieu, on doit bien se garder de tamponner, car alors le tampon ne pourrait agir avec efficacité que quand le caillot aurait acquis un volume égal à celui de l'eau qui a été évacuée ; or, la femme étant déjà affaiblie, elle aurait le temps de succomber avant que le cours du sang fût arrêté.

Des palpitations chez les femmes grosses.

Pendant la grossesse, le cœur est quelquefois agité par des palpitations, c'est-à-dire de mouvements tumultueux et de battements plus forts qu'à l'ordinaire ; ce genre d'affection paraît être déterminé par l'inégale distribution du sang et par le reflux de ce liquide vers le cœur, à cause de la gêne qu'il éprouve pour circuler dans les vaisseaux de l'abdomen : peut-être doit-on l'attribuer aussi, du moins vers la fin de la grossesse, au refoulement du diaphragme sur lequel appuient le péricarde et le cœur. Ce qu'il y a de certain, c'est que les femmes naturellement délicates, hystériques et irritables sont plus tourmentées de palpitations que les autres, pendant la grossesse, soit qu'elles en fussent déjà incommodées avant la conception, soit que leur nouvel état ait exalté la sensibilité qui leur est propre, soit enfin que leur estomac se remplisse alors de vents ou de flatuosités qui refoulent le diaphragme et gênent le cœur, comme Senac et Malpighi en rapportent des exemples. On peut dire cependant que les femmes d'un tempérament pléthorique et robuste y sont également exposées : mais dans ce cas l'organisation désordonnée du cœur est le résultat de la pléthore.

Le cœur qui palpite se meut avec plus ou moins d'irrégularité et de violence qu'à l'ordinaire ; il frappe avec force les parois de la poitrine, bat plus fortement contre les côtes, suspend ses pulsations à des intervalles irréguliers et suit les mouvements du pouls, qui est inégal et intermittent ; mais il n'y a point de fièvre.

Le diagnostic de cette affection mérite une grande attention de la part du médecin, et il est très-essentiel de bien examiner le tempérament de la femme. Est-elle sanguine, nerveuse ou lymphatique? Eprouvait-elle des palpitations avant la grossesse? Dépendaient-elles alors d'un état nerveux ou d'une lésion organique du cœur ? Si elles sont postérieures à la conception, faut-il les attribuer à un état de pléthore ou à la compression de la matrice sur l'aorte et les vaisseaux de l'abdomen ? Toutes ces recherches sont nécessaires pour s'assurer de la nature et de la gravité des palpitations.

En général, chez les femmes enceintes, les palpitations constituent moins une maladie qu'une incommodité douloureuse et pénible, à moins qu'elles ne soient trop violentes ou qu'elles ne se renouvellent fréquemment : elles méritent alors toute l'attention du médecin.

Traitement. Lorsque cette affection est de nature nerveuse, on lui oppose les antispasmodiques, tels que l'opium, l'éther, l'assa-fœtida, l'eau distillée de laurier-cerise, la teinture ou la poudre de digitale, le sirop de thridace; mais dans le cas où l'on reconnaît que cette espèce de trouble dans la circulation tient à la pléthore générale, il est toujours utile et quelquefois nécessaire de diminuer la quantité du sang par la saignée et par le régime. Cette indication est d'autant plus urgente que les palpitations sont plus violentes et plus durables. Il est prudent de tenir la tête un peu plus élevée que le tronc pendant la nuit, de manger peu, surtout le soir, et de s'abstenir de vin pur, de café et de liqueurs.

Syncopes.

Si les contractions désordonnées du cœur constituent un des accidents de la grossesse, la pression que la matrice exerce contre les viscères abdominaux et contre les vaisseaux qui les arrosent, pression à laquelle il faut attribuer la difficulté que le sang éprouve pour sortir du cœur et pour y retourner; quelquefois les mouvements brusques du fœtus, la position verticale ou à genoux, surtout si elle se prolonge, la vue de certains objets et d'autres causes, telles que les vives affections de l'âme, la joie, le chagrin, la frayeur, la colère, peuvent aussi déterminer la syncope. Cet état s'annonce par une perte complète du sentiment et du mouvement, avec suspension de la respiration. La femme est d'abord languissante, abattue: elle croit voir tourner les objets qui l'environnent; sa vue s'obscurcit; divers fantômes semblent passer devant ses yeux; ses oreilles tintent ou bourdonnent; son visage s'altère; enfin bâille, étend les membres et s'évanouit.

Alors plus de forces, plus de mouvements, plus de sentiment; le cœur est immobile, le pouls ne bat point; la respiration est interrompue; le froid gagne les extrémités; les tempes, le front, la poitrine et les mains se couvrent d'une sueur glaciale; la face est pâle et défigurée; toutes les fonctions des sens et toutes les facultés de l'âme sont suspendues : ce n'est plus, en apparence, qu'un corps inanimé, une véritable image de la mort.

Cependant la vie se ranime insensiblement et en peu de temps; les fonctions se rétablissent, la chaleur renaît; le cœur palpite, le pouls se fait sentir; la respiration recommence; les sens se réveillent; la femme pousse de profonds soupirs, bâille encore et se débarrasse de quelques vents par haut et par bas; la voilà entièrement rétablie : elle n'éprouve plus qu'une légère anxiété qui est de courte durée.

Il est des femmes chez lesquelles la syncope se renouvelle périodiquement tous les mois, toutes les semaines, tous les deux ou trois jours, même plus souvent : on la distingue de l'hystérie parce que les accès de celle-ci sont toujours accompagnés de mouvements convulsifs, phénomènes qu'on n'observe point dans l'autre.

La syncope est presque toujours plus grave pour le fœtus que pour la mère, chez qui la suspension un peu prolongée de la circulation compromet moins l'existence : aussi l'avortement en est quelquefois la suite.

Le traitement de cet accident de la grossesse consiste à rappeler toutes les fonctions de la vie, principalement celles de la circulation et de la respiration. On y parvient, en général, assez facilement en faisant étendre la femme sur un plan horizontal, en la débarrassant des liens et des vêtements qui pourraient lui gêner la poitrine, le ventre le cou et les membres; en lui faisant respirer des odeurs fortes, telles que l'ammoniaque liquide, de l'acide acétique pur : enfin en lui pratiquant sur la région du cœur des frictions sèches ou avec des compresses imbibées d'eau de Cologne. On a également soin de l'exposer à un air frais, de lui asperger la figure avec de l'eau froide, d'appliquer des sinapismes aux bras et aux jambes.

Pour prévenir autant que possible le retour des accès, surtout si la femme est pléthorique, on aura recours à la saignée, à l'exercice modéré et aux antispasmodiques.

Varices. Les femmes enceintes, surtout dans les derniers temps de leur grossesse, sont souvent affectées de varices, qui non-seulement occupent les jambes, mais s'étendent quelquefois jusque dans la partie supérieure des cuisses et aux parties de la génération : on a vu même des femmes enceintes dont toutes les veines étaient gonflées ou noueuses, sans en excepter celles des membres supérieurs, et qui offraient même une diathèse variqueuse générale. Il est ordinaire qu'un des côtés soit seul affecté ou le soit plus que l'autre, et c'est le côté vers lequel se porte l'utérus. Ces varices cessent après l'accouchement; mais lorsqu'elles se sont renouvelées pendant plusieurs grossesses successives et rapprochées, elles persistent : elles nuisent par la douleur qu'elles causent et par la gêne qu'elles apportent aux mouvements. Quel que soit leur siége, les varices se manifestent sous la forme de bosselures qui simulent des grains de chapelet, ou une agglomération de sangsues entrelacées, ou enfin des nodosités oblongues, rondes, inégales, indolentes, disparaissant ordinairement à la pression et se reproduisant ensuite, diminuant par le séjour au lit, grossissant par la position verticale, n'offrant aucune pulsation et ayant le plus souvent l'aspect d'une sorte d'arborisation.

Si dans quelques cas la rupture d'une petite varice est un accident peu grave auquel il est possible de remédier par la compression, il arrive aussi que cet accident peut devenir funeste, surtout s'il y a diathèse variqueuse et si la rupture a eu lieu sur une grosse veine, entre autres sur l'iliaque interne et la veine cave supérieure : on les a vues se rompre, et leur rupture donner lieu à des hémorrhagies graves. On rapporte même la rupture de la veine iliaque interne, chez une dame arrivée à la fin de sa grossesse : l'épanchement qui en fut le résultat produisit la mort en moins de trois heures. Le professeur Moreau rapporte que la nommée C...., âgée de cinquante ans, était depuis quatre ans employée, comme fille de cuisine, à la maison d'accouchement ; cette femme, d'une haute stature, jouissait habituellement d'une bonne santé. Enceinte pour la première fois, elle était affectée de varices aux jambes et aux cuisses. Le 5 février 1836, grosse depuis huit mois, elle descendit à la cuisine, selon son habitude, à quatre heures du matin, pour se livrer à ses occupations ; dans le trajet, elle heurta la malléole externe du pied gauche contre une des marches de l'escalier ; une des varices se rompit, le sang coula avec abondance ; cette femme chercha en vain à l'arrêter ; des syncopes survinrent, et lorsqu'à cinq heures du matin ses compagnes se réunirent à la cuisine, elles la trouvèrent étendue sur le carreau, sans force et presque sans mouvement : elle put cependant rendre compte de ce qui lui était arrivé, mais elle avait perdu tant de sang que tout secours devint inutile : elle fut prise de défaillance, de vomissements, de mouvements nerveux, et à six heures et demie du matin elle cessa d'exister, n'offrant d'autres lésions que celle de la veine saphène externe.

Il est facile de déduire les causes des varices : elles sont dues à une compression plus ou moins forte que la matrice exerce sur les veines iliaques et qui empêche le sang de retourner librement au cœur ; et, en considérant la cause des tumeurs variqueuses chez les femmes grosses, on imagine bientôt les moyens d'en prévenir les distensions démesurées et la rupture. Il faut d'abord conseiller à la femme de se tenir debout le moins possible, de se coucher au contraire de temps en temps dans la journée ; enfin la saignée, chez les femmes pléthoriques, le repos dans une situation horizontale, gardé le plus longtemps et le plus souvent possible, et une compression méthodique et uniforme, exercée au moyen d'un bandage circulaire, de bas lacés ou de peau de chien, ou d'une guêtre en coutil bien serrée, lacée au côté externe du membre pour en arrêter ou en modérer le développement et en prévenir la rupture, sont les seuls moyens que l'art puisse leur opposer avec avantage.

De l'œdème des femmes enceintes.

C'est une indisposition que les auteurs appellent pléthore séreuse, et qui est caractérisée par l'infiltration de sérosité du tissu cellulaire chez les femmes grosses, et qui débute ordinairement par les pieds, s'étend ensuite aux jambes, aux cuisses et aux parties génitales ; quelquefois, s'élevant au-dessus des membres abdominaux, gagne le tronc, la face, et s'accompagne même d'épanchement dans les grandes cavités séreuses.

La gêne qu'éprouve le cours du sang et de la lymphe dans les vaisseaux, qui ramènent les fluides des parties inférieures, doit être regardée comme la cause de l'œdème qui occupe les membres inférieurs et les lèvres de la vulve ; mais comme cette gêne est à peu près la même chez presque toutes les femmes, et qu'un petit nombre cependant est affecté d'œdème, il faut admettre le concours de quelque autre cause, telle que la constitution particulière de la femme, le peu d'énergie de son système vasculaire ; mais surtout une modification ou mieux une altération dans la composition du sang : de là, deux genres de causes de l'œdème : causes générales et locales. Au premier rang des causes générales, on doit placer la diminution de l'albumine, diminution qui a été constatée par tous les observateurs, dans le sang des femmes enceintes. D'après le professeur Andral, cette altération particulière du sang est la seule qui entraîne nécessairement à sa suite l'hydropisie. Cette maladie est d'autant plus marquée que l'altération était plus considérable, et alors elle se complique souvent d'albuminurie.

La pression que la tumeur utérine exerce sur les parties voisines dès les premiers temps de la grossesse, la gêne qu'elle doit déterminer dans les fonctions des organes de la circulation et de la respiration, à une époque très-avancée, alors que, s'élevant jusqu'à la région épigastrique, elle refoule fortement le diaphragme, et diminue ainsi la cavité thoracique, font assez comprendre en effet pourquoi l'œdème commence d'abord par les extrémités inférieures.

C'est en général dans les derniers mois de la grossesse que l'œdème commence à se manifester, surtout lorsqu'il paraît être le résultat d'une gêne mécanique de la circulation; mais lorsqu'il tient à une cause générale, comme lorsqu'il se trouve lié à une altération du sang, il peut commencer avec la grossesse. Nous dirons toutefois, avec le docteur Cazeaux, comme l'hydrohémie, la diminution de l'albumine du sang et l'albuminurie sont plus souvent observées dans la seconde moitié de la grossesse, on conçoit que l'hydropisie à laquelle elles donnent lieu soit aussi plus fréquente vers le septième, huitième ou neuvième mois.

L'œdème de la grossesse affecte ordinairement une marche lente et chronique; quelquefois, cependant, il a pris en quelques semaines un grand accroissement. Il débute le plus souvent par les extrémités inférieures, occupant tantôt l'une d'entre elles, tantôt les deux. D'abord il est borné aux pieds et aux pourtours des malléoles; quelquefois il s'étend aux genoux, aux cuisses et à la partie inférieure du tronc, et dans quelques cas rares enfin, qui le plus souvent coïncident avec l'albuminurie, l'infiltration séreuse ou l'œdème s'élève jusqu'à la face et aux mains. Presque toujours l'œdème disparaît pendant le repos horizontal de la nuit, et n'est bien marqué qu'à la fin de la journée. Mais, quand la maladie est plus avancée, il persiste, quelle que soit la position prise par la malade; et si la position horizontale semble diminuer l'enflure des jambes. c'est que l'infiltration s'est déplacée en partie et a gagné la partie inférieure du tronc.

La quantité de sérosité infiltrée varie depuis un léger empâtement jusqu'à ce gonflement énorme qui rend la station et la marche impossibles. Dans ce dernier cas, les parties affectées sont ordinairement le siége de douleurs, de fourmillements, de picotements; parfois d'un sentiment de brûlure, de tension très-pénible. Il est rare que l'œdème disparaisse avant l'accouchement, il augmente, au contraire, jusqu'au terme de la grossesse.

Comme nous l'avons déjà dit, l'œdème affecte ordinairement les pieds, les jambes, les cuisses et s'étend jusqu'aux grandes lèvres, qu'il distend d'une manière extrême, au point d'en occasionner la gangrène. Après l'accouchement, l'œdème s'évanouit le plus souvent : de la Motte assure n'avoir jamais vu périr de femmes par des enflures, quelque considérables qu'elles aient été.

Lorsque l'œdème est porté assez loin pour nuire aux mouvements respiratoires, il réclame les soins du médecin. S'il est accompagné de signes de pléthore, la saignée est le meilleur remède à mettre en usage. Les laxatifs, les purgatifs doux, les diurétiques conviennent aussi; ils sont surtout utiles dans le cas où il n'existe pas de pléthore. Ces moyens doivent être secondés du repos pris dans une situation horizontale; cependant s'il y avait menace de suffocation, il faudrait au contraire que la malade se tînt plutôt levée que couchée. Si la distension et le volume des membres inférieurs sont tellement prononcés que la marche soit impossible, si les parties génitales sont très-gonflées, il faut faciliter leur dégorgement en pratiquant quelques petites incisions, ou au moins un certain nombre de mouchetures avec la lancette. Je me suis très-bien trouvé, dit le docteur Cazeaux, dans plusieurs cas de l'application continue, pendant plusieurs jours, de compresses imbibées d'eau froide, et souvent renouvelées. Levret conseille l'application de vésicatoires entre la cuisse et la grande lèvre aidés de légères mouchetures aux pieds; mais l'action d'un vésicatoire sur un membre fortement œdématié peut avoir parfois de graves inconvénients. Le traitement de l'hydropisie des femmes enceintes, ajoute encore le docteur Cazeaux, dans son excellent livre, doit être dirigé dans ce double but de faire cesser la cause organique, sous l'influence de laquelle se produit si souvent l'œdème, et de faciliter la résorption des liquides épanchés. L'emploi des ferrugineux et d'un régime tonique me paraît devoir être avantageusement conseillé dans une maladie si souvent liée à une hydrohémie. La présence d'une quantité d'albumine, en la supposant même liée à une néphrite, n'est pas de nature à contre-indiquer ce traitement.

Hydropisie, ascite. L'hydropisie n'est pas toujours bornée au tissu cellulaire sous-cutané, il peut se faire pendant la grossesse des accumulations plus ou moins considérables de sérosité dans les grandes cavités, dont la plus fréquente est la cavité péritonéale, et alors cette hydropisie constitue une véritable ascite. Le plus ordinairement, c'est dans la seconde moitié de la grossesse que se manifeste l'ascite; on doit remarquer toutefois que, lorsque l'accumulation du liquide dans le péritoine a commencé de très-bonne heure, les progrès de la maladie sont quelquefois si rapides qu'au cinquième mois, le volume de l'abdomen est beaucoup plus considérable qu'au terme ordinaire de la gestation, et que l'infiltration des membres inférieurs étant en général en rapport avec l'épanchement abdominal, les malades sont dans l'impossibilité de marcher et de vaquer à leurs occupations.

Bientôt l'ascite fait des progrès de plus en plus rapides : la face est bouffie et livide ; les parois abdominales, très-épaissies par infiltration, ajoutent encore au volume du ventre ; la peau qui les recouvre, quoique tendue et luisante, offre parfois un aspect tuberculeux, comme l'éléphantiasis. L'ombilic forme habituellement une tumeur lisse, arrondie, translucide, ayant la forme et le volume d'un œuf de poule. Les grandes lèvres sont énormément tuméfiées et très-douloureuses. La peau des membres inférieurs est tellement tendue qu'elle menace de se crevasser sur plusieurs points, et cette tension excessive détermine des douleurs vives.

L'accumulation du liquide péritonéal ne tarde pas à gêner les fonctions respiratoires. La dyspnée est extrême, la respiration très-courte, sifflante et très-douloureuse, la malade est obligée de rester assise nuit et jour, et malgré cette position, l'hématose est tellement incomplète, qu'à chaque instant elle semble menacée de suffocation, et éprouve des syncopes plus ou moins complètes.

En percutant le ventre, on constate une grande quantité d'eau épanchée dans sa cavité ; d'après la remarque de Scarpa, la fluctuation du liquide est faible ou nulle dans l'hypogastre et vers les flancs, manifeste vers les hypocondres, très-prononcée dans l'hypocondre gauche. La distension considérable des parois du ventre empêche souvent de sentir la matrice, et de déterminer la hauteur à laquelle elle se trouve.

Le pronostic de l'ascite compliquant la grossesse est d'autant plus grave, qu'elle débute à une époque plus éloignée du terme de la gestation.

Traitement. Les saignées, les purgatifs et les diurétiques n'ont pas toujours exercé une influence favorable pour arrêter les progrès de l'ascite. C'est donc avec réserve qu'on doit les employer. Et si la maladie est arrivée à ce degré qui compromet à chaque instant la vie de la malade, l'évacuation du liquide épanché est évidemment la seule ressource. Mais le développement de l'utérus met évidemment dans l'impossibilité de plonger le trocart au lieu dit d'élection dans l'ascite ordinaire. Ollivier d'Angers, dans un cas où l'ombilic formait une tumeur considérable, déterminée par la tension et le peu d'épaisseur de la peau de cette partie, enfonça une lancette, à la même profondeur, et de la même manière que pour faire une saignée, à la partie moyenne et antérieure de la tumeur ombilicale, à la distance d'un demi-pouce de la circonférence de l'anneau, l'eau jaillit aussitôt, et il en sortit immédiatement 8 kilogrammes.

Pendant douze jours la sérosité continua de couler par la petite plaie, qui était fermée le treizième. La malade, qui avait été immédiatement soulagée, vit bientôt les accidents se renouveler, avec l'accumulation nouvelle de sérosités. Vingt-huit jours après la première ponction, on fut obligé de la répéter; il s'écoula encore 4 kilogrammes de liquide, ce qui procura le même soulagement. Douze jours après, la femme accoucha naturellement d'un enfant faible, mais vivant. Quinze jours après elle sortait guérie.

Hémorrhoïdes. On a généralement attribué le développement des hémorrhoïdes, chez les femmes enceintes, aux causes qui produisent les varices. Ce qu'il y a de certain, c'est que la pression exercée par l'utérus sur le rectum, et que la constipation à laquelle les femmes grosses sont si sujettes en sont une des causes les plus fréquentes et les moins douteuses. Quoi qu'il en soit, cette affection se manifeste à toutes les époques de la grossesse : rarement dans les premiers mois, plus souvent vers le milieu et plus souvent encore vers la fin, surtout chez les femmes habituellement constipées.

Lorsque les hémorrhoïdes sont indolentes et peu douloureuses, elles constituent une simple incommodité que les femmes supportent sans consulter de médecin ; mais dans certains cas elles déterminent une inflammation vive, des douleurs très-aiguës, une grande gêne dans la marche, une impossibilité de s'asseoir, des ténesmes, des efforts infructueux pour rendre les excréments et quelquefois enfin la chute du rectum, l'inflammation, la suppuration et l'ulcération du bourrelet hémorrhoïdal, et même des contractions utérines et l'avortement. A ces symptômes on doit encore joindre la dyspnée, l'insomnie, l'agitation, le mal de tête et une fièvre plus ou moins intense.

On voit par ce tableau que les suites des hémorrhoïdes peuvent être très-graves : cependant ces tumeurs ne nuisent point en général à la grossesse, surtout lorsqu'elles fluent et si l'écoulement est modéré. Au contraire, si la perte de sang était abondante, et surtout prolongée, il pourrait en résulter l'épuisement de la femme et la mort de l'enfant.

Lorsque les hémorrhoïdes sont rouges, tendues, douloureuses et enflammées, on commence par chercher à les faire rentrer et à les maintenir avec un tampon. Si on ne peut y parvenir, on doit vider l'intestin, puis on prescrit des bains, des cataplasmes, des lotions, des fomentations émollientes et narcotiques, des onctions avec le baume tranquille, l'onguent populéum, des lavements huileux, des suppositoires de beurre de cacao, le cérat opiacé, un régime adoucissant, et la saignée du bras, si la femme est pléthorique et si la douleur et la turgescence sont considérables. Quand les tumeurs hémorrhoïdales sont internes et enflammées, on injecte dans le rectum du lait tiède avec quelques gouttes de laudanum, on tient l'intestin vide au moyen de légers laxatifs. S'il survient un écoulement sanguin peu abondant, on le respectera; mais s'il est excessif on tâchera de l'arrêter ou au moins de le modérer au moyen de fomentations astringentes faites avec une décoction d'écorce de grenade, de racine de bistorte, de noix de galle, à laquelle on pourra ajouter un peu de sulfate d'alumine ou de l'acétate de plomb; enfin, dans les cas les plus graves, on pourrait tamponner avec un cylindre de linge introduit dans le rectum.

Lorsque les différents moyens que nous venons de présenter n'ont apporté aucun soulagement, plusieurs praticiens recommandent l'application des sangsues autour des tumeurs hémorrhoïdales. Désormeaux dit n'avoir obtenu aucun effet durable de leur emploi. Quelques femmes se trouvent soulagées par l'usage d'un siége à bourrelet.

Affections de l'appareil respiratoire pendant la grossesse.

Tout se lie et s'enchaîne dans l'organisation de l'homme; la vie n'est qu'un concours, une correspondance, ou plutôt une réciprocité d'actions et de réactions : d'où il suit qu'un organe ou une fonction quelconque ne peut se déranger sans que les autres en souffrent. Voilà, sans doute, pourquoi les changements que la circulation et la digestion éprouvent pendant la grossesse influent le plus souvent sur la respiration.

D'un autre côté, la matrice, qui se distend à mesure que le œtus se développe, empiète sur la capacité du thorax et la rétrécit, soit qu'elle refoule les intestins et le diaphragme, soit qu'elle s'oppose à l'élévation des côtes auxquelles se fixent les muscles abdominaux, soit enfin qu'en pressant l'aorte et ses principales branches, elle fasse refluer une plus grande quantité de sang dans les vaisseaux pulmonaires.

Quoi qu'il en soit, on observe une nouvelle série d'affections non moins incommodes et non moins importantes à connaître que les précédentes : tantôt les femmes respirent avec difficulté et sont comme dans un état d'angoisse et d'oppression; tantôt elles toussent avec plus ou moins de violence, et courent même risque de faire une fausse couche.

De la dyspnée ou difficulté de respirer.

Il y a des femmes naturellement nerveuses qui respirent avec plus de difficulté qu'à l'ordinaire aussitôt qu'elles ont conçu ; cela dépend alors d'un état de spasme ou de resserrement produit par la sympathie de la matrice avec tout l'organisme; cette difficulté de respirer, cette espèce de dyspnée a pour caractère principal son intermittence et son retour par accès réguliers ou irréguliers; d'autres n'éprouvent cette incommodité que vers le milieu de la grossesse; et ce sont principalement les femmes qui, douées d'une constitution pléthorique ou sanguine, rendaient auparavant beaucoup de sang à chaque période menstruelle; enfin il est une autre espèce de dyspnée qu'on observe vers la fin de la grossesse, et qui reconnaît pour cause le volume de la matrice, qui refoule supérieurement le diaphragme, diminue par conséquent la capacité du thorax, gêne le développement des poumons, et rend la respiration très-difficile, surtout chez les femmes d'une petite stature, chez celles qui ont la capacité pectorale étroite et le bassin peu évasé, chez celles qui sont primipares, et qui ont des déviations et quelque difformité. Dans ce cas, l'oppression est quelquefois tellement grande qu'elle peut aller jusqu'à un état voisin de la suffocation. Les malades sont obligées de garder toujours une position verticale ou de se mettre à genoux sur des coussins, en appuyant les coudes sur des coussins plus élevés, afin de pouvoir, dans cette situation, dormir un peu ou du moins reposer.

Le traitement de la dyspnée nerveuse consiste dans l'emploi des antispasmodiques et des calmants, tels que les infusions de feuilles d'oranger, de tilleul, le sirop de diacode, l'eau distillée de laurier-cerise, l'acide hydrocyanique médical, le camphre, l'assa-fœtida, le musc, le castoréun dans une potion ou en pilules; enfin le sulfate de quinine combiné avec l'opium, si la difficulté de respirer affecte une marche intermittente.

On combat la dyspnée pléthorique par la saignée, qui doit être en général de deux à trois palettes, et qui suffit pour dégorger les poumons et faciliter l'entrée d'une quantité suffisante d'air pour la respiration. On doit en même temps prescrire un régime plus sévère, l'emploi des laxatifs et des lavements, afin d'entretenir la liberté du ventre.

Pour combattre enfin la dernière espèce de dyspnée, on doit conseiller à la malade la situation la plus favorable pour la respiration, qui consiste à la maintenir dans une position à peu près verticale, en lui soutenant la tête et la poitrine au moyen de coussins disposés de la manière qui lui convient le mieux. Ici la saignée est indiquée, et pour dissiper la pléthore générale, et pour dégorger les vaisseaux pulmonaires; c'est en effet le seul remède dont on obtienne quelque succès. On doit en outre conseiller de suivre un régime doux et humectant, d'éviter une grande quantité d'aliments, qui, en distendant l'estomac, augmenteraient la dyspnée, ou les aliments flatueux, qui produisent le même effet; diminuer autant que possible le volume du ventre au moyen de lavements et de boissons laxatives, et proscrire les vêtements qui comprimeraient le moins du monde le thorax et l'abdomen.

De la toux chez les femmes grosses.

La toux, comme la dyspnée, qui survient chez les femmes dans les premiers temps de la gestation, dépend d'un état nerveux qui est le résultat de l'influence sympathique de la matrice sur les organes pulmonaires. Cette toux nerveuse, quoique la moins dangereuse de toutes, doit être distinguée de celle qui est le résultat d'une congestion ou d'une inflammation des bronches ou du poumon, car les moyens thérapeutiques qu'elle réclame sont tout à fait différents. Dans la toux nerveuse il n'y a point d'expectoration, et la toux est toujours sèche, à moins qu'un rhume ne vienne la compliquer. La toux catarrhale produite par le froid est au contraire accompagnée d'expectoration muqueuse, d'enrouement, souvent de mal de gorge, de pesanteur de tête et d'un léger frisson le soir, avec ou sans fièvre; aucun de ces symptômes n'a lieu dans la toux nerveuse.

Celle qui est le résultat d'un engorgement pulmonaire se manifeste ordinairement vers la fin de la grossesse, et a pour cause occasionnelle l'augmentation du volume de l'utérus, qui refoule le diaphragme et les intestins, et rétrécit par conséquent la capacité du thorax; dans ce cas, les femmes ont le pouls dur et plein, le visage rouge et animé; elles se plaignent de maux de tête, de gêne et d'anxiété, surtout après le repas, et quelques-unes sont sujettes à des hémorrhagies nasales.

En général, quels que soient le caractère et la cause de la toux, elle constitue un accident qui doit toujours fixer l'attention du médecin, parce que les secousses qu'elle imprime aux viscères abdominaux, surtout à la matrice, peuvent devenir des causes d'hémorrhagie utérine et d'avortement, ou au moins dans quelques cas être fort incommodes, en déterminant l'expulsion brusque et involontaire de l'urine.

Le traitement de la toux nerveuse consiste dans l'emploi des opiacés lorsqu'elle est légère, et de la saignée quand elle est violente et continue. On joint à ces moyens les loochs, les boissons gommées, les infusions béchiques de violette, de tussilage, d'hysope, de bourrache, édulcorées avec du sirop de gomme, de capillaire; les sinapismes sur les membres, les lavements laxatifs. On peut opposer les mêmes moyens, et surtout la saignée, à la toux qui dépend d'un engorgement pulmonaire; il en est de même de la toux catarrhale, qui exige moins souvent l'emploi des saignées, et que l'on peut combattre, lorsqu'elle est chronique, au moyen d'une tisane de lichen d'Islande, prise avec un peu de lait ou édulcorée avec du sirop de capillaire ou d'érysimum.

Affections du cerveau pendant la grossesse.

La céphalalgie et les vertiges sont des complications fréquentes de l'état de la grossesse qui tiennent soit à une excitation nerveuse, soit à un état pléthorique. La première variété de céphalalgie se manifeste principalement chez les femmes délicates, et peut se développer sous l'influence d'impressions vives, telles que le chagrin, la contrariété, la colère, etc.; la seconde, qui s'observe plus particulièrement chez les femmes d'un tempérament sanguin et d'une constitution robuste, semble dépendre de tout ce qui augmente les matériaux nutritifs et la richesse de l'hématose.

Il est une troisième espèce de céphalalgie, c'est celle qui tient à un état de l'estomac ou à un embarras gastrique qui coïncide ordinairement avec l'amertume de la bouche, l'enduit muqueux blanchâtre ou jaunâtre de la langue, et une inappétence plus ou moins prononcée. Dans ce cas, les douleurs cérébrales sont lancinantes, augmentent après le repas, mais laissent entre elles quelques intervalles de calme.

Les douleurs qui dépendent d'une irritation nerveuse se montrent principalement dans les premiers mois de la grossesse, et diminuent en général d'intensité à mesure que cet état approche de son terme. Enfin, lorsque la céphalalgie tient à un état pléthorique, les douleurs ne se manifestent pas en général avant le quatrième mois, et le mal débute par une douleur sus-orbitaire et par une sorte d'assoupissement et de lourdeur de la tête, accompagnés de mouvements pénibles des paupières et des yeux, qui sont plus brillants et plus gênés dans leurs orbites.

Le traitement de ces différentes douleurs cérébrales doit varier avec les causes qui leur ont donné naissance. Ainsi, on oppose aux céphalalgies nerveuses les calmants, les antispasmodiques, les lavements, la thridace, l'opium et le camphre à l'intérieur; les inspirations d'éther, d'eau de Cologne, enfin le repos et le sommeil. La céphalalgie pléthorique sera combattue avec avantage par la saignée; on secondera l'effet de ces moyens par un régime doux, par des boissons délayantes et par l'usage des lavements et des laxatifs, dans le but d'entretenir la liberté du ventre. Enfin, les purgatifs salins, l'eau de Sedlitz ou de Pulna, seront prescrits pour combattre les douleurs céphalalgiques et les vertiges qui paraissent dépendre d'un embarras gastrique.

De l'insomnie ou agrypnie.

L'insomnie est une des affections les plus pénibles auxquelles les femmes enceintes sont exposées. Celles qui présentent une constitution nerveuse et délicate y sont plus sujettes que les femmes pléthoriques, qui, au contraire, sont quelquefois dans un état de sommeil et d'assoupissement continuel.

L'insomnie de la grossesse est le plus souvent une névrose qui dépend de l'exaltation cérébrale déterminée sympathiquement par celle de l'appareil utérin. Dans quelques cas cependant, l'insomnie, comme l'assoupissement, tient à un état de pléthore annoncé par la rougeur de la face et des yeux, l'agitation générale, la force et la dureté du pouls.

Lorsque l'insomnie est légère, on la combat par un exercice modéré, un régime adoucissant, des lavements anodins, du sirop de thridace, et quand l'agitation se prolonge, on lui oppose le sirop de diacode, celui de pavots blancs, et surtout l'acétate de morphine à la dose de un centigramme dans une potion. S'il y a constipation, on emploie des lavements et des laxatifs.

A l'insomnie qui coïncide avec un état de pléthore on oppose la saignée, qui dans ce cas est le meilleur et le premier calmant.

Lésions de la vue, de l'ouïe, de l'odorat, etc.

Les névroses de l'œil, telles que l'amaurose, la diplopie, la nyctalopie, l'héméralopie, etc., se manifestent souvent pendant l'état de grossesse. Ces affections, qui sont surtout plus fréquentes chez les femmes nerveuses, peuvent être continues, cesser pendant quelque temps, reparaître ensuite et disparaître tout à fait, ce qui a lieu en général après l'accouchement. Ainsi, on a vu des femmes affectées d'amaurose pendant plusieurs mois, et qui recouvraient la vue aussitôt qu'elles étaient accouchées.

Quelquefois ces névroses oculaires se déclarent vers la fin de la grossesse, principalement chez les femmes pléthoriques. D'autres fois elles dépendent d'une cause nerveuse et d'une extrême sensibilité des nerfs, de l'œil, particulièrement de la rétine. Les névroses ophthalmiques qui dépendent d'une congestion sanguine sont accompagnées de gêne, de douleur, de rougeur, de gonflement des yeux. Les névroses qui dépendent d'une extrême sensibilité des nerfs de l'œil se manifestent sans rougeur et sans gonflement des yeux. Du reste, dans ces deux espèces, il y a cécité plus ou moins complète, ou bien simplement éblouissements et illusions d'optique qui créent des objets imaginaires, ou qui en changent les formes, la couleur et le volume.

Le traitement de ces affections varie selon les causes qui les produisent. Les névroses ophthalmiques de nature nerveuse seront combattues par les opiacés et le sirop de valériane; si la femme est pléthorique et si la névrose paraît tenir à une congestion cérébrale, la saignée sera pratiquée, etc.

De même que les névroses précédentes, les névroses du sens de l'ouïe, de l'odorat, se manifestent chez les femmes nerveuses et chez celles qui sont d'une constitution pléthorique. Les malades ont des bourdonnements dans les oreilles, croient entendre différents bruits, ou bien il y a diminution ou accroissement de l'audition, ou discordance entre la perception des sons.

Le traitement consiste dans l'emploi des antispasmodiques, si l'affection est due à un état nerveux, et dans celui de la saignée, si la névrose tient à un état de pléthore.

Quant aux névroses de l'odorat, elles ne réclament en général aucun traitement, car elles cessent presque toujours d'elles-mêmes après l'accouchement.

Troubles de l'intelligence, des penchants et affections morales.

Quoiqu'on ait beaucoup exagéré les modifications que la grossesse imprime aux facultés intellectuelles, aux penchants et aux affections morales, il n'en est pas moins vrai que l'aliénation mentale, certaines monomanies et certains troubles de l'intelligence se manifestent souvent pendant l'état de gestation. Ce qu'il y a de bien certain, c'est que la grossesse exalte la sensibilité et la susceptibilité, et dispose au développement des affections nerveuses.

Sans parler des sympathies, des bizarreries, des caractères emportés, de l'humeur chagrine, acariâtre, colère qui se manifestent tout à coup chez les femmes les plus douces et de l'humeur la plus égale, nous ferons remarquer qu'on a vu des femmes devenir voleuses, poëtes, musiciennes, de même qu'il en est qui, étant enceintes, perdent toute activité d'intelligence, et chez qui toutes les facultés diminuent ou augmentent. Gonbelly parle d'une femme qui n'avait le jugement sain que pendant la grossesse; mais alors elle perdait la mémoire qu'elle recouvrait après ses couches, au détriment du jugement. Baudelocque donne l'observation d'une femme enceinte qui ne mangeait rien avec autant de plaisir que ce qu'elle avait pu voler en allant faire ses provisions. Sauvages a connu une femme qui, lorsqu'elle était enceinte, ne se nourrissait que de pain bis le plus noir qu'elle pouvait trouver. Tulpius rapporte qu'une femme mangea impunément quatre cents harengs salés pendant la grossesse. Roderic, à Castro, raconte l'histoire d'une autre femme qui voulait manger l'épaule d'un boulanger, et Langius rapporte celle d'une autre qui, voulant manger de la chair de son mari, qu'elle aimait tendrement, l'assassina pour satisfaire à son appétit féroce, et en sala une partie pour prolonger son plaisir. Vives dit qu'une femme aurait peut-être avorté si elle n'avait pu mordre le cou d'un jeune homme de sa connaissance; enfin une dame de Mons précipita, en 1816, trois de ses enfants dans un puits et s'y jeta elle-même. Il lui restait encore deux autres enfants, l'un qui était en pension et l'autre en nourrice; heureusement qu'on ne lui amena pas ce dernier qu'elle avait fait demander, et que l'autre ne goûta pas au gâteau empoisonné qu'elle lui avait envoyé.

En général, tous ces caprices, toutes ces bizarreries, toutes ces manies disparaissent après l'accouchement; et la thérapeutique, qui est presque toujours impuissante, ne consiste que dans quelques saignées et dans quelques dérivatifs à la peau et sur le tube digestif.

Hâtons-nous de dire cependant que quelquefois les altérations préexistantes de certains organes des sens sont quelquefois fort heureusement modifiées par la survenance d'une grossesse. Une jeune femme qui depuis son enfance était obligée de porter des lunettes, tant sa vue était mauvaise, vit tout à coup celle-ci s'améliorer aussitôt après le début de sa grossesse, et n'eut plus besoin de verres grossissants.

De l'éclampsie.

On désigne sous le nom d'*éclampsie*, (*eclampsia parturientium* de Sauvages), les convulsions épileptiformes dépendant de l'état puerpéral, c'est-à-dire celles qui surviennent chez les femmes enceintes, chez celles qui sont en travail ou récemment accouchées. L'éclampsie attaque des femmes de toute constitution, mais elle est plus fréquente chez celles qui sont pléthoriques, dont la menstruation est abondante, chez celles dont le visage est fortement coloré, la tête grosse et le col court. On l'observe aussi plus souvent chez les femmes enceintes d'un premier enfant. D'après un fait relevé par M. Collins, professeur d'accouchement à Dublin, il se trouvait soixante-treize primipares sur quatre-vingt-cinq femmes attaquées d'éclampsie pendant la grossesse et l'accouchement. Il faut dire cependant que les femmes qui ont eu des enfants sont également exposées à des convulsions puerpérales, car on a vu des femmes être prises de convulsions éclampsiques à la deuxième, troisième, quatrième, cinquième et même à la onzième fois.

Les femmes primipares sont plus sujettes à l'éclampsie, parce que chez elles l'utérus jouit d'une plus grande susceptibilité, et que d'ailleurs le travail est toujours plus long et plus douloureux.

Parmi les causes prédisposantes de cette affection, on doit ranger la distension de la matrice par la présence de plusieurs fœtus, ou par l'accumulation d'une trop grande quantité d'eau, ou même la leucophlegmasie portée à un haut degré, un vice de conformation du bassin, une mauvaise position de l'enfant, une disproportion entre son volume et les parties qu'il doit traverser. On a encore admis beaucoup d'autres causes : les unes, en agissant en effet sur le cerveau, sont propres à le disposer à devenir un centre de fluxion ; d'autres, en influant sur la circulation, portent le sang avec plus d'impétuosité vers la tête ; mais d'autres appartiennent évidemment à des maladies convulsives autres que l'éclampsie. Voici l'énumération que nous en donne M. Baudelocque : « L'habitation dans les villes, des vêtements étroits, une nourriture trop succulente, l'usage des spiritueux, la constipation, la rétention des urines, le coït, la suppression d'un flux habituel, le sommeil trop prolongé, le défaut d'exercice, la colère, la jalousie, la contrariété, les chagrins. »

Les causes prédisposantes ne déterminant pas nécessairement l'état convulsif épileptiforme, et ne faisant que mettre l'économie dans des conditions favorables à sa production, il est donc besoin qu'il intervienne des circonstances occasionnelles pour que cet état se manifeste. Parmi ces dernières, on doit compter les affections morales tristes, la frayeur, la colère, la joie immodérée, l'impression des odeurs, l'abus des liqueurs alcooliques; mais les causes occasionnelles les plus fréquentes sont la difficulté du travail de l'enfantement, de quelque cause que dépende cette difficulté, et les douleurs qui accompagnent les contractions de la matrice pendant le travail; aussi l'éclampsie a-t-elle lieu le plus souvent au moment où la tête franchit le col de l'utérus et la vulve, c'est-à-dire lorsque les douleurs ont atteint leur summum d'acuïté. C'est surtout lorsque les douleurs se prolongent et ont une persévérance insolite, déterminée par un obstacle au travail, tel que la rigidité, la dureté, l'état spasmodique du col, la dureté insolite des membranes, un cancer de l'utérus, l'occlusion et la coarctation anormale du museau de tanche, un calcul et la plénitude extrême de la vessie, un polype ou une tumeur dans l'excavation pelvienne, la rupture de l'utérus et la déchirure de son col.

L'état convulsif puerpéral peut aussi être déterminé, après l'accouchement, par la présence de caillots de sang, de débris du placenta ou de fausses membranes dans la matrice : dans ce cas, les accidents consécutifs suivent les douleurs expulsives ; ils peuvent aussi être produits par des lésions et des déchirures de l'utérus, par l'exposition au froid et la marche trop prompte après l'accouchement.

Quoiqu'on doive désirer qu'un plus grand nombre de faits et de nouvelles observations viennent appuyer et confirmer la théorie, si bien discutée et si bien présentée par le docteur Cazeaux, sur la production de l'éclampsie puerpérale, l'intérêt de la science et de la pratique médicale nous portent à reproduire ici la définition que donne ce praticien distingué de l'éclampsie, avec plusieurs considérations très-scientifiques et très-pratiques qui l'accompagnent.

« L'éclampsie, dit-il, est une affection caractérisée par une série d'accès dans lesquels presque tous les muscles de la vie de relation, souvent aussi ceux de la vie organique, sont convulsivement contractés : accès le plus ordinairement accompagnés et suivis de l'abolition plus ou moins complète et plus ou moins prolongée des facultés sensoriales ou intellectuelles. »

Un fait qui ne peut manquer de frapper les esprits, c'est la présence de l'albumine dans les urines de toutes les femmes enceintes, atteintes d'éclampsie : on peut donc regarder l'albuminurie, ou la maladie dont elle est le symptôme, comme la cause prédisposante des convulsions éclampsiques.

Si toutes les éclampsies sont albuminuriques, l'albuminurie, quelle que soit son abondance, n'est pas toujours suivie d'éclampsie : il n'est pas heureusement rare de voir des femmes enceintes donner des urines très-chargées d'albumine et n'offrir aucun symptôme convulsif.

Quelle qu'en soit la cause, l'albuminurie longtemps prolongée produit nécessairement une diminution très-notable dans la quantité d'albumine qui entre dans la composition normale du sang ; il est dès lors infiniment probable que ce liquide ainsi altéré détermine dans le centre cérébro-spinal une excitation particulière, qui devient elle-même la cause directe des convulsions, ou du moins, ce qui arrive le plus souvent, le rend plus impressionnable aux excitations qui lui arrivent, soit de l'extérieur, soit des organes internes préalablement irrités. Ces excitations, qui n'auraient aucune influence dans toute autre circonstance, deviennent dans ces conditions autant de causes déterminantes d'un accès éclamptique.

Après la cessation complète des accidents on voit, en général, l'albuminurie diminuer très-promptement, et quelquefois même cesser complétement au bout de quatre ou cinq jours : c'est là une heureuse condition et qui peut faire supposer un rétablissement prochain. Mais lorsque l'urine continue à être chargée d'albumine, dix ou quinze jours après la terminaison de l'éclampsie, on peut redouter le retour des accidents, ou bien on peut craindre que l'altération de sécrétion soit alors liée à une dégénération rénale plus avancée, et qui par elle-même peut porter une atteinte grave à la vie de la femme.

La présence de l'albumine, dans l'urine d'une femme enceinte, démontre chez elle une prédisposition des plus marquées aux convulsions puerpérales, et le meilleur traitement préventif serait celui qui aurait pour résultat de modifier avantageusement l'état du sang, ou d'améliorer l'affection rénale dont l'albuminurie paraît être la conséquence. La médication tonique, ajoute le docteur Cazeaux, paraît avoir une influence assez heureuse pour encourager à faire de nouvelles expérimentations, surtout pendant la grossesse, durant laquelle la diminution de l'albumine s'accompagne de la diminution de tous les principes solides du sang. C'est donc à une alimentation animale, à la médication ferrugineuse qu'on devrait avoir recours, dans un cas d'albuminurie compliquant la grossesse.

Les recherches récentes de M. Mialhe, ayant démontré que l'excès d'eau dans le sang est une des causes les plus influentes de l'albuminurie, sont évidemment de nature à faire persister dans ces conseils thérapeutiques.

Mais les convulsions ne se manifestent presque jamais, chez une femme enceinte albuminurique, qu'autant qu'une circonstance accidentelle vient pour ainsi dire en solliciter la manifestation : le plus souvent, elles sont liées à des congestions cérébro-spinales dues à des circonstances accidentelles, à la pléthore séreuse ou à la gêne mécanique que rencontre, pendant la grossesse et le travail, la circulation veineuse. C'est donc à prévenir cette congestion qu'on doit d'abord s'appliquer. C'est à ce titre que, parmi les moyens préventifs, la saignée doit être placée au premier rang : on pourra la pratiquer plusieurs fois pendant les derniers mois de la grossesse, chez les femmes qui accusent quelques symptômes propres aux congestions cérébrales ; mais elle pourra être pratiquée aussi avec le plus grand succès chez les femmes infiltrées, surtout dès que les phénomènes précurseurs de l'éclampsie se manifestent. Chez ces dernières, on devra encore mettre en usage les moyens propres à diminuer le volume des parties distendues par l'infiltration, tels que les dérivatifs sur le canal intestinal et l'appareil urinaire, et les mouchetures pratiquées avec la lancette. Les femmes nerveuses, irritables, à fibre sèche, se trouveront également bien d'une petite saignée du bras, de bains tièdes souvent répétés pendant les derniers mois de la grossesse : elles éviteront avec le plus grand soin les émotions morales vives.

L'éclampsie a lieu surtout vers la fin de la grossesse, pendant le travail et après la délivrance. Elle a souvent pour symptômes précurseurs de la céphalalgie, c'est-à-dire une douleur fixe à la tête, avec trouble de l'intelligence, de la sensibilité et de la mobilité, un malaise extrême, des éblouissements, des vertiges, des hallucinations, quelque chose de hagard dans le regard, fixité et agitation successive des yeux : quelquefois diminution de la vue et de l'ouïe ; embarras dans les idées et dans la parole ; dilatation des pupilles ; frémissement des membres, accompagnés de légers mouvements convulsifs des muscles de la face qui est alors un peu tuméfiée et plus ou moins colorée : souvent ces prodromes sont suivis de vomissements, de déjections fécales involontaires et de vives douleurs à l'épigastre.

A l'invasion de l'accès, la femme est très-agitée et d'une indocilité extrême ; la face prend une teinte bleuâtre ou violacée ; le regard devient fixe, le globe de l'œil se porte sous sa paupière supérieure ; les ailes du nez s'élèvent ; les commissures des lèvres se tirent en arrière : en même temps le tronc se roidit, les membres se contractent, les doigts et les poings se ferment convulsivement ; la tête se renverse en arrière ; la bouche, qui s'entr'ouvre, laisse sortir la langue qui est pendante au dehors; les avant-bras sont fortement tendus et dans une pronation excessive; les jambes sont étendues sur les cuisses, le pied sur la jambe; le corps, qui se renverse, semble souvent ne reposer sur le lit que par les deux extrémités l'occiput et les talons. Quelquefois les dents se rapprochent et se serrent de manière que la langue est souvent profondément mordue. Une remarque à faire c'est qu'ordinairement un côté du corps est plus convulsé que l'autre.

Pendant l'accès, la respiration se suspend, lorsque les muscles ne se prêtent plus à la dilatation de la poitrine, ou quand la glotte se ferme spasmodiquement. Si l'air s'échappe des poumons, la respiration, qui est alors suspirieuse, s'effectue en faisant entendre un bruit et une sorte de sifflement qui est dû au passage de l'air à travers les dents, et qui, se mêlant à la salive sécrétée en abondance, produit l'écume épaisse qui inonde la bouche. La circulation est aussi très-irrégulière, et les pulsations du pouls deviennent si faibles qu'il y a, par instants, une véritable suspension des battements du cœur. Du reste, pendant toute la durée de l'accès, la sensibilité est nulle, l'intelligence disparaît complétement; enfin la lumière, les sons ne sont plus perçus, et la peau est insensible aux plus vives excitations. Tous ces phénomènes se prolongent pendant quelques minutes, puis, peu à peu, la respiration et la circulation reprennent leur rhythme habituel.

Un état de stupeur, un brisement et une résolution des membres, la perte momentanée de l'intelligence, des facultés sensoriales et de la mémoire, une somnolence, accompagnée d'un ronflement stertoreux interrompu par des plaintes, enfin l'absence complète du souvenir de ce qui s'est passé, succèdent ordinairement aux mouvements convulsifs qui constituent l'éclampsie.

La durée des attaques est fort variable, de même que les intervalles qui les séparent ; les accès peuvent se prolonger de cinq à dix minutes, et même bien plus longtemps encore. Ainsi que Levret et Baudelocque en rapportent des exemples, tantôt la connaissance revient pendant l'intervalle des accès, tantôt la malade reste plongée dans le coma et privée de connaissance.

Le tableau des symptômes qui viennent d'être présentés établit, d'une manière distincte, le diagnostic de l'éclampsie. Quoique l'on doive bien penser qu'ils ne se trouvent pas toujours réunis, il y en toujours un assez grand nombre, et ils sont assez frappants pour signaler la maladie et ne laisser aucune incertitude sur sa nature. Il est facile de juger aussi, d'après ce tableau, que la maladie est toujours très-grave pour la femme ; le plus souvent elle est mortelle pour le fœtus, qui meurt avant la terminaison de l'accouchement ; et quand il vient au monde, souvent il succombe peu de jours après sa naissance ; rarement il survit, et ce n'est que dans le cas où les convulsions ont été de peu de durée. La mort a lieu quelquefois pendant l'accès ou pendant la torpeur ; on a vu des femmes succomber pendant la première ou la seconde attaque ; l'histoire rapporte que la duchesse de Beaufort succomba à un deuxième accès dont elle fut prise, étant enceinte, au moment où elle écrivait au roi Henri IV.

D'après tout ce qui vient d'être dit, la cause prochaine et la nature de l'éclampsie se montrent évidemment. Il est facile de concevoir que la disposition aux congestions cérébrales, que la gêne apportée dans la circulation par le développement de l'utérus pendant la grossesse, et par les phénomènes du travail de l'enfantement produit chez presque toutes les femmes, se trouvent, chez quelques-unes, portées au point de produire l'éclampsie, soit seulement par l'exagération de ces conditions, soit par l'effet de la sensibilité particulière de la femme. Les indications ressortent aussi évidemment de la connaissance de la nature de la maladie. Il faut : 1° faire cesser la pléthore sanguine générale et locale ; 2° établir une forte révulsion sur les points éloignés ; 3° si cela ne suffit pas, enlever l'obstacle mécanique qui s'oppose au libre cours du sang.

La première indication se remplit par le moyen des saignées, qui doivent être proportionnées aux forces du sujet et à l'intensité des accidents. La saignée, en effet, convient dans l'éclampsie franche, non-seulement chez les femmes pléthoriques, mais même chez celles qui sont infiltrées. La saignée du bras doit être préférée à celle de la jugulaire et de la temporale, qui exigent une compression qui met obstacle au retour du sang, et à celle du pied, qui est le plus souvent impraticable, à cause de l'infiltration des membres inférieurs. On peut et l'on doit, si les symptômes ne diminuent pas, renouveler la saignée une deuxième et même une troisième fois dans la journée ; mais ces saignées devront être beaucoup moins fortes que la première ; des applications de sangsues à la nuque, au cou, aux régions temporales, seront également utiles.

Pour remplir la seconde indication, on couvre les jambes de cataplasmes sinapisés, de sinapismes, des vésicatoires appliqués aux jambes ou aux cuisses seront aussi utiles. On a aussi employé avec succès une vive stimulation au conduit intestinal au moyen de purgatifs doux, tels que l'huile de ricin, le calomel seul ou uni au jalap à la dose de deux à cinq décigrammes ; enfin le sulfate de soude et la magnésie. Si la stupeur s'opposait à l'ouverture de la bouche, on donnerait les purgatifs en lavements.

Les réfrigérants sur la tête, tels que la glace et l'eau froide maintenues dans une vessie, peuvent encore être fort utiles.

Dans ce cas il ne faut pas hésiter à couper les cheveux, et l'on doit avoir la précaution d'enlever les applications froides si la stupeur persiste et devient plus prononcée. Nous pouvons ajouter que, comme moyen de réfringants, Mérimann conseille le mélange suivant : acétate d'ammoniaque liquide, quatre onces ou cent vingt grammes; esprit de romarin, deux onces ou soixante grammes ; eau pure, une once ou trente grammes. Nous ne parlerons pas des antispasmodiques dont l'effet est lent et bien peu efficace en pareil cas; les bains tièdes seront employés avec succès comme révulsifs et comme antispasmodiques.

Enfin, si ces moyens sont insuffisants pour faire cesser l'éclampsie ou pour la diminuer au point que l'on ne puisse sans crainte attendre de la nature la terminaison de l'accouchement, ou si l'on juge d'avance qu'ils seraient d'une action trop lente ou trop peu puissante, il faut rompre les membranes. La diminution du volume de l'utérus, qui suit l'écoulement du liquide amniotique, calme quelquefois ou modère les accidents de sorte qu'on peut attendre l'expulsion naturelle du fœtus. Plus souvent, l'avantage qui résulte de la sortie de l'eau est peu marqué, ou déjà les membranes étaient rompues quand les accidents se sont déclarés : on doit alors procéder à l'accouchement. Le défaut de dilatation de l'orifice de l'utérus ne doit pas même arrêter; car les inconvénients de la violence que l'on fera subir à cette partie pour la dilater forcément, ne sont nullement comparables aux dangers qu'un plus long retard ferait courir à la mère et à l'enfant. Pour terminer l'accouchement on aura recours à la version du fœtus, ou à l'emploi du forceps, selon la nécessité, à moins que quelque cause spéciale de la difficulté de l'accouchement n'exige quelque procédé opératoire particulier.

Quand l'éclampsie survient après l'accouchement par suite

de la rétention du placenta ou d'un caillot, la première chose à faire est d'extraire ces corps; si elle reconnaît pour cause la suppression des lochies, il faut employer les moyens de rappeler cette excrétion.

Douleurs dans diverses parties pendant la grossesse.

On voit souvent des femmes enceintes éprouver des douleurs dans différentes parties du corps. Dans les premiers mois de la grossesse, les mamelles sont souvent douloureuses à cause du développement rapide de la glande mammaire, de l'afflux trop abondant des fluides vers cette glande et de la tension qui en résulte. Vers les derniers temps, les femmes éprouvent aussi dans cette partie des douleurs qui sont dues le plus ordinairement à la distension excessive et à l'éraillement de la peau. La saignée, dans le premier cas, chez les femmes pléthoriques, et, dans les deux cas, des onctions huileuses, des applications émollientes et légèrement anodines, sont les seuls moyens à mettre en usage.

La distension extrême des parois abdominales cause aussi, et de la même manière, des douleurs à la peau de la région hypogastrique, surtout vers les aines. Le tiraillement des fibres des muscles obliques en détermine également vers les points d'attache supérieurs de ces fibres; du moins c'est à cette cause qu'on doit attribuer les douleurs que certaines femmes éprouvent à la partie inférieure du thorax, douleurs bornées à un siége très-peu étendu, que la pression et certaines positions du corps rendent plus aiguës; qui, existant sans lésion de la respiration, ne sont le plus souvent soulagées par aucune médication, cessent après l'accouchement, mais seulement alors. Les bains et les applications émollientes sont indiqués alors, de même que dans les cas où les douleurs des aines dépendent de l'engorgement et du tiraillement des ligaments ronds.

Les douleurs qui se font sentir dans la région lombaire et sacrée, que les femmes désigent sous le nom de douleurs des reins, peuvent dépendre de différentes causes, telles que les tiraillements des ligaments larges, la compression des nerfs lombaires, l'engorgement des vaisseaux pelviens ou des vaisseaux utérins, la distension excessive de l'utérus. L'effet des deux premières de ces causes est plus marqué quand la station ou la marche sont prolongées, et devient moins sensible quand la femme reste couchée.

On ne peut soulager la femme, dans ce cas, qu'en lui faisant garder cette situation. La pléthore locale des vaisseaux pelviens et utérins est caractérisée par un sentiment de pesanteur dans le bassin, de chaleur à l'hypogastre, quelquefois accompagné de pulsations et de symptômes de pléthore générale. La saignée du bras est le meilleur remède à lui opposer.

C'est aussi celui qui convient dans les douleurs causées par la distension de l'utérus; celles-ci se distinguent par le volume, la tension, la dureté et la sensibilité de l'ovoïde utérin. Les douleurs des reins sont aussi quelquefois produites par la fatigue des muscles du rachis. Les circonstances qui les font naître ou cesser, leur siége précis, leur exacerbation par la pression que l'on exerce sur ces muscles, mettent en évidence cette cause, que l'on prévient par le repos. Les frictions alcooliques et aromatiques sur la partie postérieure du rachis, réussissent fort bien dans ces douleurs. Des douleurs dans l'abdomen et la région des lombes peuvent être le symptôme d'une entérite, d'une péritonite, d'une néphrite, d'un rhumatisme ou d'une autre affection : le médecin attentif saura distinguer ces cas de ceux dont il vient d'être question.

AFFECTION DE L'APPAREIL URINAIRE PENDANT LA GROSSESSE.

De l'albuminurie des femmes enceintes.

C'est à M. Rayer qu'on est redevable, si, pendant la grossesse, on peut constater la présence de l'albumine dans les urines; c'est ce savant médecin qui le premier a cherché à déterminer l'influence de cette altération dans la sécrétion des urines, sur la santé de la mère et le développement régulier du fœtus.

La diminution normale de l'albumine dans le sang des femmes enceintes, diminution, qui, chez les albuminuriques, est beaucoup plus considérable, puisque MM. Devilliers et Regnauld l'ont vue descendre à cinquante-six, trente-neuf, porterait à penser que, dans ces derniers cas, il n'y a qu'exagération du fait ordinaire, et que le sang se dépouillant, quelle qu'en soit la cause, d'une plus grande quantité d'albumine, celle-ci est évacuée par les urines. L'albuminurie de la grossesse ne s'accompagne pas, en général, des troubles fonctionnels et des symptômes auxquels elle donne lieu quand elle est liée à une maladie des reins; et l'hydropisie elle-même, qui a été presque constamment observée, dans ce dernier cas, c'est-à-dire lorsque la maladie reconnaît pour cause une affection organique des reins, n'existe pas quelquefois dans les femmes enceintes albuminuriques, comme l'ont observé MM. Cazeaux et Devilliers. Enfin, dans la majorité des cas, l'albuminurie des femmes enceintes guérit spontanément aussitôt que l'accouchement a mis fin à la grossesse qui lui a donné naissance. Quand on se rappelle la ténacité, la gravité de la néphrite albumineuse, on a peine à comprendre cette disparition subite d'une maladie qui, en dehors de l'état puerpéral, a si souvent une terminaison funeste. D'un autre côté pourtant, nous dit le docteur Cazeaux, dans son excellent *Traité d'accouchements*, l'observation a démontré que, dans presque tous les cas où les femmes ont succombé aux convulsions, que trop souvent complique l'albuminurie, les reins ont présenté les caractères anatomiques de la néphrite albumineuse.

Dans l'état de santé l'urine ne contient pas d'albumine; il en est de même chez la femme bien portante pendant l'état puerpéral. L'albumine indique donc un état pathologique dont elle est le symptôme, car tout trouble fonctionnel passager ou durable, suppose une altération momentanée ou prolongée dans les organes chargés d'accomplir la fonction.

Il est parfaitement démontré aujourd'hui que l'albuminurie, avec ou sans anasarque, est presque toujours le symptôme d'une altération des liquides. Celle-ci bien constatée, il est impossible de nier son influence sur les qualités et la quantité des produits de la sécrétion urinaire; seulement cette influence sera en rapport avec la durée et le degré de l'altération.

Cette altération des liquides constitue une prédisposition fâcheuse : pour peu que celle-ci soit favorisée par une nutrition insuffisante, la misère, les privations, dans une saison froide et humide, les chagrins, elle peut augmenter et devenir la cause première d'une affection d'abord générale, qui n'est pas toujours la même. « Dans un cas, en effet, ajoute le docteur Cazeaux, c'est sur les globules que porte la diminution, la proportion d'albumine n'étant que peu modifiée, et l'on voit se manifester la chlorose et le cortége des symptômes qui ordinairement l'accompagnent; dans l'autre, les globules ne descendent que peu au-dessous de leur chiffre normal, celui de l'albumine diminuant d'une manière très-sensible, et apparaissent aussitôt l'albuminurie, l'anasarque, tous les symptômes enfin d'une maladie générale, qui plus tard vient se localiser dans les reins, et y produit la néphrite granuleuse. En un mot, de même que pendant la grossesse il existe, à notre avis, ajoute encore M. Cazeaux, une tendance à la diminution des globules et à la chlorose, il existe aussi une tendance fâcheuse à la désalbuminisation du sang et à la maladie de Bringht; c'est pour cela que l'albuminurie est si commune pendant la gestation, surtout dans les classes inférieures.

« La désalbuminisation du sang est donc le fait primitif, et il existe : toutes les analyses tendent à le prouver pendant la grossesse. C'est presque l'état physiologique de la femme enceinte; mais que cet état s'exagère, et il devient peu à peu pathologique.

« Un des symptômes les plus constants de la maladie produite par l'albuminurie des femmes enceintes, c'est l'infiltration générale ou anasarque, qu'il faut bien distinguer de l'œdème des membres inférieurs. Celui-ci résulte, en effet, uniquement de la gêne mécanique apportée par la tumeur utérine à la circulation veineuse abdominale.

« Comme plusieurs auteurs très-recommandables ont signalé la fréquence de l'albuminurie dans une foule d'affections puerpérales, et que M. Blot la considère comme une cause d'hémorrhagie, c'est, au point de vue du pronostic, un phénomène qui doit toujours inspirer de vives inquiétudes.

« Puisqu'il est hors de doute aujourd'hui que l'albuminurie puerpérale a sa cause principale dans une altération du sang, et que cette altération consiste principalement dans une diminution des éléments solides, il n'est pas besoin d'insister beaucoup sur les avantages d'une médication réparatrice. A moins qu'il n'existe des symptômes bien évidents de pléthore générale ou de congestion reinale, la saignée sera plus nuisible qu'utile dans une maladie où l'appauvrissement de l'économie est si grande, et la médication tonique est celle qu'il faudra tout d'abord employer. Une nourriture animale, aidée de la préparation ferrugineuse, qui sera plus facilement supportée par la malade, doit être évidemment la base du traitement. On y joindra utilement les préparations de quinquina et autres amers.

« Voici le procédé le plus simple pour constater l'albumine dans les urines. Après avoir extrait l'urine par le cathétérisme, on la verse dans un tube et on la soumet à l'action de la chaleur. Dès qu'il commence à entrer en ébullition, le liquide se trouble et laisse précipiter par le refroidissement un coagulum floconneux d'albumine. Si l'on traite une autre quantité de la même urine par l'acide azotique, le même précipité est obtenu, précipité qui n'est pas soluble dans un excès d'acide, comme ceux qui donnent les urines chargées d'une grande quantité d'urate.

« Pour éviter la confusion que pourrait produire le mélange à l'urine des écoulements vaginaux, il faut toujours avoir la précaution d'extraire l'urine avec la sonde. » (Cazeaux.)

Située entre le pubis et l'utérus, la vessie éprouve plusieurs modifications pendant la grossesse; l'utérus, en augmentant de volume, presse sur la vessie, gêne sa dilatation, et produit la nécessité de rendre souvent les urines. Si, à raison de la disposition du bassin ou de la direction de l'utérus, la pression porte, non sur le corps, mais sur le col de la vessie et sur le mont urinaire, il y aura dysurie ou ischurie. Cette pression, irritant la membrane muqueuse de ces parties, en détermine l'inflammation chez certaines femmes : il y aura alors ardeur d'urine, strangurie.

Ces effets fâcheux de la compression exercée par la matrice sur la poche urinaire ont lieu principalement à deux époques :

à quatre ou cinq mois, chez les femmes dont le bassin est vaste et permet à l'utérus de séjourner jusqu'à cette époque dans l'excavation; et dans les trois derniers mois, lorsque l'utérus s'est élevé au-dessus du détroit supérieur, et qu'il comprime le corps de la vessie contre la paroi de l'abdomen, ou le col de cet organe contre le bord supérieur du pubis, comme cela s'observe chez les femmes dont l'utérus est dans un état marqué d'obliquité antérieure. La vessie est entraînée alors par la matrice, d'où il résulte que, semblable au col d'une cornue, son col se recourbe sur le bord du pubis, et que le cathétérisme est impossible, si ce n'est avec une sonde très-courbée et semblable à celle qu'on emploie pour les hommes. Dans le premier cas, l'affection cesse lorsque l'utérus s'élève au-dessus du détroit; dans le second, elle continue jusqu'à l'accouchement. La dysurie et la strangurie peuvent encore dépendre d'un déplacement de l'utérus, et surtout de sa rétroversion; de la présence d'un calcul, de l'inflammation causée par les hémorrhoïdes. De la Motte rapporte deux exemples remarquables de ce dernier cas. Ces maladies, dont la rétention d'urine est le symptôme principal, ont des symptômes propres, et exigent un traitement particulier auquel il est urgent de recourir le plus promptement possible, parce que la distension excessive de la vessie peut déterminer non-seulement l'inflammation de cet organe, mais même la rupture.

La rétention d'urine qui est produite par la compression de la matrice, devenue trop volumineuse, se développe graduellement, à moins que des écarts de régime ne lui impriment promptement une grande intensité. Cette rétention peut être portée très-loin et produire de graves accidents. La vessie distendue s'élève quelquefois jusqu'à l'ombilic et même plus haut : elle forme une tumeur oblongue qui soulève la paroi de l'abdomen et est aussi volumineuse que la matrice. D'autres fois elle se dilate aussi transversalement et vient former hernie aux aines ou au périnée : on en trouve des exemples dans les *Mémoires de l'Académie de chirurgie.* Quand la distension est arrivée au dernier point, l'urine sort par regorgement; mais cela n'est pas toujours possible, et l'accumulation de l'urine a de très-graves conséquences. De la Motte rapporte l'observation d'une femme qui, par cette seule cause, était affectée de douleurs continuelles dans le bas-ventre et de convulsions assez violentes pour faire craindre un accouchement prématuré : on pourrait craindre aussi la rupture de la vessie, que plusieurs observateurs ont vu survenir.

Dans tous les cas, il se présente deux indications principales : l'une consiste à évacuer promptement l'urine, l'autre à empêcher, autant que possible, l'accumulation de ce fluide dans la poche vesicale. Pour remplir la première indication, il est important de pratiquer le cathétérisme avec une sonde courbe, et de remédier ensuite à la position vicieuse de la matrice, qui donne naissance au mal. Il est toujours utile de faire précéder ces moyens par l'usage des grands bains, de fomentations émollientes, et même de la saignée, surtout si l'on a différé d'administrer les premiers secours.

Pour remplir la seconde indication, qui consiste à redresser et à maintenir la matrice, il suffit de soulever cet organe avec les mains, appliquées sur l'abdomen, ou bien d'incliner fortement le corps en avant, de telle sorte que l'utérus s'éloigne du détroit supérieur. Lorsque ces moyens ne réunissent pas, on parvient à faciliter la sortie de l'urine en soulevant la matrice avec un ou deux doigts portés dans le vagin. Il est bon d'enseigner aux femmes cette manière de se soulager elles-mêmes; du reste, elles diminueront les effets de cette pression en gardant souvent le repos dans une position horizontale, et en faisant usage d'un bandage qui soutienne l'abdomen relevé, comme le conseille Mauriceau.

La nécessité de rendre fréquemment l'urine est plutôt une incommodité qu'une maladie; quand elle est portée au point d'être une véritable incontinence, et que l'urine s'échappe involontairement, elle dure jusqu'à l'accouchement; mais alors elle se guérit d'elle-même. Quoique l'art offre peu de ressources contre cette affection, on emploie souvent avec avantage les boissons adoucissantes, les bains émollients pour diminuer l'irritation du méat urinaire et une sorte de ténesme vésical qui s'y joint quelquefois; mais s'il y avait incontinence d'urine produite par l'atonie du col vésical, on prescrirait les injections avec les eaux de Cauterets, de Baréges, etc.; on pourrait aussi combattre la paralysie au moyen de lavements de savon et d'injections astringentes.

De l'avortement ou fausse couche.

On dit qu'il y a avortement toutes les fois que le fœtus sort de la matrice avant d'être arrivé au terme de sa viabilité.

Les deux ou trois premiers mois de la grossesse sont ceux pendant lesquels l'avortement est le plus commun. Cette fréquence, dit le professeur Moreau, dépend de ce que les connexions entre l'œuf et l'utérus ne commencent à acquérir quelque consistance qu'après le troisième mois. Désormeaux pensait aussi que l'avortement est d'autant plus commun que la gestation est moins avancée. Morgani a observé qu'il y avait plus de fœtus abortifs du sexe féminin que du sexe masculin; cette manière de voir, basée sur l'observation, est aussi celle du plus grand nombre d'auteurs modernes. L'opinion contraire, répandue parmi le vulgaire, est une erreur qu'on doit attribuer à la ressemblance qui, dans les petits embryons, existe entre les organes de l'un et de l'autre sexe, sous le point de vue de la configuration. Le sexe féminin l'emporte d'autant plus sur l'autre que l'avortement a lieu plus près du terme de la conception.

Les causes de l'avortement sont divisées en efficientes et en déterminantes.

Comme dans l'accouchement, ce sont les contractions utérines, aidées des efforts musculaires de la femme, qui constituent la cause efficiente.

Quant aux déterminantes, on en fait deux catégories, suivant qu'elles sont ou prédisposantes ou occasionnelles.

Les causes prédisposantes jouent un si grand rôle par rapport à l'avortement, que, dans une multitude de cas, celui-ci ne saurait avoir lieu sans elles. Chez quelques femmes mêmes, les causes prédisposantes agissent d'une manière si prononcée que l'avortement a lieu spontanément, sans causes occasionnelles appréciables. Ainsi, pour que certaines femmes fassent une fausse couche, il suffit qu'elles soient frappées d'une odeur pénétrante, qu'elles lèvent les bras, parfois seulement qu'elles descendent du lit, tandis que chez d'autres les plus graves accidents ne parviennent point à produire le même effet. Mauriceau, par exemple, cite une femme enceinte de sept mois qui se cassa le bras en tombant du troisième étage de la maison qu'elle habitait, et dont la grossesse n'en suivit pas moins son cours plein et entier. Le même accoucheur rapporte l'exemple de deux femmes enceintes, dont l'une fut saignée dix fois sans avorter; l'autre parvint également au terme de sa grossesse malgré l'usage des vomitifs et des saignées fréquentes. Puzos parle d'une femme qui accoucha d'un enfant bien portant, quoiqu'elle eût été saignée quatorze fois du bras et sept fois du pied. Astruc dit avec raison que si les saignées, surtout celles du pied, faisaient avorter, il n'y aurait pas autant d'enfants trouvés dans les hospices. Madame Lachapelle cite l'observation d'une jeune sage-femme, enceinte et affectée d'angustie pelvienne, qui se précipita au bas d'un escalier dans le but de se faire avorter, et d'éviter ainsi l'opération césarienne; elle mourut peu de jours après des suites de sa chute; mais l'avortement n'eut pas lieu. L'emploi, dans un but criminel, des purgatifs drastiques, des vomitifs, des emménagogues les plus énergiques, ainsi que les exercices les plus violents, ont souvent causé diverses affections les plus aiguës, et même la mort, sans provoquer l'expulsion du fœtus.

Il est d'observation que les femmes pléthoriques, irritables, nerveuses, hystériques, lymphatiques, faibles et maladives, avortent plus fréquemment que les autres. La même remarque a été faite à l'égard de celles qui ont beaucoup d'embonpoint, quand toutefois elles ne sont pas frappées de stérilité; de celles qui ont l'utérus trop relâché ou trop peu extensible, qui sont devenues enceintes avant d'avoir acquis tout leur accroissement; de celles qui offrent une disposition héréditaire, ou qui ont eu plusieurs fausses couches antérieures; enfin de celles qui se serrent trop la taille dans des corsets, ou qui portent des vêtements trop étroits.

«La rigidité des fibres de l'utérus, dit le professeur Moreau, en mettant obstacle à la distension de ce viscère, prédispose à l'avortement. Du moins l'admission de cette cause explique-t-elle le phénomène offert par certaines femmes, qui, après plusieurs fausses couches, de plus en plus éloignées du moment de la conception, finissent par conduire leur grossesse à peu près jusqu'à terme ordinaire. On dirait que, chez elles, l'utérus a besoin de s'essayer en quelque sorte, et qu'il ne peut arriver que peu au degré de flexibilité qui lui permet de prendre un complet développement. Chez d'autres femmes, l'avortement dépend de la faiblesse ou de la laxité trop grande, congéniale ou acquise, du col de l'organe, d'une phlegmasie aiguë ou chronique, survenue pendant le cours de la grossesse, mais surtout, et le plus souvent, d'une lésion organique de l'utérus ou des annexes, par exemple d'une tumeur squirrheuse ou autre. Sous ce dernier rapport, il est digne de remarque que les tumeurs du col utérin entraînent presque toujours l'avortement, tandis que celles de l'intérieur de l'organe permettent souvent à la grossesse d'atteindre son dernier terme. »

On compte également un grand nombre de causes occasionnelles : les unes agissent sur l'économie entière, tandis que les autres exercent une influence purement locale.

Parmi les premières on doit citer les maladies aiguës qui surviennent pendant tout le cours de la grossesse ; les fièvres de toute espèce, les affections des organes thoraciques, des viscères abdominaux et de la peau, la syphilis, certaines influences épidémiques signalées par les anciens observateurs, et dont le choléra a fourni naguère encore un exemple, enfin, l'habitude et l'hérédité. A l'égard de ces deux dernières circonstances, on sait qu'une femme qui déjà a eu des fausses couches est par cela même prédisposée à en éprouver encore. Quant à l'hérédité, elle ne peut jouer un rôle qu'en ce qui concerne la transmission de certaines constitutions ou dispositions organiques favorables à la manifestation de l'accident. Il faut encore ranger ici diverses médications trop souvent employées dans des vues criminelles, comme les emménagogues, les purgatifs drastiques et les excitants de toutes sortes; à la vérité, ces moyens échouent fort souvent quant au but principal; mais ils compromettent presque toujours la santé, et fréquemment même l'existence de celles qui y ont recours.

Enfin, cette catégorie embrasse également les causes morales, la frayeur, le chagrin, la colère, et toutes les passions qui portent une brusque et profonde atteinte au mode normal de la circulation.

A l'égard des causes dont l'influence ne s'exerce que d'une manière locale, elles n'en ont pas moins une très-grande portée. Ici se rapportent les coups, les chutes, l'exercice du cheval, l'abus de la danse et celui surtout du coït qui devient la source de plus d'une fausse couche dans les jeunes ménages, principalement chez les femmes atteintes d'un abaissement de l'utérus.

Les phénomènes de l'avortement varient suivant que le produit de la conception est expulsé en totalité ou en partie seulement. Quelquefois l'œuf sort entier; c'est même ce qui arrive en général jusqu'au commencement du troisième mois. On l'a cependant vu être expulsé intact au cinquième et même au sixième mois; mais dans le plus grand nombre de cas après trois mois, son volume ne lui permet plus d'être expulsé entier de la matrice. Quand les membranes se déchirent, l'expulsion du placenta n'a lieu dans la majeure partie des cas qu'après celle du fœtus. Dans certaines circonstances, les membranes, après leur rupture et la sortie du germe, conservent des connexions vasculaires avec la face interne de l'utérus, et continuent d'y vivre et de s'y développer; c'est précisément dans des cas de ce genre que se forment des môles charnues. Dans d'autres cas, les membranes ne se rompent pas, le fœtus subit une atrophie qui le réduit aux dimensions d'un embryon de quatre ou cinq semaines, bien que la femme soit enceinte depuis plusieurs mois; cette atrophie va même parfois jusqu'à le faire disparaître complétement, de manière qu'il ne reste plus que ses annexes, qui même fréquemment se transforment en une véritable môle hydatiforme ou autre. Enfin le fœtus, quoique frappé de mort, peut demeurer dans l'utérus pendant un laps de temps plus ou moins long, et alors y subit des altérations variables suivant que l'œuf demeure ou non à l'état d'intégrité; dans le premier cas il éprouve une transformation plus ou moins analogue à celle des substances animales qui sont demeurées dans l'eau; dans le second, la décomposition s'empare de lui, il survient des symptômes de fièvre, et l'on observe un écoulement, par les parties génitales de la mère, de liquide fétide entraînant des lambeaux putréfiés.

Symptômes de l'avortement. Lorsque l'avortement a lieu durant les premiers jours de la grossesse, les phénomènes qu'il provoque n'ont en général rien de bien remarquable, et ils diffèrent à peine de ceux qui accompagnent la menstruation difficile. La plupart des femmes croient alors n'avoir éprouvé qu'un retard dans leurs règles, et elles prennent pour un caillot l'œuf qui sort tout entier ou déchiré au milieu d'une masse de sang plus ou moins liquide.... A une époque plus avancée de la gestation les symptômes sont plus marqués; mais tantôt on n'observe guère que ceux qui indiquent l'imminence d'un accouchement ordinaire, tantôt on rencontre un certain cortége de phénomènes précurseurs, comme frissons suivis de chaleur, défaut d'appétit, soif, lassitudes spontanées, pâleur, tristesse, abattement, tuméfaction et lividité des paupières, pesanteur vers l'anus et la vulve, douleurs dans les lombes, fausses envies d'uriner, affaissement et flaccidité des muscles. Au bout de quelque temps les douleurs deviennent de plus en plus fortes et plus rapprochées, elles se dirigent de l'ombilic vers le coccyx, et prennent peu à peu les caractères de vraies contractions utérines; il y a diminution ou absence des mouvements du fœtus, enfin affaissement du ventre; un écoulement sanieux, puis sanguinolent et enfin sanguin s'établit par les parties génitales; la dilatation progressive du museau de tanche a lieu, le col de l'utérus s'entr'ouvre et se dilate de plus en plus; à mesure que les douleurs deviennent plus rapprochées, les membranes font saillie à travers l'orifice, puis elles s'y engagent et se rompent; les eaux de l'amnios s'écoulent, et le fœtus est expulsé, bientôt suivi du placenta, dont cependant la sortie se fait quelquefois attendre plus ou moins longtemps. Il ne faut pas oublier néanmoins que tous ces phénomènes, l'écoulement du liquide amniotique excepté, d'après le professeur Moreau, peuvent exister sans que l'avortement ait lieu, de sorte qu'on doit toujours apporter une grande circonspection dans le diagnostic, surtout lorsqu'on n'a pu reconnaître d'une manière certaine la mort du fœtus.

Le docteur Colombat dit avoir donné des soins à une dame enceinte de sept mois, chez qui, à la suite d'une chute, survinrent des douleurs, se dirigeant de l'ombilic vers la vulve, et une hémorrhagie assez considérable suivie de l'écoulement des eaux. Malgré tous ces symptômes précurseurs, cette dame arriva au terme de son accouchement, et mit au monde un enfant bien portant. Morlane cite l'exemple d'une femme qui n'accoucha que six semaines après que les eaux se furent échappées. Le professeur Velpeau rapporte l'observation d'une personne enceinte de six mois, chez laquelle la poche s'est formée, puis rompue, si bien que le bras de l'enfant s'est engagé dans le vagin; après cela le travail s'est arrêté, le fœtus a repris sa position et la grossesse a suivi son cours naturel.

Lorsque l'avortement est le résultat d'une cause occasionnelle puissante, il arrive quelquefois que l'action de cette cause est immédiatement suivie d'une hémorrhagie abondante qui ne cesse qu'après l'expulsion du fœtus et de ses enveloppes; cette expulsion est toujours accompagnée de douleurs lancinantes, qui se font sentir surtout vers la direction de l'ombilic à la vulve; il est bien de dire aussi qu'en général les symptômes de l'avortement se rapprochent d'autant plus de ceux de l'accouchement, que la grossesse est plus avancée, et qu'il en est de même pour ses suites, c'est-à-dire pour l'écoulement des lochies et de la fièvre de lait.

Le pronostic de l'avortement se rapporte à la mère et à l'enfant. Eu égard à ce dernier, le pronostic de l'avortement est toujours funeste, puisque l'expulsion arrive à une époque où le produit de la conception n'est point encore apte à vivre hors du sein de sa mère. Pour la femme, il est généralement plus dangereux que l'accouchement, parce que ce dernier est l'accomplissement d'une fonction naturelle, tandis que la fausse couche est une maladie. Du reste, son pronostic varie selon les causes qui l'ont provoqué et les accidents qui l'accompagnent. L'avortement le moins dangereux est celui qui est déterminé par une maladie de l'œuf ; le plus grave est celui qu'a produit une cause occasionnelle violente, extérieure, celui qui est le résultat de manœuvres criminelles ; ces deux derniers cas exceptés, le degré de gravité est généralement proportionné au plus ou moins de progrès que la grossesse a faits, c'est-à dire au développement qu'ont acquis les vaisseaux de l'utérus et du placenta.

Prévenir l'avortement, favoriser l'expulsion du contenu de l'utérus quand elle est devenue inévitable, et obvier aux accidents qui peuvent éclater, telles sont les indications à remplir.

Le traitement préservatif consiste à faire cesser, ou du moins à atténuer autant que possible, l'influence des causes occasionnelles. Il doit varier selon les circonstances. La femme est-elle nerveuse, son système utérin est-il dans un état de spasme insolite et d'irritabilité extrême, il faut recourir à l'usage des bains tièdes, secondé par un régime adoucissant ; est-elle débile, faible, on lui prescrit le repos, un régime substantiel, des amers, des préparations ferrugineuses. Si la femme est pléthorique, c'est à la saignée du bras, aux boissons aqueuses, rafraîchissantes, à une alimentation peu succulente qu'on doit recourir. S'il y a faiblesse et laxité du col, on peut employer des bains froids, les eaux minérales froides, les injections fraîches dans le vagin, en recommandant toutefois de pousser celles-ci avec ménagement. Si la femme a déjà eu plusieurs fausses couches l'un après l'autre, on doit redoubler d'attention, surtout à l'époque où l'écoulement menstruel s'opérait avant la grossesse et à celle où les précédents avortements ont eu lieu ; en pareil cas la femme doit éviter toute fatigue, tout effort violent, et le mieux même pour elle est de s'assujettir à garder une situation horizontale jusqu'à ce que l'utérus commence à s'élever au-dessus du détroit supérieur. S'il survenait de la chaleur et de la douleur à l'épigastre, on devrait pratiquer une saignée suffisante pour diminuer la congestion utérine, mais assez modérée pour ne pas causer une débilitation qui agirait en sens inverse du but qu'on se propose d'atteindre.

« Le public croit, dit le professeur Moreau, qu'on ne doit pas tirer de sang avant le quatrième mois de la grossesse, et que toute saignée avant cette époque entraîne l'avortement ; cette opinion est erronée, comme le sont toujours en médecine les propositions absolues ; il n'y a point de règle générale à établir relativement à la saignée, elle convient à certaines femmes et nuit à d'autres. A celles-ci on peut tirer du sang en tout temps, à celles-là on ne le peut qu'au commencement ou vers la fin de la gestation ; ici une seule saignée suffit, là il en faut un grand nombre. Mauriceau cite deux femmes dont les époux étaient médecins, et qui furent saignées, l'une, quarante-huit, l'autre, quatre-vingts fois pendant le cours de la grossesse, et qui n'en vinrent pas moins à terme. C'est donc d'après la consitution du sujet et les indications de chaque cas particulier, qu'on doit se guider. »

Quant aux purgatifs, on doit s'en abstenir autant que possible, ou du moins, s'il devient nécessaire d'y recourir, n'employer que les plus doux, les moins irritants de tous. Il importe beaucoup d'entretenir le ventre libre et d'éviter l'accumulation des matières fécales dans le gros intestin, où leur présence deviendrait une cause d'irritation qui pourrait réagir d'une manière fâcheuse sur l'utérus. Mais on obtient ces résultats avec les lavements simples, auxquels on ajoute quelquefois utilement une ou deux cuillerées d'huile.

Si, malgré toutes les précautions qu'on a prises, l'avortement n'en devient pas moins imminent, si la femme est prise tout à coup de petits frissons et de douleurs dans le bas-ventre, qu'il se manifeste un commencement de contractions utérines, et qu'un écoulement muqueux, même sanguinolent, ait lieu par la vulve, il ne faut point encore perdre l'espoir de conserver la grossesse. La saignée ne conviendrait alors que chez un sujet robuste, pléthorique, dont le pouls offrirait de la plénitude et de la fréquence. Mais le plus souvent il s'agit de femmes grêles et nerveuses, chez lesquelles les émissions sanguines seraient contre-indiquées. Les moyens à mettre en usage, en pareil cas, consistent à faire coucher la malade aussi horizontalement que possible, à lui donner de petits lavements laudanisés et à lui administrer une potion calmante.

Mais si le col de l'utérus s'efface de plus en plus, qu'il y ait un commencement de dilatation et que déjà l'œuf soit accessible au doigt, il ne reste plus aucun moyen d'empêcher l'avortement, et tout ce qu'on peut espérer, c'est de le retarder. Toutes les fois que l'hémorrhagie n'est pas assez abondante pour inspirer des inquiétudes, on se borne à observer la marche de la nature et on abandonne l'expulsion de l'œuf à ses seuls efforts. Il faut bien se garder de suivre le précepte des praticiens qui ont conseillé de rompre les membranes, car ce serait un moyen infaillible de ralentir le travail et de le rendre plus dangereux, à cause des difficultés que l'utérus pourrait avoir à se débarrasser des annexes et du fœtus, après avoir provoqué la sortie de ce dernier.

Quand l'énergie des contractions utérines a déterminé la rupture des membranes, l'écoulement du liquide amniotique et la sortie du fœtus, tout n'est pas encore terminé pour cela. Au bout d'un laps de temps plus ou moins long, le sang reparaît, et l'hémorrhagie dure tant que le délivre reste engagé dans l'utérus. Quelques auteurs, dit le professeur Moreau, conseillent alors de pratiquer le toucher, et lorsque le doigt découvre une partie du placenta ou des membranes, d'exercer dessus des tractions ; mais il faut bien se garder d'agir ainsi, car on ne ferait qu'accroître l'hémorrhagie. On attend donc la dilatation spontanée du col, ou bien on cherche à la déterminer. Si la femme perdait beaucoup de sang, on aurait recours au tamponnement ou à l'introduction d'une tranche de citron dans le col. L'hémorrhagie arrêtée, on pourrait glisser le doigt dans l'utérus et l'y promener, afin de détacher le placenta ; mais, pour peu que cette manœuvre présentât des difficultés, il faudrait attendre et se renfermer dans le rôle d'observateur.

Des maladies relatives à l'accouchement.

Les affections qui peuvent être la suite de l'accouchement ont leur siége, soit dans les organes de la génération, soit dans tout autre système de l'organisme.

Parmi les premières, on doit ranger les hémorrhagies utérines, l'inertie de la matrice, les tranchées utérines ; les autres maladies de la parturition sont la suppression des lochies, la fièvre de lait, la péritonite, la phlébite utérine, l'œdème douloureux des membres, les abcès phlégmoneux, l'éruption miliaire, et les maladies relatives à la lactation.

De l'hémorrhagie utérine, ou hémorrhagie puerpérale.

L'hémorrhagie est certainement un des accidents les plus fréquents et en même temps les plus graves qui puissent se manifester chez les femmes en couches, avant, pendant ou après le travail de l'accouchement. Le plus souvent mortelle pour le fœtus, quand elle survient à une époque peu avancée de la grossesse, elle expose toujours la femme aux plus grands dangers, quelle que soit l'époque à laquelle elle se manifeste.

Les causes de l'hémorrhagie puerpérale peuvent être prédisposantes, déterminantes et spéciales. Pour bien saisir l'action des causes prédisposantes de l'hémorrhagie puerpérale, il faut se rappeler que la conception produit dans les organes génitaux, et en particulier dans l'utérus, un état d'orgasme qui détermine un afflux considérable de liquides vers toutes ces parties. Pendant les premiers mois de la vie intra-utérine, ajoute le docteur Cazeaux, l'œuf n'occupe qu'une très-petite partie de la cavité de la matrice ; tout le reste est occupé par le développement de la caduque épichoriale et la muqueuse pariétale. Libre et flottant, n'ayant encore contracté aucune adhérence avec la paroi utérine, l'œuf ne peut se développer qu'en s'imbibant des sucs sécrétés à la face interne de l'utérus : cette sécrétion nécessite une activité beaucoup plus grande dans la circulation de l'organe, et peut devenir cause productrice de perte sous l'influence du plus léger trouble. Plus tard, le placenta commence à se développer et avec lui les vaisseaux nombreux qui, partant de la face interne de l'utérus et de la face externe du chorion, semblent pour ainsi dire aller à la rencontre les uns des autres, puis s'entrelacer sans s'aboucher ensemble, et finissent enfin par être unis et former une masse que vient consolider une lymphe couenneuse, résultat de la sécrétion utérine. Or, qui ne voit dans ce travail d'organisation vasculaire, dans cette sécrétion abondante qui s'opère sans cesse et qui nécessite dans la circulation de l'organe tant d'activité, une prédisposition incessante à l'hémorrhagie? Qu'une impression morale vive, qu'une commotion physique violente viennent, par le dérangement circulatoire qu'elles produisent, troubler un seul instant l'harmonie qui préside à cette création nouvelle, et aussitôt les justes rapports qui s'établissent entre l'œuf et l'utérus sont dérangés; le sang pressé trop fortement dans les vaisseaux de nouvelle formation brise la résistance que lui opposent leurs faibles parois, la perte se manifeste.

A une période plus avancée de la gestation, le placenta est organisé. La double circulation dont il est le siége, le développement si considérable de l'appareil vasculaire de l'utérus et la structure particulière des vaisseaux utéro-placentaires, favorisent singulièrement encore la production d'accidents hémorrhagiques.

Le docteur Gendrin regarde encore comme cause prédisposante d'hémorrhagie puerpérale les modifications anatomiques de l'utérus et le développement de sa structure musculaire. On sait, en effet, qu'à la fin de la grossesse l'utérus est formé de deux couches évidentes, l'une externe, l'autre interne. Les rapports de ces deux couches de muscles avec la couche vasculaire rendent compte, dit M. Gendrin, de l'influence qu'elles exercent sur la production des pertes. Sous l'influence d'excitations externes ou internes, cette double couche musculaire peut devenir le siége de spasmes qui produisent des contractions irrégulières de quelque partie de l'organe. Suivant M. Gendrin, ces contractions spasmodiques sont très-fréquentes passé le troisième mois. Elles arrivent souvent à l'occasion d'impressions extérieures ou morales ou physiques, à la suite de mouvements tumultueux du fœtus, ou bien encore quand il a cessé de vivre. La femme en est d'abord avertie par des sensations particulières, des mouvements qu'elle éprouve dans le globe utérin. Quand la grossesse est plus avancée, la main, appliquée sur l'abdomen, permet de constater que les sensations de mouvement éprouvées par la femme dépendent de contractions réelles des parois utérines, contractions qui s'accompagnent le plus souvent d'hémorrhagie ou de perte ; il est impossible, en effet, que des contractions de la couche musculaire externe surviennent sans que la circulation soit modifiée dans la couche vasculaire sous-jacente. Mais là ne se borne pas encore l'influence des contractions utérines. Opérant des resserrements limités à des segments du globe utérin, elles produisent nécessairement le tiraillement des adhérences placentaires et peuvent en déterminer la rupture.

Toutes les causes déterminantes peuvent se rattacher aux émotions morales, vives, et aux commotions physiques : un chagrin violent, l'arrivée subite d'une personne ou d'une nouvelle inattendue, un accès de colère, une discussion trop vive, etc., le cahotement d'une voiture mal suspendue, l'exercice du cheval, une chute sur les pieds ; les coups reçus sur la région abdominale, les efforts pour porter ou lever un fardeau ; la toux, les vomissements ; ces causes n'ont pas toutes le même mode d'action. Les unes, comme la plupart des causes morales, agissent d'abord sur tout l'organisme et ne réagissent sur la matrice que secondairement ; les autres, comme la plupart des causes physiques, s'adressent, pour ainsi dire directement à l'organe gestateur et tendent, par l'ébranlement qu'elles lui communiquent, à troubler les rapports qui existent entre lui et le produit de la conception.

Les premières déterminent un afflux plus considérable de sang vers l'utérus, puis l'engorgement des vaisseaux utéro-placentaires; puis enfin la rupture des vaisseaux; ou si la grossesse est peu avancée, l'afflux trop considérable du sang est suivi d'une exhalation sanguine à la face interne de l'organe; mais à la suite d'une chute, d'un coup, d'une commotion physique quelconque, comment se produit l'hémorrhagie, surtout à une époque avancée de la grossesse? Le décollement du placenta, qui est le fait le plus constant alors, est-il le phénomène primitif, et a-t-il causé la rupture vasculaire, ou bien cette rupture vasculaire a-t-elle précédé, et l'épanchement du sang entre le placenta et l'utérus, qui en a été la conséquence, a-t-il produit le décollement du placenta? Cette dernière opinion paraît être la plus probable.

Causes spéciales ou insertion du placenta sur le segment inférieur de l'uterus.

Ces causes exercent surtout leur influence à une époque déjà avancée de la grossesse; la plus fréquente, et en même temps la plus grave des causes spéciales de l'hémorrhagie puerpérale est l'insertion anormale du placenta sur le col de la matrice. Levret considère avec raison l'insertion du placenta sur le col de l'utérus comme une cause inévitable d'hémorrhagie pendant les trois derniers mois de la grossesse et pendant le travail de l'accouchement : la perte est alors, dit Gardien, de l'essence même de la grossesse et surtout du travail de l'accouchement.

Symptômes généraux et locaux de l'hémorrhagie utérine.

Symptômes généraux. Dans quelques cas, la perte débute d'une manière brusque et soudaine; l'écoulement du sang est le premier phénomène qui se manifeste : c'est ce qui arrive dans quelques-uns des cas où l'hémorrhagie survient à la suite de l'action violente d'une cause externe ; mais le plus souvent la femme éprouve, pendant les jours qui précèdent l'accident, des inquiétudes dans les membres, un malaise général et inaccoutumé, de la pesanteur, de l'engourdissement dans le bassin, une douleur obtuse et gravative dans les lombes, les aines et la partie supérieure des cuisses : douleur qui augmente pendant la station, dans les efforts pour uriner et aller à la garde-robe. Ces phénomènes, qui annoncent une pléthore locale utérine, s'accompagnent assez souvent des symptômes de la pléthore générale, c'est-à-dire douleurs de tête, vertiges, éblouissements, coloration de la face, fréquence et plénitude du pouls. Après une durée qui varie depuis quelques heures jusqu'à plusieurs jours, ces phénomènes précurseurs font place aux symptômes généraux de l'hémorrhagie : ce sont ceux qui accompagnent toute perte de sang, pâleur de la peau, faiblesse du pouls, froid des extrémités ; et il n'est pas besoin de dire que leur intensité varie suivant l'abondance et la rapidité de la perte, les forces de la femme.

Symptômes locaux. La perte peut être externe, et alors l'écoulement du sang à l'extérieur est à lui seul un signe suffisant pour caractériser l'hémorrhagie pendant la grossesse ou le travail de l'accouchement.

Si pendant la grossesse, et surtout dans les premiers mois, la perte interne est très-peu abondante, elle passe souvent inaperçue. Pour peu cependant que la quantité de sang épanché soit considérable, le caillot qu'il forme constitue, en se coagulant, un corps étranger dont la présence entretient les coliques, les douleurs des reins et un sentiment de pesanteur vers le fondement ; de sorte que ces accidents persistent avec opiniâtreté jusqu'au moment où s'effectue la fausse couche.

Quand la perte survient pendant le travail, l'intervalle de

chaque douleur est signalé par la sortie de caillots plus ou moins abondants ; cette sortie de caillot a lieu en effet parce que, dans l'intervalle de chaque douleur, la tête de l'enfant ne bouche plus aussi hermétiquement le col, laisse libre son orifice et permet au sang de s'écouler. L'accumulation du sang dans le lieu où se fait l'hémorrhagie interne qui survient à une période avancée de la grossesse, doit nécessairement varier, suivant le point de l'appareil vasculaire utéro-fœtal qui a été la source de la perte.

Le sang peut s'épancher d'abord entre la face utérine du placenta et la face utérine correspondante ; puis la perte continuant décolle ordinairement le placenta jusqu'à un des points de sa circonférence et s'épanche en décollant les membranes tout autour de l'œuf ; mais il peut arriver aussi que toute la circonférence du placenta reste adhérente, sa portion centrale étant complétement décollée, et l'épanchement est alors limité par les bords du placenta.

L'hémorrhagie causée par l'insertion du placenta sur le col ne survient jamais avant la fin du sixième mois : le plus souvent même elle n'apparaît que dans les quatre ou six dernières semaines de la grossesse.

Elle débute spontanément sans causes appréciables et sans phénomènes précurseurs : c'est assez souvent au milieu de la nuit que la femme est éveillée tout à coup par le sang qui s'écoule des parties génitales.

La première fois qu'elle se manifeste, elle est en général peu abondante, dure peu. Après avoir cessé complétement, elle revient quelquefois au bout de quelques jours, quelquefois au bout de quelques heures seulement ; à chaque récidive, la perte est un peu plus abondante et dure un peu plus longtemps. Le travail est commencé et les membranes encore intactes : la perte augmente constamment pendant les contractions utérines; elle diminue dans l'intervalle des douleurs : le contraire arrive, lorsque la perte est occasionnée par un décollement du placenta inséré sur tout autre point. Alors, en effet, la matrice, en se contractant, oblitère les vaisseaux, soit par le resserrement de son propre tissu, soit par la compression qu'exercent sur eux les parties renfermées dans sa cavité; mais dans le cas qui nous occupe, les contractions opèrent la dilatation du col, détruisent de plus en plus les adhérences vasculaires qui l'unissent au placenta et multiplient les sources de l'hémorrhagie. Ce signe est d'une assez grande valeur; mais seulement avant la rupture des membranes : car après l'écoulement des eaux, la tête du fœtus presse sur l'orifice, pendant les contractions, et empêche le sang de s'écouler.

Le pronostic d'une hémorrhagie est toujours fâcheux. La gravité du pronostic dépend beaucoup de l'époque à laquelle survient l'hémorrhagie et de son abondance : dans tous les cas, elle est d'autant plus fâcheuse pour la mère et pour l'enfant que le sang s'écoule en plus grande quantité. Mais toutes choses égales d'ailleurs, la vie de l'enfant sera plus gravement compromise si l'hémorrhagie survient à une époque plus rapprochée de la conception : celle de la mère, au contraire, sera d'autant plus en danger qu'elle aura lieu à un terme plus rapproché de l'accouchement.

Pendant le travail de l'enfantement, cet accident sera plus grave, et pour la mère et pour l'enfant, quand il arrivera à une époque plus éloignée du moment où doit s'opérer l'expulsion du fœtus; plus grave encore chez une primipare que chez une femme qui a déjà eu des enfants. On conçoit, en effet, que la perte survenant dès le début du travail, longtemps avant la dilatation complète du col, avant que les parties extérieures de la génération soient convenablement préparées pour le passage libre et facile du fœtus, les moyens convenables et propres à terminer l'accouchement seront d'une application beaucoup plus difficile, plus longue, et que par conséquent il pourra s'écouler une plus grande quantité de sang.

Traitement. Lorsqu'on est appelé auprès d'une femme affectée de perte, il faut lui faire prendre une position horizontale, en ayant soin d'élever un peu plus le bassin que le reste du tronc; on la couchera autant que possible sur un matelas de crin un peu dur; son lit sera placé dans une chambre vaste et bien aérée, et de manière qu'on puisse facilement circuler autour : en été, on pourra même arroser la chambre. La malade sera médiocrement couverte. Il est important d'entretenir dans la chambre un peu d'obscurité. On doit recommander aux personnes chargées du service de le faire sans bruit et de garder le plus grand silence. On doit chercher à rassurer la femme sur son état et à éloigner d'elle tout chagrin et toute contrariété : car le calme de l'âme n'est pas moins essentiel que le repos du corps, surtout quand la perte a été déterminée par des passions violentes ou par des affections vives.

Les boissons froides légèrement acidulées avec le sirop de limon, de vinaigre, de groseilles, ou bien avec les sucs de citron ou d'orange, sont celles qui conviennent. On doit éviter à la femme les efforts qu'elle pourrait faire en allant à la garde-robe, parce qu'ils augmenteraient la perte. Dès le début, on lui tiendra le ventre libre par des lavements et par des laxatifs doux, si les lavements ne suffisaient pas pour remédier à la constipation. Pour peu que la femme eût quelque difficulté à uriner, il faudrait aussi avoir soin de vider la vessie, en pratiquant le cathétérisme.

Lorsque l'hémorrhagie puerpérale a lieu, chez une femme dont le pouls est plein, fort, développé, la face colorée, il faut avoir recours à la saignée du bras, qui agira à la fois comme révulsif et comme antiphlogistique. Toutefois, la saignée ne doit être pratiquée que lorsque le travail de l'accouchement n'est pas encore commencé, et lorsque l'hémorrhagie est peu considérable et dure depuis peu de temps. Si l'hémorrhagie est peu abondante, on doit administrer les opiacés, ils peuvent être donnés par la bouche; mais il vaut mieux les administrer en lavements à la dose de vingt gouttes de laudanum de Sydenham, dans une petite quantité de véhicule. Si l'hémorrhagie est plus grave, on se gardera bien d'employer la saignée, mais on mettra en usage l'application de compresses trempées dans un liquide très-froid sur la partie supérieure des cuisses, l'hypogastre, les reins. Le docteur Gendrin a donné avec succès, dans une occasion semblable, un lavement opiacé à la température de la glace fondante.

Si la perte était extrêmement abondante et si un état de prostration venait à se manifester, il faudrait avoir recours aux révulsifs appliqués aux parties supérieures. Baudelocque a vu un bain de mains très-chaud suspendre presque instantanément une hémorrhagie très-abondante. C'est à ce titre révulsif que depuis Hippocrate on a conseillé de poser une ventouse sur ou sous les mamelles et entre les deux épaules. Le professeur Velpeau recommande d'appliquer un sinapisme à la partie supérieure du dos. Ce moyen paraît lui avoir réussi dans un très-grand nombre de cas et à toutes les périodes de la grossesse.

Si ces moyens conseillés pour arrêter l'hémorrhagie puerpérale ne réussissent pas, on donnera le seigle ergoté à la dose de *deux grammes*, en trois doses, à dix minutes d'intervalle. Le seigle ergoté, recommandé par le professeur Paul Dubois, lui paraît devoir produire une action seulement hémostatique.

Si malgré l'emploi des réfrigérants, du seigle ergoté, dit

avec raison le docteur Cazeaux, la perte continue, la femme pâlit, se décolore, le pouls est petit, filiforme, la malade éprouve des vertiges, et la violence des accidents menace à la fois les jours de la mère et de l'enfant. L'accoucheur, dans ces cas graves, n'a plus qu'à choisir entre l'application du tampon et la provocation de l'accouchement par la rupture des membranes.

On ne saurait mieux tracer la conduite à tenir auprès d'une femme affectée d'hémorrhagie, pendant les derniers mois de la grossesse qu'en plaçant sous les yeux du lecteur un tableau que le professeur Paul Dubois fit distribuer aux élèves qui suivaient sa clinique.

TABLEAU SYNOPTIQUE

POUR LE TRAITEMENT DES HÉMORRHAGIES UTÉRINES AVANT ET PENDANT LE TRAVAIL DE L'ACCOUCHEMENT.

AVANT le TRAVAIL.	*Hémorrhagie légère*, A.	Situation horizontale, repos absolu, air frais, boissons acidules fraîches, diète, saignée s'il y a des symptômes de pléthore, vider la vessie et le rectum.		
	Hémorrhagie grave, B.	Mêmes moyens qu'en A excepté la saignée, d'abord applications froides, puis seigle ergoté, 2 grammes en trois doses, à dix minutes d'intervalle, et si ces moyens sont insuffisants, appliquer le tampon ou faire la perforation des membranes.		
PENDANT le TRAVAIL.	*Hémorrhagie légère.*	Orifice non dilaté et non dilatable.	Membranes entières.	Mêmes moyens qu'en A, sauf la saignée, qui ne convient que si l'état pléthorique est extrêmement prononcé.
			Membranes rompues.	*Id.* *Id.*
		Orifice dilaté.	Membranes entières.	Mêmes moyens qu'en A, puis attendre ou rompre les membranes.
			Membranes rompues.	Mêmes moyens qu'en A, et attendre; si les douleurs sont faibles et lentes, donner le seigle ergoté.
	Hémorrhagie grave.	Orifice non dilaté et non dilatable.	Membranes entières.	Mêmes moyens qu'en A sauf la saignée, puis les réfrigérants, et en cas d'insuffisance et si les douleurs sont faibles, seigle ergoté, puis rompre les membranes; enfin, si l'orifice ne permettait pas la version, appliquer le tampon.
			Membranes rompues.	Mêmes moyens qu'en A, puis les réfrigérants, puis le seigle ergoté, si les douleurs sont faibles et lentes; puis, en cas d'insuffisance, compression de l'utérus, tampon, accouchement forcé.
		Orifice dilaté ou dilatable.	Membranes entières.	Rompre les membranes; si cette rupture ne suffit pas, faire la version ou appliquer le forceps.
			Membranes	Version si la tête est au-dessus de l'orifice; for- [illegible]

Quelquefois on n'observe pas la plus légère trace de perte utérine, ni pendant la grossesse, ni pendant l'accouchement, qui se terminent très-heureusement ; et tout à coup, après la délivrance, il survient une hémorrhagie puerpérale, qui emporte la nouvelle accouchée : c'est ce qui arriva à la belle et savante madame du Châtelet. Voici comment le grand Voltaire raconte et l'accouchement et la mort si inattendue de celle qu'il adorait, dans un billet qu'il écrivit le 4 septembre 1749, à M. d'Argental ; et au même, le 10 du même mois et de la même année : « Madame du Châtelet nous mande, Monsieur, que cette nuit, étant à son secrétaire, et griffonnant quelque pancarte newtonienne, elle a eu un petit besoin. Ce petit besoin était une fille qui a paru sur-le-champ. On l'a étendue sur un livre de géométrie in-4°. La mère est allée se coucher, parce qu'il faut bien se coucher, et si elle ne dormait pas, elle vous écrirait. Pour moi, qui ai accouché d'une tragédie de *Catilina*, je suis cent fois plus fatigué qu'elle. »

« Ah ! mon cher ami, je n'ai plus que vous sur la terre, quel coup épouvantable ! Je vous avais mandé le plus heureux et le plus singulier accouchement, une mort affreuse l'a suivi ! Et pour comble de douleur, il faut encore rester un jour dans l'abominable Lunéville, qui a causé sa mort. Je vais à Cirey avec M. du Châtelet ; de là je reviens pleurer entre vos bras le reste de ma malheureuse vie. Conservez-nous madame d'Argental. Ecrivez-moi par Vassy à Cirey, ayez pitié de moi, mon cher et respectable ami. Ecrivez-moi à Cirey ; voilà la seule consolation dont je sois capable. »

De l'inertie de la matrice et des hémorrhagies qui en résultent.

On désigne sous le nom d'*inertie de l'utérus* la diminution ou la cessation plus ou moins complète des contractions de cet organe, de telle sorte qu'il n'a plus la force d'expulser le fœtus ou le placenta, ou de revenir sur lui-même après s'être débarrassé du produit de la conception. Cette affection peut donc se manifester pendant et après l'accouchement.

Les causes de l'inertie de l'utérus varient suivant que cette affection se manifeste au commencement, dans le cours du travail de l'enfantement, ou après l'expulsion du fœtus. L'inertie utérine qui a lieu au début du travail tient ordinairement à la faiblesse de la femme, et se remarque surtout chez les personnes d'un tempérament lymphatique, d'une constitution affaiblie par de longs chagrins, ou par des maladies antérieures et des hémorrhagies dans le cours de la grossesse. Quelquefois l'inertie est déterminée par la distension excessive de la matrice résultant de l'existence de deux jumeaux, ou d'une hydropisie utérine, et dans certains cas elle est produite par une émotion vive, telle qu'une pudeur exagérée, etc., etc.

L'inertie qui survient pendant le travail de l'accouchement a presque toujours pour cause la fatigue de l'organe gestateur, dont les contractions trop fortes et trop réitérées se sont inutilement prolongées pendant longtemps. Elle peut aussi être déterminée par la rupture prématurée des membranes qui, laissant échapper une certaine quantité des eaux de l'amnios, font que les contractions de la matrice sont beaucoup moins énergiques et moins puissantes. Enfin, l'inertie utérine qui a lieu après l'accouchement non-seulement peut avoir pour cause l'une des circonstances qui viennent d'être signalées, mais encore être le résultat d'une congestion sanguine vers le cerveau qui ne reçoit plus l'influx nerveux.

Lorsque l'inertie de la matrice a lieu au commencement du travail, les contractions utérines sont faibles et éloignées, et la dilatation du col ne s'opère que lentement. Souvent, après plusieurs jours de souffrance et d'efforts inutiles, la femme tombe dans un abattement extrême, ses forces s'épuisent, le travail se suspend tout à fait, il y a cessation complète de douleurs, et si le fœtus est engagé dans l'excavation du bassin, il s'y arrête et ne fait aucun progrès. Alors le pouls est petit, irrégulier, à peine perceptible, et lorsqu'on pratique le toucher, on trouve le col utérin dans un état d'atonie, de mollesse et de relâchement. Souvent aussi il survient une hémorrhagie qui rend l'état de la malade encore plus alarmant.

L'inertie qui se manifeste dans le cours d'un travail déjà avancé offre à peu près les mêmes symptômes, à la différence cependant qu'ils ont succédé à des contractions énergiques, fréquentes et prolongées, et à des douleurs vives qui n'ont cessé complétement qu'en devenant de plus en plus faibles et de plus en plus éloignées. Dans ce cas, la mère et son enfant courent le plus grand danger, s'ils ne sont secourus d'une manière aussi prompte qu'active.

Dans l'inertie qui a lieu à la suite de l'accouchement, la matrice ne revient pas sur elle-même et ne forme pas alors ce globe sphérique et dur qu'on observe dans la région hypogastrique, lorsque l'utérus se contracte naturellement. L'orifice du col, qui est dans un état d'inertie complète, reste entr'ouvert et la femme n'éprouve aucune des douleurs produites par les contractions de la matrice, qui alors tend à se renverser à la plus légère attraction du cordon placentaire. Cet état détermine presque toujours une hémorrhagie grave; le sang coule à flots au dehors, ou est retenu dans l'organe gestateur, qui se dilate de plus en plus. Dans l'un et l'autre cas, une pâleur cadavérique se manifeste sur la face de la malade; son pouls s'affaiblit; elle éprouve des tintements d'oreilles, des éblouissements, et ne tarde pas à tomber en syncope. Enfin, une mort prompte et inévitable est l'effet de cette hémorrhagie, pour peu qu'on apporte du retard à y remédier. L'inertie de la matrice est d'autant plus grave qu'elle est compliquée d'une hémorrhagie plus abondante.

Le traitement de cette espèce de paralysie de la matrice varie suivant qu'elle est simple ou compliquée d'hémorrhagie; enfin, suivant qu'elle tient à un état de faiblesse générale de la femme. Dans ce dernier cas, si surtout il n'y a point d'hémorrhagie, on peut tâcher d'abord de relever les forces de la malade en lui faisant prendre quelques cueillerées de vin de Madère ou de Frontignan, ou une potion fortifiante dans laquelle on fait entrer l'eau distillée de menthe, de cannelle, et quelques décigrammes d'extrait sec de quinquina, avec addition de quelques gouttes de teinture de safran et d'armoise, qui ont une action plus spéciale sur la matrice; mais si, malgré l'emploi de ces moyens, le travail languissait ou se ralentissait, et si surtout les forces de la malade s'épuisaient de plus en plus, il faudrait accélérer l'accouchement, soit par l'administration du seigle ergoté à la dose de neuf, douze ou quinze décigrammes, pris en trois fois, à dix minutes d'intervalle, dans un quart de verre d'eau sucrée, soit par la version du fœtus, en ramenant ce dernier par les pieds, si la tête n'était pas engagée dans le détroit supérieur, soit enfin par l'application du forceps, si elle y était engagée.

Dans le cas où l'inertie de la matrice est compliquée d'hémorrhagie, il faut agir encore plus promptement en se comportant comme nous venons de l'indiquer en dernier lieu; et si l'hémorrhagie n'a lieu qu'après l'accouchement, mais avant la sortie du placenta, la première indication à remplir est d'en hâter l'expulsion par des tractions ménagées sur le cordon, par l'administration du seigle ergoté, et surtout par l'introduction de la main dans la cavité utérine. Si l'hémorrhagie continuait après l'expulsion du délivre, on devrait se hâter d'appliquer sur les cuisses et sur le ventre de la malade des compresses trempées dans un mélange d'eau et de vinaigre froid, et de faire en même temps des injections dans l'utérus avec le même liquide, en introduisant la main dans la cavité de cet organe pour tâcher d'en déterminer les contractions.

De tous les moyens conseillés contre l'hémorrhagie produite par l'inertie de l'utérus, le plus sûr et le plus facile, dit un savant accoucheur, est une irritation directe, portée à la fois sur le corps et sur le col de la matrice. La main, placée sur la paroi abdominale inférieure, frictionnera, pressera, serrera vivement la paroi utérine; d'un autre côté, deux doigts introduits dans le vagin, agaceront, titilleront le col de l'utérus. Si ces moyens ne suffisent pas, on porte la main tout entière dans la cavité de l'organe. On stimule, on agace avec les doigts sa surface interne, tandis qu'avec l'autre main, appliquée sur l'hypogastre, on continue les frictions. On est quelquefois obligé de comprimer, de masser, de pétrir, pour ainsi dire, les parois de l'organe, en appuyant fortement à travers les parois abdominales, pendant que l'autre main, qui se trouve dans l'intérieur, sert de point d'appui.

Dans un cas désespéré, M. Deneux eut l'heureuse idée d'appliquer l'une contre l'autre les parois de la matrice à l'aide d'une serviette pliée en plusieurs doubles, appliquée sur l'hypogastre et maintenue par un bandage de corps serré. Ce moyen suspendit complétement l'écoulement du sang. M. Baudelocque assure avoir réussi à arrêter des pertes qui paraissaient devoir se terminer promptement par la mort en employant la compression de l'*aorte*.

Les signes précurseurs de ces hémorrhagies sont les suivants: en général, quand une femme qui vient d'accoucher n'est pas prise d'horripilations, de frissons, dix minutes ou un quart d'heure après la délivrance, et qu'elle conserve de la chaleur à la peau, on peut être certain que l'utérus ne se contracte pas, et qu'il surviendra une hémorrhagie. Mais un signe infaillible, dit le professeur Moreau, c'est une chaleur âcre et sèche à la paume des mains et à la plante des pieds, semblable à celle qui survient dans les fièvres hectiques, ou qui accompagne le dernier degré de la phthisie. Si l'on observe avec attention, voici ce qu'on remarque : la femme parle d'abord comme si rien d'extraordinaire ne se passait en elle, puis tout à coup elle accuse un sentiment de chaleur dans le ventre qui n'a rien de pénible ; quelquefois elle sent un liquide chaud s'épancher dans la cavité abdominale ; souvent aussi elle devient muette, elle pâlit ; elle éprouve une gêne plus ou moins incommode de la respiration, de l'agitation, de l'anxiété ; le pouls est fréquent, mais faible, il y a tendance à l'assoupissement, ou même insurmontable besoin de dormir. Si l'on porte la main à l'hypogastre, on trouve cette région molle et flasque ; le globe utérin est large, mou, et souvent dépasse l'ombilic. Le doigt sent l'orifice du col médiocrement resserré ; ses lèvres sont appliquées l'une contre l'autre de manière à retenir le sang ; mais, si l'on introduit le doigt dans l'utérus, on sent un magma, qui est du sang à demi coagulé, et en exerçant des frictions sur le ventre, on détermine l'expulsion de ce sang.

Il est d'autres circonstances encore qui peuvent amener une hémorrhagie à la suite de l'accouchement. On sait que cet accident tient souvent à la rétention du placenta dans l'utérus. Mais quelquefois le placenta n'est point expulsé tout entier, et il en reste des lambeaux, ou bien les membranes qui y tiennent se déchirent à son pourtour et demeurent adhérentes aux parois de l'utérus, ou enfin une portion de ces membranes décollées forme un cul-de-sac dans lequel le sang s'accumule, et ramène peu à peu le viscère à l'état de distension dans lequel il se trouvait pendant la grossesse. « Un jour, dit le docteur Moreau, nous fûmes appelé pour une femme qui était en travail ; nous ne pûmes nous rendre aussitôt près d'elle, et l'on fit venir un autre accoucheur qui, trouvant l'enfant expulsé, fit des tractions sur le cordon, et amena la délivrance, mais ne s'assura pas qu'elle était entière; à notre arrivée, nous négligeâmes aussi ce soin par égard pour un confrère, mais bientôt nous vîmes la femme pâlir. En portant la main à l'orifice de l'utérus, nous trouvâmes que les membranes, détachées en partie, avaient formé une poche dans laquelle beaucoup de sang s'était amassé ; nous détruisîmes les causes de cette hémorrhagie, et l'effet cessa immédiatement. Dans d'autres cas, nous avons vu des hémorrhagies produites par des causes étrangères à l'utérus survenir huit, douze ou quinze jours après l'accouchement. Nous en avons rencontré, par exemple, qui tenaient à des accumulations de matières endurcies dans le gros intestin. Une femme, entre autres, éprouvait une constipation des plus opiniâtres, qui avait résisté aux lavements et à tous les moyens. Le neuvième jour, en palpant le ventre, nous sentîmes dans la fosse iliaque gauche une tumeur insolite, que nous attribuâmes à un amas de matières stercorales endurcies. A l'aide d'un manche de cuiller faisant office de curette, et que nous introduisîmes dans le rectum, nous débarrassâmes cet intestin de son contenu, et l'hémorrhagie disparut aussitôt. »

Dans le traitement des hémorrhagies consécutives à l'accouchement, on peut employer des frictions faites sur le ventre avec la main ; ces frictions sont surtout efficaces lorsque l'hémorrhagie n'est pas arrivée à son plus haut degré, et que l'utérus possède toute sa force de contractilité. En frictionnant l'épigastre, en serrant l'utérus avec la main, on réveille les contractions de ce viscère, on détermine quelquefois la sortie de caillots, et l'utérus revenant sur lui-même, l'hémorrhagie ne se reproduit plus. On a conseillé, en outre, l'application de l'eau froide, les aspersions d'eau froide vinaigrée ou à la glace.

Parmi les médicaments qui agissent d'une manière spéciale sur l'utérus, le seigle ergoté est surtout celui qu'on a préconisé ; cette substance, selon un grand nombre de médecins, ne doit être employée, dans les cas d'hémorrhagie foudroyante, que pour prévenir le retour de l'écoulement, et non pour le combattre lui-même. Chez les femmes affaiblies et dont les fibres utérines sont frappées d'atonie, on fait bien, après avoir remédié aux accidents, d'administrer quelques doses de seigle ergoté pour solliciter la contractilité fibrillaire de l'organe]; mais, dans le premier moment, il n'y a que les moyens chirurgicaux dirigés sur l'utérus même qui puissent être réellement efficaces.

Le plus innocent de tous ces moyens consiste à titiller l'utérus avec deux ou trois doigts d'une main, tandis que l'autre, appliquée sur l'hypogastre, le comprime. Il suffit quelquefois, ajoute M. Moreau, pour déterminer l'organe à revenir sur lui-même et pour arrêter l'hémorrhagie, surtout quand on le seconde par l'exposition à l'air frais et les aspersions d'eau froide ; mais, dans les hémorrhagies foudroyantes, il n'a pas assez de puissance. On doit alors introduire la main dans l'utérus, sur la surface interne duquel on la promène à plat, afin de décoller les caillots qui s'y sont amassés ; en même temps on frictionne l'hypogastre avec l'autre main. Après avoir extrait les caillots, il ne faut pas se hâter de retirer la main, car il arriverait alors ce qui a lieu quand le fœtus est expulsé d'une manière trop brusque, et l'on serait obligé de recourir à une nouvelle manœuvre, qui serait toujours fort douloureuse.

Il convient donc d'attendre, pour retirer la main, que les contractions se manifestent avec énergie, et que l'utérus fasse en quelque sorte effort pour l'expulser ; avec cette précaution, l'organe ne se laissera plus distendre, et l'on n'aura plus à redouter d'hémorrhagies consécutives.

Mais cette stimulation ne parvient à réveiller l'action de l'utérus qu'autant qu'il existe un certain degré d'énergie chez la femme ; autrement, elle est insuffisante pour tirer l'organe de son état d'engourdissement. C'est dans ce cas qu'on a employé les injections faites avec l'eau froide, l'eau vinaigrée ou alcoolisée, les acides minéraux affaiblis, et autres liquides astringents. On a proposé de tamponner l'utérus en y introduisant une vessie distendue par une liqueur styptique. Levret dit avoir retiré de bons effets de la glace portée dans l'utérus ; le professeur Moreau assure aussi l'avoir employée avec avantage ; il faut seulement, ajoute ce dernier auteur, avoir soin que cette glace ne soit pas en trop grands fragments ; un morceau du volume d'un œuf serait bien suffisant pour solliciter les contractions utérines.

L'introduction, dans l'utérus, d'un citron, conseillée par Évrat, ne saurait convenir qu'autant qu'on l'emploie avec discernement, c'est-à-dire quand l'utérus est frappé d'atonie, et qu'on s'aperçoit, en le vidant des caillots de sang, qu'il ne revient pas sur lui-même. Pour se servir du citron, on le dépouille de son écorce, afin de mettre à nu les cellules les plus extérieures ; on l'introduit au moyen de deux ou trois doigts, et on le passe rapidement sur la paroi interne de l'utérus. Si l'organe ne se serre pas, on comprime le fruit de manière à en faire jaillir le jus ; et si cette ressource ne suffit pas encore, on le laisse en place : l'utérus l'expulse dès que ses fibres viennent à se resserrer.

Des tranchées utérines.

Les tranchées utérines sont le résultat des contractions de l'utérus, de la compression que ses nerfs subissent pendant les efforts qu'il fait pour chasser un caillot de sang et quelques débris de placenta, ou pour expulser les liquides infiltrés en quelque sorte dans son tissu, pour faire cesser l'engorgement de ses parois.

En général, les femmes qui accouchent pour la première fois sont exemptes de tranchées utérines. M. Moreau fait remarquer que l'utérus, distendu pour la première fois, jouit alors d'une grande contractilité ; il revient aisément sur lui-même, et plus ses contractions sont fortes, moins il a de facilité pour la production des caillots et la formation d'épanchements dans son intérieur ; au contraire, les tranchées sont communes chez les femmes qui ont eu plusieurs enfants, car leur utérus a perdu la force de son énergie, et il est devenu plus perméable aux liquides qui s'infiltrent plus facilement dans son tissu.

Les tranchées utérines ne peuvent être confondues avec les coliques intestinales, car elles se font sentir dans l'hypogastre et ne sont point accompagnées de déjections alvines. Il importe de les distinguer des douleurs qui marquent le commencement de la péritonite. Dans cette dernière maladie, il y a toujours frissons, de la fièvre, de la tension au ventre ; quel que soit le point des parois abdominales qu'on palpe, on excite de la douleur qui n'existe pas en l'absence de toute pression. Les tranchées utérines, au contraire, ne sont ni précédées de frissons, ni accompagnées de fièvre ; les douleurs ne se font sentir que d'une manière intermittente. La pression semble les soulager plutôt que de les accroître, elle ne les provoque point pendant les intervalles, et chacune d'elles est suivie d'un peu plus d'abondance de l'écoulement lochial par la vulve.

Les tranchées utérines commencent dans les premières heures qui suivent l'accouchement, cessent en général au moment où la fièvre de lait se manifeste, et durent rarement au delà des lochies séreuses. Quand elles se prolongent davantage, on doit craindre un commencement de métrite ou de péritonite.

Elles se sont montrées quelquefois tellement fortes qu'elles ont amené des accidents nerveux, des convulsions.

Quand les tranchées utérines sont modérées, on les abandonne aux soins de la nature. Si elles ont plus d'intensité, elles cèdent presque toujours à une compression légère et uniforme, exercée sur l'hypogastre au moyen d'un bandage de corps un peu serré; lorsque ce moyen échoue, on a recours aux injections émollientes et narcotiques, aux lavements opiacés, aux cataplasmes arrosés de quelques gouttes de laudanum sur l'hypogastre, aux potions antispasmodiques, aux bains de siége, à l'usage d'un liniment composé d'huile d'olive trente-deux grammes, laudanum quatre grammes.

Chez les femmes pléthoriques, une large saignée est souvent nécessaire.

Accidents relatifs aux lochies.

Quoiqu'on ait vu des femmes n'avoir pas de lochies sans en éprouver des accidents, l'absence de cette sécrétion doit toujours inspirer des craintes aux accoucheurs, car elle doit être attribuée le plus souvent à quelque affection grave déclarée ou imminente.

Si la suppression ou la diminution de l'écoulement des lochies est ordinairement le symptôme d'une maladie telle que la péritonite, la métrite, etc., il arrive aussi dans quelques cas qu'elle peut être primitive, comme cela s'observe malheureusement trop souvent à la suite d'une affection morale vive et subite, de l'impression du froid sur les organes génitaux ou sur les membres inférieurs, et des ablutions et des injections astringentes dans le canal vaginal ou l'utérus. Cette affection primitive est le plus souvent suivie du développement d'affections très-graves, telles que la métrite, la péritonite, des congestions, des névroses; toutes ces maladies sont d'autant plus dangereuses, et il est d'autant plus à craindre de les voir survenir, que les lochies étaient plus abondantes et que leur suppression est survenue à une époque plus rapprochée de l'accouchement. Quelquefois aussi cette suppression n'est suivie d'aucun accident, et la santé des femmes n'en est nullement affectée, soit que les lochies se rétablissent d'elles-mêmes, soit qu'elles ne reparaissent pas, ou que leur écoulement soit moins abondant.

Le traitement de la suppression primitive des lochies consiste dans l'emploi des pédiluves chauds sinapisés, de vapeurs aqueuses dirigées vers les organes sexuels, des cataplasmes émollients sur le bas-ventre et la vulve, d'injections et de lavements de même nature : enfin dans la saignée du pied, dans l'application des sangsues à la partie supérieure et interne des cuisses, ou à l'intérieur des grandes lèvres, et dans celle des ventouses et des vésicatoires aux cuisses, et des sinapismes aux pieds et aux jambes. Dans tous les cas, la constitution des malades fournira des indications qu'il ne faut pas négliger; ainsi, chez les femmes fortes, on insistera principalement sur les saignées; chez les femmes nerveuses, on associera les antispasmodiques aux moyens indiqués; et chez celles d'une faible constitution et dont le pouls sera sans fréquence, et la chaleur du corps peu élevée, on pourra avoir recours aux boissons stimulantes et toniques; mais on ne devra jamais perdre de vue que la suppression des lochies entraîne le plus souvent à sa suite des maladies inflammatoires les plus graves.

De la fièvre de lait.

L'un des plus importants phénomènes, parmi ceux qui se manifestent après l'accouchement, est le mouvement fébrile dont s'accompagne l'établissement de la sécrétion laiteuse, et qu'on appelle *fièvre de lait.*

Cette fièvre survient ordinairement de la soixantième à la soixante-douzième heure après la délivrance. Mais il en est d'elle comme de tous les phénomènes vitaux ; elle présente beaucoup de variations; quelquefois elle s'établit au bout de vingt-quatre à trente-six heures : ce qui annonce, selon certains accoucheurs, une complication ; dans d'autres circonstances, elle ne se manifeste qu'après trois, quatre ou cinq jours.

Chez la plupart des femmes, la fièvre de lait mérite à peine le nom de fièvre, tant la réaction est peu prononcée : elle s'annonce, non par des frissons qui sont toujours l'indice d'une métrite, d'une péritonite, etc., mais par des lassitudes, un brisement des membres, des maux de tête, des picotements dans les mamelles, de l'agitation, de la loquacité ; la peau est d'abord sèche, puis survient une chaleur douce et halitueuse, avec sécheresse à la bouche et soif, mais sans état saburral, car la langue reste naturelle; le pouls s'accélère, toutefois d'une manière modérée; les pulsations n'allant pas au delà de quatre-vingt-dix à cent : lorsqu'elles dépassent ce nombre, la fièvre de lait n'est pas franche.

Pendant la durée de ce mouvement fébrile, l'écoulement des lochies cesse, ou du moins diminue beaucoup; mais la diminution ou la suppression de cet écoulement ne doivent pas inquiéter, car elles sont la conséquence du mouvement de fièvre qui produit la sécrétion laiteuse; les mamelles se tuméfient et durcissent : le gonflement s'étend jusqu'au creux de l'aisselle, au point de gêner quelquefois le mouvement des bras et de la poitrine ; ordinairement, des sueurs abondantes ramènent le calme et les lochies recommencent à couler.

Le traitement de la fièvre de lait ne doit en quelque sorte consister que dans des moyens hygiéniques. Si la sécrétion laiteuse est considérable, et si la femme ne nourrit pas, on doit la soumettre à une diète sévère et lui prescrire des boissons adoucissantes et légèrement diaphorétiques, telles que les infusions de mauve, de tilleul, de bourrache. Si la fièvre de lait était trop intense, on pourrait la modérer au moyen d'une petite saignée du bras.

Dans le cas où les seins sont trop gonflés et douloureux, il faut tâcher de les désemplir par la succion de l'enfant, si la femme nourrit; et, dans le cas contraire, les frictionner légèrement avec de l'huile d'olive tiède, et les couvrir avec des étoupes fines, ou un mouchoir de mousseline maintenu avec une serviette molle; il faut avoir soin de changer cet appareil aussitôt qu'il est mouillé; on doit favoriser en même temps l'écoulement des lochies au moyen de fumigations dans le vagin, ou encore mieux avec des injections émollientes et légèrement narcotiques, faites avec une décoction de racine de guimauve et une tête de pavot.

On ne doit ni couvrir trop la femme, ni lui serrer les reins, suivant la mauvaise coutume trop généralement suivie dans le monde, dit le professeur Moreau. En la couvrant trop, on provoque des sueurs qui la débilitent sans la soulager, on court le risque d'amener des congestions vers la poitrine, par conséquent de faire naître des accidents graves, et on détermine le développement de la fièvre miliaire; mais il faut bien se garder aussi de tomber dans l'excès opposé, car le froid pourrait devenir la cause d'une péritonite ou de quelque autre phlegmasie non moins redoutable.

Après la fièvre de lait, si la langue est blanche, jaune ou verdâtre, la bouche amère et pâteuse, et s'il y a manque d'appétit, on prescrira avec avantage un léger purgatif, tel que la manne, l'huile de ricin, l'eau de Sedlitz, etc.

De la péritonite puerpérale ou fièvre puerpérale.

On lit dans le *Dictionnaire de médecine* : Il paraît incontestable que les diverses inflammations, telles que, péritonite, métro-péritonite, phlébite utérine, ovarite, etc., qu'on observe chez les nouvelles accouchées, peuvent, dans un certain nombre de cas, se développer primitivement : c'est ce qui arrive particulièrement après les fatigues d'un long travail dont la dernière période a été accompagnée de violents efforts, après un accouchement qui n'a pu être terminé que par l'emploi de la main ou l'application des instruments : c'est ce qui arrive encore après des contractions énergiques des muscles de l'abdomen pour expulser l'enfant ; par l'action du tamponnement, employé pour arrêter une hémorrhagie après l'accouchement, par le séjour trop prolongé des lochies dans la matrice ; par un libre accès et des entretiens trop prompts et trop suivis après la parturition ; par l'imprudence de se lever trop vite de son lit, et surtout de se livrer à quelque exercice avant que la matrice ait repris sa position et son volume ordinaire ; par les impressions morales trop vives et rendues plus dangereuses par le surcroît de sensibilité de l'accouchée ; enfin par la suppression trop brusque de quelque évacuation, comme la transpiration insensible, l'écoulement des lochies et du lait ; par l'action du froid sur toute l'habitude du corps, principalement sur les seins, sur la vulve et les membres abdominaux. Mais il ne nous répugne pas non plus d'admettre qu'à la suite d'accouchements naturels ou non naturels, et particulièrement sous une influence épidémique, une altération primitive du sang soit suivie d'une forte réaction générale, puis de congestions locales et d'inflammations secondaires. Nous sommes d'autant plus porté à admettre cette manière de voir que, dans certaines épidémies, cette forme s'observe concurremment avec celle beaucoup plus grave qui dépend certainement d'une intoxication générale du sang, qu'on la rencontre dans les familles aisées, en même temps que les autres sévissent dans les demeures malsaines ou dans les hôpitaux, et qu'on la voit quelquefois paraître à la fin d'épidémies qui ont débuté avec d'autres caractères, comme si en définitive toutes ces formes ne différaient que par le degré d'empoisonnement du liquide en circulation. Dès le principe, et parce que la viciation du sang a été légère et limitée, et parce que la réaction a été prompte et énergique, la forme est franchement inflammatoire et reste telle jusqu'à la fin, quelle que soit l'issue : seulement les symptômes varient suivant l'organe ou le tissu dans lequel l'inflammation s'est développée, suivant l'étendue et l'intensité de l'inflammation, etc.; mais espèces, nuances, degrés ne changent rien à la forme : elle est, nous le répétons, inflammatoire; les émissions sanguines sont bien supportées; les succès peuvent être nombreux, si, par la promptitude et l'énergie des moyens, on s'oppose aux progrès du mal. Cette sorte de fièvre puerpérale est celle qu'on rencontre le plus souvent dans la pratique : c'est celle qui laisse le plus de prise à nos moyens thérapeutiques et qui fait incontestablement le moins de victimes.

Les symptômes de la fièvre puerpérale sous la forme inflammatoire sont un sentiment général de lassitude, de malaise et de faiblesse; la céphalalgie, des horripilations vagues, des frissons intermittents, accompagnés de tremblement et d'engourdissements dans les membres, et suivis de cette chaleur brûlante et interne qui a presque toujours lieu dans les inflammations des séreuses. Bientôt il survient des douleurs abdominales plus ou moins aiguës sur un ou plusieurs points du ventre, qui ne peut alors supporter la plus légère pression; la malade compare ses douleurs à un sentiment de torsion, de brûlure et de déchirement, qui est augmenté par les secousses, la toux, le hoquet, l'éternuement, et surtout par le vomissement et tous les mouvements qui déplacent le péritoine. Les malades, couchées sur le dos, désirent avoir la tête élevée, et, par une sorte d'instinct, fléchissent les cuisses sur le bassin pour mettre toutes les forces musculaires dans le relâchement. Toutes ces douleurs sont accompagnées de chaleur ardente, de soif excessive, de cris perçants et entrecoupés; la respiration est courte, laborieuse, plaintive, costale, incomplète; les hoquets sont inévitables si la portion du péritoine qui se déploie sur le diaphragme est enflammée; il y a moiteur, et, plus souvent, sécheresse de la peau. Tous ces symptômes coïncident avec la diarrhée ou la constipation, des vomissements de matières verdâtres, amères, le météorisme, la tuméfaction ou la tension plus ou moins considérable du ventre. Si les intestins sont envahis par l'inflammation, le ballonnement est surtout porté à son comble, et quelquefois la constipation se convertit en diarrhée, ou bien l'intestin fait rouler dans son intérieur un amas de matières bilieuses ou séro-muqueuses dont il ne peut se débarrasser; la face, qui est décomposée, pâle, abattue, se couvre d'une sueur froide, et porte toujours l'empreinte de la souffrance; tous les traits, tirés en haut et ramenés vers la ligne médiane, donnent le véritable type du *facies* désigné sous le nom de face grippée.

Les lochies se suppriment ou sont moins abondantes, et les mamelles flasques et quelquefois douloureuses, ne contiennent que peu ou point de lait; le pouls est petit, serré, fréquent, concentré et souvent irrégulier et intermittent; les urines sont rouges, épaisses, peu abondantes, et sont rendues avec cuisson et douleur; la membrane pituitaire est sèche et noirâtre. La langue, devenue fuligineuse, pointue, tremblante et fendillée, perd ses caractères de forme et de couleur. Les facultés intellectuelles restent souvent intactes jusqu'à la mort; mais presque toujours on observe chez les malades un sentiment de consternation, de découragement et de morosité, et quelquefois du délire, de l'agitation extrême, des convulsions et des soubresauts dans les tendons.

La fièvre puerpérale à forme inflammatoire parcourt le plus souvent ses périodes avec rapidité, et, dans quelques cas, elle est tellement intense qu'elle emporte les malades en peu de jours.

Si le mal a particulièrement frappé les parois de l'abdomen, alors il est généralement plus curable : l'inflammation se prononce par points isolés, qu'il est plus facile de poursuivre et d'enlever par des saignées locales; alors aussi les topiques émollients sont plus efficaces. Somme toute, on peut dire, relativement au traitement, que la péritonite seule est plus ordinairement franche, tout inflammatoire et moins réfractaire aux saignées que quand elle est jointe à la métrite, circonstance qui entraîne si souvent, en outre, d'autres graves complications.

La fièvre puerpérale inflammatoire peut se terminer par résolution, par suppuration, par gangrène ou en passant à l'état chronique.

La terminaison par résolution, qui est la plus rare, la plus heureuse, et qu'on doit par conséquent toujours s'efforcer d'obtenir, s'annonce, du quatrième au sixième jour, par la diminution des douleurs et des autres symptômes; par la souplesse, la lenteur et le développement du pouls, par le rétablissement de l'écoulement des lochies et la sécrétion du lait, et par la facilité qu'a la malade de se coucher sur le dos et sur les côtés.

La terminaison par suppuration, qui est une des plus fréquentes, et malheureusement trop souvent funeste, a lieu lorsque la douleur et la tension du ventre diminuent, lorsque le pouls, toujours fréquent, prend de la souplesse, lorsque la malade éprouve de légers frissons irréguliers, avec refroidissement des membres, enfin quand il y a de la pesanteur dans l'hypogastre. Il ne reste aucun doute sur la présence du liquide, toutes les fois qu'il se fait jour au dehors ou qu'on peut en apercevoir la fluctuation à travers les parois abdominales.

Le diagnostic de la fièvre puerpérale à forme inflammatoire est sans contredit le point le plus important de son histoire. On distinguera l'inflammation du péritoine de la métrite, en ce que, dans cette dernière affection, la douleur est obtuse, gravative et limitée dans un petit espace de la région hypogastrique. Lorsqu'il en est d'abord ainsi, mais que, plus tard, la douleur s'étend sur toute l'étendue du ventre, la métrite est compliquée de péritonite : l'intérieur du vagin donne au doigt, comme dans la métrite, la sensation d'une chaleur âcre et brûlante ; le museau de tanche est gonflé, tendu, très-sensible. On distingue aussi la péritonite de la phlébite utérine, qui la complique souvent, à l'acuité des douleurs et à leur extension dans toute la cavité abdominale. L'œdématie des membres abdominaux, et surtout le développement plus considérable des veines extérieures et superficielles des parois abdominales sont des signes qui caractérisent le mieux la phlébite utérine.

Pour distinguer la forme inflammatoire de la forme typhoïde dans la fièvre puerpérale, il faut se rappeler que, dans la forme inflammatoire, le frisson initial n'est en général ni très-intense ni très-prolongé ; que la douleur qui se déclare peu après le frisson est, malgré son acuité, le plus souvent limitée à une région peu étendue du ventre; que le pouls se relève promptement et ne présente pas une fréquence excessive; enfin, que tous les symptômes d'une réaction générale vive succèdent presque toujours au frisson.

Traitement de la fièvre puerpérale à forme inflammatoire.

Les moyens de traitement préservatif de cette maladie consistent à soustraire les femmes nouvellement accouchées à l'influence des causes qui peuvent la produire. Ainsi on soumettra à une diète sévère celles qui n'ont pas le bonheur de nourrir leur enfant; on évitera autant que possible les visites, le froid, la chaleur excessive, le bruit, et l'on tâchera d'éloigner les émotions vives de l'âme, etc.

Le traitement curatif doit être d'autant plus prompt, énergique et habilement conduit, que cette maladie a des symptômes formidables, une marche rapide et toujours une grande gravité. Il doit être essentiellement antiphlogistique, et consister d'abord dans une large saignée, que l'on renouvellera plus ou moins souvent, selon l'intensité de l'inflammation, la dureté du pouls, la vigueur de la personne. Cette première indication remplie, on appliquera sur l'abdomen, depuis trente jusqu'à cinquante sangsues, en une, deux ou même trois fois, selon la constitution de la malade et l'intensité des symptômes. Des sangsues à la vulve sont aussi fort utiles pour dégorger l'utérus et rappeler les lochies; c'est surtout par l'emploi énergique de ces moyens qu'il faut tâcher d'arrêter la maladie dès son origine, parce que les premiers jours passés, les émissions sanguines ne sont plus aussi efficaces et peuvent même, lorsqu'il y a prostation complète des forces, augmenter cet état et rendre plus prompte la mort de la malade. On doit employer en même temps les fomentations émollientes et narcotiques, les boissons mucilagineuses, acidulées. Les lavements avec les décoctions de guimauve, de graine de lin, de têtes de pavot peuvent aider le traitement.

Si la femme est tellement irritable que les boissons, prises même en petite quantité, sont rejetées par le vomissement, dans ce cas, pour éviter autant que possible les secousses violentes, on trompe la soif au moyen de quelques tranches d'orange ou de quelques cuillerées d'eau de Seltz. Il sera bon, du reste, de favoriser, autant que possible, la sécrétion des muqueuses, au moyen de quelques boissons légèrement chaudes et sudorifiques, et l'on cherchera en particulier à rappeler vers la peau une réaction assez forte par les bains de vapeur, employés avec succès par Chaussier.

Pour combattre la constipation, on fera bien de recourir à l'usage de lavements huileux, ou mieux à l'huile de ricin, mêlée avec partie égale de sirop de chicorée et de rhubarbe.

Nous devons dire aussi que le professeur Velpeau a constaté dans cette cruelle maladie les heureux effets de l'onguent mercuriel en frictions sur l'abdomen, à la dose de quatre à huit grammes, et réitérées toutes les deux ou trois heures. On peut donner en même temps quatre ou cinq décigrammes de calomélas par jour, tout en faisant exactement les frictions mercurielles jusqu'à la disparition des symptômes morbides qui dominent le plus souvent lorsque la salivation commence à s'établir.

Forme typhoïde de la fièvre puerpérale. « On a cru longtemps, dit le professeur Dubois (*Dictionnaire de Médecine*), que les pays froids, les saisons froides et humides étaient particulièrement favorables au développement de cette maladie, jusqu'à ce que des observations nouvelles eussent démontré que la sécheresse et la chaleur, loin d'être des préservatifs, semblaient n'avoir pas une moindre part dans l'apparition et l'opiniâtre persistance de l'épidémie. Les conditions appréciables de l'atmosphère, température, état hygrométrique, état électrique, pesanteur, n'ont qu'une influence secondaire, mal connue, réelle peut-être ; et à peine osons-nous signaler les brusques variations de chaleur, de froid, de sécheresse, d'humidité, tant nous craignons de voir des rapports de cause à effet là où n'existe qu'une simple coïncidence.

« Si le principe épidémique doit être invoqué, c'est particulièrement dans la forme typhoïde. Mais bien qu'il suffise à lui seul, indépendamment de toute autre influence, de toute prédisposition, il est cependant un certain nombre de causes prédisposantes ou occasionnelles qu'il est important de signaler. Sans parler des prédispositions qui tiennent aux modifications imprimées à tout l'organisme par la grossesse, ni de celles qui résultent de la secousse produite par un travail ordinaire et naturel, il en est de plus particulières qui se lient aux habitudes, au genre de vie, au régime, et en général aux conditions d'aisance et de misère dans lesquelles se trouvent les nouvelles accouchées. Une vie molle et efféminée au milieu du luxe et de l'abondance, l'absence d'un exercice suffisant pour entretenir la vigueur du corps et l'entière vitalité du sang, laissent quelquefois l'organisme impuissant et sans défense au milieu des causes de maladies engendrées par la parturition. Bien plus fâcheux encore est l'épuisement produit par la misère, une habitation malsaine, une alimentation peu réparatrice, les chagrins de toute sorte, la débauche, l'excès de travail. Les femmes dont la grossesse s'est passée dans des conditions si destructives portent déjà en elles le germe de la maladie qui doit bientôt les emporter.

« Un amaigrissement quelquefois considérable, une altération déjà profonde des traits, l'aspect terreux de la face, une sécheresse de la peau, une diarrhée plus ou moins ancienne, une petite toux sèche, un léger mouvement fébrile, sont les tristes avant-coureurs d'une fièvre puerpérale à forme typhoïde caractérisée, qui éclate peu de temps après l'accouchement, et tue presque infailliblement.

Les causes déterminantes de cette cruelle maladie sont nombreuses. Au moment même de l'accouchement, la longueur du travail, une perte utérine abondante, les diverses manœuvres et les opérations chirurgicales quelquefois réclamées par les obstacles à la parturition ou les accidents qui la compliquent ; pendant les couches l'impression de l'air froid, l'application de linges froids et humides, les lotions à l'eau froide, les écarts de régime, etc., enfin les affections morales qui ont tant de prise sur les nouvelles accouchées.

Quelque grave que soit la forme typhoïde de la fièvre puerpérale, elle ne l'est pourtant pas toujours au même degré. Il est des cas dans lesquels l'atteinte portée à tout l'organisme est si profonde, que les malades succombent en quelques heures sans avoir offert aucun symptôme réactionnel. La peste ne fait pas de plus promptes victimes. Dans les cas moins foudroyants, un effort de réaction se manifeste, mais faible, impuissant et trop souvent sans résultat salutaire. Ainsi l'on voit le choléra tuer dans un espace de temps très-court, dans le fort d'une épidémie, par exemple, et dans d'autres cas, au contraire, la période algide être suivie d'un mouvement réactionnel, d'une lutte qui, malheureusement, n'a pas toujours une issue favorable, mais dont la durée laisse au moins à l'art le temps nécessaire pour appliquer les ressources variées dont il dispose.

C'est ordinairement vers le troisième ou le quatrième jour que la maladie éclate. Mais, dans quelques cas d'une excessive gravité, qu'il y ait eu ou non de fâcheux précurseurs, l'invasion est beaucoup plus rapprochée de l'époque de l'accouchement. A peine sont-elles séparées de quelques heures. L'époque avancée des couches n'en préserve pas toujours.

Le début de cette affection est, à très-peu d'exceptions près, marqué par un frisson dont la violence et la durée prolongée sont en général de mauvais augure. Une céphalalgie plus ou moins intense, une grande fréquence avec mollesse et dépressibilité du pouls (cent vingt à cent cinquante pulsations par minute), une altération profonde des traits, des douleurs abdominales générales souvent, largement étendues dans tous les cas, plus ou moins vives, quelquefois accompagnées d'une sorte d'inquiétude douloureuse ou de crampes dans les membres inférieurs, une grande anxiété, une gêne notable de la respiration, qui devient courte, incomplète, et à l'imperfection de laquelle les femmes cherchent à suppléer par de profonds soupirs, dans quelques cas même, un certain degré de cyanose: tels sont les symptômes qui suivent de près le frisson initial dans les circonstances graves, au fort des épidémies, chez quelques femmes que la maladie atteint profondément, et qu'elle enlève vite. En effet, cet état si grave dès le principe ne tarde pas à s'aggraver encore, quelle que soit la conduite du médecin, mais jamais plus sûrement, jamais plus vite que par l'emploi inopportun d'un traitement débilitant. Ou le frisson n'est suivi d'aucune réaction, ou cette réaction est peu marquée. La face ne se colore point, et reste d'un blanc terne, d'une couleur cendrée, presque caractéristique, relevée de quelques taches pourpres sur les joues, avec coloration plombée des paupières, rétraction des traits du visage. L'œil, au lieu de s'injecter, reste vitreux et la pupille dilatée. La peau, loin d'être brûlante comme dans la forme inflammatoire, ou garde sa température normale, ou se couvre d'une moiteur froide ou presque froide; les muscles eux-mêmes offrent une flaccidité qui décèle une atteinte profonde portée à tout le système nerveux. « Peut-être, dit le professeur Dubois, est-ce à ce défaut de tonicité et de résistance qu'il faut attribuer la facilité avec laquelle les intestins se laissent distendre, et l'apparition si prompte d'un météorisme considérable, qui, dans la péritonite proprement dite, ne se développe qu'à une époque déjà avancée de la maladie. La diarrhée existait déjà, et continue avec fétidité et issue involontaire des fèces; en tous cas elle est facilement provoquée, et il est rare que la constipation persiste. Des vomissements, ordinairement faciles, de matières jaunâtres, puis porracées, se déclarent et persistent opiniâtrément. La débilité fait des progrès, le pouls devient de plus en plus petit, fluctuant, inappréciable; quelques taches pourprées livides apparaissent, dans certains cas, sur les extrémités inférieures qui se refroidissent et se cyanosent de plus en plus. Un léger délire a quelquefois lieu particulièrement le soir et pendant la nuit; cependant les facultés intellectuelles demeurent intactes le plus souvent, mais alors même une sorte d'insensibilité générale annonce bientôt une fin prochaine, et la mort ne tarde pas, en effet, à clore cette scène de désolation. »

Les symptômes ne sont plus les mêmes, ou se compliquent davantage lorsque, à la faveur d'un mouvement réactionnel plus ou moins marqué, la maladie se prolonge. Le pouls, concentré pendant le frisson, se développe un peu, acquiert même une certaine plénitude, en conservant toutefois quelque chose des caractères que nous avons précédemment indiqués, et spécialement une grande fréquence. Cet état ambigu, et en quelque sorte mixte du pouls, peut laisser un instant incertain sur la forme de la maladie. Mais, soit spontanément, soit à la suite d'une émission sanguine, quelque peu considérable qu'elle soit, il devient mou et dépressible, et ne se relève plus, ou ne se relève que passagèrement, le plus souvent pour faiblir davantage encore. On voit pourtant, dans ces états variables et ces caractères indécis du pouls, une tentative de réaction que manifestent en outre une certaine chaleur de la peau, une légère et passagère animation du visage, et la prostration moindre, sinon le soutien réel des forces. Cette réaction conduit au développement d'affections secondaires, d'une durée variable, de quelques jours au moins, et qui aboutissent très-souvent à la prompte formation du pus dans le péritoine, dans les parois utérines, les sinus utérins, les veines pelviennes, les vaisseaux lymphatiques, le tissu cellulaire sous-péritonéal, diverses séreuses et synoviales, l'épaisseur des muscles, etc. Cette production si fréquente du pus dans l'une ou l'autre des parties que nous venons de nommer, et le plus souvent dans plusieurs simultanément, a fait désigner la maladie qui nous occupe sous le nom de *fièvre pyogénique* des femmes en couche.

Par ce qui vient d'être dit, on voit qu'il ne s'agit plus de cette variété de la forme typhoïde qui tue en quelques heures et qui, par son excessive gravité, rappelle la peste ou le choléra. La durée de la maladie permet d'y saisir des phases, sinon des périodes nettement distinctes, et nous pouvons y observer deux ordres de symptômes : des symptômes inflammatoires de nature douteuse, il est vrai, mal dessinés, insidieux, et des symptômes typhoïdes proprement dits qui, se mêlant promptement aux premiers, semblent coïncider, dans beaucoup de cas, avec la formation de quelque infiltration de pus ou de quelque épanchement purulent, et bientôt dominent exclusivement.

A la première catégorie de symptômes se rapportent surtout les douleurs abdominales qui appartiennent à toutes les formes. Il ne faut jamais perdre de vue toutefois qu'elles ne résultent pas toujours d'un travail phlegmasique : la vivacité, la ténacité de ces douleurs n'est pas même la preuve d'une inflammation franche, pure, sans mélange ; et d'un autre côté leur diminution ou leur cessation complète, loin d'être l'indice d'un amendement réel, n'ont point, en général, dans la forme typhoïde au moins, une signification aussi favorable. Ici les douleurs ne peuvent à elles seules fournir un signe diagnostique ou pronostique : c'est toujours l'état général, et en particulier l'état du pouls qu'il faut consulter. Les douleurs cessent-elles, dit le docteur Dubois, gardons-nous d'une sécurité trompeuse, tant que le pouls conserve une grande fréquence, et particulièrement s'il perd la plénitude et la résistance qu'il a pu offrir dans une période mixte et transitoire, si promptement remplacée par la période franchement typhoïde. Lorsque celle-ci est devenue prédominante, outre tous les symptômes que nous avons vu se déclarer dès le début dans les cas rapidement mortels, on observe encore ceux d'un travail pyogénique dans un point du bas-ventre qu'il est souvent impossible de déterminer avec une rigoureuse exactitude, dans une ou plusieurs articulations, ou dans l'épaisseur de quelque membre. Ce travail n'est pas, le plus souvent, comparable à celui qui succéderait à une inflammation franche. Il est annoncé par une douleur quelquefois aiguë, mais ordinairement sourde, rarement accompagnée des autres caractères de l'inflammation, tels que chaleur, rougeur, gonflement : tout au plus observe-t-on une couleur livide de la peau, quand le travail se fait superficiellement. Ce travail s'accomplit même si sourdement quelquefois qu'on constate, après la mort, la présence de collections purulentes dont aucun symptôme n'avait fait soupçonner l'existence pendant la vie.

Cette seconde variété de la forme typhoïde débute en général à une époque assez éloignée de l'accouchement, et d'ailleurs elle se prolonge assez pour qu'on ait le temps d'observer les modifications qu'elle imprime à la sécrétion laiteuse et aux lochies. A une époque variable, mais en général rapprochée du début de la maladie, l'écoulement lochial diminue presque toujours notablement de quantité, se supprime même assez souvent tout à fait. Il y a quelquefois une succession si rapide qu'on peut croire à une coïncidence, et la coïncidence est même, dans certains cas, réelle. Bien plus, les lochies, sous l'influence d'un état morbide qui se développe sourdement, cessent de couler, ou au moins de couler aussi abondamment avant même que la maladie éclate. Ces circonstances expliquent et justifient jusqu'à un certain point l'opinion qui a longtemps régné dans la science et qui attribuait à ces modifications des lochies une grande influence sur le développement de la fièvre puerpérale qui voyait, en un mot, une cause là où une observation plus rigoureuse ne nous révèle qu'un effet. La suppression, la diminution même ne sont pas constantes, ni dans tous les cas, ni pendant toute la durée de la maladie.

S'il est des fièvres puerpérales qui cèdent à l'emploi bien entendu des émissions sanguines générales et locales, convenablement répétées et suffisamment copieuses, secondées des applications émollientes et narcotiques, des bains, des lavements simples ou laxatifs, de quelques purgatifs doux; s'il en est d'autres qui, après avoir résisté aux moyens précédents, guérissent sous l'influence du mercure associé ou non à l'opium (calomel à l'intérieur, onctions d'onguent napolitain à haute dose sur le ventre); si l'ipécacuanha produit, dans quelques cas, des effets merveilleux, arrête ou guérit, même comme par enchantement, il arrive malheureusement trop souvent que la maladie est absolument au-dessus des ressources de l'art : c'est particulièrement ce qu'on observe dans la troisième forme de la fièvre puerpérale. Quand on voit des femmes qui, à peine atteintes, sont frappées de mort, peut-on espérer quelque chose de nos moyens ordinaires? A de telles maladies, il faudrait des remèdes héroïques, et nous n'en possédons aucun. Un peu moins grave et plus prolongée, la maladie laisse au médecin le temps d'employer les divers moyens que nous venons d'énumérer rapidement. Mais avec quelle prudence ne doit-il pas procéder, et quelle réserve ne doit-il pas s'imposer, surtout dans l'emploi des émissions sanguines! D'abord on ne peut y songer tant que la réaction n'a pas eu lieu, et il faut quelquefois longtemps attendre. Une fois cette réaction, en général médiocre, établie, les cas mêmes qui semblent indiquer les émissions sanguines doivent être abordés avec défiance : il ne faut d'abord tirer, soit par la lancette, soit par les sangsues appliquées sur le ventre, qu'une petite quantité de sang, saignée d'essai, en quelque sorte, dont les effets sur le pouls et sur l'état général, plus encore que sur l'état local, devront être soigneusement étudiés et attentivement appréciés, et décideront du traitement ultérieur, soit que la résistance de l'artère indique qu'on doit persévérer, soit que la mollesse du pouls et la prostration rapidement croissante annoncent qu'on est entré dans une mauvaise voie dont il faut se hâter de sortir. Croit-on qu'en s'engageant dans une autre voie on rencontre toujours mieux? Non, sans doute : souvent la maladie marche malgré tout, mais au moins sa marche ne sera pas précipitée par celui-là même qui a mission de l'arrêter.

Quelle conduite suivre alors? Les grands bains, si convenables, si bien supportés, si avantageux dans les inflammations franches, fatiguent souvent, augmentent d'une manière notable la gêne de la respiration, et s'il est quelques malades auxquelles ils réussissent, il en est un plus grand nombre pour lesquelles il faut y renoncer. Reste une médication dont il ne faut point s'exagérer la valeur, mais qui compte pourtant d'incontestables succès : nous voulons parler des frictions ou plutôt des onctions mercurielles à la dose de quatre, six, huit grammes, répétées six à huit fois en vingt-quatre heures.

Arrêté dans l'emploi des grands et puissants moyens qui lui

rendent tant de services ailleurs, le médecin devra souvent se contenter de combattre les symptômes principaux, les douleurs, par les cataplasmes émollients, les applications narcotiques; le météorisme, quelquefois par l'application de la glace; la diarrhée, qui appartient à cette forme, par le laudanum, les amylacés, les astringents; les vomissements, par l'eau de seltz, la glace, le laudanum de Sydenham; la fétidité des lochies, par les injections portées jusque dans l'utérus, soit l'eau de guimauve, de camomille, de sureau, toujours tiède, soit d'eau tiède légèrement salée; le délire, par le laudanum, quelquefois par quelques révulsifs, sur les extrémités inférieures le plus souvent; la débilité, enfin, par quelques légers toniques, quand l'état de l'estomac permettra de les administrer.

De la phlébite utérine.

Cette maladie est une des formes les plus redoutables de la fièvre puerpérale. Le développement de la phlébite utérine après l'accouchement ne doit pas étonner plus que celui de la phlébite à la suite des plaies et des opérations chirurgicales. La femme en couche, comme l'amputé, est épuisée de fatigues, de douleurs, d'émotions de toute espèce, dit un auteur; le calme, ou plutôt l'affaissement qui succède à l'opération laborieuse de l'accouchement, est la fidèle image de l'affaissement qui suit une grande blessure.

Obscure dans ses symptômes, insidieuse dans sa marche et ses complications, la phlébite utérine avait, pour ainsi dire, été méconnue jusqu'à ce que les travaux et les observations intéressantes de Dance et de M. Tonnelé soient venus fixer l'attention des médecins praticiens sur cette grave maladie, dont les causes les plus ordinaires sont un travail long et pénible pendant l'expulsion du fœtus, et certaines prédispositions individuelles : la compression exercée pendant longtemps par la tête de l'enfant sur le col de la matrice; une température froide et humide, et surtout pendant l'hiver, l'encombrement des salles destinées aux femmes en couche, les tractions exercées sur le placenta immédiatement après l'accouchement, de telle sorte que les veines utérines, séparées brusquement des parties avec lesquelles elles sont en contact, restent béantes et accolées directement avec une surface enflammée, avec des lochies ou des caillots de sang décomposé, et quelquefois avec des parties de placenta putréfiées et ramollies.

A ces causes de phlébite utérine, on peut ajouter l'injection des liquides glacés et astringents dans la cavité de l'utérus pour arrêter une hémorrhagie inquiétante, la suppression de la sécrétion du lait, une compression dans la région hypogastrique, les écarts du régime, l'exercice prématuré, la trop grande susceptibilité des accouchées, surtout l'inflammation latente de la muqueuse ou du tissu propre de l'organe gestateur.

Marche et siége. L'inflammation des veines de la matrice débute ordinairement à l'embouchure des sinus utérins, mis à découvert par le décollement du placenta, comme le fait une amputation à l'égard des veines d'un membre; la phlegmasie gagne bientôt les veines où se rendent les sinus utérins qui, par continuité, transmettent l'inflammation au tissu propre de l'utérus, ce qui constitue une phlébite utérine parenchymateuse compliquée de métrite.

Si l'on examine la surface interne de l'utérus immédiatement après l'accouchement, on voit sur les cotylédons utérins des orifices veineux béants qui représentent les orifices veineux d'un membre amputé. Pour réparer une aussi vaste solution de continuité, une fièvre traumatique est nécessaire; cette fièvre traumatique s'appelle fièvre de lait, parce qu'en vertu des lois aussi faciles à saisir dans leur but qu'impossibles à saisir dans leurs moyens, cette fièvre est accompagnée de la sécrétion du lait dans les mamelles. Cette fièvre traumatique de la femme nouvellement accouchée a son temps d'incubation, comme la fièvre traumatique du blessé; il est de deux, trois à quatre jours, et présente d'ailleurs les mêmes caractères chez l'un et chez l'autre.

Si l'on examine les veines utérines après l'accouchement, on voit que toutes les veines qui répondent à l'insertion du placenta et qui constituent une sorte de tissu érectile, sont remplies de caillots sanguins adhérents; que la phlébite est tantôt limitée aux cotylédons utérins, tantôt étendue des cotylédons aux veines utérines et ovariques, et même assez souvent aux veines hypogastriques, aux veines iliaques externes et aux veines iliaques primitives. (*Dictionnaire de Médecine.*)

Les symptômes de la phlébite utérine varient selon la période de la maladie ; dans la première période, le mal qui est purement local s'annonce ordinairement du deuxième au troisième jour par les symptômes de la métrite, c'est-à-dire par des frissons irréguliers, une pression constante sur la région lombaire, une douleur bornée à l'hypogastre et les fosses iliaques, souvent à un seul côté qui est celui auquel correspond l'insertion du placenta dans la matrice. A ces symptômes il faut ajouter la suppression brusque des lochies, l'affaissement des seins, la petitesse et la fréquence du pouls, la sécheresse de la peau, la rougeur et l'aridité de la langue; l'engorgement du globe utérin qui augmente au lieu de diminuer à mesure que l'inflammation fait des progrès; enfin un écoulement par la vulve de matières puriformes, épaisses, sanieuses, ordinairement fétides; la tuméfaction, la douleur du col utérin et la sensibilité de l'hypogastre, qui est plus vive que celle qui a lieu ordinairement après l'accouchement.

La deuxième période, qui est celle où la suppuration se forme, se distingue par la diminution des douleurs locales, et par le développement dans le tube digestif de produits gazeux; enfin, la troisième période, marquée par l'absorption du pus dans le torrent de la circulation, offre des symptômes généraux d'un caractère plus grave; ainsi, il y a alors exaltation d'idées et le plus souvent délire; la peau devient terreuse, les yeux sont caves, les pupilles dilatées, la face est crispée et souvent couverte d'une sueur froide; enfin, il survient une sorte d'insensibilité qui ôte aux malades la conscience de leurs douleurs. Quelquefois, les membres sont le siége d'un gonflement latent, d'une fluctuation évidente et d'un empâtement douloureux et offrant tous les signes d'un abcès situé profondément. Plus tard, tous ces symptômes s'aggravent : les extrémités se refroidissent, le pouls est plus fréquent et plus dépressible; et à ces symptômes viennent se joindre la loquacité, un rire sardonique continuel, la carphologie, le hoquet, les défaillances, et très-souvent la mort vient mettre fin à tous ces désordres.

Le diagnostic de la phlébite au premier degré diffère peu de celui de la métrite, et ce n'est que par les symptômes propres à noter le passage du pus dans la circulation, que la phlébite peut être réellement démontrée. On peut croire à l'extension de la maladie aux gros troncs veineux, lorsqu'il existe de l'œdématie aux membres abdominaux et un certain empâtement au bas-ventre. Enfin, il est un signe de beaucoup de valeur pour distinguer la phlébite, c'est le développement des veines extérieures et superficielles des parois abdominales; enfin, l'inflammation veineuse se distingue de la péritonite par l'acuité des douleurs dans cette dernière maladie, et surtout par leur extension sur toute la cavité abdominale. Enfin, dans la phlébite le délire est plus prédominant, et les frissons qui annoncent la suppuration des veines utérines sont plus marqués et viennent périodiquement comme dans un accès de fièvre pernicieuse, ce qui n'a pas lieu dans la péritonite.

Le pronostic de la phlébite utérine est, en général, très-grave, quoique, dans beaucoup de cas, on puisse arrêter sa marche avec autant de facilité que dans une phlébite ordinaire; en général, lorsque l'inflammation est bornée aux veines des parois de l'utérus, on peut beaucoup espérer des ressources de l'art et des efforts de la nature; mais lorsqu'elle s'étend sur les veines ovariques, l'infection purulente et ses suites sont beaucoup à redouter. Cette phlegmasie, en un mot, est toujours plus grave que la métrite simple; elle se termine ordinairement dans le courant ou vers la fin du troisième septénaire, mais elle peut aussi se prolonger plus longtemps et devenir mortelle peu de temps après son début.

La phlébite des veines contenues dans l'épaisseur de l'utérus, de celles qui longent les bords de cet organe, et des veines hypogastriques, s'accompagne de douleurs hypogastriques et pelviennes, qui augmentent à la pression, et qui simulent une péritonite commençante. Ces douleurs, dit le professeur Cruveilhier, cèdent, et la phlébite est maintenue dans les limites de l'inflammation adhésive, 1° par l'application des sangsues à l'hypogastre, faite dès l'apparition des symptômes, et répétée jusqu'à cessation de la douleur; 2° par les bains émollients, prolongés de trois à quatre heures; 3° par les irrigations utérines à l'aide d'une seringue foulante et aspirante; et 4° par des purgatifs légers; c'est peut-être, ajoute l'auteur que je viens de citer, à cette médication active que je dois d'avoir eu si rarement l'occasion d'étudier la phlébite utérine passée à l'état de suppuration.

Le traitement de cette maladie doit varier selon qu'elle se présente dans sa première période, ou à celle de la suppuration et du passage du pus dans le torrent de la circulation.

Dans le traitement de la première période de la phlébite utérine, on doit employer les saignées générales, l'application de sangsues à la vulve, à la partie interne des cuisses, à l'anus, enfin les injections émollientes et souvent répétées, les grands bains, les cataplasmes sur l'hypogastre, arrosés de quelques gouttes de laudanum, la diète absolue, les boissons et les potions adoucissantes et calmantes; enfin, on doit éloigner toutes les circonstances qui peuvent émouvoir ou troubler la malade.

Pendant la période de suppuration, les saignées générales sont encore quelquefois utiles, mais c'est surtout l'administration du tartre stibié et de l'ipécacuanha à hautes doses qui offre des chances de succès. On pourrait joindre à ces moyens des injections avec une dissolution chargée de chlore.

On pourra aussi avoir recours à l'emploi des révulsifs énergiques, aux sinapismes, aux vésicatoires appliqués aux cuisses et aux jambes, enfin aux sudorifiques et à tous les excitants du système cutané, surtout à l'acétate d'ammoniaque, à la dose de cinq à six gouttes par tasse de tisane; il serait bon d'associer à ces moyens des médicaments ayant une action sédative sur le système nerveux, tels que le camphre, l'assa fœtida, le musc, le quinquina et tous les amers.

De l'œdème douloureux des membres abdominaux.

On désigne par le nom d'œdème douloureux (*phlegmasia alba dolens*) un gonflement aigu et très-douloureux des membres abdominaux, dont les femmes sont atteintes après l'accouchement. Ce gonflement inflammatoire, qui envahit rarement les deux membres à la fois, est accompagné d'une fièvre plus ou moins violente, revêtant, dans certains cas, la forme adynamique ou typhoïde.

Cette maladie, que les anciens désignaient sous le nom de dépôt laiteux, de métastase laiteuse, n'a été bien étudiée que par quelques auteurs modernes, parmi lesquels on doit ranger, en première ligne, le laborieux et savant professeur Velpeau.

Parmi les causes qui lui donnent naissance, on doit comprendre tous les phénomènes qui mettent obstacle à la circulation veineuse des membres abdominaux, en y déterminant la coagulation plus ou moins complète du sang dans les vaisseaux frappés d'inflammation ; ainsi la pression exercée sur les nerfs et les veines du bassin, l'inflammation traumatique de l'accouchement, la phlébite utérine, et celle des veines pelviennes, l'inflammation suppurative des symphyses, et celle des nerfs sciatiques, cruraux et sous-pubiens, sont autant de circonstances sous l'influence desquelles l'œdème douloureux peut se manifester. Un refroidissement brusque à la suite de l'état de transpiration où les femmes en couche se trouvent ordinairement, est une des causes déterminantes les plus communes de la *phlegmasia alba dolens.* Quoique l'inflammation des vaisseaux lymphatiques puisse contribuer à la production des phénomènes qui constituent cette affection, elle ne doit point être regardée comme une véritable cause. Il est certain, dit Dugès, que, dans l'œdème douloureux, les ganglions inguinaux sont souvent engorgés ; mais, sans doute, nerfs, veines et lymphatiques sont alors enflammés à la fois.

Un auteur qui paraît avoir conçu la meilleure idée de cette maladie est Gardien, dit le docteur Capuron. Il en attribue la cause prédisposante à l'état des glandes inguinales, dont la sensibilité et l'irritabilité, considérablement augmentées pendant la grossesse et le travail de l'accouchement, deviennent plus aptes à recevoir l'impression des causes excitantes. Ces dernières sont principalement le froid et l'humidité de l'air, qui, agissant plus ou moins brusquement sur les glandes déjà irritées, en déterminent l'engorgement, et empêchent ainsi la lymphe de remonter des membres abdominaux vers le canal thoracique. Cette opinion paraît d'autant plus fondée qu'elle cadre parfaitement avec l'observation ; car il est de fait que les nouvelles accouchées sont plus exposées à l'engorgement des membres abdominaux dans les saisons où l'air est froid et humide.

Cette maladie débute par une douleur subite dans l'aine et la cuisse, qui se gonfle peu à peu de haut en bas ordinairement, dans sa partie interne et antérieure, quelquefois dans sa partie postérieure ; bientôt le membre s'infiltre en totalité. Cette douleur est souvent précédée de frissons et accompagnée d'une fièvre assez intense. Les lochies et la sécrétion du lait ne sont arrêtées qu'après le développement du mal, ce qui prouve que la suppression en est l'effet et non la cause. La peau devient blanche, luisante, tendue, et excessivement sensible au toucher, mais l'œdème n'est réellement séreux et ne garde l'impression du doigt que dans les parties non douloureuses. Cette affection, dont la durée est de quatre à sept semaines, se termine le plus souvent par suppuration, par de vastes ulcères, et quelquefois par la mort.

Voici la description que donne de cette maladie un auteur très-compétent dans cette matière : « Au début, il y a une douleur sourde et comme un sentiment de pesanteur dans le bassin, accompagnée d'un malaise général, de frissons irréguliers et d'engourdissement à l'une des cuisses. Bientôt après, l'accouchée ressent à l'aine une douleur plus ou moins vive, qui augmente par la tension et diminue par la flexion du membre. On y distingue communément, mais pas toujours, une sorte de corde rougeâtre, noueuse, très-sensible, qui suit le trajet des vaisseaux lymphatiques. Un ou deux jours après, la douleur diminue et la cuisse se tuméfie ou s'engorge, mais alors la jambe se tend et devient douloureuse; le jarret se réduit et la flexion est impossible. Ensuite la douleur diminue dans cette partie du membre à mesure que le gonflement y survient. Enfin le pied subit les mêmes changements que les parties situées au-dessus; il se tend, s'endolorit et s'engorge à son tour. Quelquefois il est affecté en même temps que la jambe. Vers la fin du huitième ou du dixième jour, tout le membre est engorgé, le volume en devient quelquefois double de celui qui n'est pas affecté, et la malade ne peut le mouvoir sans douleur. Dans plusieurs cas, cette maladie n'est point accompagnée ou suivie de fièvre; lorsqu'il y en a, elle est le plus souvent intermittente, irrégulière, variable dans sa durée, et plus intense le soir ou la nuit que le matin ou le jour. Le paroxysme en est marqué par la céphalalgie, la toux, la soif et l'élévation du pouls; elle est toujours symptomatique ou consécutive, et proportionnée à la tension, à la douleur et à l'engorgement du membre, phénomènes dont la violence la détermine. »

L'engorgement des membres abdominaux, après les couches, imite souvent la mobilité du rhumatisme. On l'a vu quitter celui qu'il avait primitivement affecté, pour se porter à l'autre et pour y produire successivement les mêmes altérations; quelquefois il revient au premier qui éprouvait du soulagement, et d'autres fois il les attaque tous les deux en même temps.

D'après les causes et les symptômes de cette maladie, on voit facilement quels sont les moyens les plus propres, soit à prévenir, soit à combattre l'engorgement des membres abdominaux chez les femmes en couches. Pour remplir la première indication, la nouvelle accouchée doit se tenir à l'abri de l'humidité, du froid, ne pas sortir trop promptement, et prendre les précautions nécessaires pour se garantir de l'inclémence de l'air.

Quant au traitement curatif, il faut avoir égard à la période, à l'intensité, à la terminaison et à la complication de la maladie. Dès le commencement, qu'on enveloppe la partie de flanelle pour y entretenir une douce chaleur; qu'on ait aussi recours au tartre stibié, plus ou moins répété, soit pour opérer une révulsion salutaire, soit pour dissiper le constriction spasmodique de la surface du corps et y exciter une douce transpiration; si, malgré ces secours préliminaires, les membres abdominaux s'engorgent et deviennent douloureux, il faut nécessairement appliquer tout l'appareil des antiphlogistiques. Il faut dire toutefois qu'ils soulagent souvent, mais ne guérissent point, et ne préviennent que rarement la suppuration; peut-être en diminuent-ils l'étendue, dit Dugès. On doit cependant avoir recours aux émissions sanguines générales et locales, aux cataplasmes émollients et narcotiques, aux boissons rafraîchissantes, à la diète absolue, aux bains généraux qui sont très-utiles lorsque la fièvre a été amendée; enfin on aura recours aux antiseptiques à l'intérieur, tels que le quinquina, le bon vin et tout ce qui peut soutenir ou augmenter les forces de la malade, si l'on ne parvient pas à modérer la suppuration trop abondante, si l'on ne peut pas empêcher la résorption du pus, et s'il se déclare quelques symptômes adynamiques.

Des abcès phlegmoneux des femmes en couches.

On voit souvent que le tissu cellulaire des muscles pelviens, ainsi que les articulations coxo-fémorales et les symphyses, participent à cette même inflammation que nous avons vu frapper le système ganglionnaire ou lymphatique; d'autres fois ces parties sont enflammées isolément; de là les abcès, les phlegmons dits laiteux, qui se développent dans diverses parties du corps des femmes nouvellement accouchées.

Lorsque ces abcès se forment autour du muscle psoas et iliaque, il en résulte souvent des foyers purulents qui peuvent s'ouvrir ou être ouverts à l'aine, dans la région lombaire et dans le tissu même des grandes lèvres ; quand, au contraire, ces collections purulentes se font jour dans la vessie, le rectum, ou dans l'utérus, cet accident est d'autant plus fâcheux qu'il cause très-souvent la mort des malades. Quelquefois, dit Dugès, ces abcès s'ouvrent dans l'utérus, dans la vessie ou le rectum, entraînent la mort ou bien guérissent, comme nous l'avons vu.

Il est donc de la plus haute importance de prévenir, s'il est possible, et de combattre dans le principe le développement de ces symptômes inflammatoires, au moyen de l'emploi énergique des antiphlogistiques, et, si on n'a pu y réussir, de donner promptement issue au pus, en pratiquant une ouverture sur le foyer purulent, au moyen du bistouri ou du cautère, suivant le cas, et s'il se forme des fistules qui indiquent la persistance des foyers intérieurs, on emploiera les bains, les cataplasmes et un régime adoucissant, en même temps que nourrissant (végétaux, fécules).

De l'éruption miliaire.

Il survient souvent, chez les femmes en couches, une éruption miliaire qui a lieu sans mouvement de fièvre. Cette affection, consécutive à l'accouchement, qui s'annonce par des picotements et des démangeaisons, se manifeste au milieu de sueurs abondantes, spontanées ou provoquées, principalement sur le cou, la poitrine, le ventre et les poignets.

Cette maladie paraît tantôt sous la forme de boutons blanchâtres, auxquels succèdent des vésicules transparentes et remplies d'une sérosité limpide; tantôt le bouton et la vésicule sont entourés d'une auréole purpurine; quelquefois ils sont d'une couleur rouge plus ou moins foncée, ainsi que leur base. La durée en est de quatre, cinq ou six jours, pendant lesquels la femme n'éprouve aucun dérangement dans ses fonctions, pas même le plus léger mal de tête; l'appétit est comme à l'ordinaire, et le sommeil tranquille. La terminaison se fait d'une manière insensible ou par une desquammation farineuse de la peau. Du reste, cette affection peut se compliquer avec d'autres maladies plus ou moins graves, entre autres des phlegmasies muqueuses, telles que le catarrhe bronchique, l'angine, l'embarras des premières voies, la gastrite et même la fièvre inflammatoire et autres.

Si cette maladie est exempte de complication, on doit se borner à préserver les malades de l'action de l'air froid, à leur prescrire des boissons émollientes et un régime antiphlogistique. Dans le cas où il existerait une chaleur et une démangeaison incommode, on y remédierait au moyen de bains tièdes. Enfin, si la maladie était compliquée, il faudrait agir selon l'affection concomitante qui serait survenue, c'est-à-dire recourir aux boissons émollientes, aux évacuations sanguines et à tous les antiphlogistiques, pour combattre les diverses phlegmasies. De même qu'on emploierait le quinquina, les toniques, les calmants, les excitants si l'exanthène était compliqué de fièvre adynamique ou ataxique.

Maladies relatives à la fonction des mamelles, ou à la lactation.

La quantité de lait sécrété présente des variations; il est des femmes dont le sein naturellement stérile ne fournit que peu ou point de lait, ne peut même nourrir un seul enfant, quoiqu'il n'y ait en apparence aucun vice de conformation, tandis que tant d'autres ont les mamelles si disposées à la sécrétion de ce fluide que non-seulement elles n'en manquent jamais, mais qu'elles en sont même embarrassées, et qu'elles sont menacées de tomber dans ce qu'on nomme la *phthisie* ou la *consomption laiteuse*. Dans quelques cas mêmes, il y a exubérance de la sécrétion laiteuse, ce qui constitue un état morbide désigné sous le nom de *galactirrhée;* dans d'autre cas, au contraire, il y a absence plus ou moins complète de cette sécrétion, qui a reçu le nom d'*agalactie*. Il est des femmes chez qui le lait est retenu dans les mamelles; chez d'autres, ce fluide s'écoule involontairement. Quelques-unes rendent encore un lait si ténu ou si séreux, et si peu consistant, qu'il ne peut suffire à la nourriture de l'enfant. Il y en a aussi dont ce fluide n'est pas moins impropre à la nutrition parce qu'il est trop épais; enfin il est aussi des femmes chez lesquelles le lait éprouve des modifications dans sa couleur, dans sa consistance et dans sa saveur, qui le rendent plus ou moins impropre à la nutrition : de là des maladies qui doivent nécessairement influer sur la lactation et en modifier les effets.

Nous allons donc successivement nous occuper des diverses anomalies de la sécrétion laiteuse.

De l'agalactie ou défaut de lait.

L'agalactie est cet état dans lequel la glande mammaire ne sécrète qu'une très-petite quantité de lait ou n'en sécrète pas du tout. Dans le premier cas, elle est dite partielle; dans le second, totale. Cette lésion de la lactation peut être aussi primitive ou accidentelle, selon que la sécrétion n'a pas lieu après l'accouchement, ou qu'elle se supprime ou diminue par l'effet d'une cause accidentelle.

Les causes de l'agalactie sont, outre la mauvaise conformation du sein, la faiblesse naturelle ou provenant de quelque maladie antérieure; une maigreur extrême ou le dessèchement du corps; l'excès du travail, du jeûne ou de l'abstinence; l'atrophie de la glande mammaire, son peu ou son excès de développement, son défaut d'énergie vitale. On range encore parmi les causes de l'agalactie le tempérament nerveux, un embonpoint ou une maigreur extrême, un état de langueur ou de faiblesse produite par le manque de nourriture, des hémorrhagies ou autres évacuations abondantes, comme sueurs, urines et déjections alvines excessives; la leucorrhée, l'abus des jouissances vénériennes, la trop grande jeunesse ou l'âge trop avancé; enfin, l'application des topiques astringents et narcotiques sur les mamelles, afin d'en conserver la forme et la beauté; les passions ou affections tristes de l'âme, comme la haine, l'envie, la jalousie, le chagrin, etc., etc., dont le propre est de faire languir la digestion, et d'apporter le trouble dans toute l'économie.

S'il est toujours facile d'établir le diagnostic de l'agalactie par la seule indication de la femme, il n'en est pas de même des nourrices mercenaires qui ont intérêt à la cacher. On reconnaîtra toujours ce défaut de sécrétion laiteuse aux caractères suivants : les seins ne se gonflent pas et ne se durcissent pas pendant les intervalles où l'enfant ne tette pas. Ce dernier est toujours affamé, même lorsqu'il vient d'être allaité; il demande souvent le sein, le quitte en criant après l'avoir pris; ses urines sont rares et peu abondantes; il dort peu, maigrit et dépérit promptement. « L'agalactie est souvent dissimulée par les nourrices mercenaires, dit Dugès; le dépérissement de l'enfant, l'avidité avec laquelle il suce tout autre aliment, les cris qu'il jette en quittant le mamelon ou peu après l'avoir saisi, les aphthes dont sa bouche devient le siége, la couleur verte des matières fécales en sont le premier indice. On peut s'assurer ensuite que les mamelles sont flasques, presque constamment vides, en excrétant à peine quelques gouttes de lait blanc et épais. »

Lorsque l'agalactie est primitive, elle dépend quelquefois d'une vive émotion, mais elle est alors ordinairement passagère; d'autres fois elle tient à une faiblesse de constitution qui la rend très-souvent incurable. En pareil cas, il faut donner une autre nourrice à l'enfant. Le défaut de lait, quand il tient à un vice naturel ou accidentel des mamelles, est moins dangereux pour la femme que pour l'enfant; car alors celui-ci est privé de la nourriture qui lui était destinée, et obligé de passer en des mains étrangères où il ne trouve que des soins toujours inférieurs à ceux de la maternité. Quand l'agalactie est incomplète et due à quelque circonstance momentanée, on peut établir une sécrétion suffisante à la nutrition de l'enfant, en insistant sur l'allaitement, sur les succions exercées par un adulte ou un jeune chien, etc.; en pratiquant des frictions stimulantes sur les mamelles avec une flanelle sèche ou imbibée de substances aromatiques, et en entourant ces organes de tissu chaud, de cataplasmes avec les fécules de fenouil, de menthe, etc.; en recommandant une alimentation substantielle, nourrissante, tonique : potages, purées, fécules et viandes plutôt bouillies que rôties.

« Quand l'agalactie, dit Dugès, est symptomatique, et reconnaît pour cause une métrite aiguë, une péritonite, une fièvre simple, en continuant la lactation en même temps qu'on emploie un traitement convenable contre le mal principal, on voit l'agalactie cesser avec la cause qui l'avait produite. La menstruation, qui a quelquefois lieu durant la lactation, diminue aussi passagèrement la quantité de lait, mais c'est d'une manière durable que la suppression a lieu quand on peut la rapporter à la grossesse. Il faut alors ou sevrer l'enfant, ou lui donner une autre nourrice. Il en est de même dans tout cas de maladie chronique, phthisie, qui produit des effets analogues.

« Si l'agalactie est toujours plus promptement funeste aux enfants qu'à leur mère, il peut en résulter, chez ces dernières, qui, quoique privées de lait, persistent à nourrir, une sorte de fièvre hectique, accompagnée d'une toux sèche et d'un sentiment de chaleur à la poitrine, qui amène un prompt dépérissement si l'on ne fait pas cesser l'allaitement aussitôt que ces symptômes se manifestent. »

De la galactirrhée, polygatie et phthisie laiteuse.

On désigne sous ce nom la sécrétion trop abondante du lait, qui ne constitue cependant un état morbide que lorsque l'écoulement de ce liquide porte atteinte à la santé de la femme. Cette exubérance laiteuse est ordinairement suivie d'insomnie, de douleurs au dos et aux lombes, de lassitudes dans les jambes, d'une toux sèche, et de la diminution ou de la perte de l'embonpoint et de la fraîcheur de la nourrice. Son lait devient limpide et sans consistance ; l'enfant en profite peu, le vomit, le digère mal et maigrit.

Les nourrices qui ont une grande disposition à produire du lait, dit un accoucheur, ont le sein toujours distendu. Ce fluide s'en écoule quelquefois à flots et avec plus ou moins de douleur ; affection dangereuse non-seulement pour le nourrisson, mais encore pour la mère, chez laquelle elle peut déterminer l'inflammation et l'abcès des mamelles. On a vu des femmes s'épuiser par le sein, et tomber dans ce qu'on nomme la *phthisie laiteuse*, en passant successivement par tous les degrés de l'amaigrissement et de la consomption.

Les femmes qui regorgent de lait sont ordinairement celles qui, à une vie sédentaire et oisive, joignent une nourriture trop abondante et trop succulente; celles qui sont presque toujours dans les bains, et dont les mamelles jouissent d'un excès de tonicité, d'action et d'excitation souvent produite par la succion ou une trop vive irritation du mamelon, d'où résultent l'érection et le jeu continuel de ces organes.

La galactirrhée, qui est plus souvent une incommodité qu'une maladie, n'exige en général, pour tout traitement, qu'un peu plus d'exercice, un régime végétal, l'usage de l'eau pure, un allaitement moins fréquent et une légère révulsion sur la peau, sur la membrane muqueuse intestinale ou les voies urinaires au moyen de quelques sudorifiques, de purgatifs salins à petites doses, le petit-lait de Veisse et des boissons diurétiques.

Quelquefois la galactirrhée affecte beaucoup plus gravement la santé des femmes et donne lieu aux symptômes de ce que nous avons nommé phthisie laiteuse, qui s'annonce par la perte de l'appétit ou un besoin continuel de manger ; par un sentiment d'ardeur dans le pharynx et l'estomac, et des tiraillements douloureux dans la poitrine; enfin, par l'amaigrissement et la chute des forces, d'où peut résulter une mort plus ou moins prompte.

Le traitement de cette espèce de phthisie exige, avant tout, le sevrage, après lequel la santé se rétablit assez promptement, si l'on a recours à l'emploi d'aliments de facile digestion et proportionnés aux forces de l'estomac, et à un exercice modéré et accompagné d'une agréable distraction. La diète lactée, la tisane de lichen d'Islande, la rhubarbe à petites doses, les eaux minérales acidules et gazeuses, des ventouses derrière le dos sont également très-utiles dans certains cas. On se trouve encore très-bien de l'usage des calmants à l'intérieur et comme topique, et du sirop de pavots blancs et de celui de thridace.

Modifications ou altérations du lait.

Sous l'influence de certaines causes, le lait est sujet à diverses altérations dans sa couleur, sa consistance et son goût. Ainsi il devient clair, semblable à de l'eau, ou d'une couleur verdâtre à la suite des affections nerveuses; il prend la couleur jaunâtre dans les inflammations des seins, une saveur salée et désagréable dans les maladies inflammatoires; enfin une odeur acide, surtout à la suite de l'accouchement. Il contracte l'odeur de l'ail chez les personnes qui en mangent, une couleur rougeâtre chez celles qui font usage de garance; enfin une couleur bleue chez les femmes qui travaillent dans les manufactures d'indigo. Pour apprécier si la consistance du lait est ou trop faible ou trop forte, il suffit d'en placer une goutte sur l'ongle : s'il y adhère d'abord et s'étend sans s'écouler, il est dans l'état naturel; dans le cas contraire, il n'est pas assez consistant; de même qu'il est trop épais si la goutte laiteuse tient sur l'ongle sans s'étendre. C'est ce qui a lieu en général chez les femmes qui ont un excès d'embonpoint. Chez les personnes nerveuses, le lait est clair, peu nourrissant et sujet à des altérations à la suite de la plus légère contrariété; enfin les femmes trop jeunes ou trop âgées ont un lait d'une moins bonne qualité que celles qui sont d'un âge moyen. Un moyen infaillible pour reconnaître qu'un lait est de mauvaise qualité, dit un accoucheur, est de jeter un coup d'œil sur le nourrisson. Est-il maigre et décharné ; urine-t-il beaucoup ; a-t-il la diarrhée; c'est une preuve qu'il ne suce que la sérosité ou de l'eau.

Le traitement de ces diverses altérations consiste simplement dans l'éloignement des circonstances qui les ont déterminées, soit en changeant le régime des nourrices, ou en combattant les affections des seins ou les autres maladies qui les entretiennent, soit en changeant de nourrice ou en sevrant les enfants qui sont en âge de l'être. Voulez-vous rendre au lait sa consistance naturelle, changez le régime de la nourrice, dit un célèbre accoucheur; qu'elle prenne des aliments plus substantiels ou plus toniques; la viande rôtie, surtout celle des animaux faits, est préférable à toute autre. Du vin généreux, rouge plutôt que blanc, et bien couvert, mais pris avec mesure, voilà quelle est aussi la boisson la plus salutaire.

MALADIES DES MAMELLES.

On voit quelquefois, surtout dans un premier allaitement, que le mamelon devient le siége d'excoriations et de gerçures ordinairement très-douloureuses. Cet accident peut être déterminé par la succion trop fréquente ou trop forte que l'enfant est obligé de faire, principalement lorsque le bout du sein est mal conformé, ou, lors même que cet organe est à l'état normal, par l'impression trop répétée des lèvres de l'enfant, par l'âcreté de sa salive, par l'irritation inflammatoire de sa bouche pendant la première dentition, époque où les aphthes sont si communs.

Les femmes éminemment lymphatiques et nerveuses, dont la fibre est molle, tendre et délicate; celles qui ont endurci le mamelon à force d'y appliquer des astringents, et surtout celles qui ont négligé la propreté de cet organe, ou qui le laissent exposé à l'air en le retirant de la bouche du nourrisson, y sont plus sujettes.

Les gerçures et les excoriations du mamelon sont les affections les plus incommodes qui puissent arriver aux nourrices. L'enfant ne peut y toucher alors sans y causer les douleurs es plus aiguës; quelquefois le bout en paraît comme séparé de sa base; il y a plus ou moins de gonflement, de chaleur et de rougeur. La femme est forcée de refuser le sein, ou bien elle s'expose à des tourments : de là l'engorgement et même l'inflammation du corps de la mamelle, concrétions, abcès, etc., etc.

Le meilleur moyen de prévenir ces accidents consiste dans les soins d'une propreté continuelle. Qu'une nourrice ne manque jamais de laver le mamelon immédiatement après que l'enfant a teté ; qu'elle évite de l'exposer à l'air et au contact des vêtements, et surtout des corsets ; qu'elle y fasse même, dit un accoucheur expérimenté, des lotions aromatiques et quelquefois spiritueuses, pour le mettre à l'abri de la salive que distille une bouche enflammée ou recouverte d'aphthes ulcérés.

Lorsqu'on n'a pu, malgré ces précautions, empêcher le développement de l'inflammation, on doit la combattre à l'aide de fomentations émollientes et de cataplasmes de même nature ; s'il se manifeste des gerçures ou crevasses ulcérées, qui déterminent ordinairement des douleurs intolérables lorsque la succion a lieu ; on doit joindre aux moyens que je viens de conseiller des onctions avec du cérat opiacé, et ne faire teter l'enfant qu'après avoir recouvert le mamelon de bouts de sein en caoutchouc, que l'on ramollit en les plongeant pendant quelques minutes dans l'eau bouillante, et qu'il faut avoir soin d'enduire d'un peu de miel après les avoir posés, pour exciter l'enfant à les saisir.

Si les ulcérations du mamelon étaient de nature vénérienne, c'est-à-dire formant un ulcère à bord irrégulier, taillé à pic, et fournissant une matière âcre, ichoreuse, et surtout si la femme offrait d'autres symptômes syphilitiques, on aurait recours à un traitement général antivénérien, et, pour pansements, on ajouterait au cérat opiacé partie égale d'onguent mercuriel double

De l'inflammation des mamelles ou poil.

L'inflammation des mamelles se développe le plus ordinairement chez les femmes en couches ou récemment accouchées, et quelquefois pendant l'allaitement ou à l'époque du sevrage. Cette affection, qu'on désigne encore sous le nom de poil, peut être le résultat soit de l'engorgement du lait dans les seins, dont l'excrétion se fait avec difficulté, soit de l'action du froid ou de la trop grande chaleur, de la compression des mamelles, des applications astringentes ou d'une violence extérieure sur les organes, soit encore de douleurs vives et de l'irritation qu'éprouvent certaines femmes lorsque leur enfant saisit le mamelon. Enfin l'impression trop brusque de l'air froid dans les premiers jours qui suivent les couches, et surtout au commencement de la fièvre de lait, et les passions violentes, peuvent aussi déterminer cette maladie.

Elle se manifeste le plus souvent du quatrième au cinquième jour après l'accouchement, et atteint de préférence les nourrices chez lesquelles les mamelles sont mal conformées, couvertes d'anciennes et de profondes cicatrices, aplaties par des vêtements trop serrés. On sait encore que les femmes qui ne nourrissent point en sont plus fréquemment affectées que celles qui remplissent ce devoir essentiel. Ordinairement l'engorgement n'a son siége que sur un sein ; mais, dans quelques cas, tous les deux sont malades en même temps, et quelquefois le mal passe d'une mamelle à l'autre.

Les symptômes de l'engorgement des mamelles doivent varier selon que cet engorgement sera simple ou compliqué d'inflammation. Dans le premier cas, qui n'est qu'une sorte de congestion laiteuse, la maladie s'annonce par un frisson dans le dos, auquel succède de la chaleur ; les seins, qui étaient souples et lisses, deviennent durs, inégaux, endoloris, gonflés, tendus de toutes parts, et quelquefois parsemés de cordes noueuses plus ou moins rénittentes, qui se propagent jusqu'aux aisselles, ce qui gêne beaucoup le mouvement des membres thoraciques. L'excrétion laiteuse est toujours diminuée ou complétement suspendue.

Lorsque l'engorgement passe à l'état inflammatoire, les mamelles deviennent plus dures, plus douloureuses; elles prennent une couleur rouge comme le phlegmon, leur forme varie suivant le siége de l'engorgement. Elles sont rondes, quand le tissu cellulaire qui environne la glande est seulement affecté; inégales et raboteuses, quand les glandes elles-mêmes sont enflammées.

Les mamelles prennent quelquefois un volume si considérable que la tension et la douleur se propagent jusqu'aux aisselles, à la partie supérieure de la poitrine, et au-devant du cou.

En même temps, la femme éprouve des élancements et des douleurs pongitives; il se manifeste une fièvre, qui est toujours proportionnée à l'engorgement; la céphalalgie augmente de plus en plus, et devient très-vive; la face se colore; les urines sont plus rares et déposent un sédiment blanchâtre; les matières fécales exhalent une odeur acide; enfin quelquefois les douleurs deviennent si vives qu'il se manifeste des symptômes cérébraux et du délire.

L'engorgement simple se termine, le plus souvent, par résolution, tandis que la suppuration est la terminaison la plus ordinaire de l'engorgement inflammatoire et véritablement phlegmoneux; il faut dire cependant que cette affection, qui peut quelquefois passer à l'état d'induration, de squirrhe, peut aussi très-souvent se terminer par résolution, surtout si la femme se tient chaudement et suit un traitement convenable. Cette heureuse terminaison s'annonce par la diminution et la disparition assez prompte des symptômes inflammatoires, et par le ramollissement graduel de la mamelle affectée, qui, dans quelque cas, se couvre de gouttelettes d'eau; il faut savoir aussi que, souvent, il survient des évacuations critiques, entre autres des sueurs, des déjections alvines, des urines abondantes et sédimenteuses.

On reconnaît que la suppuration se forme par la continuation, et même l'augmentation des symptômes inflammatoires. Le sein malade augmente de plus en plus de volume, et dans toute son étendue devient le siége de douleurs pulsatives et d'élancements intolérables. La femme éprouve des frissons vagues et irréguliers; la peau devient sèche, la fièvre acquiert une intermittence marquée, avec redoublement le soir, et quelquefois avec du délire; enfin, l'existence d'une fluctuation dans une partie de la mamelle ne laisse aucun doute sur la formation d'une collection purulente. Nous devons faire remarquer que, lorsque l'engorgement se termine par induration, les progrès de la maladie sont très-lents, et la dureté augmente insensiblement.

Le pronostic de l'engorgement des mamelles est peu grave en lui-même; mais les accidents qui peuvent l'accompagner sont souvent fâcheux; car il peut en résulter des abcès, des fistules et des indurations qui disposent à un nouvel engorgement dans une autre couche.

Le traitement préservatif de cette maladie consiste à faire teter l'enfant de bonne heure, à vider les mamelles aussitôt qu'elles se remplissent, enfin à éloigner autant que possible les causes qui donnent naissance à l'engorgement.

Le traitement curatif consiste dans le dégorgement du sein au moyen de la succion naturelle ou artificielle, et par un régime peu nourrissant ou la diète, en même temps qu'on tâche d'augmenter l'écoulement des lochies ou d'opérer une révulsion sur la peau ou sur le canal intestinal. Il est bon aussi de recouvrir les seins d'une peau d'agneau, de lapin ou de cygne, et de l'oindre avec un liniment d'huile et d'ammoniaque liquide, surtout lorsqu'il n'existe que peu ou point de douleur. On peut encore employer un cataplasme de farine de graine de lin et d'eau de savon, avec addition de cinq ou six décigrammes de sous-carbonate de potasse, et des frictions avec de l'huile et de l'eau de chaux, ou huit grammes de camphre dissous dans un jaune d'œuf, ou on couvrira la mamelle de larges cataplasmes faits avec la mie de pain et le lait, ou, mieux, avec la farine de lin délayée dans une décoction de guimauve et de têtes de pavot. On a employé aussi avec succès les vapeurs de cette décoction.

Si l'engorgement passe à l'état inflammatoire, c'est-à-dire si le sein devient le siége d'une tension et d'une douleur extrême, avec fièvre, chaleur, agitation, céphalalgie, etc., on doit recourir promptement à la saignée au bras, puis à l'application de sangsues autour du sein, à la diète, aux boissons tempérantes, au repos, à la situation horizontale, à l'emploi des antispasmodiques et des calmants, si les douleurs sont très-vives, et si surtout la femme est nerveuse. Dans le cas où la maladie se serait manifestée après la suppression de l'écoulement des lochies, on emploierait les moyens propres à les rappeler; on appliquerait des ventouses aux aines, aux lombes, aux cuisses, et l'on administrerait le calomel à faibles doses et tout autre purgatif.

Lorsque l'engorgement, prenant la voie de la résolution, diminue, se ramollit, et devient moins douloureux, on doit recourir aux cataplasmes émollients et arrosés avec quelques gouttes d'acétate de plomb liquide, de vin rouge, ou avec une dissolution de muriate de soude ou de carbonate de potasse. On peut encore employer, vers la chute de l'inflammation, sous la forme de cataplasmes, comme Gilbert et Plessmann l'ont fait avec succès, la pulpe de cigüe, de cerfeuil ou de persil, appliquée très-chaude sur les seins. Les liniments composés d'une dissolution de carbonate de potasse, ou d'hydrochlorate d'ammoniaque ou de savon, dissous dans parties égales d'eau ou de lait, ont été aussi, dans ce cas, administrés avec avantage.

Enfin, lorsque l'engorgement passe à l'état de suppuration, on doit insister sur les topiques émollients pour favoriser la formation du pus que l'on active beaucoup au moyen de cataplasmes d'oseille et de saindoux ou d'oignons de lis cuits sous la cendre. Quand la collection purulente est bien établie et la fluctuation bien appréciable, on doit, si l'abcès est petit, laisser à la nature le soin de l'ouvrir; mais lorsque la collection est étendue, et surtout si la glande mammaire est moins affectée que le tissu cellulaire, il faut donner issue au pus au moyen d'une incision pratiquée verticalement avec une lancette ou un bistouri étroit, dans le point de la déclive de la tumeur; puis, après avoir fait évacuer le liquide purulent, introduire dans l'ouverture une petite bandelette de linge qui empêche la plaie de se boucher trop promptement. On panse ensuite avec une compresse fenestrée et de la charpie, et on enveloppe la mamelle avec un cataplasme émollient jusqu'à ce que la tumeur n'ait plus de chaleur et ne soit plus le siége de douleurs et d'indurations. Lorsque la mamelle est volumineuse, on la soutient avec un bandage approprié, et l'on passe ensuite à l'usage des résolutifs que nous avons indiqués plus haut.

Le professeur Dugès, enlevé trop tôt aux sciences médicales, qu'il cultivait avec autant de succès que de zèle, nous donne une description si exacte de ces deux dernières affections que je ne puis résister au désir de les reproduire ici : « J'appelle mastoïte l'inflammation des mamelles, vulgairement connue sous le nom de poil. Cette phlegmasie est ordinaire aux nourrices, souvent due au froid ou à une contusion ; souvent aussi elle est spontanée, primitive et commence avec la fièvre de lait : le frisson et la fièvre la précèdent également dans les autres cas. Toute la mamelle s'engorge, durcit, devient douloureuse ; mais la dureté est plus marquée vers un point qui est aussi plus douloureux. Ce point est souvent du côté où la malade se couche habituellement ; il rougit de plus en plus, et un abcès s'y forme. On peut quelquefois prévenir cet abcès par l'emploi des sangsues et des cataplasmes ; si l'on n'y parvient pas, il faut continuer l'usage de ces cataplasmes jusqu'à ce que l'abcès se soit ouvert spontanément et que les duretés qui l'entourent aient disparu. Ces abcès se renouvellent fréquemment, si on les ouvre avec l'instrument tranchant ; chaque fois de nouvelles douleurs annoncent une suppuration nouvelle. On attribue souvent ces abcès à la coagulation du lait dans les mamelles : théorie triviale, fausse et dangereuse. En effet, on s'efforce alors de faire sucer à l'enfant ce lait coagulé, on irrite l'organe de plus en plus et on rend l'abcès inévitable : le repos de la mamelle malade est une des premières conditions d'un traitement rationnel. On a conseillé aussi l'emploi intérieur du nitre (Boer). On a quelquefois réussi à faire disparaître un engorgement commençant par l'application locale d'un liniment ammoniacal, etc., etc. Est-ce comme dissolvants du lait ou comme répercussifs que ces moyens ont agi ? La dernière opinion est la plus probable, et l'on peut croire aussi qu'ils seraient très-nuisibles, dès que l'inflammation est imminente ou déjà développée : ils ne conviennent que dans les engorgements sans fièvre, sans rougeur, etc.

« Le mamelon est souvent, ainsi que l'aréole, le siége d'une inflammation superficielle, analogue aux aphthes, ou bien caractérisée tantôt par de petites taches noirâtres, tantôt par de petites fissures ulcéreuses nommées crevasses. Les douleurs qui en résultent rendent la lactation fort pénible, et quelquefois les fissures deviennent si profondes qu'elles détachent le mamelon. Un peu de cérat blanc, de beurre de cacao, de pommade de concombre ou d'huile d'amandes douces, le mucilage de graine de lin ou de racine de guimauve suffisent souvent pour les cicatriser ; si elles deviennent chroniques, l'onguent blanc-Rhasis devra être employé, mais on aura grand soin de nettoyer le mamelon avec de l'huile chaque fois que l'enfant devra prendre le sein.»

Les gerçures et les excoriations du sein seront traitées aussi avec avantage avec la pommade au précipité blanc et avec le nitrate d'argent, ou le nitrate acide de mercure sur les surfaces ulcérées, préalablement mises à nu ou décroûtées. On peut encore employer les topiques suivants :

Axonge lavée à l'eau de roses. . .	30 grammes.
Bicarbonate de soude.	50 centigrammes.

Mêlez.

Cérat blanc à l'eau.	30 grammes.
Précipité blanc ou calomel. . . .	4 grammes.
Camphre.	20 centigrammes.

Mêlez.

Après avoir fait tomber les croûtes, au moyen de beurre frais ou d'un cataplasme de farine de lin, on enduit soigneusement la surface rouge avec l'une ou l'autre de ces deux pommades, ou bien encore avec la pommade soufrée, faite avec du beurre frais, et le soufre en poudre plutôt qu'avec le soufre sublimé.

Si l'exhéma résiste à de tels moyens, on en triomphe en promenant sur toute la région dénudée un crayon d'azotate d'argent, trois ou quatre fois dans l'espace de quinze à vingt jours.

Les topiques doivent, en outre être le plus souvent secondés par les bains généraux, soit mucilagineux, soit sulfureux, soit alcalins : on donne en même temps à l'intérieur la tisane de patience et de bardane, de saponaire ou de douce-amère, ou bien quelques eaux alcalines et rafraîchissantes.

Constipation.

La constipation est très-commune chez les femmes à l'âge critique; chez quelques-unes, c'est une disposition naturelle qui ne peut nullement être considérée comme l'indice d'une maladie, car on rencontre beaucoup de femmes qui ne vont à la selle que tous les trois ou quatre jours, et jouissent d'une bonne santé; on en voit d'autres qui n'ont de selles que tous les huit et même tous les dix jours sans qu'il en résulte de dérangement dans la santé.

Toutefois la rétention des matières fécales dans l'intestin a des conséquences plus ou moins graves, selon qu'elle est plus ou moins prolongée au delà de l'état habituel.

Lorsque la constipation ne remonte qu'à quelques jours, elle donne lieu à la diminution de l'appétit, à l'augmentation de volume et de sonorité du ventre, aux borborygmes, aux douleurs lombaires, à un sentiment de tension, de chaleur, de pesanteur et même de douleur vive vers l'anus, à des ténesmes, à des efforts plus ou moins rapprochés pour aller à la selle. Quelquefois l'affection est si vive, le sphincter est tellement contracté, qu'on ne peut introduire une cànule, même d'un très-petit diamètre, dans l'anus.

Lorsque la constipation se prolonge, une douleur gravative de la tête, la rougeur passagère ou habituelle de la face, l'inaptitude au travail intellectuel, les étourdissements, la somnolence se font sentir. L'exploration du ventre fait sentir quelquefois, au travers des parois abdominales, et particulièrement dans la fosse iliaque gauche, une ou plusieurs tumeurs arrondies ou cylindriques qui sont dues à la présence des matières fécales dans les intestins, et qui disparaissent ou changent de place par l'usage des purgatifs en lavements ou par la bouche.

Lorsque la constipation a duré pendant vingt ou trente jours, il survient des épreintes, un météorisme considérable, des urines rouges, et enfin des vomissements. Plus tard encore l'haleine devient fétide, la face grippée ; les extrémités froides et l'abattement, les hoquets, l'insensibilité du pouls et le délire viennent signaler le plus grand danger.

Traitement. On dissipe facilement la constipation, lorsqu'elle ne remonte qu'à quelques jours, à l'aide de lavements simples ou préparés avec l'infusion des herbes émollientes ou de quelques plantes laxatives, telles que la mercuriale ou le séné, avec addition d'une ou deux cuillerées d'huile de ricin. Si ces moyens sont insuffisants, on peut employer l'eau de Sedlitz à la dose de deux ou quatre petits verres, ou recourir à l'emploi d'une potion purgative, préparée avec les sels neutres, ou même avec les purgatifs drastiques, tels que le jalap, la scammonée, la gomme-gutte.

On favorisera l'action de ces moyens par l'usage de boissons délayantes, telles que l'eau de veau, l'eau de poulet, le petit-lait, dans lesquelles on fera entrer la crème de tartre soluble, du sulfate de soude ou de magnésie, ou même du bouillon aux herbes ; on administrera aussi un ou plusieurs bains de siége.

CHAPITRE TROISIÈME

MALADIES DES FEMMES PARVENUES A L'AGE DE RETOUR OU A L'ÉPOQUE CRITIQUE, ETC., ETC.

Les maladies qui affligent les femmes à l'âge critique sont si nombreuses, ce sexe est si indifférent sur les précautions propres à l'en garantir, il se dissimule si souvent la cause qui prépare les affections dont il est enfin la victime, que c'est lui rendre un service bien signalé que de l'effrayer par le tableau des douleurs auxquelles l'expose sa trop grande insouciance.

Les maladies que l'on observe principalement, lors de la cessation du flux menstruel sont : le gonflement des articulations; les affections goutteuses, rhumatismales; les éruptions cutanées, très-variées, comme dartres, gale, érysipèle, furoncle, ulcères cutanés; il existe entre la peau et toutes les autres parties du corps, et plus spécialement encore l'utérus, une liaison intime, et une lésion dans les fonctions de ce dernier organe porte assez souvent une impression assez marquée sur l'organe cutané qui en est affecté différemment, suivant la disposition et peut-être suivant la nature des fluides qui tendent à s'échapper par cette voie.

On voit souvent aussi à cette époque les maladies dont les femmes étaient atteintes antérieurement, et qui s'étaient prolongées jusqu'alors, s'exaspérer ; il n'est pas rare non plus d'en voir d'autres qui avaient disparu depuis quelque temps reparaître avec intensité. Les médecins sont témoins tous les jours en effet de l'influence qu'à la cessation du flux menstruel sur le retour d'anciennes maladies, et surtout de celles qui avaient leur siége à la peau : elle rappelle quelquefois des dartres de mauvais caractère qui étaient assoupies depuis longtemps, ou fait végéter un cancer qui paraissait éteint; elle peut aussi favoriser le développement de maladies dont le germe existait antérieurement, comme disposition scorbutique, scrofuleuse, vénérienne ou autre, mais qui était demeurée cachée et dont les effets étaient suspendus.

On voit quelquefois des dartres se fixer aux parties extérieures de la génération, y déterminer un prurit si incommode qu'il prive les femmes du sommeil et les excite à se gratter avec assez de force pour excorier les parties : elles sont aussi souvent le siége d'affections érysipélateuses.

A la cessation de ses menstrues, la femme éprouve encore des inflammations des amygdales et autres parties glanduleuses, des hémorrhoïdes, des ophthalmies chroniques, des douleurs d'entrailles soit inflammatoires, soit spasmodiques, etc.

Quand on considère la femme à l'époque de la cessation de ses règles, on voit donc que c'est avec raison qu'Hippocrate a dit : *Propter uterum mulier tota est morbus... uterus sexcentanearum ærumnarum in mulieribus causa* (DEMOC. *ad Hippoc. De Natura humana*.)

A l'occasion de la cessation des règles, en effet, la femme devient souvent sujette à des rhumatismes qui se fixent souvent aux épaules, à la cuisse, et qui paraissent participer de la nature de la goutte. Cette dernière affection, sans complication de rhumatisme, est aussi fréquemment occasionnée par la cessation des règles, et, si l'on ne peut pas admettre rigoureusement l'aphorisme d'Hippocrate qui dit avoir remarqué que les femmes ne sont atteintes de la goutte qu'après la cessation des règles : *mulier podagra non laborat, nisi menstrua defecerint;* du moins est-il constant qu'on l'observe rarement avant cette époque, à laquelle elle paraît pour ainsi dire réservée; Galien et Sénèque assurent que si les femmes de leur temps la contractaient prématurément, et démentaient ainsi l'opinion d'Hippocrate, on devait l'attribuer à ce que plusieurs d'entre elles se livraient au luxe et à l'intempérance. Voici ce que dit le philosophe latin à se sujet : « Le plus grand des médecins, le créateur de l'art, a dit que les femmes ne devenaient ni chauves ni goutteuses. Or, aujourd'hui leurs cheveux tombent, et leurs pieds sont pris de goutte. Les femmes n'ont pas changé de nature, mais de vie; car, devenues les égales des hommes en fait de licence, elles le sont aussi devenues en fait d'infirmités corporelles. Leurs veilles ne sont pas moins prolongées ; leurs excès en tout genre ne sont pas moindres. En libertinage, elles ne le cèdent pas non plus au sexe masculin ; elles, nées pour un autre rôle. Maudites soient-elles tant est monstrueux leur nouveau genre de débauche ! Elles se font hommes. Qu'y a-t-il donc d'étonnant que le plus grand des médecins, le plus habile observateur de la nature, soit convaincu d'avoir dit faux, puisque tant de femmes sont goutteuses et chauves? C'est qu'elles ont perdu, à force de vices, le privilége de leur sexe, et comme elles n'ont presque plus rien de féminin, elles sont condamnées aux maladies de l'autre sexe. » (SÉNÈQUE, traduct. de l'ép. XCV.)

Les pertes utérines sont aussi très-fréquentes à l'âge critique, et ont des suites plus funestes alors qu'à toutes les autres époques ; on trouve des exemples d'hémorrhagies utérines à la cessation des règles dans les recherches des maladies chroniques par Bordeu, dans les observations d'Hoffmann, dans la médecine clinique du professeur Pinel; mais il faut bien le reconnaître, puisque malheureusement l'observation de tous les jours l'enseigne, que chez la femme de quarante-cinq à cinquante ans, deux organes les plus importants, les plus excités, les plus impressionnables dans l'ordre physiologique, le sein et la matrice, sont le plus souvent le siége de maladies graves et redoutables, et l'on peut ajouter que l'engorgement dur, le squirrhe de l'utérus, et particulièrement des mamelles, sont le triste apanage du déclin de la vie, quoique d'ailleurs les premières années n'en soient pas exemptes.

« Il paraît, dit l'auteur de la *Nosographie philosophique*, qu'en rapprochant les observations rapportées par les auteurs sur les diverses maladies aiguës ou chroniques qui peuvent se compliquer avec la cessation des règles ou l'âge de retour, on pourrait y faire entrer, comme pour l'aménorrhée, presque toutes les maladies internes, à cause de ces rapports sympathiques qu'a l'utérus avec toutes les autres fonctions de l'économie animale ; mais je dois insister particulièrement sur une des maladies les plus funestes et les plus dangereuses, qui paraît avoir un rapport immédiat avec l'époque critique ou l'âge de retour : je parle du cancer des mamelles. Il paraît, en effet, que les engorgements du sein qui proviennent soit d'une cause externe, comme une contusion, soit d'un dérangement ou d'une suppression des menstrues, ont rarement des suites graves de quatorze à vingt-cinq ans ; qu'ils se terminent au contraire par une suppuration de bonne nature, ou que si cette suppuration est ichoreuse, il est rare que le mal jette de profondes racines. Les affections analogues qui surviennent aux femmes très-avancées en âge, comme de soixante à quatre-vingts ans, ont aussi une sorte de caractère de bénignité ou sont moins disposées à dégénérer en cancers, et leur extirpation en général n'est point suivie de récidive ; au contraire, c'est depuis l'âge de trente jusqu'à quarante-cinq ans que se développent les cancers véritables, et cette coïncidence de leur formation avec le dérangement et la cessation du flux menstruel est digne d'être remarquée. Des causes externes et locales peuvent alors amener cette maladie funeste, comme un coup violent, une chute, une pression, une forte contusion ; mais des affections morales, comme des chagrins profonds, l'ennui, le dégoût de la vie, sont très-propres à en accélérer le développement ou même à l'exciter d'une manière directe. On a observé que le nombre des cancers aux mamelles s'est fort accru depuis la révolution, et que les religieuses surtout, tirées de leurs cloîtres, et souvent réduites au dénûment le plus absolu, après avoir joui longtemps d'une vie régulière et commode, en ont offert des exemples fréquents. »

Les affections nerveuses sont aussi plus fréquentes, plus intenses à la cessation des règles chez la femme ; la coïncidence de leur invasion et de leur exaspération avec la suppression du flux périodique doit apprendre au médecin, observateur attentif, que tous les désordres qui surviennent alors sont dus au changements qui ont lieu dans le système sanguin, et vers l'utérus en particulier, quoique cependant ils se montrent le plus souvent sous un état nerveux. Quoique l'utérus soit la principale cause de tous ces accidents, leur fréquence et leur violence ne doivent pas étonner à cette époque. On sait que lorsqu'un organe principal souffre, tous les autres souffrent plus ou moins dans la proportion de leur influence. Plus ils sont susceptibles et faibles, plus ils sont exposés à être troublés par ces influences sympathiques. Or, le système nerveux chez la femme paraît être le plus faible en même temps qu'il est très-susceptible, quoiqu'on dise communément qu'il prédomine. Ce que l'on appelle état nerveux chez les femmes se fait surtout remarquer lorsque diverses causes débilitantes ont encore surajouté à la faiblesse naturelle de leur constitution. Si par le mot prédominance du système nerveux chez la femme on voulait seulement indiquer qu'il est plus souvent atteint d'affections morbifiques, le fait est très-vrai ; mais la fréquence de ces affections morbifiques ne suppose pas une énergie d'action supérieure à celle de tous les autres organes, mais seulement plus de susceptibilité, comme l'a si judicieusement observé le professeur Hallé. C'est à cette susceptibilité, augmentée lors de la cessation des règles, qu'il faut attribuer la fréquence, l'exaspération des maladies nerveuses chez les femmes des grandes villes, dans ces mêmes circonstances. C'est avec raison que l'on regarde l'affection hystérique comme une maladie de cet âge, car elle est une de celles que produit le plus fréquemment la cessation des règles. Les organes de la génération ayant une influence très-marquée sur les maladies qui surviennent lors de la cessation des règles, on doit observer assez souvent l'hystérie, qui est une de celles qui paraissent dépendre plus spécialement de leurs dérangements, si elles n'en sont pas toujours la suite. Mais lorsqu'ils sont une fois déchus de leurs fonctions, et qu'ils ont perdu leur activité, les règles ayant cessé depuis longtemps, la femme est alors moins exposée aux accidents hystériques, et ceux qu'elle éprouve seraient souvent rapportés avec plus de fondement à l'hypocondrie. « Pourrais-je passer sous silence, dit l'illustre Pinel, en traçant les suites de la cessation des règles, les maux nerveux et compliqués qui peuvent en naître, les désordres moraux qui caractérisent si bien l'hypocondrie ou l'hystérie, et sont si souvent l'objet des consultations qu'on nous adresse après avoir essayé les ressources de la polypharmacie? Ce sont quelquefois des douleurs spasmodiques, des mouvements convulsifs, des tranchées; d'autres fois ce sont des flatuosités incommodes, des volutations internes qui se dirigent vers l'œsophage, des hoquets anormaux, un sentiment de suffocation dans la région précordiale ou d'étranglement dans le larynx ou l'œsophage; il n'est pas rare de remarquer des distensions flatulentes des intestins, des resserrements spasmodiques du rectum, ou même des spasmes douloureux de l'utérus qui simulent le travail de l'accouchement, ou qui produisent les sensations les plus bizarres et les plus insolites. »

Il faut savoir encore que chez certaines femmes de quarante-cinq à cinquante ans les affections se portent sur les yeux, les oreilles, les membranes, les viscères, etc.; et alors toute l'habitude extérieure du corps paraît dans un état de constriction et de dépérissement. Les malades sont très-maigres; leurs joues et leurs tempes affaissées offrent l'image de la consomption et de la langueur.

Plusieurs circonstances peuvent entraîner ces accidents de la cessation de la menstruation; tels sont des irrégularités dans les périodes antérieures de la menstruation, des couches laborieuses et pénibles, l'abus ou la privation dans les plaisirs de l'amour, toute sorte d'écarts antérieurs de régime, une vie trop sédentaire, comme nous l'avons déjà fait observer dans une autre partie de cet ouvrage. Les causes sont d'ailleurs diversifiées suivant le tempérament, la manière de vivre, la constitution individuelle, une complication avec d'autres maladies, la sensibilité de l'utérus ou l'empire qu'il exerce sur toutes les fonctions.

Des moyens de traitement. La saignée, quoique fréquemment utile aux femmes lors du temps critique, ne doit être employée chez celles qui éprouvent des symptômes nerveux qu'autant qu'il existe des signes d'une pléthore générale ou locale. Des femmes sujettes aux affections nerveuses et auxquelles on conseille la saignée s'en défendent ordinairement sous prétexte qu'elle leur a été nuisible jusqu'alors, lorsqu'on a eu recours à ce moyen pour combattre ces symptômes. Le fait peut être vrai sans qu'on doive pour cela le considérer comme une contre-indication absolue de la saignée.

Il y a bien plus de raison d'y recourir dans un cas où ces désordres reconnaissent en partie pour cause la suppression d'une évacuation sanguine. Le praticien ne doit pas s'abstenir de la saignée si le pouls est dur, plein; si le visage est rouge et qu'il y ait une grande chaleur. L'observation apprend qu'une évacuation modérée, loin d'aggraver les accidents hystériques, les diminue au contraire. D'ailleurs, en négligeant la saignée du bras, que l'on doit préférer à celle du pied, ces premiers accidents peuvent par leur persévérance en amener d'autres plus graves encore. Pour combattre les accidents nerveux chez les femmes parvenues à l'époque critique, l'exercice et un traitement moral sont indispensables, et on doit employer au moment de l'accès les antispasmodiques et les bains tièdes.

Si la femme tourmentée de symptômes nerveux ne présente que des signes d'une pléthore locale, qui s'annonce par un sentiment de lassitude dans les cuisses, de pesanteur dans la région hypogastrique, par la sensibilité de l'utérus, sensibilité qui est excitée par une pression légère au-dessus du pubis, on doit se borner à l'application de sangsues aux lombes ou à l'hypogastre.

Si les symptômes nerveux se sont déclarés à l'occasion d'une cessation prématurée du flux menstruel, l'on doit être moins timide à les combattre par la saignée, si d'ailleurs il existe des signes de pléthore générale.

Disons encore avec Fothergill que si une femme a été, dès sa jeunesse, sujette à des éruptions cutanées, à des ophthalmies, à des gonflements glanduleux, à des douleurs errantes et rhumatismales, le cautère à l'époque critique peut prévenir beaucoup d'accidents et un renouvellement de maux; et ajoutons que nous connaissons un grand nombre de femmes qui, grâce à l'usage de ce moyen si simple, et pourtant si efficace et si salutaire, sont parvenues à soixante, soixante-dix et même à plus de soixante-quinze ans, sans éprouver la plus petite incommodité, en conservant même une certaine apparence de jeunesse, de fraîcheur et de beauté; les femmes pléthoriques et sujettes à des écoulements abondants doivent se borner à une nourriture prise de végétaux, renoncer entièrement au souper, et user de boissons douces et délayantes; éviter les exercices violents, les grandes assemblées, les lieux échauffés et fermés, surtout vers l'époque ordinaire des menstrues.

Maladies squirrheuses et cancéreuses du sein.

Nous venons de voir que parmi les maladies qui peuvent se compliquer avec la cessation des règles ou l'âge de retour, le squirrhe ou cancer du sein en est une des plus fréquentes, des plus dangereuses et des plus funestes. Sans vouloir entrer dans de trop longs détails sur les causes, la nature, et, pour ainsi dire, l'essence de cette cruelle affection, nous dirons qu'Hippocrate l'attribue à l'atrabile, à un levain corrupteur qui fermente dans les humeurs; il croit aussi qu'elle est due à une aberration du sang menstruel. Lieutaud pense que chez les femmes de quarante-cinq à cinquante ans une humeur mélancolique occasionne souvent le développement du squirrhe. « On sait, dit Ledran, que l'érysipèle dégénère en phlegmon, le phlegmon en squirrhe ou en scrofule, et ces deux derniers en cancer.

La lymphe est la cause matérielle des tumeurs squirrheuses; il est probable que des circonstances préalables ou des dérangements particuliers qui arrêtent tout le mouvement de ce liquide dans les vaisseaux qui les contiennent existent, dit Vigaroux. Sabatier a vu que les femmes d'un tempérament sanguin, que celles qui ont des rhumatismes sont très-sujettes au squirrhe; qu'il est fréquemment occasionné par des engorgements laiteux ou par des contusions; toutefois, d'après cet auteur, il est plus souvent déterminé par une disposition qui survient à l'époque critique. Les causes principales du squirrhe, dit Richerand, sont des agents extérieurs, ainsi que des inflammations chroniques et des dispositions intérieures qui surviennent à l'époque de la cessation des règles. Ce dernier auteur dit encore avec Dionis et Van-Swieten que le squirrhe du sein et du col de la matrice est plus fréquent chez les femmes qui vivent dans le célibat, et qu'on rencontre très-souvent cette affection chez les femmes vouées à la vie monastique.

« Beaucoup de femmes, dit le docteur Lisfranc, portent dans l'épaisseur du sein des indurations simples qui ne les font pas ordinairement souffrir : elles sont un peu douloureuses surtout à l'époque des règles, ou pendant la grossesse; malheureusement elles n'inspirent souvent aucune inquiétude; ces engorgements persistent et font même des progrès, et il est excessivement rares qu'ils ne dégénèrent pas en squirrhe, surtout à l'époque de la cessation des menstrues : l'expérience démontre tous les jours cette importante vérité. » Ce grand praticien dit dans un autre endroit : « Si les femmes sont arrivées à l'âge critique, il faut singulièrement redouter les engorgements. » Nous partageons d'ailleurs l'idée généralemeut admise que, lors de la cessation des règles, rien n'est plus commun que des dérangements graves dans la santé.

Quelques femmes éprouvent dans l'intervalle de leurs règles dans l'un des seins, et même quelquefois dans les deux mamelles, des douleurs, tantôt continues, avec des degrés d'exacerbation ou de relâchement, tantôt essentiellement rémittentes, tantôt enfin intermittentes; mais à des époques irrégulières : examinez ces organes, dit encore Lisfranc, avec la plus sérieuse attention, vous n'y reconnaîtrez aucune trace morbide. S'agit-il d'une névralgie, cette idée n'est pas toujours dépourvue de valeur; mais l'on sait que sous l'influence des règles les glandes mammaires deviennent souvent douloureuses. Pourquoi, lorsque la matrice est à l'état morbide, n'exercerait-elle pas encore plus spécialement son influence sympathique sur ces organes ?

Une femme n'a été soumise à aucune violence extérieure appliquée sur les mamelles; elle y éprouve néanmoins une douleur obtuse, gravative, qui n'est point une névralgie; elle est augmentée par la pression; il n'existe aucune trace d'engorgement : ne négligez pas cet état, car souvent il produit une induration.

Une contusion siége sur le sein; on ne la traite point, il reste de la douleur sur le point contus; quelquefois spontanée, d'autres fois elle ne se développe que sous l'influence de quelque pression ou à l'époque des règles ; cette douleur peut exister six mois, un an, sans produire une induration ; mais les douleurs mammaires, sans engorgement appréciable, peuvent tenir à d'autres causes; les seins volumineux descendent presque toujours plus ou moins bas : d'où résultent des tractions, des tiraillements douloureux sur la base et sur les parois de la poitrine. Cet état douloureux complique quelquefois les engorgements et peut les produire.

Pour masquer le trop grand volume de leurs mamelles, des femmes en refoulent une grande partie vers l'abdomen et serrent sur les seins leur corset qui, au bout d'un certain temps, produit une dépression sur les points soumis à cette constriction, d'où naissent d'abord des douleurs faibles et passagères, puis des douleurs permanentes et fortes qui entraînent souvent après elles de graves accidents.

D'autres femmes, dont la poitrine est étroite et longue, dont la gorge est naturellement trop basse et souvent trop petite, la refoulent beaucoup trop en haut, et la retiennent ainsi relevée à l'aide d'un corset fortement serré : une dépression, une couleur quelquefois jaunâtre, des callosités qui se montrent assez souvent sur les mêmes points de la peau, indiquent l'action longtemps continuée d'une forte pression.

Les engorgements produits par les dartres, par les scrofules, par la syphilis, les indurations qui se développent à la suite des couches peuvent déterminer l'état squirrheux.

L'irrégularité, la diminution ou la cessation de la menstruation, des hémorrhoïdes, la suppression des flueurs blanches, des sueurs abondantes, des cautères et autres exutoires, la répercussion de quelque exanthème, des affections psoriques, dartreuses, les passions violentes, la colère, la frayeur, une grande et vive joie, les chagrins profonds, la pléthore, l'habitude des fluxions, la susceptibilité nerveuse, la métastase de la goutte, du rhumatisme, d'un érysipèle ambulant, la sympathie de l'utérus exercée longtemps sur les mamelles, sont autant de causes du squirrhe et du cancer de ces organes.

On peut attribuer le cancer des mamelles à des affections morales profondément senties, telles que des chagrins concentrés et longtemps prolongés, surtout vers le temps où les règles cessent et où les femmes, naturellement sensibles, ajoutent au regret du passé la crainte de l'avenir. Quelquefois cette maladie vient spontanément ou sans cause connue : en sorte qu'un auteur a eu raison de la comparer à un enfant qui n'aurait point de parents.

Le professeur Velpeau dit dans son excellent ouvrage sur les maladies du sein : «On a souvent invoqué l'exemple des vésicatoires, des cautères permanents pour prouver l'influence des irritations répétées dans la production du cancer. J'ignore ce que les autres praticiens ont pu obtenir sous ce rapport ; quant à moi, j'ai déjà démontré dix exemples de cautères et de vésicatoires, devenus cancereux au bras ou à la jambe. Une dame, que j'avais guérie d'un ulcère au bras gauche, à l'aide du caustique sulfurique, fut reprise un an après de tumeurs lancinantes dans le creux de l'aisselle, je la trouvai en proie au développement d'une masse dure et bosselée, très-douloureuse, qui occupait toute la cavité axillaire. Cette dame, entourée des plus tendres soins, consulta tout le monde, essaya de tous les traitements, et n'en vit pas moins ses tumeurs en engendrer bientôt de nouvelles, au-dessus des clavicules et du côté de la poitrine, puis s'ulcérer, revêtir tous les caractères du cancer, et amener en définitive la mort, après d'atroces souffrances. Chez une autre dame, c'était un cautère de la jambe qui avait subi la transformation cancéreuse ; j'en ai opéré deux à l'hôpital, qui l'avaient, l'un sur un ancien cautère, l'autre sur un ancien vésicatoire au bras.

« S'il est vrai que le jeune âge y soit moins exposé que la vieillesse, il est également certain qu'aucune période de la vie n'est absolument exempte de cancer. Le cancer du sein en particulier est moins rare qu'on ne le dit avant l'âge de trente ans. J'en ai vu un exemple en 1849 chez une jeune fille de dix-sept ans. La tumeur, franchement encéphaloïde, avait le volume d'une tête de nouveau-né. On en fit l'extirpation ; elle repullula, et la jeune fille succomba à l'infection cancéreuse générale. J'ai rencontré plusieurs faits de même nature chez des femmes âgées de vingt-cinq, vingt-six, vingt-sept et vingt-huit ans. C'est entre quarante-cinq et soixante ans qu'on rencontre le plus souvent les cancers du sein ; mais les autres périodes de l'existence n'en préservent point. J'ai donné des soins, entre autres, à deux dames, deux sœurs, mesdames C***, âgées, l'une de quatre-vingt-cinq ans, l'autre de quatre-vingt-huit ans, qui avaient chacune un squirrhe bien conditionné au sein gauche.

Le cancer joue dans l'organisme, poursuit le professeur Velpeau, dans son remarquable ouvrage, le rôle d'un être parasite, d'une espèce organique, dont le but est de se substituer aux autres. Un antagonisme général a existé de tout temps dans la nature; la matière, éternelle dans son essence, change perpétuellement de forme et de place pour constituer des êtres, des espèces, destinées à rester perpétuellement en lutte, qui n'ont d'autre but que de se détruire les unes, les autres, en attendant que chacune d'elles soit détruite à son tour, par des substitutions incessantes.

«Si l'homme tend à faire disparaître les espèces qui menacent le plus son existence, si les êtres les plus forts ou les plus intelligents tendent à se substituer partout aux espèces moins favorisées par le Créateur, il est bien évident aussi que notre organisme est menacé de toutes parts, et continuellement attaqué par des espèces qui le minent, en empruntant au nombre, ou à la malignité, ce qui leur manque; d'un autre côté qui ne devine en y réfléchissant, la puissance des molécules innombrables des êtres microscopiques, au milieu desquels nous vivons, qui nous imbibent, et nous pénètrent en tous sens? Qui ne voit que le but naturel de ces myriades d'organismes imperceptibles est de dissocier les éléments de notre composition propre, de se substituer aux molécules dont l'agglomération représente l'homme et les grandes espèces animales!

Voyez ce cancer sous forme d'un globule, d'une vésicule, le voilà du volume d'une tête d'épingle; laissez-le marcher, suivez-le; tout infime que soit son volume, que paraisse sa forme ou sa puissance, rien ne l'arrêtera; il va s'étendre, augmenter de masse; les parcelles qui le composent vont se multiplier ; il va s'approprier l'organe qui l'a reçu, le détruire, se substituer à lui, le faire disparaître sans en laisser de trace, si un peu plus tard le cancer en vient à réagir sur sa propre substance, à se détruire lui-même, il n'en continuera pas moins d'attaquer sans cesse l'organisme au sein duquel il s'est établi, de manière à en continuer la destruction jusqu'à ce que la vie s'y trouve éteinte.

Une fois installé dans l'économie. il ne se bornera plus à la région qui lui a été sacrifiée ; il se répand, soit dans le voisinage, par toutes sortes de voies, soit dans le système vasculaire pour être disséminé, éparpillé ensuite partout, et pour déposer des germes de destruction ou la mort dans tous les lieux où la nature va le déposer.

L'hérédité est une cause incontestable de cancer. J'ai vu, dit le professeur Velpeau, une infinité de femmes chez lesquelles cette cause n'était que trop évidente. Plus du tiers des malades que j'ai observées me l'ont présentée. Pour les unes, c'était le père qui était mort d'un cancer au pylore, au foie, ou aux organes génitaux ; chez le plus grand nombre, la maladie avait existé chez la mère, soit à l'utérus, soit au sein. J'ai vu des familles où les trois sœurs, filles d'une mère morte d'un cancer à la mamelle, ont été atteintes, entre trente et quarante ans, de tumeurs cancereuses au sein.

Un fait à ne point perdre de vue dans l'étude des causes du cancer, c'est que cette maladie ne se montre guère de prime abord que dans les organes susceptibles d'être atteints, irrités, violentés d'une manière quelconque par les objets extérieurs ; c'est que la fréquence du cancer est précisément en rapport avec l'aptitude des organes à recevoir l'influence des violences extérieures. Qu'y a-t-il de plus exposé aux froissements que les testicules et la mamelle ? de plus exposé aux excitations de toute sorte que l'utérus, les lèvres ou la langue ? de plus exposé à l'action irritante des boissons ou des aliments, des matières ingérées que l'estomac, le pylore, quelques points de l'intestin grêle? Pourquoi, si les causes externes étaient étrangères à la naissance du cancer; pourquoi, si cette maladie était d'abord une affection constitutionnelle, débuterait-elle presque constamment par un point très-limité de l'économie, et se maintiendrait-elle là si longtemps quand les malades jouissent d'ailleurs d'une santé si parfaite? Pourquoi l'altération générale de l'économie ne produirait-elle pas la manifestation extérieure du cancer, au lieu de la suivre, d'en être la conséquence?

On peut admettre que le cancer naît sous l'influence d'une cause externe quelconque; une fois établie, cette cause tend à infecter l'économie de sa substance sans perdre de son action destructive. C'est à peu près de la sorte que procèdent les virus et les poisons. N'est-ce pas ainsi qu'agit le virus syphilitique, le virus rabique, le poison de la morve? Une tumeur cancereuse étant admise, on conçoit qu'un mouvement exosmatique en éparpille assez vite les molécules dans une atmosphère dont l'étendue ne saurait être précisée.

« Le cancer des mamelles, dit le professeur Velpeau, ne diffère ni par sa nature ni par sa forme du cancer des autres parties du corps. Cependant le cancer du sein est le plus fréquent de tous. En supposant que l'anatomie pathologique parvienne jamais à démontrer que le cancer est toujours et partout une même maladie au fond, il n'en restera pas moins évident qu'il se présente à l'observation sous des formes assez variées, dont les trois principales sont, à la mamelle, le squirrhe, l'encéphaloïde, le fibro-plastique, qui sont quelquefois associés, mais qui le plus souvent conservent du commencement jusqu'à la fin des caractères cliniques très-dissemblables. »

Quoique le squirrhe se présente sous plusieurs aspects, tels que ceux qu'on appelle ligneux, lardacé, et squirrhe disséminé, nous dirons, avec M. Velpeau, que le squirrhe proprement dit ou globuleux est caractérisé par une sorte de tumeur rugueuse, inégale, légèrement bosselée, au lieu d'être roulante sous la peau; ce genre de cancer donne la pensée d'une portion de glande mammaire indurée, et non point d'une masse indépendante, qui puisse se mouvoir ou se déplacer au milieu des tissus normaux, avec lesquels, au contraire, le squirrhe se continue manifestement de toute part. Très-dure, franchement ligneuse dans son centre, la tumeur perd par degrés cette consistance à mesure qu'on s'éloigne de son noyau principal.

Mobile avec le tissu glanduleux entre la poitrine et les téguments, dans ses premières périodes, le squirrhe finit souvent par gagner en profondeur et par contracter des adhérences avec les côtes ou avec les muscles intercostaux; mais avant d'en venir là, il s'empare presque constamment de la peau, qu'il semble attirer à lui, et qu'il n'est bientôt plus possible d'en séparer, ni même d'en distinguer.

Il est rare que le squirrhe dure au delà de quelques mois et atteigne un certain volume, sans que les téguments qui le recouvrent se rident ou se dépriment, prennent une teinte grise, ou revêtent l'aspect pointillé des plaques gaufrées de l'intestin. Ce dernier caractère est tellement pathognomonique, qu'il suffit à lui seul, quand on le rencontre avec l'adhérence de la peau, sur une masse indurée du sein, pour permettre d'affirmer qu'on a un squirrhe sous les yeux.

Au début ce genre de squirrhe est difficile à reconnaître, et ne se distingue que par une consistance exagérée du tissu mammaire. Une exploration attentive, avec le doigt, fait découvrir comme un petit noyau qui donne volontiers l'idée d'un lobule glanduleux induré et inflexible. A cette première période il est souvent impossible néanmoins de distinguer nettement le squirrhe d'une simple induration phlegmasique, d'une petite hypertrophie bénigne. Seulement, comme le squirrhe, même au début, est assez souvent accompagné d'élancements, de douleurs lancinantes, d'un sentiment de constriction dans la mamelle, il est difficile de ne pas le reconnaître dès que son développement a pris quelque extension. Même à la fin, ce genre de squirrhe conserve sa dureté, son caractère ligneux. Presque jamais il ne se ramollit par le centre, c'est du côté de la peau qu'il finit par s'ulcérer. L'ulcère se creuse et est d'un gris rougeâtre; ses bords sont souvent minces et comme écaillés. Ils sont aussi entourés de tubercules rougeâtres faisant relief sur le plan de la peau, et qui finissent par se laisser creuser en dessous.

« Le cancer encéphaloïde ou médullaire est une autre forme de tumeur qui s'observe souvent aussi dans la région mammaire. C'est même là, dit le professeur Velpeau, que la nature en a pour ainsi dire placé le siége de prédilection. La tumeur encéphaloïde se présente d'abord sous forme d'un petit globe, d'une petite boule ordinairement située à une certaine profondeur dans le tissu même de la glande. Bien que roulante et mobile, elle ne paraît pas être indépendante des tissus qui l'environnent; en grossissant elle s'étale de tous côtés sans perdre sa forme arrondie; bientôt elle proémine à l'extérieur et soulève la peau, qui s'amincit, en se confondant avec elle, et devient rouge sans être enflammée. La tumeur encéphaloïde ne présente souvent qu'une bosselure sur le plan de la mamelle, bosselure qui donnerait volontiers l'idée d'une tumeur surajoutée, d'une *tête de brioche*, se perdant dans la masse principale.

« Ne proéminant qu'après une durée de plusieurs mois, le mal ressemble beaucoup jusque-là aux tumeurs bénignes.

Loin d'attirer la peau à elle, de lui donner un aspect pointillé, ridé, ratatiné, comme dans le squirrhe, elle la pousse au contraire et l'amincit, en même temps qu'elle lui donne plus de poli et un aspect luisant. Avec une consistance de pomme de terre, un peu moindre cependant et plus élastique, cette tumeur a aussi une adhérence telle, qu'il n'y a plus de limitation possible entre elle et les téguments.

« La tumeur squirrheuse a toujours quelque chose de dur, l'encéphaloïde quelque chose de mou. L'encéphaloïde donne l'idée de bosselures qui tendent à se boursoufler, à proéminer au dehors; dans le squirrhe, au contraire, la tumeur et les téguments ont un aspect ratatiné et induré. L'encéphaloïde distend, amincit, rougit et ulcère la peau de l'intérieur à l'extérieur; le squirrhe s'empare des téguments en les attirant à lui, en les épaississant d'abord, en les plissant, et semble les ulcérer de dehors en dedans. »

On regarde généralement la douleur comme un des signes les plus essentiels du cancer; on croit même qu'il n'existe point de cancer sans douleur, et qu'une tumeur du sein non douloureuse ne doit pas être un cancer. Cette opinion n'est point conforme à la vérité. Presque toutes les tumeurs bénignes du sein sont quelquefois accompagnées de douleurs. On rencontre un très-grand nombre de dames tourmentées pendant des mois et même des années de douleurs vives dans un point de la mamelle, sans qu'il soit jamais survenu chez elles la moindre tuméfaction de mauvaise nature. On voit des tumeurs encéphaloïdes parcourir au contraire toutes leurs phases chez des femmes qui n'en souffraient en aucune façon, et qui par cela même se croyaient à peine malades. Le squirrhe lui-même existe pendant plusieurs mois sans être accompagné de douleurs.

Cela ne s'applique cependant qu'aux premières périodes de

l'affection, car à une période avancée les cancers deviennent presque toujours le siége de douleurs quelquefois très-vives, mais alors la douleur n'a aucune importance de diagnostic, attendu que l'existence des autres caractères spécifiques ne permet plus de méconnaître la maladie. La douleur des cancers est ordinairement pongitive, sourde, constrictive, il semble à la femme que sa tumeur soit entourée de liens qui tendent à la briser ou bien à en augmenter la fixité, le poids. D'autres fois elle existe sous forme d'élancements; il semble que le sein soit traversé par des rayons, ou, comme le disait Dupuytren, par des éclairs de douleurs. Pour les malades, c'est comme si on leur donnait un coup de canif dans le sein; quelques-unes se plaignent d'un sentiment de brûlure, d'autres d'une sensation de froid très-prononcé. En général, cette douleur se répand par des irradiations dont le cancer est le foyer ou le centre. Au demeurant, c'est le squirrhe plus que l'encéphaloïde qui en est accompagné. On observe aussi, d'après plusieurs auteurs, un certain écoulement qui se fait par le mamelon. Ordinairement les femmes atteintes du cancer au sein ne présentent d'abord rien dans l'état général qui puisse faire supposer la nature de leur maladie. Lorsque la teinte jaunâtre ou bistre du visage, la physionomie qui caractérise ce qu'on appelle la cachexie cancéreuse existe, c'est que l'infection générale est établie, c'est qu'un coup d'œil sur la tumeur ne laisse plus prise au doute, c'est que la nature du cancer n'est que trop évidente depuis longtemps.

« L'inspection des urines, pour le diagnostic des affections squirrheuses et cancéreuses, est d'une haute utilité... Voyez cette urine, en apparence normale; c'est la santé, direz-vous. Mettez quelques gouttes de cette urine sous la lentille du microscope; si des globules grisâtres, plus ou moins volumineux, se montrent par masses, suspendus dans un mucus *sui generis*, c'est un cancer. Si ces globules sont brunâtres, si le mucus qui les suspend est blanchâtre, s'ils troublent la transparence de l'urine, si l'urine devient moins acide, plus alcaline et plus albumineuse, c'est un cancer de la matrice. La quantité, la couleur et la nature de ces éléments sont le signe, la mesure et le degré de la maladie. » (BRUNNER.)

Le squirrhe envahit quelquefois d'emblée une partie ou la totalité du sein ; il n'est pas très-rare que les deux mamelles en soient affectées : on le rencontre aussi en même temps ailleurs. Son état aigu se fait le plus ordinairement remarquer sur les femmes grasses, âgées de trente-six à cinquante ans, chez celles qui sont à l'âge critique ou qui ont été soumises à la suppression de quelque autre évacuation habituelle.

Le sein s'engorge, il est rouge, chaud, plus volumineux, plus consistant; d'abord, il conserve sa forme : douleurs vives, lancinantes, intermittentes et bientôt continuelles ; ganglions de l'aisselle tuméfiés et douloureux ; mamelles bosselées, ramollies dans quelques points. Les malades n'ont presque pas de repos: fièvre, état gastrique, accidents nerveux. Le professeur Roux a cité l'observation d'une femme dont le sein se tuméfia beaucoup à l'âge critique et se couvrit bientôt de larges ulcères carcinomateux.

Le squirrhe aigu débute quelquefois par une tumeur aplatie, fort dure, déprimée dans son centre, adhérente aux tissus sous-jacents et à la peau, dont les sillons et les pores sont plus développés; elle offre souvent des bosselures à sa surface : veines sous-cutanées dilatées, noueuses, livides, noires; mamelon peu à peu effacé et bientôt remplacé par un enfoncement qui fournit souvent une sérosité rougeâtre. « Il est des femmes, dit le professeur Lassus, chez lesquelles, à l'âge de quarante à cinquante ans, les deux seins deviennent tout à coup volumineux et durs comme du marbre; la tuméfaction et la dureté s'étendent sur les épaules et le devant de la poitrine ; la peau est rougeâtre et comme vergetée ; les douleurs sont excessives ; la malade éprouve une gêne considérable dans la respiration et peut mourir avant l'ulcération de la tumeur. »

Le squirrhe chronique est plus fréquent : il se présente sous la forme d'une tumeur peu volumineuse, arrondie, plus ou moins circonscrite, dure, mobile, roulante sous les dogts, indolente, assez ordinairement sans changement de couleur à la peau. A une époque extraordinairement variable, d'abord augmentation de volume, puis inégalités, bosselures, douleurs sourdes et profondes. Plus tard, elles sont lancinantes ; elles naissent et se dissipent souvent avec une excessive rapidité : il n'est pas rare de les voir survenir plus spécialement le soir ou dans la nuit. Téguments roses, luisants, tendus, comme vernissés ; les veines sous-cutanées sont gorgées de sang ; elles constituent des lignes bleues et saillantes. Ordinairement, les ganglions lymphatiques qui occupent l'espace placé entre les mamelles et le sommet du creux de l'aisselle s'engorgent et sont douloureux.

Le squirrhe suspend quelquefois sa marche et demeure stationnaire pendant une, cinq, dix, vingt, trente et même cinquante années ; mais lorsqu'il poursuit sa marche, les souffrances augmentent avec le mal. La tumeur, de ronde, circonscrite et roulante sous les doigts, devient inégale, bosselée, adhérente à la peau et aux muscles ; le tissu cellulaire qui l'avoisine s'engorge et se durcit. Les élancements deviennent de plus en plus aigus ; la malade les compare, suivant leur violence, à des coups d'aiguille ou de canif ; ils se font plus particulièrement sentir vers le soir ou dans la nuit, empêchent parfois le sommeil.

Enfin, la maladie continuant de faire des progrès change

encore de face et se présente avec son caractère de destruction, en minant avec plus ou moins de fureur la vie de la malheureuse victime qu'elle a attaquée; c'est alors que les douleurs deviennent de plus en plus fréquentes et atroces; empêchent la malade de goûter un instant de repos et jettent un trouble général dans l'économie. La tumeur présente quelques pointes en se dessinant en relief sur sa surface; la peau qui couvre chacune de ces saillies s'amincit, se gerce et se couvre de fissures qui donnent issue à une sérosité ichoreuse, dont la couleur et la fétidité varient, et dont l'âcreté enflamme et ulcère même les parties voisines. Ces fissures et ces ulcérations s'agrandissent et se rapprochent au point de se confondre et de ne former bientôt qu'un horrible ulcère dont les bords se renversent, s'épaississent et se durcissent de plus en plus.

Le cancer ulcéré du sein, parvenu à ce degré, présente une surface raboteuse, grisâtre et blafarde qui, dans quelques cas, se couvre de végétations fongueuses et rongeantes, qui sécrètent un fluide sanieux, le plus souvent très-fétide. Enfin des hémorrhagies très-fréquentes et résultant de la corrosion des vaisseaux diminuent quelquefois les douleurs; mais, le plus souvent, ces écoulements sanguins, au lieu d'être utiles, ne servent qu'à épuiser les forces de la malade.

Arrivée à ce point, la maladie n'est pas simplement locale, et l'on voit se manifester des phénomènes généraux dont l'ensemble constitue la cachexie cancéreuse. Ainsi la malade qui perd son embonpoint et sa fraîcheur, et dont la peau prend une teinte jaune paille, est tourmentée par une toux sèche et fréquente, avec douleurs, chaleur mordicante derrière le sternum; elle est agitée par des mouvements fébriles; elle éprouve une anxiété extrême, une oppression pénible, un grand dégoût pour les aliments, une constipation opiniâtre alternant avec le dévoiement, enfin la plupart des symptômes généraux qui dénotent le dernier degré de cette affreuse maladie.

Le squirrhe abandonné à lui-même dégénère presque toujours en cancer, dont on peut le regarder comme le premier degré. La guérison du squirrhe a été quelquefois produite par la grangrène, qui, s'emparant de la tumeur, la détruit complétement.

Monro rapporte deux observations de squirrhe guéri spontanément par résolution. Le professeur Richerand rapporte, dans sa *Nosographie*, qu'une dame portait dans un des seins un squirrhe bien caractérisé : un soir, les douleurs s'accrurent et devinrent insupportables ; elles étaient au plus haut degré lorsque, tout à coup, les règles, supprimées depuis longtemps, reparurent ; la malade s'endormit ; le lendemain, la tumeur avait presque disparu et ne se fit plus sentir.

Le squirrhe est beaucoup plus grave chez les adultes que chez les jeunes sujets ; sur les personnes nerveuses, irritables, d'un caractère triste ; sur celles affaiblies par des maladies antérieures ou concomitantes, l'affection squirrheuse guérit très-difficilement, dit M. Lisfranc. Selon cet auteur, le pronostic du squirrhe est ordinairement beaucoup moins grave qu'on ne le croit généralement ; on en observe un très-grand nombre qui se dissipent entièrement sans opération, et sous l'influence de moyens thérapeutiques convenables. Quoique Hippocrate considère le cancer du sein comme incurable à toutes les époques, il s'est trouvé des médecins qui ont tenté de le guérir. Hérodote rapporte qu'Atosa, fille de Cyrus et femme de Cambyse, fut guérie sans opération d'un cancer au sein, par Démocède, médecin de Crotone, et l'histoire offre bien d'autres exemples de guérisons semblables de cette cruelle maladie. Le docteur Tanchou, dans ses *Recherches sur le traitement médical des maladies cancéreuses du sein,* donne un grand nombre d'observations de guérison des maladies du sein, regardées généralement comme incurables, et qui ont été guéries cependant sans opération.

Traitement. Le traitement du cancer en général, et du sein en particulier, a été l'objet de beaucoup de travaux et de tentatives, dont le nombre seul suffirait pour prouver la ténacité de la maladie et l'impuissance des moyens thérapeutiques. Il est certain cependant que des sangsues appliquées sur le sein ou autour du sein, au nombre de dix à trente ou quarante, tous les huit ou quinze jours, que de petites saignées du bras, pratiquées tous les mois, que des topiques émollients, que ces divers moyens, dis-je, associés aux boissons laxatives ou dépuratives, comme le conseille Pearson, aux pilules narcotiques ou résolutives, aux préparations d'iode, soit à l'intérieur, soit à l'extérieur, ont souvent produit des effets heureux sur les engorgements squirrheux du sein. Mais il est certain aussi qu'on ne peut obtenir la guérison du cancer qu'en agissant d'une manière générale sur l'économie, et en y imprimant une profonde modification. Or, il a peu de moyens aussi énergiques, d'altérants aussi efficaces, que l'arsenic et l'iode, qui paraissent avoir rendu réellement quelques services. A l'extérieur, au dire de certains auteurs, l'arsenic semble chercher le cancer, c'est-à-dire attaquer de préférence les parties cancéreuses. C'était l'opinion du célèbre Dubois, mon bien regrettable maître, que j'ai souvent assisté dans ces sortes d'applications. A l'intérieur, l'arsenic a été donné par Pearson, Swideour, dans la solution de Fowler. Lefebvre le regardait comme infaillible; il le donnait en solution : quatre grains d'acide arsénieux dans deux livres d'eau distillée par cuillerée dans du lait. A l'intérieur, dans l'eau de carottes, avec du sucre de Saturne, du laudanum, de la poudre de ciguë. Ce traitement a joui d'une grande vogue, et Renouw rapporte vingt guérisons radicales obtenues par cette préparation. M. Maunoir de Genève a obtenu une guérison de l'administration de la teinture de Fowler.

Pouteau croyait à l'efficacité de l'arsenic dans le cancer, ainsi que Hill; celui-ci dit que l'expérience lui a fait attribuer une très-grande vertu à ce remède; il affirme que l'arsenic, dans les affections cancéreuses, jouit de la même efficacité que le mercure dans les affections syphilitiques. L'arsenic est un médicament qui réclame toute la perspicacité et la sagesse du médecin; non-seulement il ne convient pas dans tous les cas, administré à l'intérieur, mais tous les malades ne peuvent pas le supporter, même à la plus faible dose; il en est qui le repoussent avec horreur, comme si un instinct conservateur leur disait que c'est un poison, malgré la précaution que l'on avait eue de leur en faire un mystère. Assurément l'arsenic doit être un agent puissant, mais la grande difficulté de le mettre d'accord avec ces susceptibilités de la vie, et d'en saisir l'indication, doit rendre le médecin extrêmement réservé dans son emploi.

L'iode mérite encore plus d'attirer l'attention du médecin, au moins jusqu'à ce qu'on sache d'une manière positive ce qu'il ne peut ou ce qu'il ne peut pas contre les affections cancéreuses. Je traduis ici ce qu'en dit Ulmann dans le *Dictionnaire encyclopédique des sciences médicales* : « L'hydriodate de potasse, employée par moi depuis 1823, et plus tard par d'autres dans les dégénérescences cancéreuses, doit incontestablement être cité comme moyen d'une grande efficacité dans le cancer. Dans les cas les plus désespérés et les plus désespérants de cancer du visage, des mamelles et de la matrice, j'ai toujours vu, après quelques jours d'administration de ce médicament, des effets surprenants, qui autorisent les espérances les plus hardies. Chez un homme affecté d'un vaste cancer de la face, l'emploi de la pommade iodurée modifia complétement la surface ulcérée, et la transforma en gangrène scorbutique du visage, qui donnait les meilleures espérances de guérison. Cette seule observation suffirait pour attester la grande efficacité de l'iode contre ce mal qui brave tous nos médicaments, quand même d'autres faits ne m'auraient pas prouvé l'utilité de ce remède employé à l'intérieur et à l'extérieur. La proportion ordinaire d'un demi-gros d'hydriodate de potasse, pour une once et demie de graisse de porc, a été portée par moi jusqu'à un gros avec les meilleurs résultats et sans inconvénient. »

Le docteur Tanchou dit qu'entre les mains des anciens médecins, les préparations d'iode eussent obtenu de meilleurs résultats : étrangers à l'anatomie pathologique des affections cancéreuses, ils n'étaient point découragés, comme on l'est de nos jours, par le fatalisme qui s'y attache.

Un grand nombre de médecins de tous les pays se sont accordés pour recommander l'usage de la ciguë dans le traitement des maladies cancéreuses. Cullen, Fothergill et Hunter, en Angleterre, ont publié les succès qu'ils en ont obtenus. Marc Akensive, qui a expérimenté la ciguë sur un grand nombre de malades affectées d'ulcères cancéreux et de squirrhes, dit « qu'aussitôt l'emploi de ce moyen, les douleurs ont été suspendues et que le pus changea d'aspect, de consistance et d'odeur. »

En France, l'efficacité de la ciguë dans le traitement des maladies cancéreuses a été et est encore contestée : cependant Récamier assure avoir obtenu de bons résultats de son extrait : c'était aussi l'opinion de Petit, qui avait vu les chairs devenir plus rouges sous l'influence de ce médicament. Le docteur Lisfranc a aussi employé la ciguë avec avantage dans les affections cancéreuses. C'est donc un médicament qui mérite l'attention du praticien. Elle doit être donnée d'abord cinq ou dix centigrammes en extrait, ou de dix à vingt en poudre. En potion, en tisane, elle répugne aux malades; mais elle peut être donnée le soir en infusion légèrement sucrée, par cuillerée, toutes les heures, quand elle n'est pas supportée autrement. De quelque manière que ce soit, il faut la donner fractionnée.

Un grand inconvénient de la ciguë, c'est de déterminer la constipation. On y remédie en donnant du lait en abondance ou de légers purgatifs salins : la magnésie, par exemple, tenue en suspension dans un sirop quelconque.

Mêlé avec l'onguent de Vigo ou du savon, l'extrait de ciguë est d'un usage commun, et en général efficace sur certaines tumeurs, même du sein.

Le docteur Tanchou assure avoir fait fréquemment usage du mercure dans les maladies cancéreuses, et qu'il lui a semblé que dans plusieurs cas c'est un puissant moyen d'en enrayer la marche, de calmer les douleurs, de contenir les réactions vitales, soit qu'on le donne à l'intérieur, soit qu'on l'applique sur la peau.

La gravité bien connue du cancer ne justifie que trop les tentatives incessantes auxquelles on se livre depuis des siècles pour en trouver le remède.

Insoluble par elle-même, douée d'une puissance de destruction telle que si l'art ne parvient pas à en arrêter le développement, elle finit tôt ou tard par l'emporter sur la résistance de l'organisme, la tumeur cancéreuse du sein diffère en cela de la plupart des autres maladies. Ainsi la syphilis, dont la qualité virulente n'est point contestée, qui produit en général tant de ravages quand l'art n'intervient pas, n'en est pas moins de nature à s'arrêter, à s'éteindre d'elle-même, chez un certain nombre d'individus qu'elle affecte. Il n'est pas jusqu'au principe de la rage, dont personne ne peut contester l'effroyable gravité, qui ne puisse s'éteindre sur place. Seule donc entre toutes, la maladie cancéreuse a constamment une terminaison fatale, si la thérapeutique n'y met point obstacle.

Le professeur Velpeau est persuadé que, dans l'état actuel de la science, les tumeurs cancéreuses du sein ne peuvent être guéries que par l'ablation de la partie malade ; néanmoins comme il n'est pas possible de rester sans rien faire en présence d'une aussi terrible affection, et que d'ailleurs le médecin le plus éclairé, le plus exercé, ne peut pas être toujours sûr de son diagnostic, et pour les périodes et pour les espèces de la maladie qui permettent encore d'hésiter, il y a évidemment lieu de ne pas laisser les femmes sans traitement. Voici du reste la médication qui réussit le mieux en pareil cas. On fait appliquer six ou dix sangsues, non sur le sein, mais en dehors ou au-dessous, du côté de l'aisselle, tous les douze jours, tous les dix-huit jours ou au moins une fois par mois. Dans cet endroit les sangsues ont toujours paru plus efficaces que sur la tumeur même. On tient sur la région malade, soit un emplâtre de savon, qui doit être renouvelé deux fois par semaine, soit un emplâtre de ciguë, soit un emplâtre de Vigo, qu'on ne change que tous les huit jours, emplâtres que l'on varie suivant que l'un d'eux cause plus ou moins d'irritation, ou simplement pour ne pas employer le même pendant longtemps.

Au lieu d'emplâtres on peut prescrire aussi de larges onctions avec la pommade d'iodure de plomb ou bien avec la pommade mercurielle ou la pommade d'iodure de potassium à moindre dose.

Des bains mucilagineux, rendus alcalins par l'addition de sels de potasse ou de soude, ou même d'une certaine quantité de savon, sont ajoutés à ces premières prescriptions. Comme médicaments internes, on peut donner l'iodure de potassium ou l'huile de foie de morue, et même les préparations de ciguë.

les malades prennent ainsi 30 à 50 centigrammes d'iodure de potassium, ou deux ou trois cuillerées d'huile de foie de morue, deux fois le jour, et on doit les engager à se purger tous les huit à quinze jours, soit avec une eau magnésienne, soit avec l'huile de ricin.

On peut employer aussi la compression avec quelque avantage, mais toujours avec la plus grande circonspection. On fait aussi prendre des bains généraux à l'eau de son, à l'amidon ou à la gélatine, à des femmes maigres, irritables, nerveuses; on peut ajouter chez les autres du sous-carbonate de potasse ou de soude, à la dose de 200 à 500 grammes par bain. Les bains aromatiques et les bains de Baréges doivent être mis en usage aussi chez les femmes lymphatiques ou de constitution molle.

Une fois que les différentes formes de squirrhe se compliquent d'ulcération, les topiques et les médicaments fondants, en général, cessent d'être indiqués. C'est la cigue, l'aconit, la belladone, la jusquiame, le laudanum, l'extrait d'opium, les sels de morphine, le sirop de karabé, de codine, de pavot blanc ou diacode, qui conviennent soit par la bouche, soit en lavement. Comme topiques, l'onguent de la mère, l'onguent Canet peuvent être employés. Les gâteaux de charpie enduits de cérat simple, saturné, opiacé, de pommade d'iodure de potassium, soulagent aussi quelquefois. C'est également ici que sont employés la pulpe de carottes ou de pommes de terre, les cataplasmes de fécule, toutes les applications laudanisées, et les lotions astringentes, détersives ou antiseptiques.

D'après l'opinion d'un très-grand nombre de chirurgiens, les tumeurs cancéreuses du sein, non ulcérées, encore mobiles, et plus ou moins profondément cachées, peuvent bien moins être détruites par les caustiques que par l'instrument tranchant. Comme cependant plusieurs caustiques doivent être préférés à l'instrument tranchant, lorsque le cancer est ulcéré, en plaques et plus large qu'épais, et qu'ils doivent toujours être employés sur les instances de la malade ou de sa famille, voici ceux qui peuvent être mis en usage avec plus de chances de succès. Le beurre d'antimoine, qui est d'une énergie extrême, qui détruit profondément, rapidement les tissus, ne doit être que rarement employé à cause de sa déliquescence rapide, et parce qu'il est difficile d'en diriger et d'en limiter l'action. Le caustique de Vienne, qui résulte de mélange par parties égales de chaux et de potasse, qu'on délaye avant de s'en servir dans un peu d'alcool, a l'avantage de se maintenir facilement sur les parties où on l'applique, mais il a l'inconvénient de provoquer une exsudation sanguine qui atténue son action. Le caustique noir ou sulfurique fait avec cet acide et avec le safran, en mêlant dans un mortier de verre l'acide et le safran par trituration, de manière à en faire une pâte homogène, qui devient bientôt d'un noir d'anthracite, est un caustique qui doit être souvent employé. Il détruit tout ce qu'il touche, les téguments intacts comme les tumeurs ulcérées. On en dépose une couche, d'une épaisseur variable, suivant l'épaisseur des tissus à détruire, et le caustique est laissé en place jusqu'à ce qu'il soit desséché et transformé en une escarre noire ou rousse très-dure. Il convient de laisser le tout à l'air, pendant quatre ou cinq heures. On obtient à son aide un affaissement incroyable de la tumeur, surtout quand elle est ulcérée, quand elle est fongueuse. L'escarre ne tarde pas ensuite à se déprimer, à représenter une excavation noire et sèche, comme charbonnée à la place de la tumeur.

Au lieu de provoquer l'écoulement de sang, ce caustique réprime plutôt les hémorrhagies, la douleur qu'il cause est vive, prolongée ; mais, en général, il ne fait point naître d'inflammation ni d'engorgement. Le lendemain, l'escarre est parfaitement sèche ; les téguments du voisinage, ni rouges ni gonflés, ne sont guère plus sensibles que sur les parties saines du corps; on dirait en un mot que la maladie est guérie et que l'escarre repose sur une cicatrice déjà faite. Cette escarre reste ainsi pendant huit à douze jours, puis elle commence à s'isoler sans se ramollir notablement, par sa circonférence, de manière à se détacher en entier vers le quinzième ou vingtième jour.

Avec 50 parties de chlorure de zinc, 100 parties de farine, un peu d'eau et un peu de mucilage, on fait une pâte homogène, bien liée, extensible, d'un gris brunâtre ou rougeâtre, qui a quelque chose de la souplesse, de l'élasticité, de la coloration même des feuilles de caoutchouc, quand elle est bien faite ; ce caustique est un des plus énergiques. On peut à son aide escarrifier les tissus à une profondeur considérable. On peut, du reste, en mesurer aisément l'action ; avec une lame caustique de 2 millimètres d'épaisseur, on aura une escarre de plus de 4 millimètres, pour une escarre de 1 centimètre, il faut une feuille de pâte de chlorure de zinc épaisse de 5 à 6 millimètres, ainsi de suite, selon que l'on veut agir profondément ou superficiellement. Le caustique du chlorure de zinc est facile à manier, et dont l'action est limitée exactement aux tissus qu'il touche, qui agit pour ainsi dire à la manière d'un emporte-pièce ; qui se place et se fixe sur les tumeurs, sur les tissus, tout aussi facilement qu'une plaque de sparadrap, qui n'a aucune tendance à fuser ; qui n'est guère plus diffluent que les emplâtres les plus compactes, qui peut être porté partout, dans les cavités profondes, sur les plans fractueux comme sur les tumeurs extérieures.

N'exerçant aucune action sur la peau saine, sur la peau non dénudée, sur les membranes muqueuses, recouvertes de leur épithelium, il peut être étendu, coupé, morcelé, moulé de toutes les façons, avec les mains, entre les doigts, et l'on peut ainsi le tailler, lui donner toutes les formes désirables avec des ciseaux, comme on le ferait d'un morceau de linge.

Son élasticité, sa souplesse, son inaltérabilité à l'air permettent de l'avoir dans sa poche ou dans son portefeuille, comme une lame de taffetas ou de sparadrap. La pâte de zinc offre un autre avantage; son action s'éteint complétement dans les tissus. Il ne s'en fait aucune absorption ; elle n'expose par conséquent en aucune manière à l'intoxication générale ; cet avantage, qui lui est commun avec les acides sulfurique et azotique ou nitrique, avec le chlorure d'antimoine, explique la vogue dont jouit la pâte de Canquoin, ou pâte de chlorure de zinc.

Cancer de l'utérus.

Le cancer utérin, sans ulcération, est très-rare; le carcinome commence, au contraire, presque toujours par des ulcères, qui sont d'abord simples. Bayle a émis cette dernière opinion, basée sur un très-grand nombre de faits.

Le cancer peut se développer sur le col ou sur le corps de l'organe gestateur, et, dans certaines circonstances, sur tous les deux en même temps.

Les causes du cancer sont celles des autres engorgements et des ulcérations simples de la matrice. Toutes les anomalies menstruelles, l'innervation exaltée, les passions vives de l'âme, le tempérament érotique, la masturbation, le coït trop fréquent, le tumulte du grand monde, les affections tuberculeuses, la suppression plus ou moins brusque d'une leucorrhée habituelle, des éruptions cutanées, des douleurs névralgiques, rhumatismales, l'habitation des grandes villes, les accouchements nombreux, les avortements répétés, le célibat, la stérilité, les chagrins violents, les fréquents accès de colère, etc., peuvent occasionner le cancer de l'utérus, qui se développe dans beaucoup de circonstances sans causes connues ; son principe semble alors inhérent à la constitution du sujet.

Les manœuvres criminelles destinées à provoquer l'avortement ; la présence d'un corps étranger dans les voies de la génération ou dans l'épaisseur des organes génitaux ; la disproportion de ces organes chez l'homme, relativement à ceux de la femme ; les contusions, les plaies, les ulcères simples ou vénériens de la matrice, le coït après l'époque critique, et surtout les attouchements illicites, les polypes utérins, etc., etc., déterminent très-fréquemment cette affreuse maladie qui, nous devons le répéter, peut d'ailleurs être produite par toutes les causes de la métrite aiguë ou chronique, par des engorgements utérins, etc., etc.

Le cancer ulcéré ne s'observe, en général, que chez des femmes qui ont dépassé l'âge de quarante ans ; on peut concevoir cependant qu'il peut exister beaucoup plus tôt, surtout sur des malades affectées de tumeurs fibreuses retenues dans l'épaisseur des parois utérines.

Le cancer occulte de l'utérus offre tous les symptômes des autres engorgements, avec induration de cet organe ; il est très-difficile, s'il n'est pas impossible, de l'en distinguer.

La douleur lancinante appartient non-seulement au squirrhe, mais encore aux engorgements blancs simples ; pour tous les observateurs, ce fait est incontestable ; l'ancienneté de la tumeur ne prouve rien, car il est des indurations qui datent de vingt ans au moins. La dureté très-considérable de l'engorgement, ses bosselures, dont les unes sont molles et les autres dures, sa couleur, d'un blanc mat, jaune comme éburné, qu'on observe à l'aide du spéculum sur le col utérin, ne fournissent que des présomptions en faveur du cancer ; on a vu alors des abcès simples se montrer, et l'affection morbide guérir sous l'influence de la thérapeutique ordinaire.

Il est des circonstances dans lesquelles une ulcération superficielle et simple siége sur l'extrémité inférieure de la matrice; l'utérus est engorgé; derrière cette ulcération se fait sentir un ramollissement très-notable; ce ramollissement est susceptible de tenir : 1° à la présence de la matière tuberculeuse; 2° à du pus profondément situé; 3° au tissu utérin, qui tend à revenir à l'état normal; 4° à une hypertrophie simple de l'organe; 5° à de la bouillie carcinomateuse; ces divers états étant essentiellement distincts et pouvant fournir des symptômes identiques, il n'est pas permis d'établir un diagnostic certain.

Les autres phénomènes ne servent pas davantage à prouver pour ou contre l'existence du cancer occulte; l'affaiblissement très-grand et même fort rapide de la malade, l'excessive maigreur, la couleur jaune paille de la face, les envies de vomir, le vomissement, les digestions très-difficiles, et quelquefois même impossibles, l'innervation extraordinairement exaltée, les mouvements fébriles qui se manifestent le soir, etc., se font observer dans le cancer, dans le squirrhe, et jusque dans les engorgements blancs simples.

Le carcinome occulte se présentant quelquefois sous l'aspect le plus bénin, et les indurations blanches simples offrant assez souvent les phénomènes qui appartiennent à cette espèce de cancer, il est évident qu'il n'est pas possible d'établir le diagnostic de ces affections morbides; or le praticien prudent reste dans un doute philosophique.

« C'est encore ici que l'examen des urines pourra apporter une vive lumière pour distinguer le cancer de la matrice. Une urine trouble et fébrile contenant des myriades de globules grisâtres, en suspension dans une matière purulente, émanée de la matrice, est un reflet certain d'un cancer de cet organe, dit M. Bruner.

« Une urine saturée par une matière purulente, épaisse et grisâtre, reflet d'un cancer avancé de la matrice, indique une terminaison grave. »

Il n'est pas rare de rencontrer sur l'organe gestateur des longosités, des champignons ; ils sont quelquefois pédiculés ; leur consistance est tantôt dure, tantôt molle et spongieuse ; dans beaucoup de circonstances, leur surface est granuleuse, inégale, formée par beaucoup de globules saillants et réunis : on dirait d'une framboise ou d'un chou-fleur ; leur couleur est d'un rouge brun, livide ou violacé. Soumise à des pressions même légères ; la tumeur donne du sang, qui souvent coule spontanément d'une manière presque continue ; il est mêlé à une humeur roussâtre, ichoreuse, fétide, repoussante : le doigt détache facilement du carcinome des lambeaux plus ou moins étendus.

Les pertes sanguines deviennent habituelles et quelquefois si abondantes que les malades se plaignent d'être toujours dans le sang. Cette perte mérite surtout une grande attention, quand elle se montre chez une femme que son âge avait délivrée de cet assujettissement menstruel ; et, comme je l'ai déjà fait observer, en parlant de l'époque de la cessation de l'écoulement des règles, dans la première partie de cet ouvrage, un grand nombre de faits bien observés prouvent qu'il faut se tenir en garde contre ces prétendus renouvellements de la menstruation dont ont parlé les physiologistes. Ce rajeunissement apparent n'est ordinairement que le signe d'une altération grave de l'utérus ou des annexes : aussi a-t-on remarqué plusieurs fois qu'il s'en suivait un dépérissement rapide et une mort inattendue, poétiquement comparée à l'extinction d'une lampe, après un redoublement de clarté. Il est aussi un grand nombre de sujets qui perdent continuellement, mais quelquefois avec des augmentations ou diminutions fréquentes, une matière aqueuse, abondante, inodore, ou fade à l'odorat, à peine chargée d'albumine, comme l'indique la légère roideur, la couleur un peu grisâtre qu'elle donne au linge en se desséchant, et à peine colorée en rose aux époques menstruelles. Cette évacuation séreuse et considérable nous a paru ordinairement annoncer, sinon l'existence, au moins le commencement ou l'imminence de l'ulcération, le développement des fongosités, troisième degré, ou plutôt troisième période du mal. C'est ordinairement avec l'ulcération que coexistent le dépérissement, le marasme et les signes de la diathèse cancéreuse. On voit en effet des femmes porter pendant de longues années un énorme squirrhe et conserver au milieu des douleurs un embonpoint et même des joues colorées; mais souvent aussi, privées de repos par des douleurs atroces dans l'hypogastre, la région du sacrum, dans les lombes, les fesses, les fosses iliaques, et plus souvent dans toute la longueur des cuisses, douleurs rarement continuelles, mais se renouvelant par accès, elles s'épuisent et s'affaissent par degrés. Minées par le dérangement des digestions, la perte de l'appétit, les vomissements, la fièvre qui en résulte, elles dépérissent avec lenteur. La pâleur et la faiblesse sont beaucoup plus précoces que l'amaigrissement, et on voit telle personne encore douée d'un fort embonpoint prendre un teint jaunâtre et cireux, et ne pouvoir sans essoufflement, sans fatigue, passer d'une couche à l'autre ou d'un lit à la chaise longue. Parfois les douleurs des cuisses et des jambes se changent en une sorte de paralysie, ou du moins d'insensibilité, d'engourdissement, ordinairement accompagnés d'un œdème considérable. D'ailleurs la tumeur, ordinairement très-volumineuse alors, arrête l'urine dans les uretères mêmes, et jusque dans les reins, rend l'évacuation des matières fécales impossible, et ajoute ainsi des souffrances accessoires aux souffrances essentielles ou directement dues au cancer.

Nous dirons encore que, lorsque les femmes sont parvenues à cette période affreuse du cancer, elles présentent le tableau le plus déchirant des misères humaines. En effet, les fonctions assimilatrices sont épuisées; l'appétit est nul; les digestions se dérangent de mille manières; l'amaigrissement plus ou moins rapide, et quelquefois porté jusqu'au marasme; le système osseux participant à la maladie, devient friable, fragile, et se rompt comme de lui-même. La peau, qui est sèche, bouffie, ridée, collée sur les os, prend la couleur blanc mat de la cire ou jaune paille qui caractérise les affections cancéreuses; l'attitude offre une expression particulière à cet état pathologique; le regard triste et abattu porte l'empreinte de la souffrance et du découragement; les yeux enfoncés dans les orbites, les lèvres livides et circulairement contractées, les dents fuligineuses, la face grippée, hippocratique, sillonnée par de profondes rides, donnent à la malade l'aspect d'un cadavre; enfin les diarrhées colliquatives, symptomatiques d'ulcérations intestinales, les vomissements, l'œdème des membres inférieurs, l'hydropisie, la fièvre hectique, les insomnies, les souffrances intolérables, les hémorrhagies abondantes, le désespoir et la mort viennent compléter ce lugubre et affligeant tableau.

Suivant l'étendue en surface et en profondeur de l'ulcère, selon sa nature cancéreuse plus ou moins bien dessinée, le pronostic offre des variétés si faciles à saisir qu'il serait inutile de les énoncer. La santé générale de la malade fait encore varier le jugement que le médecin doit porter sur l'affection morbide : quand le corps de l'organe gestateur est engorgé, ainsi que les ovaires, la maladie est plus grave.

Le cancer occulte doit être traité comme l'engorgement simple avec induration lorsque l'ulcération cancéreuse est peu étendue; quand surtout elle est douteuse, on la combat comme si elle n'était pas carcinomateuse.

Dans le cancer ulcéré le médecin doit savoir que le régime et les médications ne sont le plus souvent propres que pour diminuer les douleurs et ralentir la force du mal; ainsi un régime adoucissant, la diète lactée, les viandes blanches, le repos, en prévenant des recrudescences inflammatoires, peuvent tendre à rendre le mal stationnaire; un exutoire, en soutenant à un certain degré l'état de l'économie, en régularisant sympathiquement l'innervation et supprimant les mouvements fluxionnaires, dont auparavant l'utérus était comme le centre. Dans les récrudescences mêmes, des saignées locales ou générales, des émollients en bains, injections et même en forme de cataplasmes sont fréquemment utiles pour ramener l'utérus à l'état le plus sain possible. Des médicaments de même forme, mais essentiellement narcotiques, sont nécessités par les douleurs, que malheureusement ils ne parviennent pas toujours à calmer. C'est à cet avantage que se bornent les effets de la ciguë, de la jusquiame, de la belladone, de l'opium et de ses préparations officinales employées en liniments, pommades, injections, etc. Il faut même bien souvent en venir à l'emploi intérieur de ces divers narcotiques à doses graduées; nul, sous ce rapport, n'est plus efficace que l'acétate de morphine administré à la dose d'un ou de deux centigrammes pour une nuit, dans une potion ou une pilule... A ces palliatifs, principalement dirigés contre la douleur et l'insomnie, le simple bon sens indique assez d'en ajouter quelques autres comme moyens de propreté et de désinfection; tels les lotions et les injections avec une solution légère de chlorure de chaux, mitigée par le mucilage de graine de lin ou tout autre. Il est bon quelquefois aussi d'arrêter par l'emploi de quelques astringents administrés de même, tels que dissolutions d'acétate de plomb, de sulfate d'alumine, décoctions de bistorte, d'écorce de chêne, les écoulements séreux, surabondants, et même quelques pertes sanguines qui semblent passives. Il faut remédier à la rétention des urines par le cathétérisme, à la constipation par des lavements.

Un moyen qui a été employé avec avantage contre l'engorgement carcinomateux de l'utérus, c'est l'iodure de potassium administré à l'intérieur, à la dose de deux à trois décigrammes, et même en injection. Nous-même l'avons employé avec succès dans plusieurs cas. « Quand on administre seulement l'iodure de potassium à l'intérieur, dit M. Lisfranc, il peut produire des guérisons très-remarquables; je ne saurais trop répéter que j'ai traité fréquemment avec un plein succès par ce moyen des solutions de continuité douteuses et des ulcérations peu étendues qui étaient cancéreuses. » Et dans un autre endroit ce grand praticien ajoute : « Lorsque la maladie paraît être incurable, et qu'on s'est éclairé des lumières de plusieurs confrères qui ont partagé cette opinion, il faut néanmoins encore, quand la constitution n'est pas trop détériorée, tenter l'administration de l'iodure de potassium; je possède quelques observations de guérison complète obtenue alors par ce moyen; j'ai vu d'ailleurs un très-grand nombre de cas dans lesquels il a calmé les douleurs, arrêté assez longtemps l'augmentation du mal, quelquefois même il l'a amendé; mais l'on surveillera avec une grande attention l'usage de ce médicament, car il faut le cesser aussitôt qu'il commence à fatiguer les organes digestifs : sans cette précaution, le trouble qu'il y apporterait ne se dissiperait peut-être pas, et la faiblesse ferait de rapides et de dangereux progrès. »

La cautérisation ne peut être rationnellement appliquée au squirrhe, même borné au col de l'utérus, que quand les tumeurs ont peu de volume, à moins qu'on ne se décide à les reséquer d'abord pour en brûler ensuite les restes; aussi la cautérisation a-t-elle été plus particulièrement proposée contre les ulcérations cancéreuses primitives ou secondaires; c'est effectivement à cette forme de cancer que ce mode de traitement convient en réalité.

Pour la pratiquer, on se sert du nitrate acide de mercure, et on renouvelle la cautérisation autant de fois qu'il est nécessaire pour détruire complétement toute la portion altérée, dût-on, d'après l'opinion de M. Duparcque, empiéter plus ou moins sur les parties saines, autrement les récidives sont inévitables, promptes et plus défavorables que n'était l'altération primitive.

L'inflammation consécutive est le seul accident à redouter après la cautérisation; elle s'est quelquefois présentée active et redoutable; on la prévient par l'usage des injections, des bains, des fomentations émollientes; on la combat ou on la modère au moyen des saignées générales ou locales.

Une maladie chronique aussi grave, aussi cruelle que le cancer avancé de la matrice, n'est curable que lorsqu'elle n'est pas arrivée à ses dernières limites; mais lorsqu'elle a dévoré les organes, épuisé l'organisme, lorsque la nature abandonne la malade, et que la mort est prochaine, que peut faire le médecin? Consoler, soulager, tenter encore, et puis se résigner; mais toujours consoler...

Des polypes de la matrice.

On désigne sous le nom de *polypes de la matrice* des tumeurs dont la nature n'est pas la même. Elles naissent soit à la surface interne de la membrane muqueuse utérine, soit entre cette membrane et le tissu de l'utérus, soit dans l'épaisseur de ce tissu, soit enfin sur sa face externe. Elles s'implantent sur le col ou sur le corps de l'organe par un pédicule ou bien par une base.

On distingue plusieurs espèces de tumeurs polypeuses; mais les polypes fibreux sont les plus communs. Une enveloppe les contient; cette enveloppe, dont l'épaisseur varie, est formée par la membrane muqueuse ou séro-muqueuse de l'utérus; elle est en général plus mince et plus adhérente à la base de la tumeur; chez quelques sujets, elle est blanche, lisse et polie; elle semble être fibreuse, on n'y aperçoit aucune trace de vaisseaux; d'autres fois, elle est rouge, rugueuse; on voit à sa surface un lacis vasculaire sur lequel rampent des veines saillantes.

Les polypes utérins peuvent siéger sur tous les points de l'utérus; quel qu'en soit le siége, ils offrent tantôt un fort petit, d'autres fois un très-grand volume; ils sont souvent de la grosseur d'une lentille. On en a trouvé qui pesaient dix-neuf kilogrammes cinq cents grammes.

Les polypes fibreux sont ordinairement globuleux et ovoïdes lorsqu'ils séjournent dans le vagin, et présentent souvent des angles et des bosselures.

On a cru pendant longtemps que les polypes étaient rares; ils ne sont pas aussi communs aujourd'hui qu'on le pense généralement. Bayle a dit que le cinquième des femmes âgées de plus de trente-cinq ans étaient affectées de tumeurs fibreuses siégeant sur l'organe gestateur. Ce médecin célèbre avance encore que jamais peut-être les tumeurs fibreuses ne se développent avant la trentième année; la plupart des femmes chez lesquelles il les a observées étaient âgées de plus de cinquante ans.

On lit dans une très-bonne thèse de M. Malgaigne le passage suivant: « Sur cinquante et un cas de polypes recueillis dans les ouvrages de Levret, Herbiniaus, Roux, Leblanc, dans les thèses de la Faculté, etc., etc., nous avons trouvé

De 26 à 30.	4
De 30 à 40.	20
De 40 à 50.	16
De 50 à 60.	4
De 60 à 70.	3
De 70 à 74.	4
Total.	51

« D'après ce petit tableau, on voit que les polypes sont plus fréquents de trente à quarante et de quarante à cinquante. »

Chez les vieilles femmes qui, depuis longtemps, ont dépassé l'âge critique, l'atrophie de l'utérus ne paraît point permettre aux tumeurs fibreuses d'y naître facilement. Tout semble prouver que si elles y existent alors, elles doivent y manquer, au moins en grande partie, des matériaux de nutrition propres à leur accroissement; ainsi peut s'expliquer la rareté des polypes chez ces femmes.

« Le tempérament, la constitution de la femme, les vices et les virus, ajoute M. Lisfranc, ne paraissent avoir aucune influence sur la production des polypes utérins; on ne sait rien de positif sur celles des menstrues et de leurs anomalies. Nous avons observé que la cessation des règles en était une des causes; pendant cette époque, en effet, quelque temps avant et après elle, l'utérus est extraordinairement sanguin; il devient le siége d'une irritation plus ou moins marquée, tantôt permanente, continue ou rémittente, d'autres fois intermittente et assez fréquemment répétée. Ces circonstances peuvent avoir une grande influence sur la production de la maladie. »

Dupuytren a remarqué, contrairement à l'opinion de Bayle, que le célibat et la stérilité étaient loin d'être des conditions favorables au développement des polypes utérins, puisque sur cinquante-huit femmes qui en étaient affectées, il a constaté que cinquante-quatre avaient eu des rapports vénériens, et que quarante-deux avaient été mères.

Nous avons dit que les polypes utérins peuvaient acquérir un volume énorme ; on en a vu qui avaient la tête d'un enfant. Il est très-difficile de constater l'existence des polypes utérins qui ne sont pas accessibles au toucher ou à la vue à travers le col de la matrice. Lorsqu'ils sont cachés dans cette cavité, leurs symptômes ne sont autres d'abord que ceux résultant de l'augmentation du poids et du volume de l'organe, joints aux troubles fonctionnels, analogues aussi à ceux qui résultent d'engorgements, ou même de la présence du produit de la conception.

Signes des polypes. Sensations d'une douleur brûlante dans le bassin, douleurs sourdes, profondes, quelquefois aiguës et même lancinantes sur la matrice ; elles s'irradient aux lombes, à l'ombilic, aux aines, à l'anus, le long du vagin, des cuisses, des jambes, jusqu'au talon et à la plante des pieds, etc. Ces souffrances sont intermittentes, rémittentes ou continues, avec des degrés très-variés d'exacerbations et de relâchement. Ordinairement trouble des fonctions digestives, leucorrhée plus ou moins abondante, anomalies de la menstruation ; quelquefois règles très-douloureuses ; souvent coït assez pénible, quoique souvent la femme y soit assez disposée ; pertes rouges, séro-sanguines ; sympathies morbides s'exerçant au foie, sur le cœur, sur le poumon, sur les seins, etc. Innervation plus ou moins exaltée ; idées tristes ; irascibilité ; dans quelques cas, hystérie, nymphomanie, maigreur, pâleur, couleur jaune paille de la face ; il n'est pas rare de voir survenir des douleurs expulsives que les malades disent être celles de l'accouchement, et à la suite desquelles on trouve assez fréquemment un polype, soit dans l'utérus, soit dans le vagin, soit à l'extérieur.

Les pertes rouges sont fort tenaces; elles résistent, dans beaucoup de circonstances, à tous les moyens de l'art; si elles disparaissent, elles récidivent ordinairement plus ou moins promptement pendant fort longtemps. Ces hémorrhagies, répétées et persistantes, sont parfois comme foudroyantes; c'est le symptôme le plus remarquable, et le seul qui rende ce genre d'affection très-grave et très-dangereux.

Quelquefois un effort violent, une chute, l'exercice prolongé à pied ou en voiture, l'équitation, une émotion vive de l'âme, occasionnent la descente du polype dans le vagin; alors elle devient complète dans un instant; d'autres fois cette descente se fait lentement, sans augmentation de symptômes, les femmes ne s'en aperçoivent pas. Il est des cas dans lesquels elles chassent immédiatement le polype de la capacité de la matrice; d'autres fois elles sont longtemps impuissantes pour atteindre ce but. J'ai vu s'écouler, dit Lisfranc, deux et même quatre ans, pendant lesquels ces douleurs se développaient à deux ou trois reprises dans l'intervalle des menstrues; elles surviennent plus spécialement quelques jours avant ou après les règles et durant la menstruation; elles ressemblent à celles de l'accouchement; elles peuvent occasionner une métrite et même la mort immédiate des malades: il n'est pas très-rare de les voir produire le renversement incomplet ou complet de l'utérus. Il est des circonstances malheureuses dans lesquelles elles ne parviennent pas à expulser le polype, parce qu'il n'est pas pédiculé, parce qu'au contraire il s'implante par une base large.

Parvenue dans le vagin, la tumeur polypeuse offre-t-elle un certain volume; elle gêne les fonctions de la vessie, de l'urètre, du rectum; les malades s'asseyent et restent assises difficilement; la muqueuse vaginale et l'organe gestateur eux-mêmes, dans quelques cas, sécrètent un liquide sanieux, purulent.

Le diagnostic des polypes utérins est très-obscur, des plus difficiles, et peut exposer le praticien le plus consommé à des erreurs plus ou moins graves.

Quoique le polype ait franchi le col utérin, son diagnostic n'est pas toujours exempt d'erreurs. S'il est volumineux et qu'on n'ait été appelé que quand il remplit la vagin, il pourrait être confondu avec une chute complète de la matrice. D'après plusieurs auteurs, on pourrait éviter cette erreur en se rappelant que la tumeur formée par la matrice est plus petite en haut qu'en bas, qu'elle est douloureuse, réductible et qu'elle présente une fente transversale, qui est l'orifice du col.

Pour distinguer le prolapsus de l'utérus des polypes, on a dit que dans le premier la tumeur représente un cône renversé, que dans le second elle offre une forme contraire; mais Dupuytren a vu un polype dont la partie inférieure est la plus mince; la matrice s'irrite et s'enflamme assez souvent, et alors l'extrémité inférieure devient quelquefois plus volumineuse que la supérieure; on a ajouté que sur le col utérin existe un trou dans lequel un stylet, et même fréquemment le doigt peuvent être introduits; que les règles sortent par ce trou; que les polypes ne présentent rien de semblable; mais ces dernières tumeurs peuvent aussi être le siége, sur leur extrémité inférieure de l'orifice, d'un canal qui pénètre plus ou moins profondément dans leur épaisseur. Lefaucheux a observé un gonflement considérable du col utérin; il masquait l'orifice vaginal de la cavité de la matrice; ne sait-on pas d'ailleurs que cet orifice est complétement oblitéré par une cicatrice? Les femmes peuvent avoir atteint l'âge critique; elles peuvent aussi être soumises à une suppression menstruelle d'une plus ou moins longue durée. Le polype troué fournit du sang dans quelques cas; la possibilité ou l'impossibilité de la réduction de la tumeur est un signe équivoque; car le prolapsus de la matrice et le polype sont tantôt réductibles, tantôt irréductibles. Cependant si l'on trouve au bout inférieur des tissus bornés le col utérin bien conformé, avec son orifice au centre et son cul-de-sac circulaire à la circonférence ; si l'on ne voit pas ce col à l'extrémité vulvaire, si l'on ne rencontre sur ce point que le cul-de-sac circulaire formé par le vagin, c'est à un prolapsus qu'on doit avoir affaire.

Il suffit d'ouvrir les annales de l'art pour se convaincre des difficultés qui existent, ajoute M. Lisfranc, lorsqu'il s'agit de distinguer les polypes du renversement de l'utérus. Quand il est incomplet, le toucher et le spéculum font reconnaître une tumeur arrondie dont l'extrémité supérieure est embrassée, comprimée par le col de la matrice. Levret assure que cette tumeur est hémisphérique ; que sa partie la plus large correspond à l'orifice inférieur de l'organe gestateur; que les polypes sont piriformes, et que la base en est le point le plus déclive ; mais on rencontre des cas dans lesquels ils ne sont pas descendus complétement dans le vagin ; et lors même qu'ils y seraient entièrement logés, sir Cooper cite une observation dans laquelle la production polypeuse était plus évasée dans sa partie supérieure qu'inférieurement ; très-souvent le renversement de l'utérus est piriforme.

On a dit que le renversement était plus ou moins réductible, que le polype ne se réduisait pas ; mais l'on ne peut refouler le premier dans la matrice que s'il est récent ; il se reproduit immédiatement ; lorsque le polype n'occupe pas complétement la capacité de l'utérus, quand les parois de cet organe ne s'appliquent pas partout exactement sur lui dans toute leur étendue, il est aussi susceptible d'un refoulement qui obscurcit le diagnostic.

On prétend que le polype est ordinairement indolent, et que le fond de la matrice jouit d'une sensibilité exquise ;

mais on rencontre très-fréquemment des polypes douloureux.

Certains auteurs ont cru que le renversement n'est pas accompagné de ménorrhagie ni d'écoulements purulents, et que toujours le polype est compliqué de ces phénomènes morbides; mais Levret a vu des polypes qui existaient sans aucune perte ni rouge ni blanche.

Boyer admet que, dans le renversement, le doigt indicateur ne peut s'introduire entre la tumeur et le col de l'utérus qu'à quelques millimètres de profondeur.

On a cru que, dans le renversement, si l'on déprime par le toucher la région hypogastrique, la cavité du bassin paraît vide; que si, au contraire, il s'agit d'un polype, la palpation sent l'utérus : ces signes sont douteux.

Plusieurs auteurs ont soutenu aussi que l'inversion est molle, que le polype est dur; mais il est des tumeurs formées par un polype dont la mollesse est remarquable.

D'après tout ce qui vient d'être dit, on peut facilement se convaincre de la difficulté immense que présente l'art sur le point de pathologie que nous examinons. Ainsi, dans un grand nombre de circonstances, les praticiens les plus distingués ont cru avoir lié des polypes, tandis qu'ils avaient appliqué des ligatures sur l'organe gestateur; d'autres fois ils pensaient avoir enlevé la matrice, soit en partie, soit en totalité, et ils avaient seulement débarrassé les malades de tumeurs polypeuses.

Enfin, une hernie vaginale, un cancer de la matrice peuvent encore simuler un polype utérin; mais la mollesse, la forme et la réductibilité de la tumeur, dans le premier cas, son irrégularité ou son ulcération et les douleurs lancinantes, dans le second, suffisent pour faire cesser toute incertitude.

Aux signes rationnels résultant de l'augmentation de poids et de volume que les polypes donnent à l'utérus; aux sensations de pesanteur, de tiraillements dans les reins, les aines; à la gêne des fonctions de la vessie et du rectum; enfin aux symptômes généraux ou sympathiques dépendant du trouble de l'innervation, tels que les vomissements, etc.; et aux dérangements de la circulation, suite des pertes sanguines, compagnes ordinaires des polypes utérins, on peut encore ajouter la décoloration générale de l'œdème, ou la bouffissure, états qui, présentant quelques analogies avec la teinte cancéreuse, peuvent contribuer à tromper le diagnostic.

Traitement des polypes. Les polypes restant renfermés dans la cavité utérine, leur existence est, comme nous l'avons déjà fait observer, douteuse pour le médecin qui se voit réduit aux traitements symptomatiques. C'est surtout contre les hémorrhagies, le plus constant et le plus redoutable des accidents produits par les polypes utérins, que le médecin doit diriger ses soins. Les prévenir et les arrêter, c'est là la première indication. Aussi il faut arrêter ou modérer ces pertes utérines par le repos, la position horizontale et les injections astringentes; on soutiendra les forces par un régime analeptique et l'emploi des toniques, principalement le quinquina et les amers.

Le traitement le plus efficace des polypes utérins consiste dans la ligature, qui, mise en usage par Levret et modifiée depuis par Dessault, est employée aujourd'hui par tous les chirurgiens les plus habiles. Pour la pratiquer, on fait coucher la malade sur son lit comme pour l'application du speculum, et après s'être assuré de nouveau, par le toucher et la vue, de la position du polype, le chirurgien fixe une des extrémités d'un fil ciré de chanvre ou de soie très-fort à un des anneaux de la pince à gaîne, et l'engage dans les mors de cette pince; il passe l'autre chef du fil dans la canule simple, de manière que le fil puisse former anse entre ses instruments; il les rapproche en tendant le fil le plus possible; puis, à l'aide de l'index gauche placé sur les côtés de la tumeur, il dirige les deux instruments réunis sur le pédicule de celle-ci, et le plus haut possible. Il confie la pince à gaîne à un aide, qui la fixe, pendant qu'il fait lui-même parcourir au bec de la canule le contour de la tumeur. Lorsqu'il est parvenu au point de départ, près de la pince laissée en place, il pousse la canule en dehors de cette pince, il la porte au-dessous ou au-dessus d'elle, de sorte que les chefs du fil se trouvent croisés près de la tumeur. Alors on retire la canule simple en la faisant glisser le long du fil qu'elle porte; on délie l'anneau du fil qui y était fixé, on engage les deux chefs du fil devenus libres dans le serre-nœud, que l'on pousse jusqu'au pédicule du polype; avant de serrer, le chirurgien ordonne à l'aide qui tenait la pince à gaîne de l'ouvrir et de la retirer doucement.

Alors on serre fortement la ligature et on l'arrête sur l'échancrure de la plaque du serre-nœud afin de les empêcher de se relâcher; cela étant fait, on termine l'opération en fixant le serre-nœud au moyen d'une bande à l'une des cuisses de la malade.

Après la séparation du polype qui est annoncée par la chute spontanée du serre-nœud et de la ligature ensuite, il continue à se faire pendant quelque temps un écoulement purulent qui cède le plus souvent à l'usage des bains généraux et à des soins de propreté. Dans quelques cas cependant, les accidents nerveux, les vomissements, les douleurs et les symptômes inflammatoires qui accompagnent trop souvent la ligature, continuent à se manifester en partie après l'ablation de la tumeur; d'autres fois, la décomposition du polype, dans les organes sexuels, entraîne des accidents qu'on serait heureux de pouvoir éviter. Ainsi, l'odeur repoussante qui l'accompagne est fort désagréable pour la malade et pour les personnes qui l'entourent. Lorsque le polype est très-volumineux, et que la température est fort élevée, il peut arriver que cette odeur soit insupportable ; en outre, le putrilage qui en résulte irrite le vagin et la vulve, et peut, s'il s'en fait une résorption, donner lieu à une infection générale, à une fièvre de mauvais caractère. S'il n'y a pas eu possibilité d'amener la tumeur au dehors, il faut bien s'en tenir, pour combattre ces inconvénients, aux moyens de propreté ordinaire, aux injections simples avec l'eau de guimauve, aux injections avec une décoction de quinquina, ou, mieux, avec les dissolutions des chlorures alcalins.

Renversement ou inversion de la matrice.

Dans cette maladie, l'utérus est retourné complétement, ou bien en partie sur lui-même comme un doigt de gant : il serait inutile de faire remarquer qu'alors sa face externe devient interne, *et vice versâ*. Cette affection morbide s'observe, soit pendant que l'organe est vide, soit au moment où les corps qu'il renferme en sont expulsés.

Levret admet deux espèces de renversement, l'incomplet et le complet : dans le premier, le fond de la matrice, qui descend peu à peu ou bien brusquement, vient s'engager au bout d'un temps plus ou moins long, plus ou moins court, dans l'orifice du museau de tanche qu'il franchit ensuite pour parcourir le vagin dans une étendue variable; dans le second, l'invagination de l'utérus est entière. Tantôt alors il demeure en partie dans le canal utéro-vulvaire ; tantôt, au contraire, il sort entièrement par l'orifice de ce canal, et il forme entre les cuisses une tumeur dont la longueur varie.

D'après un grand nombre d'auteurs, l'inversion de la matrice présente trois degrés. Dans le premier, dépression du fond de l'organe : Mauriceau dit avec raison qu'alors le sommet de l'utérus offre la disposition que présente à l'intérieur la grosse extrémité d'une bouteille; dans le second, c'est l'invagination incomplète; dans le troisième, c'est le renversement complet; alors l'utérus est entièrement renversé et pend entre les cuisses de la malade.

C'est immédiatement après l'accouchement que le renversement de la matrice est plus fréquent. Au nombre des causes de cette maladie se rangent les tentatives pour opérer la délivrance, quand l'utérus n'est pas assez revenu sur lui-même; les tractions trop violentes exercées sur le placenta adhérent au fond de la matrice; la pression simultanée des intestins sur cet organe; les efforts prolongés au moment de l'expulsion du fœtus; l'arrachement du placenta, lorsque la femme accouche debout et que tout sort à la fois; un cordon ombilical court, ou bien contourné, soit autour du col de l'enfant, soit ailleurs. Il est facile, en effet de concevoir que l'arrière-faix résiste : alors le renversement est presque inévitable. Il est de ces cas rares dans lesquels l'invagination a lieu sans qu'aucune traction ait été exercée sur la face interne de l'utérus : c'est lorsque cet organe est distendu par une grande quantité d'eau, au moment où le travail va se terminer; c'est quand la femme accouche, pour ainsi dire, sans douleurs, et en un instant; des accouchements nombreux, la minceur des parois de la matrice, la toux, l'éternument, le vomissement, les mouvements imprudents auxquels la femme se livre peuvent encore produire l'inversion de la matrice.

La dilatation et le ramollissement préalable des parois de l'organe gestateur étant les premières conditions pour déterminer l'invagination, il est facile de concevoir que l'accouchement n'en est pas la seule cause.

Le renversement peut se faire observer à une époque très-éloignée de la gestation : on le rencontre même chez des femmes qui n'ont jamais eu d'enfants. Il est bon de faire observer aussi que l'expulsion plus ou moins brusque d'un polype siégeant dans la matrice et s'implantant sur le fond de cet organe, que les tractions exercées par les chirurgiens sur cette tumeur, renversent quelquefois l'utérus.

Levret cite l'observation d'une tumeur énorme formée par l'utérus et par le vagin retournés ; elle existait chez une personne âgée de soixante ans. Dans la composition de cette tumeur entraient les trompes, les ovaires, une partie du rectum, de la vessie et des intestins grêles.

Les symptômes de l'inversion de l'utérus varient suivant le degré qu'elle présente, selon les causes qui la déterminent : ils sont en général moins violents, lorsqu'elle s'effectue graduellement.

Lorsqu'il s'agit de la première variété de l'inversion, et que celle-ci est produite par l'accouchement, on peut, si la paroi de l'abdomen n'est pas très-épaisse, ni trop tendue, sentir sur la partie supérieure de l'organe gestateur la dépression dont il a été parlé au commencement de cet article.

Dans le deuxième degré de la maladie, on observe le symptôme que nous venons d'indiquer ; il est beaucoup mieux dessiné et beaucoup plus facile à saisir; les malades éprouvent des douleurs bien plus intenses.

Quand l'invagination existe depuis quelque temps, il est très-difficile de la distinguer des polypes, puisque, dans l'un et l'autre cas, le col de l'utérus embrasse la partie inférieure de la tumeur ; si le fond de la matrice entr'ouvre le col utérin, ou bien s'il forme au-dessous de lui une légère saillie, on dit que le doigt ou le stylet ne peut pénétrer qu'à une très-petite profondeur dans l'organe gestateur. Le toucher, pratiqué par le rectum et sur la région hypogastrique, sert à éclairer le diagnostic.

Dans le troisième degré, on touche surtout, dit Lisfranc, par le rectum et sur la région hypogastrique. On aura préalablement évacué les urines de la vessie; les muscles abdominaux seront maintenus dans le relâchement; on reconnaîtra si l'utérus est abaissé, s'il existe deux tumeurs, dont l'une est située au-dessus de l'autre. On pourra apprécier la forme surtout de la première.

Dans le quatrième degré, la tumeur fait saillie hors de la vulve : elle est ordinairement plus volumineuse; elle peut être en partie réductible ; il n'est pas toujours impossible de la refouler plus ou moins dans le vagin. Quand elle est surtout récente, on voit souvent suinter de sa surface du sang noirâtre; il est des cas dans lesquels elle diminue, elle augmente alternativement de volume. Ces phénomènes tiennent presque toujours aux anses intestinales qu'elle contient et qui sont susceptibles d'en sortir.

Lorsque la matrice reste en partie dans le vagin, le doigt, introduit dans la capacité de ce canal, y trouve une impasse à des hauteurs variables; au-dessous de cette impasse siége une espèce d'anneau constitué par le point le plus rétréci de la tumeur. Si la malade n'est pas douée d'un grand embonpoint, la palpation exercée sur la région hypogastrique fait constater que la matrice est abaissée.

L'invagination de l'utérus, au premier ou au second degré, est-elle occasionnée par l'accouchement, des hémorrhagies se montrent quand le placenta est décollé : elles manquent si ce décollement n'existe pas; elles sont beaucoup moins communes quand la maladie est produite par une autre cause; une leucorrhée plus ou moins abondante se fait aussi observer; des douleurs violentes s'irradient dans les aines, dans le bas des reins, dans les flancs, sur l'ombilic, sur la région hypogastrique, le long des cuisses, jusqu'aux talons; des tiraillements existent : ils s'étendent surtout dans les lombes et dans l'épigastre; constipation ou diarrhée; embarras gastrique ou intestinal; gastralgie, quelquefois tympanite; aversion pour certains aliments; envies de vomir, vomissements, hoquet; urines claires ou rougeâtres, rendues ordinairement en très-petite quantité; palpitations de cœur, sentiment de gêne; étouffements, parfois symptômes d'hystérie; innervation très-exaltée; pouls petit, face pâle, décolorée, teint de couleur jaune paille; tintements d'oreilles, vertiges, syncopes, idées tristes ou indifférence sur son propre état, convulsions, etc.

Le renversement de la matrice est-il au troisième ou au quatrième degré; les symptômes sont presque toujours plus prompts et plus violents. Souvent les douleurs déchirantes et l'état nerveux diminuent lorsqu'on refoule l'utérus dans le vagin; cette manœuvre les augmente au contraire dans quelques circonstances; une phlegmasie plus ou moins vive peut sévir sur l'organe renversé; la gangrène peut s'y développer; ces fâcheuses complications se font plus spécialement observer lorsque cet organe a franchi plus ou moins complétement la vulve.

Le renversement de l'organe gestateur est une maladie grave qui détermine ordinairement la mort si l'art ne vient pas promptement au secours de la femme; on doit d'autant plus redouter un événement funeste que l'époque de la production de la maladie est plus près de celle de l'accouchement.

La réduction, qui peut seule guérir les malades, est assez facile immédiatement après la production de la maladie; elle devient d'autant plus difficile qu'on diffère davantage d'y recourir. Elle est même trop souvent impossible; l'observation démontre qu'on peut réduire néanmoins l'invagination de l'organe gestateur après cinq ou huit jours de son invasion.

Pour remédier aux douleurs et aux tiraillements produits par l'invagination de l'utérus, il faut soutenir la tumeur par un bandage convenable s'il n'est pas possible de la réduire dans le vagin, et de l'y maintenir à l'aide de moyens appropriés. On met ordinairement en usage un pessaire, mais la malade ne le tolère pas toujours; une espèce de bandage en T est souvent alors très-convenable.

Le moment le plus favorable pour obtenir la réduction du renversement de l'utérus est sans contredit, je dois le répéter, celui qui succède à ce grave accident.

S'agit-il du premier degré de la maladie, le placenta n'est-il pas décollé ; la femme est couchée horizontalement sur la partie postérieure du tronc ; on n'exerce aucune traction sur le cordon ombilical; on attend la délivrance; afin de soutenir les forces de la malade, on lui fait prendre un peu de boisson et quelques cuillerées de vin de Bordeaux; on pratique des frictions légères sur la région hypogastrique pour faire naître ou pour augmenter les contractions trop faibles de l'organe gestateur ; on administre à l'intérieur le seigle ergoté, dont la dose doit être d'abord peu forte; il est utile de rappeler que l'ergot sera récemment pulvérisé : sans cette indispensable précaution, on s'exposerait à l'employer sans succès, car il aurait perdu au moins en grande partie ses propriétés médicamenteuses.

Lorsque le renversement est au deuxième degré, et que le fond de l'utérus se montre dans le vagin, on refoule de bas en haut la portion déplacée de la matrice; on se sert de deux ou trois doigts, ou bien on introduit une main dans l'organe gestateur; l'autre est placée au-dessus du pubis; elle est destinée à soutenir l'utérus et à favoriser son retour à l'état normal; elle concourt encore à ce but en pratiquant des frictions sur l'hypogastre, en exerçant de haut en bas des pressions légères sur le bord de l'espèce de cuvette formée par la matrice.

L'introversion est-elle complète; le placenta a-t-il conservé encore toutes ses adhérences ou bien les a-t-il perdues en partie ; il faut enlever ce corps étranger avant de tenter la réduction de la maladie. La diminution de volume de l'utérus, la facilité beaucoup plus grande qui en résultera pour la manœuvre, ne devront pas être mises en balance avec la crainte d'une hémorrhagie.

Le placenta est détaché, le chirurgien embrasse la base de la tumeur avec la paume de l'une de ses mains ; il saisit, avec les cinq doigts réunis de l'autre, le pédicule de la tumeur, et pratique ensuite le taxis comme dans la hernie ; ainsi les parties sont peu à peu réduites en sens inverse de leur déplacement.

La réduction de la maladie étant obtenue, le chirurgien doit diriger toute son attention contre les récidives : sa main reste dans la matrice ; elle attend, pour ainsi dire, d'en être expulsée par les contractions de cet organe.

Avant, pendant et après la manœuvre la femme ne se livrera à aucun effort.

S'il survient de l'inflammation, des ulcérations ou même la gangrène, ces affections seront traitées par des moyens appropriés.

L'épuisement dans lequel les femmes peuvent être plongées sera pris en grande considération. Lorsque l'état fébrile et l'état de la digestion le permettent, on administre quelques cuillerées de vin de Bordeaux ; on donne des aliments toniques ; on choisit ceux qui, sous un petit volume, fournissent la plus grande quantité possible de matériaux de nutrition.

Abaissement, descente, chute ou précipitation de l'utérus.

On dit qu'il y a relâchement de l'utérus lorsque cet organe, sans montrer son extrémité inférieure à la vulve, est plus ou moins descendu dans le vagin. On appelle descente ou procidence de la matrice l'affection morbide dans laquelle le col utérin forme une saillie entre les grandes et les petites lèvres; il peut encore reposer sur le périnée.

La chute ou précipitation de l'organe gestateur est constituée par sa présence entre les cuisses de la femme; il entraîne alors après lui le vagin renversé.

La descente de l'utérus est rare chez les filles; on la rencontre communément chez les femmes mariées, et surtout lorsqu'elles ont fait un grand nombre d'enfants : en général les déplacements de la matrice ne s'effectuent qu'au moment du travail de l'accouchement. Il est des cas dans lesquels ils sont occasionnés par des affections morbides appartenant à l'utérus lui-même ou siégeant dans son voisinage.

Chopart cite l'histoire d'une jeune fille qui, âgée de quatorze ans, avait ses règles au moment où elle fit les efforts nécessaires pour jeter une botte d'herbe par-dessus un mur. Elle ressentit immédiatement un craquement dans le ventre; elle reconnut aussitôt une tumeur dans ses parties génitales. Elle ne se plaignit point des vives douleurs qu'elle éprouvait : elles diminuèrent; elles se convertirent en une incommodité qui permit à l'embonpoint et à la fraîcheur de se rétablir; mais la tumeur augmenta peu à peu de volume : elle offrit la forme et la grosseur d'un œuf d'oie.

Parvenue à la vingt-deuxième année, la malade se maria à un paysan qui crut sa femme conformée comme toutes les autres. Il essaya pendant vingt ans de lui faire un enfant. Le col utérin ayant été dilaté, la grossesse eut lieu; les bords durs et calleux de ce col ne permirent pas son ample dilatation au moment de l'accouchement; un chirurgien trouva cette malade expirante. Lorsqu'il la vit pour la première fois, le travail datait de plus de vingt-quatre heures : l'enfant avait succombé; on pratiqua deux incisions sur le museau de tanche, et l'on fit l'extraction du fœtus. Guérison. Cette femme reprit ses travaux ; sa santé était bonne dix ans après.

Les causes du déplacement de la matrice sont une constitution molle, lymphatique. La laxité des ligaments utérins, les accouchements fréquents l'occasionnent dans certaines circonstances. Il est souvent déterminé par la mauvaise habitude qu'on a de permettre aux malades de rester longtemps assises sur les tubérosités ischiatiques, ou même de marcher neuf jours après l'accouchement. La largeur du bassin, une vie trop laborieuse, l'amaigrissement rapide, un grand embonpoint, la station longtemps prolongée sur les pieds, sur les genoux ; les efforts destinés à soulever des fardeaux ; les cris multipliés ; la pression des vêtements sur le ventre, lorsqu'il est fort développé ; l'usage des ventrières ; l'application des corps lourds sur l'abdomen ; les corsets fortement serrés ; le chant, la course, la danse, le saut, les chutes sur la plante des pieds, sur les genoux, sur les tubérosités ischiatiques ; les voitures mal suspendues ; les tumeurs qui prennent de haut en bas sur l'organe, et toutes les hypertrophies qui, augmentant son volume et son poids, tiraillent ses ligaments, ainsi que le péritoine et les font céder, peuvent produire les déplacements utérins. Les efforts plus ou moins violents, plus ou moins prolongés et destinés à la défécation, les polypes, les tumeurs développées dans la matrice ou ses parois, les corps étrangers un peu volumineux, logés dans la capacité de cet organe, etc., sont des causes de sa chute.

Quand la dilatation du col de l'utérus est insuffisante, et que, pendant le travail de l'accouchement, les femmes ne reçoivent aucun soin, la chute de la matrice peut avoir lieu, surtout si la malade reste longtemps debout, si elle se promène, si elle se livre à des efforts pour hâter la délivrance. L'application du forceps, lorsque l'orifice du museau de tanche n'est pas entièrement dilaté, des tractions imprudentes exercées sur le cordon ombilical, lorsque le placenta n'est pas complétement détaché, peuvent déterminer le déplacement de l'organe gestateur.

L'avortement est aussi une cause fréquente de déplacement de la matrice, parce que les femmes gardent souvent moins longtemps le repos qu'après l'accouchement normal. Les déplacements de l'utérus sont extrêmement fréquents, mais nous pensons avec M. Lisfranc que ces maladies ne sont pas aussi souvent essentielles qu'on le croit ordinairement; que très-souvent, au contraire, elles sont précédées ou même produites par un engorgement de l'utérus, et que l'observation démontre enfin que l'abaissement, la descente, le prolapsus de la matrice sont excessivement rares, lorsque cet organe est exempt d'hypertrophie.

Dans le premier degré de l'abaissement de la matrice, la malade sent une pesanteur légère dans le bassin, dans l'anus, et jusque sur la vulve; il existe des tiraillements aux aines, aux lombes; le col de l'utérus, plus ou moins déprimé, repose sur le vagin, sur le rectum ou sur la vessie; il fatigue d'autant plus ces organes, et il gêne d'autant plus leurs fonctions que le relâchement est compliqué d'une déviation plus prononcée: écoulement séreux ou purulent, blanchâtre ou verdâtre.

Il est facile de confondre le premier degré de l'abaissement utérin avec la grossesse commençante; souvent les symptômes sont les mêmes dans l'un et l'autre cas.

Les symptômes du second degré de la maladie sont plus intenses que ceux du premier. Ce second degré est caractérisé par la légère saillie que forme le col utérin entre les grandes lèvres, ou bien par le point d'appui qu'il prend sur le périnée; il peut occasionner une constipation très-rebelle, et même une rétention d'urine. La palpation hypogastrique, lorsque la paroi de l'abdomen est mince, permet ordinairement de constater l'espèce de vide que le déplacement de l'organe gestateur détermine dans la cavité du bassin.

Dans le troisième degré de la maladie, la matrice fait une saillie plus ou moins considérable à l'extérieur des organes génitaux; il n'est pas rare de la rencontrer entièrement au-dessous de la vulve. Tous les signes que nous avons annoncés plus haut sont beaucoup plus développés.

Au bout d'un temps plus ou moins long, le contact irritant de l'air, le frottement des cuisses, des vêtements, l'écoulement des urines, le passage des matières fécales peuvent enflammer et excorier la tumeur, d'où naissent des ulcérations qui varient en longueur, en largeur et en profondeur, et fournissent une abondante suppuration : elles sont susceptibles de dégénérer en gangrène. Rousset cite l'histoire d'une femme dont l'organe gestateur, sorti depuis longtemps du bassin, se gangréna et fut séparé de l'économie pendant que la malade urinait.

Le pronostic de la descente ou de la chute de l'utérus est d'autant moins dangereux que cette affection est moins prononcée, que le sujet est plus jeune, que sa constitution est bonne, que le bassin n'est pas trop large : les déplacements de l'organe gestateur sont plus graves lorsque les femmes mènent une vie laborieuse, et que les ressources de l'art ne sont pas promptement employées.

Les déplacements utérins, dit M. Lisfranc, sont, en général, très-difficiles à guérir, parce qu'ils peuvent être déterminés par des tumeurs de mauvaise nature qui refoulent la matrice en bas; parce que, dans d'autres circonstances, la constitution du sujet est très-mauvaise, qu'il faut nécessairement la ramener à de bonnes conditions; parce que, quand les ligaments de l'organe sont relâchés ou bien allongés par une autre cause que par le poids augmenté de l'utérus, cette cause est ordinairement très-rebelle.

Dans le traitement des déplacements de la matrice, il est des distinctions très-importantes à établir : les moyens thérapeutiques doivent en effet varier, suivant le degré de la maladie, suivant que l'affection morbide existe avec ou sans engorgement de l'organe, suivant enfin qu'il y a inflammation aiguë ou chronique.

L'utérus déplacé est-il engorgé ; le déplacement n'est presque toujours pour moi, dit M. Lisfranc, que symptomatique : je combats alors l'hypertrophie utérine avec ou sans induration. Il est extraordinairement rare, si elle n'est pas de trop mauvaise nature, que je ne parvienne pas à la dissiper : alors l'organe reprend à peu près sa position normale, et les femmes sont guéries. Mais il faut néanmoins demeurer convaincu qu'il existe pourtant des exceptions, et si, ce qui est possible, l'engorgement étant dissipé, le déplacement subsistait dans quelques cas, on devrait l'attaquer comme il convient et mettre en usage le pessaire, suivant les indications.

Lorsque le déplacement est simple et récent, sans inflammation ni engorgement de l'organe, on conseille de garder le repos dans une position horizontale, sur un canapé ou sur une chaise longue ; le bassin est maintenu un peu plus élevé que le tronc ; on emploie dans le canal utéro-vulvaire les injections légèrement astringentes ; on a recours aux bains de rivière, ou bien aux bains entiers, frais et même froids : les bains de mer sont fort avantageux.

Quel que soit le degré de la maladie, la constitution du sujet n'est-elle pas bonne, la malade est-elle faible, n'y a-t-il pas d'engorgements ni d'inflammation sur l'organe déplacé ; on a recours aux toniques, parmi lesquels les préparations de fer tiennent le premier rang. S'il n'existe pas une phlegmasie aiguë, l'iodure de potassium, administré à l'intérieur, est, dans tous les cas, ordinairement fort avantageux.

L'inflammation étant dissipée, la matrice est-elle à l'extérieur en partie ou en totalité, le chirurgien en tente la réduction.

La femme est couchée en supination; elle fléchit à demi les jambes et les cuisses; elle met dans le relâchement les muscles de la partie inférieure du tronc et du col; un coussin est placé sous le bassin, afin de l'élever : on procède alors à la manœuvre. S'agit-il du second déplacement de la maladie? on introduit un ou deux doigts dans le canal utéro-vulvaire, et on réussit assez facilement à refouler la matrice à une hauteur convenable; mais on peut rencontrer de grandes difficultés, quand elle a entièrement franchi la vulve : elle est même quelquefois irréductible, quand les parois du vagin sont dures, épaisses, calleuses, qu'elles contiennent une portion de placenta ou d'intestin, ou bien ces deux organes à la fois, on comprime doucement la tumeur, on la repousse avec lenteur de bas en haut pour la replacer dans le bassin; on se rappelle la direction de l'axe du canal utéro-vulvaire : il est indispensable, pour éviter de grands obstacles, de la faire suivre par l'utérus déplacé.

Lorsque le déplacement du second et du troisième degré a été refoulé dans le bassin, et qu'il se développe une inflammation, on la combat par les moyens qui sont mis en usage contre la métrite aiguë ou chronique, ou bien contre les engorgements utérins, accompagnés de phlegmasie.

Lorsque l'utérus engorgé a été réduit, et que cet organe n'est pas le siége d'une phlegmasie, on emploie, dit M. Lisfranc, les fondants pour dissiper l'engorgement; mais, dans les deux degrés de la maladie, la malade doit garder le repos absolu, auquel elle peut se soustraire par l'usage du pessaire, s'il peut être toléré.

En général, quand le déplacement du second ou du troisième degré n'offre ni inflammation, ni engorgement, on prescrit des injections presque froides dans le vagin; elles sont composées d'eau mêlée avec du vin blanc, du gros vin, avec une petite quantité d'alcool, avec quelques gouttes d'acétate de plomb; la forte infusion ou la décoction de roses de Provins convient beaucoup; sur des femmes lymphatiques, dont le vagin est très-fatigué par de nombreux accouchements, on a recours aux décoctions de tan, d'écorce de grenade, de noix de galle, de feuilles de noyer, de quinquina, de ratanhia, etc., etc. Les douches ascendantes faites dans le canal utéro-vulvaire avec les mêmes liquides sont employées; les bains d'eau de Plombières, de Baréges contribueront aussi à la guérison en fortifiant les ligaments.

Lorsque la réduction paraît impossible, on insiste encore sur le décubitus en supination avec le soin de tenir le bassin plus élevé que le reste du tronc; on emploie de nouveau les cataplasmes et les fomentations émollientes, les bains entiers, les saignées générales, la diète plus ou moins sévère, etc. A-t-on obtenu, à l'aide de ces moyens, une diminution notable de la sensibilité et du volume de la tumeur; on essaye alors de nouvelles tentatives de réduction; on use toujours de précautions dans la crainte de produire soit des déchirures, soit une métrite, ou bien encore une métro-péritonite.

Il faut opposer de l'opiniâtreté à la ténacité de la maladie, sans toutefois sortir des bornes de la prudence; on a vu des hystéroptoses très-volumineuses et très-anciennes céder enfin aux efforts de l'art. Saviart en réduisit une qui était congéniale. Mauriceau, Leblanc ont obtenu la réduction de prolapsus effrayants, dont le volume avait été préalablement diminué par les moyens que nous venons d'indiquer.

Traitement, par l'eau froide, des déplacements de l'utérus.

Ce n'est qu'en m'appuyant, dit le docteur Fleury, sur des faits nombreux, concluants, péremptoires, que je persiste à soutenir que l'hydrothérapie est un agent sans équivalent dans le traitement des déplacements de la matrice, qui permet le plus ordinairement d'obtenir une guérison solide, un redressement complet et définitif, parce qu'il s'adresse simultanément d'une part, aux accidents locaux et mécaniques, d'autre part, aux symptômes généraux et sympathiques, de manière à combattre, directement, et l'un par l'autre, ces deux ordres de phénomènes. A l'appui de ces propositions, parmi le grand nombre d'observations que je pourrais citer, je me contenterai d'en rapporter une qui paraît très-concluante.

Madame K... est âgée de quarante-trois ans, d'une constitution frêle, d'un tempérament nerveux. La menstruation s'est établie à quatorze ans et demi ; elle a toujours été peu abondante et accompagnée de coliques et d'accidents nerveux. Depuis l'âge de quinze ans, il existe un écoulement leucorrhéique assez abondant, et qui n'a jamais cessé, malgré tous les moyens qui ont été dirigés contre lui. Vers seize ans, madame K... apprend à monter à cheval, et elle se livre, pendant trois ans, à un exercice d'équitation très-fréquent, et souvent très-prolongé. A dix-neuf ans, se manifestent des accidents, qui depuis ont sans cesse été en augmentant. La marche devient pénible et provoque des douleurs lombaires et une fatigue générale, qui oblige madame K... à se coucher.

Madame K... se marie à vingt-trois ans, en 1829. Les rapports conjugaux ont été extrêmement douloureux, et depuis ils sont restés tels, à ce point qu'ils n'ont jamais été pour madame K... qu'une occasion de répugnance, d'effroi, de douleurs, et que son mari, après avoir été contraint de les rendre de plus en plus rares, a fini par y renoncer complétement. Madame K... est restée stérile.

Les accidents deviennent de plus en plus graves : douleurs lombaires et inguinales, pesanteur vers l'anus; difficulté de la marche; douleurs vives provoquées par l'usage de la voiture ; obligation de rester couchée une partie de la journée; constipation opiniâtre; envies fréquentes d'uriner. M. Chomel est consulté en 1835 : il constate un double déplacement utérin (abaissement et rétroversion) et une ulcération granulée du col. Il adresse la malade à M. Hervez de Chégoin. Ce chirurgien pratique douze à quinze cautérisations et prescrit un repos absolu. La malade reste étendue pendant six mois sur un lit de repos, et au bout de ce temps, son état ne s'étant nullement amélioré, M. Hervez de Chégoin applique un pessaire. La présence de ce corps étranger produit une grande gêne, des douleurs très-vives, une inflammation vaginale très-intense. La malade ne peut plus faire un seul pas, et le pessaire est abandonné.

En 1836, madame K... s'adresse à la femme Laroche, qui lui pratique le massage; cette opération amène toujours un soulagement immédiat assez marqué, et permet à la malade de prendre un peu d'exercice; mais cet effet bienfaisant ne s'étend pas au delà de trois jours. Pendant sept années madame K... est obligée, pour avoir la vie supportable, de se soumettre régulièrement une ou deux fois par semaine aux manipulations de la femme Laroche.

En 1843, M. Jobert est consulté. Il constate un abaissement considérable de la matrice, et indique comme seul remède un repos absolu. Madame K... refuse de se soumettre à ce moyen, qu'elle a déjà employé pendant six mois, et dont elle n'a tiré aucun profit, si ce n'est un affaiblissement général très-considérable, et un dérangement des fonctions digestives.

Pendant deux années consécutives, madame K... va passer une saison aux eaux d'Ems, sans y trouver le moindre soulagement. Elle subit un traitement homœopathique, qui reste complétement inefficace, et, de guerre lasse, elle se décide à en revenir au massage de la femme Laroche; mais, l'effet en étant encore moins satisfaisant que la première fois, je suis appelé auprès de la malade le 25 mars 1849.

Etat actuel. Pesanteur périnéale très-incommode; sensation dans le vagin d'un corps étranger qui va s'échapper; tiraillement douloureux dans le bas-ventre; douleurs dans les lombes, les aines et les cuisses, impossibilité presque absolue de marcher, d'aller en voiture, de monter un escalier; constipation opiniâtre; une selle tous les huit ou dix jours; envies fréquentes d'uriner, jusqu'à quarante fois dans les vingt-quatre heures. Madame K... ne sort presque pas de chez elle et passe la plus grande partie de ses journées étendue sur un lit de repos. Anoxerie, digestions laborieuses, céphalalgie fréquente. Le système nerveux est très-affecté. Madame K... a souvent des attaques de nerfs, des accès de tristesse, des larmes, qu'elle ne peut attribuer à aucun motif, car elle est placée dans les conditions les plus heureuses de la vie.

Le toucher et l'inspection montrent que la matrice a subi un abaissement tel, que le museau de tanche a presque franchi l'orifice du vagin; il suffit d'entr'ouvrir celui-ci avec les doigts, pour rencontrer immédiatement le col utérin, qui est petit, allongé, sans trace d'engorgement ni d'ulcération. L'ouverture est étroite, arrondie, telle qu'elle se présente chez les femmes qui n'ont pas eu d'enfant.

Madame K... vint s'établir à Bellevue, le 17 avril, et commence immédiatement le traitement hydrothérapique.

1er *août.* L'utérus a subi un mouvement ascensionnel graduel et aujourd'hui le col est à environ quinze centimètres de l'orifice du vagin; pour l'atteindre, il faut introduire l'index jusqu'à la deuxième phalange. A mesure que la matrice s'est relevée, tous les accidents ont diminué et aujourd'hui la santé de madame K... ne laisse rien à désirer. La pesanteur, les tiraillements, les douleurs ont entièrement disparu. Madame K... fait sans souffrances et même sans fatigue de longues promenades à pied et en voiture; elle monte les escaliers avec rapidité; il n'existe plus de céphalalgie, plus d'accidents nerveux d'aucune sorte; l'appetit est très-vif, la digestion facile.

Madame K... se considère comme guérie, et veut aller habiter une maison de campagne, qu'elle possède aux environs de Paris. Pour consolider sa guérison, elle y fait établir des appareils hydrothérapiques, et elle y continue son traitement. J'ai revu madame K... souvent depuis cette époque, et la guérison ne s'est pas démentie.

C'est encore ici, lorsque la maladie a épuisé toutes les ressources de la médecine : c'est lorsque le déplacement et les accidents locaux et généraux sont arrivés à leur maximum, que les douches froides sont mises en usage avec les plus grands succès, et viennent dépasser toutes les espérances du médecin.

Depuis quelques années, depuis que l'expérience et l'observation ont démontré les heureux effets des douches froides dans le traitement d'un grand nombre d'affections, rebelles à toute autre médication, principalement dans les hypéresthésies utéro-vulvaires, qui accompagnent parfois les déplacements utérins et contre lesquelles malheureusement l'art se reconnaît impuissant, nous avons fait intervenir plusieurs fois, avec bonheur, les douches froides, et presque toujours, douze ou vingt-cinq jours ont suffi pour amener une amélioration remarquable. L'état général est d'abord modifié, les symptômes locaux s'amendent ensuite graduellement; l'utérus reprend peu à peu sa position normale, et deux ou trois mois suffisent pour amener enfin une guérison complète.

C'est donc dans ces conditions où l'hypéresthésie utéro-vulvaire, qui accompagne les déplacements utérins, que les douches froides, données d'ailleurs avec discernement, avec méthode et prudence, doivent produire les plus heureux résultats ; c'est lorsque cette exaltation de la sensibilité devient quelquefois, pour les femmes, un insupportable supplice, et pour le médecin une difficulté insurmontable, qu'on est heureux de rencontrer, dans l'eau froide, une ressource efficace. Voici ce que nous dit Lisfranc sur la violence et la difficulté de guérir cette cruelle affection : La sensibilité des organes génitaux de la femme est quelquefois telle que les soins ordinaires de propreté sont pénibles à supporter, si l'on n'use pas de beaucoup de précautions, en les mettant en usage. Le toucher pratiqué pour explorer le vagin et l'utérus est impossible, et détermine souvent une irritation nerveuse qui peut produire un état convulsif. La femme a pour le coït lui-même une grande répugnance, et quoique le sentiment du devoir et la crainte de perdre l'affection de son mari la dominent, elle s'en éloigne d'abord autant que le lui permettent les circonstances, et puis enfin, il devient si irritant, si agaçant, si douloureux, qu'elle le refuse et le rejette avec une sorte d'effroi : refus terrible ! qui presque toujours entraîne bientôt après lui les événements les plus funestes à l'union conjugale. Je n'exagère ici rien, car on m'a raconté des scènes déplorables ; j'en ai quelquefois été témoin. L'état dont nous nous occupons exige donc l'attention la plus sérieuse de la part du médecin ; son ministère est ici non pas seulement de guérir, mais encore de rendre une épouse à un mari, un père à ses enfants, en rétablissant la paix au sein d'une famille désolée.

Ce que nous avons vu et obtenu jusqu'ici, de l'administration des douches froides, dans le traitement d'un grand nombre de maladies propres aux femmes, doit nous faire augurer que l'hydrothérapie, employée d'ailleurs par une main habile, exercée, prudente et sage, est appelée à jouer un beau rôle dans le traitement de presque toutes les maladies du sexe.

Hydrométrie ou hydropisie de la matrice.

Quoique cette maladie s'observe rarement, on l'a cependant vue se produire passagèrement et se dissiper par des évacuations abondantes.

Une collection de fluide séreux ou séro-muqueux la constitue, lorsque la matrice et sa membrane sont presque à l'état sain. Quand, au contraire, il existe une altération assez profonde des tissus qui renferment les liquides, il est épais, sanguinolent, trouble, bourbeux, ressemblant à de la lavure de viande ou bien à du marc de café; il exhale une mauvaise odeur, etc.

Une débilité générale ou locale, une constitution détériorée, ménorrhagie, aménorrhée, dysménorrhée, leucorrhée abondante, suppression des flueurs blanches, avortement, attaques fréquentes d'hystérie, chutes sur le bassin, métrite aiguë ou chronique; toutes les circonstances qui affaiblissent l'organe gestateur peuvent produire l'hydropisie de la matrice. En général, il faut, pour que cette affection ait lieu, que l'orifice de la matrice se trouve oblitéré, soit par des adhérences contre nature, soit par la tuméfaction du tissu utérin, soit par de fausses membranes, soit enfin par des végétations, par un polype.

La quantité de liquide contenu dans l'intérieur de la matrice est quelquefois de 500 grammes à 1 kilogramme. On la voit souvent beaucoup plus considérable; on dirait alors une grossesse très-avancée ou bien une ascite. Blankard cite une observation dans laquelle il existait quarante-deux kilogrammes de matière ichoreuse ressemblant à de l'huile;

Vésale a trouvé quatre-vingt-deux kilogrammes d'eau dans l'organe gestateur.

Symptômes. Augmentation plus ou moins rapide du ventre. La tumeur se développe de bas en haut; la malade croit souvent qu'elle est enceinte; les mamelles augmentent ordinairement de volume; face pâle, bouffie; souvent teint coloré en jaune paille ou de café au lait; infiltration des paupières; sentiment de pesanteur dans le bassin, dans le rectum; besoin répété d'aller à la selle; défécation assez souvent douloureuse; émission des urines plus ou moins pressante et difficile, ou bien incontinence de ce liquide; spasmes de la vessie et du rectum; station pénible sur les tubérosités ischiatiques; douleurs dans les lombes, tiraillements dans l'abdomen. La palpation fait reconnaître une tumeur oblongue, circonscrite, qui, partant de l'excavation du bassin, remonte à des hauteurs variées; elle suit peu les mouvements auxquels la malade se livre; on y sent une fluctuation profonde, obscure, qui manque dans les points du ventre qu'elle n'occupe pas.

Le doigt indicateur introduit dans le canal utéro-vulvaire demeure appliqué sur le col utérin, tandis que l'on percute la région hypogastrique de l'autre main : on dit que, s'il s'agit d'une hydrométrie, on perçoit les flots du liquide dans la matrice; ce signe n'existe pas quand on a affaire à une ascite, à l'hydropisie des ovaires ou des trompes de Fallope; ces trois maladies refoulent l'utérus dans des directions variées, qu'il est presque toujours facile de constater.

Dans l'hydrométrie ou hydropisie de l'utérus, le ballottement du fœtus n'existe pas; la palpation de l'abdomen ne fait reconnaître ni la présence, ni les mouvements de l'enfant; l'auscultation donne les signes négatifs de son existence, la sensation par la fluctuation et le défaut de résonnance de la tumeur formée par l'hydropisie utérine ne permettant pas de confondre cette maladie avec la pneumonite de la matrice.

Le liquide contenu dans cet organe s'échappe quelquefois de temps en temps de sa capacité, quelquefois aussi, mais beaucoup plus rarement, il en sort complétement pour se reproduire immédiatement. Fernel rapporte l'observation d'une femme dont l'hydropisie de la matrice disparaissait tous les mois, et renaissait après toutes les époques menstruelles.

Le pronostic de l'hydropisie de la matrice n'inspire guère d'inquiétude, lorsque, de temps en temps, il s'échappe une certaine quantité de liquide de la capacité de l'utérus.

Lorsque l'hydrométrie se fait observer en même temps que la grossesse, il n'est pas facile d'établir le diagnostic de la maladie. Qu'on y prenne bien garde, il ne faut pas employer des moyens actifs contre l'hydrométrie, même exempte de grossesse, avant d'être bien assuré de l'existence de cette première affection; on ne devra jamais oublier que la présence du fœtus dans l'utérus est quelquefois fort obscure; on sait combien de fautes elle a occasionnées.

Dans le traitement de l'hydropisie de l'organe gestateur, on doit s'attacher très-spécialement à combattre les maladies de la matrice, dont l'accumulation du liquide n'est le plus ordinairement qu'un symptôme.

A mesure que l'affection morbide de l'utérus ou de sa membrane diminue ou bien se dissipe, le liquide épanché et accumulé peut disparaître.

Lorsque la matrice paraît être à l'état normal et qu'on a acquis la certitude que la grossesse n'existe pas, Monro et Astruc conseillent de mettre en usage les purgatifs drastiques, les vomitifs, les sternutatoires, les injections et les lavements irritants; mais, avant tout, il faut s'assurer si le canal intestinal, sur lequel l'utérus exerce plus spécialement des sympathies morbides, ne s'oppose pas à l'emploi des moyens excitants; car, sans cette précaution, on pourrait faire beaucoup de mal.

L'extrait de belladone, appliqué sur le museau de tanche, est surtout très-avantageux pour combattre l'état spasmodique dont il est affecté. On a vanté l'usage du seigle ergoté administré à l'intérieur et donné à des doses fractionnées. C'est un puissant moyen, lorsqu'on l'emploie contre l'hydrométrie exempte de douleurs; mais si malheureusement il y a seulement un peu d'éréthisme sur l'utérus, on détermine presque toujours des souffrances excessivement violentes, et l'on s'expose à augmenter ou bien à produire une phlegmasie.

Quand la malade n'est pas trop faible, et qu'il existe une congestion sanguine, on peut pratiquer une saignée révulsive au bras de 60 à 90 grammes; on doit insister sur les bains entiers chauds à l'eau de son, sur les injections émollientes, sur l'exercice modéré, sur une alimentation douce; le ventre sera tenu libre à l'aide d'un lavement presque froid; si les femmes souffrent, elles prendront un quart de remède; on le répète à midi et le soir; on y ajoute une fois toutes les vingt-quatre heures six ou huit gouttes de laudanum de Sydenham; on augmente au besoin la dose de ce narcotique; on prescrit le repos absolu des organes génitaux.

Il est bon de répéter que, s'il existe une phlegmasie chronique, et à plus forte raison une inflammation aiguë, on s'expose beaucoup, en vidant la matrice, à augmenter les phénomènes inflammatoires; on ne devra donc, dans ce cas, donner issue à la matière de l'hydropisie que si la maladie devient menaçante, et si elle fait de trop grands et de trop rapides progrès.

Les moyens dont on se sert pour désobstruer l'orifice inférieur du museau de tanche sont tantôt le doigt indicateur, tantôt une sonde droite en argent ou en gomme élastique;

on les introduit dans l'organe gestateur; si le premier de ces moyens ne peut pas pénetrer dans la cavité utérine, on lui substitue le second.

Lorsqu'un polype produit l'hydropisie de la matrice, on fait pénétrer entre la tumeur polypeuse et les parois de l'utérus une sonde plate; ou bien, suivant l'indication, on enlève la production organique.

Pour introduire dans la matrice la sonde dont je viens de parler, on emploie le speculum; on pourrait ne pas s'en servir: on glisserait alors l'algalie droite le long du doigt indicateur dont le bout reposerait sur l'orifice du museau de tanche.

Mais si la sonde et le doigt ne suffisaient pas, on pourrait recourir au trois-quarts. Win pratiqua la ponction de l'utérus à un pouce et demi au-dessus de la symphise du pubis, et à la même distance de la ligne blanche; il fit l'extraction de cinquante-trois livres d'un liquide épais, noirâtre et sanguinolent, il appliqua immédiatement le corset de Monro dont il aida l'action au moyen de plusieurs serviettes; la malade était âgée de cinquante ans, elle guérit parfaitement. Noël Desmarais fit très-heureusement la ponction au-dessus du pubis; il s'agissait d'une hydrométrie compliquée de grossesse.

M. Lisfranc préfère avec d'autres chirurgiens introduire le trois-quarts par l'orifice du museau de tanche, comme dans les cas d'hydropisie simple de la matrice.

Quand la grossesse complique l'hydrométrie, le diagnostic est excessivement difficile à établir; d'ailleurs l'usage des instruments est ici plus dangereux que dans les cas d'hydropisie simple.

Pour prévenir la récidive de la maladie, il faut combattre les affections morbides générales et locales sous l'influence desquelles elle s'est développée; on conseille encore les injections détersives.

On recommande de maintenir le col utérin ouvert avec une petite sonde de gomme élastique; toutefois, M. Lisfranc préfère se servir tous les jours d'une algalie.

Kistes des ovaires ou hydroophorie du professeur Dugès.

Cette maladie est très-commune à l'époque de l'âge critique, On l'observe tantôt dans l'ovaire sain, tantôt dans l'ovaire malade; dans le premier cas, aucun symptôme n'en révèle l'origine ni le développement; dans le second, au contraire sa formation est presque toujours précédée de douleurs plus ou moins vives dans l'organe malade.

Mobile dans l'abdomen dans les premiers temps de son développement, le kyste des ovaires se porte du côté sur lequel la femme est couchée; il forme une tumeur arrondie ou ovoïde lisse ou bosselée, circonscrite, indolente ou peu douloureuse, que l'on sent manifestemement à travers les parois abdominales; mais pendant longtemps, il est très-difficile et même impossible de distinguer si cette tumeur est de nature squirrheuse.

Un peu de gêne, un peu de pesanteur dans la fosse iliaque, la sensation d'un corps qui se déplace dans les mouvements, et quelquefois de la douleur, sont d'abord les seuls symptômes que la malade éprouve; plus tard, à mesure que la tumeur grossit, ces symptômes prennent de l'intensité, et il s'y joint de la distension des parois abdominales; enfin, quand elle a acquis un développement considérable, les malades éprouvent des tiraillements dans les aines, du trouble dans la digestion, dépendant de la compression exercée par la tumeur sur l'estomac et les intestions, et enfin une gène plus ou moins forte de la respiration, produite par le refoulement en haut du diaphragme.

Mais il est rare que les tumeurs ovariques se développent rapidement; en général elles mettent plusieurs années à s'accroître : quelques-unes, parvenues à un certain degré de développement restent stationnaires, tandis que d'autres s'accroissent sans cesse.

Le diagnostic différentiel de cette maladie est très-obscur et peut entraîner les meilleurs praticiens à de graves erreurs. Elle pourrait être confondue avec l'ascite, l'hydropisie de la trompe, celle de l'utérus et la grossesse ; ce n'est qu'en s'éclairant par tous les signes commémoratifs, en se rappelant le mode de développement de la tumeur qui s'est opéré d'un côté à l'autre, en les comparant aux signes et au développement des autres affections qu'on peut éviter l'erreur.

Il faut tenir compte de tout ; car, bien que la menstruation ne soit pas constamment supprimée dans cette sorte d'hydropisie, comme on l'a affirmé d'une manière trop exclusive, elle l'est souvent. Parfois aussi les mamelles se gonflent, et même deviennent douloureuses, surtout, dit-on, celle qui répond au côté de l'ovaire affecté ; souvent, d'ailleurs, la tumeur se développe d'abord dans l'hypogastre, à la vérité plutôt d'un côté que de l'autre pour l'ordinaire, et elle entraîne fréquemment en haut la matrice durant les progrès de son accroissement, quoique parfois aussi elle la pousse au dehors et la mette en prolapsus, ou bien même elle l'atrophie par une pression continue. La fluctuation y est généralement aussi plus manifeste que dans le cas précédent, mais souvent sourde et obscure, comme dans la grossesse, ce qui tient à l'épaisseur des parois du sac, aux cloisons qui le divisent, et à l'indépendance de ses parois et de celles de l'abdomen, qui ne sont pas toujours dans un contact exact.

C'est surtout cette dernière particularité qui peut servir à distinguer les cas où il y a à la fois ascite et hydropisie enkystée ; alors on sent qu'un espace existe entre les parois abdominales et une tumeur libre dans la cavité du péritoine, espace fluctuant, rempli d'eau, formant une couche variable en épaisseur dans des points différents et dans le même point, selon l'attitude de la malade. La main qui presse un peu vivement le ventre écarte avec facilité cette eau et frappe le kyste, dont la résistance est toujours assez sensible. C'est ainsi qu'on peut éclairer une détermination importante sous le rapport thérapeutique ; il peut être aussi d'un haut intérêt, sous ce même rapport, de savoir s'il existe une hydroophorie ou une ascite simple, et l'on conçoit sans peine qu'il est facile de se laisser tromper à cet égard si l'on n'examine les choses avec le plus grand soin. L'âge peut aider ici au diagnostic, car l'enfance et la vieillesse ne sont guère exposées au développement d'une hydropisie enkystée. Celle-ci s'accompagne, plus souvent que l'ascite, de signes d'excitation générale ou locale, d'inflammation même, et l'on y voit bien plus rarement ces caractères de langueur et d'atonie, cette excessive pâleur, cette anasarque, ou du moins cet œdème des deux membres inférieurs qui ne manquent guère à l'hydropisie péritonéale. Tout au plus, dans l'hydroophorie, y a-t-il infiltration d'un côté seulement, et ordinairement avec engourdissement de ce même côté, à cause de la pression du kyste sur les vaisseaux et les nerfs cruraux.

Les urines sont aussi plus rarement diminuées, à moins que l'énormité du sac ne comprime les reins et les uretères, comme cela est évident chez une malade dont les urines coulaient librement dès que la ponction avait été opérée. Chez d'autres malades, cette excrétion n'était nullement dérangée, quoique l'hydropisie fût énorme, et l'on voit chez un certain nombre de femmes l'émission de ce liquide être, au contraire, en apparence plus abondante que de coutume, mais en réalité seulement plus fréquente, à cause de la gêne où se trouve la vessie comprimée par le kyste, état de choses qui peut aller jusqu'à l'incontinence des urines. Non-seulement la fluctuation est en général plus sourde dans l'hydroophorie, mais encore la forme du ventre est assez souvent irrégulière, au commencement du moins, parce que les kystes, quoique globuleux, sont multiples, ou que le kyste unique est séparé des autres viscères, et d'abord situé d'un côté, et plus souvent, dit-on, du côté gauche, règle sujette à de nombreuses exceptions. Ce kyste occupe, du moins primitivement, le bas de l'abdomen, et les malades s'aperçoivent que la tumeur était d'abord circonscrite, qu'elle a paru s'élever du bassin, et non le ventre s'accroître dans toutes ses dimensions à la fois. En s'élevant ainsi la tumeur a élevé l'utérus, tiraillé par le ligament de l'ovaire, tandis que, dans l'ascite, il est souvent abaissé, et que l'on peut quelquefois sentir la fluctuation par le haut du vagin.

Enfin la tuméfaction du ventre et la fluctuation obscure qu'on y sent, la lenteur de l'accroissement en volume de cette partie, le dérangement des digestions, qui n'est pas rare non plus dans l'hydroophorie, pourraient amener de fausses conjectures dans les cas de péritonite chronique ; mais le résonnement que l'abdomen offre à la percussion dans un grand nombre de points, la sensibilité dont il est le siége, les saillies qu'il porte parallèlement à des portions d'intestins adhérentes, voilà des signes qui n'appartiennent pas à l'hydropisie, et qui ne s'y rencontrent en partie que quand elle est compliquée d'adhérences et d'inflammation chronique, surtout à sa surface extérieure.

Non-seulement les complications peuvent rendre le diagnostic plus difficile, mais encore elles changent beaucoup le pronostic. Nul doute en effet qu'une affection cancéreuse, jointe à la distension de l'ovaire, ne hâte considérablement la mort ; de même aussi l'ascite aggrave beaucoup l'état de la malade.

Quelquefois il y a rupture du kyste, et tantôt le liquide

s'épanche dans l'abdomen, tantôt il s'écoule dans la cavité d'un viscère voisin perforé en même temps que lui, l'intestin, par exemple, ou le vagin, ou bien même il s'échappe au dehors par une ulcération de la peau. Son épanchement dans l'abdomen produit une péritonite mortelle : on conçoit pourtant la possibilité d'une résorption et d'une guérison complète. Cette guérison est plus facile encore quand c'est à l'extérieur que le liquide a été conduit.

C'est au reste à peu près le seul moyen de guérison dont cette maladie se soit montrée naturellement susceptible ; l'évacuation spontanée ou provoquée des sueurs, des urines, a ici bien rarement servi d'émonctoire aux humeurs morbides ; une salivation spontanée a paru rendre une fois le mal pendant quelque temps stationnaire ; des vomissements abondants et séreux ont obtenu une fois la guérison ; faits rares, et dont l'art même n'a pu tirer aucun parti, car il a vainement cherché à reproduire les mêmes effets par des procédés analogues.

Traitement. Les moyens pharmaceutiques et chirurgicaux sont bien peu efficaces contre les tumeurs enkystées de l'ovaire. Petit-Radel fait mention, dans l'*Encyclopédie médicale*, d'une cure obtenue par l'usage continué pendant deux mois et demi d'une décoction de cendres ordinaires, après vingt-quatre pintes de sérosité verdâtre évacuées par une ponction. En général, on ne doit pratiquer la ponction que lorsque la femme est trop incommodée de sa tumeur ; car il se forme bientôt un nouvel amas de liquides, et lorsqu'on répète plusieurs fois cette ponction, le liquide, d'abord inodore, devient irritant par le contact de l'air ; sa résorption cause la fièvre lente en même temps que sa sécrétion abondante épuise la malade.

Nous lisons dans l'ouvrage du docteur Gardanne : « Mademoiselle L***, âgée de vingt ans, d'un tempérament sanguin, d'une grande susceptibilité, d'une taille moyenne, mais bien prise, d'un tissu de peau serré, d'un teint méridional, ayant les cheveux très-noirs, avait joui d'une parfaite santé jusqu'au mois de janvier 1828, époque à laquelle les menstrues se dérangèrent pour la première fois depuis l'âge de seize ans, époque de leur apparition. Une maladie grave que fit un de ses frères fut la cause de ce dérangement. Cette demoiselle cacha quelques mois le malaise qu'elle ressentait, et n'osa pas même confier à sa mère que ses règles s'étaient supprimées. Vaincue cependant par la douleur qu'elle éprouvait aux aines et dans le côté droit, elle surmonta la honte qui l'empêchait de parler, et je fus mandé auprès de la malade. Voici l'état où je la trouvai : difficulté dans la marche, les glandes inguinales dures, douloureuses, de la grosseur d'un fort marron, tumeur dans la partie droite et inférieure du bas-ventre dont le volume pouvait déjà égaler celui du poing. Utérus dans l'état naturel.

« Les saignées générales et locales, quelques emménagogues légers, les pédiluves, les excitants aux extrémités inférieures, les fumigations émollientes, des injections dans le vagin de même composition, les bains d'eau naturelle, d'eau minérale fondante, les bains d'eau de mer, les douches de toute nature, les eaux minérales à l'intérieur, les fondants de toute espèce, une nourriture choisie, les soins les plus assidus, tous les moyens enfin que l'art peut indiquer dans une semblable circonstance ne purent arrêter les progrès du mal. Pendant deux mois, toutefois, la tumeur resta stationnaire, elle sembla même céder. Le traitement se poursuivait alors à Tivoli, et consistait, à l'extérieur, en douches d'eau de Plombières, en bains de même nature, en applications, deux fois par mois, de douze à quinze sangsues aux parties génitales, en boissons fondantes de saponaire ou autres plantes analogues, en l'usage de protochlorure de mercure à l'intérieur, et de frictions mercurielles à l'extérieur, sur les jambes et les cuisses alternativement, et de deux jours l'un, et sur la tumeur deux fois par jour : les doses étaient petites.

« MM. Hallé, Demontaigu, Dubois, furent consultés; M. Dupuytren m'aida six mois au moins de ses conseils. Malgré tant de bons avis, la maladie augmenta ; une fluctuation se fit sentir pour la première fois dans le mois de février 1829. La tumeur, à cette époque, montait tout le long de la partie droite du ventre, refoulait le foie, et descendait transversalement jusqu'à la partie moyenne et gauche de la région ombilicale ; l'estomac alors n'était point gêné dans ses fonctions. Toute la partie inférieure occupait la région hypogastrique, et c'est avec la partie gauche de cette région que la fluctuation se faisait sentir ; c'est aussi vers cet endroit qu'on a pu pratiquer les opérations ci-dessous.

« Du mois de février au mois d'août suivant, le squirrhe prit beaucoup d'accroissement; tous les organes renfermés dans le bas-ventre se trouvaient comprimés, refoulés; ils ne pouvaient exécuter qu'imparfaitement leurs fonctions ; la malade souffrait beaucoup; la fluctuation au côté gauche était très-sensible. M. le docteur Borel fut appelé ; il pratiqua une ponction à la partie la plus déclive de l'endroit où la fluctuation se faisait sentir; cet endroit correspondait à la partie moyenne de la région inguinale gauche. Nous tirâmes dix-huit livres d'une matière sirupeuse et légèrement jaunâtre ; le fond du vase, examiné le lendemain, nous offrit une demi-livre de pus. On comprima doucement le ventre à mesure que le liquide sortait ; on appliqua des fomentations émollientes, on administra quelques lavements opiacés; on donna à l'intérieur des pilules narcotiques; on mit la malade à l'eau de poulet; on prit toutes les précautions nécessaires pour prévenir l'inflammation, qu'on pouvait d'autant plus redouter qu'on avait remarqué des flocons purulents sortir de la canule du trois-quarts. Tout le liquide contenu dans le sac perforé étant sorti, le ventre paraissait presque aussi volumineux qu'avant l'opération ; il offrait sur toute sa surface des bosses dures et plus ou moins proéminentes. Le kyste opéré mit deux mois à se remplir; on pratiqua alors une deuxième ponction, dont on retira seize livres de même nature un peu moins colorée. Cinquante jours ensuite on fit la troisième ponction; on obtint treize livres de même nature; vingt jours après, on porta le trois-quarts pour la quatrième fois; on amena douze livres d'une matière sirupeuse et purulente. Au onzième jour, on fut obligé de pratiquer la cinquième ponction; il sortit dix livres de nature sirupeuse et purulente; le pus pesait à part trois livres. Il s'écoula neuf jours de cette opération à la sixième, qui nous donna dix livres de matière entièrement purulente. Les douleurs étaient assez vives : nous fîmes une injection narcotique dans la tumeur; toute la liqueur introduite ressortit par la canule du trois-quarts. La malade se sentit aussitôt soulagée.

« Le kyste était en pleine suppuration : nous nous décidâmes, ainsi que le fit Ledran, à pratiquer une incision oblique de la longueur d'un pouce et demi à l'endroit où les ponctions avaient été faites. Les téguments divisés, la tumeur mise à jour, nous portâmes perpendiculairement le bistouri vers l'angle inférieur de l'incision, nous l'enfonçâmes assez avant pour atteindre toute l'épaisseur du kyste, et nous prolongeâmes l'incision jusqu'à l'autre angle. Il sortit aussitôt et avec impétuosité de cette large ouverture huit livres de matière sanguinolente et purulente; le kyste se vida, et nous pûmes alors, en portant le doigt dans le kyste, sentir ses parois. Nous enfonçâmes ensuite un large bourdonnet à longs fils. On eut soin de renouveler trois fois par jour le pansement. Le pus sécrété suintait à travers la charpie, et sortait abondamment lorsqu'on enlevait le bourdonnet; la sécrétion purulente se faisait donc bien promptement. Aucun symptôme inflammatoire ne vint compliquer l'opération; l'incision ne fut sensible que le premier jour.

« Ce que l'art avait fait pour un kyste, il ne pouvait le tenter pour les autres, la fluctuation n'étant pas assez manifeste; chaque jour ils prenaient du volume, surtout celui qui était à la partie supérieure du squirrhe, et qui montait au-dessous du cartilage des côtes et de l'appendice xiphoïde. Les organes se trouvèrent de plus en plus gênés; l'estomac, le foie comprimés refoulaient à leur tour le cœur, les poumons; la suffocation s'accrut insensiblement, et la malade expira quelques jours après l'opération. »

Aujourd'hui, deux méthodes, qu'on désigne sous les noms de méthode palliative et de méthode des injections iodées, se partagent le traitement des kystes ovariques; mais jusqu'ici les plus grands praticiens restent en suspens, quand il s'agit de prononcer sur la préférence à donner à l'une ou à l'autre. La statistique ne fournit à cet égard que des documents incertains. Le choix entre ces deux méthodes ne peut se faire dans l'état actuel des choses, avec une suffisante connaissance de cause. Nous lisons dans la *Gazette des Hôpitaux* : Kyste uniloculaire de l'ovaire; ponction, reproduction du liquide; injection; réduction très-grande du kyste; santé générale très-bonne depuis deux ans.

Anne B..., âgée de quarante-huit ans, blanchisseuse, bien constituée, issue de parents doués d'une bonne santé, n'a pas eu de maladies sérieuses pendant son enfance. A l'âge de dix-neuf ans, elle est entrée dans un hôpital pour une suppression de règles qui s'était produite parce qu'elle avait mis ses pieds dans l'eau froide au moment où elles venaient de se montrer. Des ventouses et des applications de cataplasmes chauds les firent reparaître. A l'âge de vingt et un ans, elle eut son premier enfant; treize mois après, elle accoucha d'un fœtus mort-né; à vingt-quatre ans elle eut un dernier enfant. Mariée à vingt-sept ans, elle ne fut pas heureuse, et c'est à partir de ce moment qu'à la suite de mésintelligences dans son ménage, ses règles se supprimèrent à diverses reprises. Dans les premiers jours de 1834, aménorrhée à la suite d'une querelle; la malade se croit enceinte, et son mari, qui désirait vivement un enfant, cesse momentanément de la maltraiter. Depuis cette époque apparaissent plusieurs érysipèles, les dents se carient et tombent pour la plupart après avoir causé de vives douleurs; la santé générale, jusque-là excellente, s'altère sensiblement; l'appétit devient irrégulier. Enfin, des élancements ont lieu dans le côté droit et inférieur de l'abdomen, et la malade, en y portant la main, s'aperçoit, pour la première fois, d'une tumeur à peu près grosse comme une petite tête d'enfant. Elle assure qu'elle a beaucoup plus souffert dans l'abdomen vers le temps où elle s'est aperçue de la présence de la tumeur, que plus tard, quand elle avait le kyste ovarique distendu par du liquide. En 1835, les règles, au lieu d'être peu abondantes et variables dans leur apparition, comme l'année précédente, sont revenues à des époques fixes; mais les douleurs prennent un tel caractère d'acuité que la malade se décide à entrer à l'hôpital de la Pitié. On lui applique soixante sangsues au haut des cuisses ou sur l'abdomen, elle est saignée à trois reprises différentes. Les douleurs s'apaisent, l'appétit reparaît. Jusqu'en 1844, elle suit une foule de traitements, et fait un grand abus des drastiques, ce qui la fatigue beaucoup; mais la tumeur reste stationnaire. En 1845, mauvais traitements éprouvés pendant l'écoulement menstruel, nouvelle suppression qui se prolonge. L'abdomen grossit, se développe. La malade n'éprouve pas les sensations de ses précédentes grossesses. Elle consulte une sage-femme, qui lui dit qu'elle est près d'accoucher. Conservant des doutes, Anne se présente à la Maternité, les élèves la confirment dans l'idée d'une grossesse ; le lendemain, M. P. Dubois ne partage pas cet avis, et il fait entrer cette femme à la clinique d'accouchement, où elle ne reste que peu de temps. Elle y revient l'année suivante, le 27 août 1846; et pour la première fois elle entend dire par M. Cazeaux qu'elle a un kyste de l'ovaire.

M. Cazeaux ponctionne le kyste le 22 septembre 1846. L'abdomen était très-développé; il sort beaucoup de liquide ; on ne fait pas d'injection et le liquide sorti marquait sur le linge comme du café, dit la malade, qui ne varie pas à ce sujet. Elle quitte l'hôpital plusieurs mois après la ponction, amaigrie, éprouvant toujours des douleurs. des tiraillements épigastriques et intestinaux, le liquide s'était reproduit en faible quantité. Près de cinq années s'écoulent sans accidents; mais, dans le courant de la dernière, le kyste se remplit de nouveau, et en même temps réapparaissent les douleurs épigastriques, l'amaigrissement. En mai 1851, deuxième ponction faite à la clinique par M. P. Dubois. La malade nous assure qu'on n'a pu tirer que quatre ou cinq litres de liquide. Elle ne sait point quelles étaient sa consistance et sa coloration. L'abdomen était resté très-développé. Elle sort deux jours après la ponction, malgré tous les conseils qu'on lui donne pour la retenir. De 1851 à 1854, la malade est toujours souffrante, l'abdomen se distend beaucoup. Des douleurs rhumatismales musculaires tourmentent à diverses reprises cette femme, qui va revoir M. Cazeaux. Elle entre à l'hôpital de la Charité le 4 septembre 1854. *Etat actuel* : visage amaigri, extrémité inférieure des jambes légèrement œdématisée. Toutes les fonctions s'exécutent assez régulièrement, ainsi que la menstruation. Toutefois, gêne notable éprouvée par les organes de la respiration et par ceux de la digestion; gêne causée par le kyste ovarique. L'abdomen est très-volumineux, tendu. Les parois non œdématiées présentent des veines dilatées très-apparentes. La forme est assez exactement arrondie, et n'offre pas des bosselures sensibles, ni de saillie plus marquée à droite qu'à gauche. Les divers points de cette surface lisse donnent une matité absolue à la percussion, et la sensation très-nette de fluctuation en percutant d'un côté avec un seul doigt, l'autre main étant appliquée à plat sur un point opposé. Pas de frémissement. Son clair à gauche et sur le côté, où doivent, par conséquent, être les anses intestinales en partie refoulées. Col utérin difficile à atteindre, paraissant sain au toucher. Douleurs dans la région lombaire. Mixtions fréquentes; urines normales. Poitrine sonore, organes thoraciques n'offrant rien de particulier. Appétit modéré, alternatives de constipation et de dévoiement. Sommeil léger, interrompu par des rêvasseries. Le diagnostic n'étant pas douteux, et le kyste ovarique, dont le développement avait commencé à droite, paraissant uniloculaire et dans de bonnes conditions, la malade désirant vivement la ponction, et celle-ci devenant urgente à cause de la gêne éprouvée dans la respiration, M. Rayer fait ponctionner la malade et autorise une injection iodée si le liquide renfermé dans ce kyte ne présente pas de contre-indication par sa couleur ou sa densité. Le 15 septembre 1854, la malade, dont le pouls est à soixante-quatre pulsations le matin, et qui a été purgée la veille, est opérée à neuf heures et demie. Le liquide sorti est clair, citrin, fortement albumineux. On retire quatorze litres de ce liquide, et on injecte une solution composée de la manière suivante.

Eau distillée. . . . . 400 grammes.

Teinture d'iode.	400	—
Iodure de potassium	20	—

Une faible partie du liquide injecté est laissée dans le kyste. L'abdomen de la malade est ensuite matelassé de charpie et contenu avec un bandage en diachylon, dont les deux chefs présentent des digitations qui s'emboîtent réciproquement. La malade est tenue au bouillon dans la journée, et prend 5 centigrammes d'opium en quatre pilules. Presque aussitôt après l'opération, Anne s'est plainte spontanément d'un mauvais goût à la gorge. A dix heures, on examine les urines, et on y trouve de l'iode en grande quantité. Il est abondant dans la salive. Le soir, le pouls est à 68, la malade est en bon état. Le samedi 16, l'iode est dans toutes les émissions d'urines faites depuis l'opération et dans la plupart des liquides excrétés. Il n'existe pas sensiblement dans les larmes, dont la malade provoque la sécrétion. Le liquide lacrymo-nasal qui s'écoule contient cependant de l'iode. La sueur axillaire et le mucus vaginal ne présentent pas de réaction iodique avec le moyen chimique employé pour trouver l'iode. Ce moyen consiste en un papier amidonné trempé dans le liquide expérimenté, et touché ensuite avec une légère quantité d'acide nitrique. Celui-ci fait apparaître l'iodure d'amidon, qui présente une coloration d'un bleu violet. Dans la journée, la malade a toujours un goût salé à la gorge et une sensation de sécheresse. Le soir, fièvre ; 120 pulsations : douleurs abdominales ; envies de vomir. On desserre le bandage. Dans la nuit, il y a eu une selle très-peu abondante. Le 17, 92 pulsations. La malade est mieux ce matin. On desserre encore un peu le bandage. Bouillon ; opium en pilules, 10 centigrammes. La nuit est bonne ; les douleurs ont cessé. L'urine ne renferme qu'une très-faible quantité d'iode. Le 18, pouls à 72. La malade se trouve extrêmement bien. Elle est gaie et n'éprouve qu'un peu de douleur abdominale à la pression. Elle est très-contente d'être opérée et demande des aliments. Deux bouillons, deux potages. L'urine, à deux heures après-midi, offre encore des traces d'iode; à cinq heures du soir, elle n'en offre plus. Le 19, 68 pulsations. Le mieux continue. Quelques légères douleurs abdominales. Ce matin, mauvais goût à l'arrière-bouche seulement; appétit. Une côtelette. Le 20, le mieux persiste. Huile de ricin, 60 grammes; une portion d'aliments. La malade sort le 29 septembre munie d'une ceinture hypogastrique. Six mois après l'opération, on a constaté chez cette femme l'absence de liquide et l'existence d'une tumeur située dans le flanc droit, mal délimitée, ayant le volume d'une tête d'adulte, indolente à la pression. La malade a repris de l'embonpoint. Elle est très-gaie; son appétit est revenu; les douleurs à l'épigastre ont disparu, et à part une sensation de pesanteur dans l'abdomen et ses douleurs rhumatismales, jamais elle ne s'est mieux portée.

Épistaxis ou écoulement de sang par le nez.

La perte de sang par le nez constitue rarement un état morbide; ce n'est que par sa continuité et sa quantité qu'elle peut altérer la santé. Modérée et passagère, l'hémorrhagie par le nez est souvent avantageuse à la femme qui en est affectée; quelquefois même elle est le moyen de guérison spontané des maladies.

Symptômes. Des phénomènes de congestion locale précèdent souvent l'épistaxis. D'abord la femme éprouve des frissons et le refroidissement des pieds et des mains; bientôt la face se gonfle, s'anime et rougit, quelquefois d'un seul côté; la tête devient lourde, pesante et quelquefois douloureuse; les yeux s'injectent et étincellent; la malade éprouve des vertiges et des éblouissements; les artères carotides et temporales battent avec force; il survient de la tension, de la chaleur et du prurit dans les fosses nasales. Céphalalgie, bluettes qui voltigent devant les yeux; le pouls, d'abord vif et dur, puis large, plein, conserve ces derniers caractères; enfin, un sang vermeil et qui se coagule promptement s'écoule des narines goutte à goutte ou par un filet continu. A mesure que le sang coule, la malade se sent soulagée, tous les symptômes de la congestion locale disparaissent, et un état de bien-être général ne tarde pas à les remplacer.

Les hémorrhagies nasales s'observent fréquemment à l'époque de la cessation des règles chez les femmes, et leur sont ordinairement salutaires, ainsi qu'il est dit dans l'aphorisme suivant : *Mulieri, menstruis deficientibus, sanguis e naribus profluens, bono est.* Toutefois, selon leur fréquence et leur mode d'écoulement, elles peuvent indiquer que le sang a une tendance à se porter ailleurs et à produire des effets fâcheux.

Traitement. Le plus souvent il faut abandonner l'hémorrhagie nasale à elle-même; si cependant elle devenait abondante, il faudrait faire respirer à la malade l'air froid et l'eau froide acidulée avec le vinaigre. Comme cette hémorrhagie dépend le plus souvent d'un état de pléthore, on évitera la tendance à la congestion vers le cerveau par l'exercice, un régime végétal, les boissons acidulées, l'eau de gruau, l'eau de riz avec quelques gouttes d'acide sulfurique. La saignée du bras peut être pratiquée souvent avec avantage. Si, malgré l'emploi des moyens que nous venons d'indiquer, on ne pouvait arrêter le sang, on introduirait dans les narines des bourdonnets de charpies imbibés d'une eau acidulée, au moyen de la sonde de Bellocq.

Une dame d'un tempérament sanguin, d'une susceptibilité et d'une mobilité très-grandes, n'avait jamais éprouvé de dérangement dans la menstruation; elle avait eu plusieurs couches heureuses et n'avait jamais nourri. A l'âge de quarante-cinq ans, les règles se suppriment pendant trois mois, reviennent de nouveau, et sont neuf mois sans reparaître. Pendant cet intervalle de temps, cette dame eut plusieurs épistaxis légères. A quarante-six ans les menstrues se montrèrent faiblement, et il survint une hémorrhagie nasale qui occasionna une perte de sang assez considérable, et qui ne fut arrêtée qu'avec des tampons de charpie introduits dans les narines. Les règles ont cessé complétement depuis cette épistaxis.

Hémoptysie ou crachement de sang.

Cette maladie est caractérisée par l'expectoration d'un sang vermeil, écumeux, pur ou mêlé de mucosités que la toux précède et accompagne le plus souvent.

L'hémoptysie est presque toujours annoncée par des phénomènes précurseurs tels qu'un sentiment soit de malaise indéfinissable, soit de pesanteur ou de tension, et plus fréquemment une sensation de chaleur avec de l'oppression, de la toux, que les malades éprouvent dans la poitrine, sous les clavicules, ou derrière le sternum, ou entre les deux épaules, ou bien enfin dans toute l'étendue de cette cavité, et une saveur douceâtre ou salée, ou un goût de sang dans la bouche. En même temps les extrémités et quelquefois toute la peau se refroidissent, de petits frissons même traversent rapidement les régions dorsale et lombaire ; la face pâlit et rougit tour à tour, les oreilles tintent, les yeux s'injectent, la tête est douloureuse, le cœur palpite, le pouls s'accélère, il devient vibrant et prend de la plénitude et de la dureté ; les membres sont fatigués et parfois douloureux ; l'urine est claire et limpide. A ces signes avant-coureurs de l'hémorrhagie nasale viennent s'ajouter bientôt ceux qui annoncent que l'exhalation sanguine s'opère. Une sorte de bouillonnement se fait sentir dans la poitrine et la trachée-artère, une sensation de chatouillement ou de picotement à la division des bronches se manifeste. L'expectoration commence, et les malades rejettent des crachats striés ou mêlés de sang, ou formés par du sang pur, ou bien elles rendent par gorgées des quantités plus ou moins considérables de sang pur, vermeil, écumeux.

La marche de l'hémoptysie n'est pas toujours telle qu'elle vient d'être présentée : on voit des femmes qui expectorent tout à coup une quantité considérable de sang ; on en voit d'autres qui, pendant plusieurs mois, quelquefois même pendant des années, n'en crachent qu'une très-petite quantité.

Les variations que subit l'évacuation menstruelle, aux approches de l'âge où elle doit disparaître, peuvent faire naître des fluxions sanguines du côté de la poitrine qui entraînent quelquefois après elles les dangers les plus graves. Les femmes délicates, qui ont eu quelque affection pulmonaire, doivent être observées de très-près. Un rhume ne saurait être négligé : il peut servir de point d'irritation ; et si le sang n'est point disposé à rentrer dans la masse générale, qu'il veuille faire irruption, il choisit l'organe pulmonaire et donne lieu à une hémoptysie souvent très-grave. « J'ai eu de ces exemples, dit le docteur Gardanne, et je donne depuis deux années mes soins à une dame qui éprouve les premiers symptômes de l'hémoptysie, dont je me rends maître en prescrivant des saignées de temps à autre, secondées par des boissons douces et un régime sévère. Nul doute que cette indisposition s'arrêtera, lorsque le travail de la cessation des règles sera terminé, si j'en juge par la diminution et l'éloignement des symptômes. »

Traitement. L'hémorrhagie pulmonaire est très-difficile à guérir, à cause de la structure délicate des poumons et de la difficulté avec laquelle se cicatrisent les petits ulcères que l'air irrite sans cesse. Au début, après avoir débarrassé la malade de tous les vêtements qui pourraient faire obstacle à la liberté des mouvements respiratoires et l'avoir placée dans son lit, la tête et la poitrine dans la position verticale, on doit pratiquer une saignée du bras. La quantité de sang à extraire sera proportionnelle à la force de la malade, à la violence de l'hémorrhagie et au degré d'intensité des symptômes locaux et généraux qui l'accompagnent.

On secondera les bons effets de la saignée, qui pourra être répétée une, deux, trois et même quatre fois, par l'emploi de boissons délayantes, mucilagineuses, gommeuses et acidules, telles que les décoctions de guimauve, d'orge, de chiendent, de réglisse, de lin, de capillaire, de jujubes, de dattes, de pommes, de riz, de grande consoude; les limonades citrique, tartrique ou sulfurique; l'eau de Rabel étendue d'eau, le petit-lait, sucrés avec les sirops de gomme, de guimauve, de capillaire, d'orgeat, de groseille, de vinaigre, de coing et surtout de grande consoude. Toutes ces boissons doivent être prises froides et même glacées, et par petites doses fréquemment répétées. On fait aussi, avec succès, avaler des fragments de glace aux malades.

Une femme de quarante ans, sanguine et maigre, avait une poitrine resserrée; depuis dix mois, ses règles coulaient en très-petite quantité et à des intervalles plus éloignés qu'auparavant; elle avait essuyé depuis ce temps deux fluxions de poitrine; le sang, à chaque fois, s'était porté sur le poumon avec tant de violence que la suffocation, qui était extrême, n'avait pu être calmée qu'après plusieurs saignées. A peine était-elle rétablie de sa dernière attaque; elle était très-faible, fort sensible, et au moindre mouvement elle était prise de difficulté de respirer : il y avait beaucoup à craindre qu'une troisième rechute ne lui fût tout à fait funeste.

Hématémèse ou vomissement de sang.

Cette hémorrhagie est une des plus fréquentes de celles qui surviennent à l'âge critique : on croit qu'elle est due à l'étroite sympathie qui existe entre l'estomac et l'utérus.

Le vomissement de sang peut survenir tout à coup; assez souvent il s'annonce par un sentiment de douleur à l'épigastre ou à l'hypocondre gauche, une pesanteur d'estomac, un gonflement du ventre qui est sensible ou non au toucher, un sentiment de bouillonnement dans cette région; la face devient pâle, jaunâtre, les extrémités se refroidissent, la malade perd quelquefois connaissance. Une saveur douceâtre, avant-coureur du vomissement, se manifeste dans la bouche; les nausées et les autres symptômes précurseurs du vomissement se déclarent, et bientôt le sang est rejeté par la bouche en quantité ordinairement considérable, sans toux préalable. Ce sang est, en général, noir, à cause de son séjour plus ou moins prolongé dans l'estomac, et peut-être aussi à cause de l'action chimique des substances que ce viscère contient; il est souvent réuni en caillots fibrineux, plus fréquemment liquide; il est mêlé de matières alimentaires, de mucosités, de bile. L'hématémèse est ordinairement périodique et presque toujours active, à l'époque de la cessation des règles.

Il est très-important de distinguer le vomissement de sang d'avec l'hémoptysie, accident également fréquent à l'âge critique et dont nous venons de parler. Or, dans l'hématémèse, la douleur, le bouillonnement, la pesanteur se font sentir dans l'épigastre; la malade ne tousse pas, n'éprouve aucun accident vers le thorax; le sang est abondant, noir, non écumeux, mêlé à des matières alimentaires. Dans l'hémoptysie, la chaleur, le bouillonnement se font sentir dans le thorax, sous le sternum ; en général, il existe de la toux, des accidents thoraciques ; le sang est rouge, vermeil, écumeux : il ne contient point de matières alimentaires.

Traitement. Saignée du bras, répétée aussi souvent que l'intensité de l'hémorrhagie l'exige et que la constitution et les forces de la malade le comportent. Ventouses scarifiées sur toute la superficie de la peau, afin de rappeler le sang dans les vaisseaux capillaires et de le détourner de l'organe où il est porté : boissons froides et acidulées avec l'acide sulfurique alcoolisé. Si, malgré les saignées, l'hémorrhagie continuait, boissons à la glace, compresses froides sur l'épigastre ; et si elle prenait la forme passive, toniques, comme le quinquina, la bistorte, l'écorce du saule ; édulcorer avec le sirop de coings ; une fois le vomissement de sang arrêté, tenir la malade à la diète, durant un temps assez long ; ne lui permettre ensuite que des aliments légers et peu nutritifs ; lui donner, pour boisson habituelle le lait coupé avec une infusion de plantes douces.

Une dame d'une constitution délicate et d'une extrême susceptibilité avait essuyé des revers de fortune quelques années avant l'âge auquel la cessation des règles arrive. La santé est altérée, le cours des règles est dérangé. A trente-huit ans, le sang se porte à l'estomac, une hématémèse abondante survient ; quelques saignées, une boisson froide et légèrement acidulée, des compresses d'eau et de vinaigre apposées froides sur l'estomac arrêtent l'hématémèse. Six mois se passent sans aucun symptôme qui puisse annoncer que le sang se dispose à se porter sur l'estomac. Tout à coup explosion nouvelle ; on parvient à réprimer le vomissement de sang par les mêmes moyens déjà employés. L'hématémèse devient périodique, et, dans l'espace de trois années, on eut à lutter douze fois au moins contre cette affection. Il serait difficile de noter ce que cette femme a perdu de sang par les saignées, le vomissement et les selles. Les règles ne parurent que faiblement et à des intervalles éloignés. Ces accidents furent accompagnés d'un enchaînement de phénomènes qu'on aurait peine à croire. Cette femme a été regardée plusieurs fois comme morte. Quelques mois ensuite, un vif chagrin replonge cette femme dans un accident nouveau ; le corps était maigre, le teint jaunâtre, la marche chancelante ; les symptômes avant-coureurs et ordinaires de l'hématémèse surviennent, mais plus fortement prononcés. Cette fois les paupières se gonflent, les joues se tuméfient, le ventre se ballonne, la poitrine s'élève, les pieds deviennent œdémateux, l'estomac est douloureux, les boissons ne peuvent plus passer, la suffocation est imminente. Une saignée du bras est ordonnée; le vomissement du sang arrive, se poursuit jusqu'au lendemain; des irritations sont portées sur toute l'étendue de la peau : point de mieux. Des saignées sont encore prescrites ; la suffocation est toujours la même, le pouls est misérable, la peau est blafarde ; aucune force ; cependant vomissement de sang à plusieurs reprises, et chaque fois assez abondante pour remplir une cuvette ordinaire ; dévoiement sanguin qui persiste plusieurs jours. L'eau sucrée et légèrement acidulée avait peine à passer. Après un mois de lutte, et d'une perte énorme de sang, tant par les saignées, les vomissements et la diarrhée purement sanguine, le corps était réduit à un état squelettique, la vie paraissait éteinte, le pouls n'était plus sensible, le cœur ne donnait environ que quarante pulsations par minute. Les personnes qui prodiguèrent leurs soins à cette malade s'attendaient à tout moment à la voir expirer. Toutefois son médecin ayant déjà soigné cette femme dans des cas à peu près analogues ne perdit point espoir. Il lui fit boire du lait coupé avec une infusion légère de camomille; cette boisson passa, elle fut continuée durant une quinzaine de jours; on augmenta insensiblement la dose de lait, jusqu'à ce que la malade pût le boire seul. A force de soins et de précautions, elle fut rappelée à la vie, au grand étonnement des personnes qui l'avaient vue dans cette affreuse position.

Hématurie ou pissement de sang.

Cette maladie s'observe assez souvent au moment où à la suite de la cessation des règles. On en trouve plusieurs exemples dans les *Maladies des voies urinaires* d'Hoffmann et dans la *Médecine clinique* du professeur Pinel.

Symptômes. L'hématurie est quelquefois précédée de frissons, de refroidissement des extrémités, et de fréquence, plénitude et dureté du pouls. L'émission du sang, avec ou sans les urines, en est le signe non équivoque, mais il n'est pas toujours facile d'en reconnaître la source. Cependant, lorsque la malade éprouve un sentiment de douleur et de chaleur aux lombes, se prolongeant jusque dans le bassin, si surtout cette sensation est bornée à un seul côté, il est peu douteux que l'hémorrhagie ne vienne d'un rein; les urines sont diminuées ou presque nulles si les deux reins sont irrités. Si le sang s'est coagulé dans la vessie, il en résulte de la pesanteur et du gonflement au pubis, des envies fréquentes d'uriner; et l'émission du sang mêlé à l'urine est accompagnée de vives douleurs dans la vessie, d'un sentiment d'ardeur dans l'anus et l'urètre, de ténesme, de constipation, de traillements dans la vessie, qu'augmentent tous les efforts, le mouvement, la toux; et quelquefois de sueur froide générale, et de la fréquence et de la petitesse du pouls.

L'hématurie n'est jamais continue; elle se manifeste ordinairement avec chaque émission des urines; quelquefois elle est périodique.

Traitement. Saignée de bras, applications de sangsues à

l'hypogastre ou au fondement. Boissons mucilagineuses de lin, de bouillon blanc, d'orge, acidulées avec le sirop de vinaigre ou l'acide sulfurique alcoolisé; bains émollients de fauteuil. Si ces moyens ne peuvent arrêter l'hémorrhagie, on aura recours aux applications froides aux cuisses, aux lombes ou sur l'hypogastre. Un régime peu nourrissant, de doux purgatifs de magnésie pure, eau de Sedlitz, tartrate acidule de potasse, faciliteront la sortie des matières fécales et empêcheront la constipation. Le cathétérisme pourra devenir d'un grand secours, non-seulement pour extraire l'urine ou le sang contenu dans la vessie, mais encore pour faire des injections mucilagineuse ou toniques dans ce viscère, suivant que l'hématurie serait active ou passive.

Hémorrhoïdes ou flux hémorrhoïdal.

Il survient à la marge de l'anus une ou plusieurs tumeurs, ordinairement de la grosseur d'un pois, quelquefois atteignant le volume d'une noix, et même, chez les femmes avancées en âge, de la grosseur du poing : ces tumeurs sont rondes ou irrégulières, lisses, rouges, brunes, violettes, élastiques, chaudes, douloureuses, lancinantes, pulsatives, etc. Lorsqu'elles sont placées à une certaine hauteur, on ne peut les voir que lorsque la malade fait des efforts pour aller à la selle, ou même elles ne sont sensibles qu'au toucher.

Ces tumeurs sont tendues, dures, douloureuses, pulsatives pendant quelques jours ; mais bientôt, naturellement ou par des moyens hygiéniques et thérapeutiques, elles s'affaissent, se rident, pâlissent, reviennent sur elles-mêmes et disparaissent ; cependant elles peuvent s'irriter fortement ; l'irritation se propage à la membrane du rectum, l'enflamme, y détermine des abcès stercoraux, des fistules anales, et donne lieu à des phénomènes généraux plus ou moins graves.

On a vu des hémorrhoïdes remplacer le flux menstruel, et d'une manière assez avantageuse pour conserver encore la jeunesse des femmes. Le docteur Gardanne dit avoir connu une dame, âgée de soixante-quinze ans, chez laquelle la cessation des règles s'opéra à quarante-huit, et qui depuis a constamment perdu tous les mois par l'anus deux ou trois livres de sang. Lorsque cet écoulement ne venait point à l'époque ordinaire, il y avait malaise, perte d'appétit, le visage devenait terne, les yeux se bordaient d'un cercle livide et profond, le teint était jaunâtre. Le flux venait-il à paraître, le visage reprenait sa sérénité ordinaire et un air de fraîcheur tout à fait trompeur. Le flux variait très-peu par la quantité; il était noirâtre et se prenait quelques jours après en petits caillots; il y avait très-peu de sérum. Dans le moment de la menstruation, cette dame voyait assez abondamment, et durant cinq à six jours. La cessation s'était opérée doucement et s'était trouvée immédiatement remplacée par le flux hémorrhoïdal.

Les hémorrhoïdes sont produites tantôt par la simple exhalation sanguine de la membrane du rectum, tantôt par une hémorrhagie dépendante des tumeurs situées à l'intérieur du rectum, constituant les hémorrhoïdes internes, ou placées autour du sphincter de l'anus et constituant les hémorrhoïdes externes. On a encore observé ce genre de tumeurs au vagin, au col de l'utérus, et même dans le corps de ce viscère.

On lit dans Mercurialis : *Ut in anno sic in utero sunt quidam confluxus venarum, cum in corpore uteri, tum in colo et cervice præcipue, quæ ubi nimis aperiuntur, solent immoderatum fluxum sanis facere.* (De Morb. mul.)

« J'ai eu occasion d'observer nombre de fois ces dispositions utérines, dit Gardanne, je dirai même qu'elles sont très-communes à l'époque de l'âge critique, principalement chez les femmes qui ont été mères plusieurs fois. »

Un accident non moins ordinaire est un écoulement sanguin, quelquefois très-faible, mais continu; d'autres fois par flots; écoulement qui s'arrête de lui-même souvent au bout de vingt-quatre heures, lorsque le rectum s'est débarrassé par la voie de l'utérus de tout le sang qui le gênait : on a quelquefois prévu ces retours aussi forts au moyen de quelques sangsues apposées au fondement et de saignées pratiquées au bras, accompagnées d'un régime sévère; quand les hémorrhoïdes sont externes et qu'elles fluent, on observe moins de ces dérangements utérins.

Le flux hémorrhoïdal s'annonce fréquemment par une chaleur, une douleur vers le fondement, un frisson général, le refroidissement des extrémités, la pesanteur des lombes : bientôt le sang coule en quantité variable, d'une manière continue; il est alors plus ou moins rouge, vermeil, liquide; ou, par intervalles, et après avoir séjourné un certain temps dans le rectum, il est alors noirâtre et réuni en caillots. La quantité de sang peut être telle que la mort peut promptement survenir : si l'hémorrhagie est longtemps prolongée, elle peut jeter la malade dans un profond affaiblissement, dans le marasme. Le flux hémorrhoïdal est aussi accompagné de douleurs dans la vessie, l'utérus, le rectum, les lombes. Il est le plus souvent produit par la rupture des tumeurs qui occupent l'extrémité inférieure du rectum, ou, comme nous l'avons déjà fait observer, du sphincter de l'anus, et qu'on a nommées tumeurs hémorrhoïdales.

Les hémorrhoïdes ont été observées et étudiées dans tous les temps; il n'est peut-être pas de sujet qui ait exercé davantage la sagacité des médecins, mais privés des connaissances anatomiques et physiologiques, bases solides sur lesquelles reposent la bonne pathologie et la saine thérapeutique, les médecins de l'antiquité n'ont pu acquérir que des notions peu exactes sur la production et surtout la nature des tumeurs hémorrhoïdales.

Pour bien comprendre et apprécier la très-grande fréquence des congestions et des fluxions sanguines vers le rectum, on doit se rappeler que les artères du dernier intestin sont : 1° l'hémorrhoïdale supérieure fournie par la mésentérique inférieure ; 2° la moyenne sortant de l'hypogastrique ; 3° l'inférieure prenant son origine dans la honteuse interne. Parvenues sur la face externe de la membrane muqueuse, ces artères forment un réseau dans lequel elles offrent des anastomoses, des rameaux et des ramuscules innombrables ; leur terminaison a des communications faciles avec l'origine des veines. On en trouve la preuve incontestable dans le passage très-libre de la matière des injections des premiers de ces vaisseaux dans les seconds, *et vice versâ*.

Les veines qui s'anastomosent avec l'iliaque interne et la petite mésaraïque constituent contre la face externe de la membrane musculeuse du rectum un plexus inextricable appelé hémorrhoïdal ; il forme autour de l'ouverture anale un anneau irrégulier et souvent bosselé ; l'insufflation pratiquée dans les veines rectales occasionne l'emphysème du pourtour de l'anus, et les injections noires pratiquées dans ces vaisseaux s'infiltrent dans le tissu cellulaire du même point.

Les veines qui partent du plexus veineux hémorrhoïdal manquent de valvules : le sphincter anal y gêne la circulation et peut l'étrangler ; la position déclive, la station bipède, la pression des matières stercorales, la pesanteur de la colonne du liquide située dans les veines mésaraïques, dans la veine porte ; les obstacles qu'apportent à la circulation les engorgements de la rate et du foie, expliquent suffisamment d'ailleurs les fluxions, les congestions, les tuméfactions de la partie inférieure du rectum. Le docteur Lisfranc ajoute que de nombreuses dissections lui ont démontré que chez les vieillards les vaisseaux sont plus volumineux et plus multipliés que sur les adolescents et sur les adultes, et qu'on les rencontre infiniment plus déliés et moins nombreux chez les enfants; que l'étude de l'anatomie des âges à laquelle des médecins du plus grand mérite se sont livrés avec succès donne encore la solution de ce problème pathologique.

On a émis un grand nombre d'hypothèses sur la nature des hémorrhoïdes : Stahl, Hoffmann admettent les dilatations veineuses : Béclard, Laënnec, Delpech pensent que les tumeurs hémorrhaïdales sont dues à un tissu érectile, composé d'une infinité d'artérioles et de veinules logées au milieu d'un canevas fibreux. Richter et autres croient que les hémorrhoïdes sont plus ordinairement déterminées par un épanchement de sang sous la membrane muqueuse du rectum. Récamier ne voit dans les hémorrhoïdes véritables que des kystes érectiles pouvant être multiloculaires; suivant lui, il ne s'agit ni d'un fongus, ni de veines dilatées. Cullen veut que les tubercules hémorrhoïdaux soient causés par un épanchement de sang siégeant dans le tissu cellulaire de la partie inférieure du rectum. M. Ribes dit que la formation des hémorrhoïdes tient à des varices, à l'extravasation du sang de ses vaisseaux dans le tissu cellulaire sous-muqueux ou sous-cutané de l'extrémité inférieure du canal intestinal. M. Andral admet les varices, le tissu érectile et les hémorrhoïdes celluleuses enkystées.

Lorsque les pertes sanguines déterminées par cette affection morbide sont convenablement traitées, elles exposent rarement les malades à de grands dangers; mais on doit redouter l'accroissement des tumeurs hémorrhoïdales, les accidents graves qu'il occcasionne, et les opérations qu'il pourrait exiger : on doit craindre la dégénérescence cancéreuse trop avancée, que l'instrument tranchant peut seul détruire ; c'est à prévenir ou à combattre ces accidents, c'est à éviter des opérations sanglantes et souvent terribles qu'on doit plus spécialement s'attacher; car si la chirurgie est brillante quand elle opère, elle l'est encore bien davantage lorsque, sans faire couler le sang, sans mutiler les malades, sans les exposer à perdre la vie, elle en obtient la guérison.

La présence des hémorrhoïdes un peu développées exige impérieusement qu'on pratique de temps en temps le toucher dans le rectum, afin de s'assurer s'il n'existe pas quelques altérations dangereuses qui pourraient s'y développer d'une manière, pour ainsi dire, latente, et qui, abandonnées aux soins de la nature, pourraient aussi commander une opération grave, ou bien encore parvenir à un tel degré d'accroissement qu'elles seraient au-dessus des ressources de l'art.

Le flux hémorrhoïdal modéré doit être respecté ; c'est une espèce d'exutoire dont la nature se sert très-avantageusement; il lui est ordinairement indispensable, soit pour combattre, soit pour prévenir des maladies très-graves; mais le sang est souvent fourni en trop grande quantité, il faut alors le diminuer.

Comme à l'âge critique, le flux hémorrhoïdal dépend presque toujours de l'état de plénitude des vaisseaux sanguins; il importe de prescrire un régime végétal et de recourir même à la saignée du bras si la congestion paraît trop forte; si le sujet est fort, on fait une saignée de douze onces : suivant les indications, on a recours, le soir même et le lendemain, à une ou à deux phlébotomies révulsives pratiquées sur le point même; elle est de quatre-vingt-dix à cent vingt grammes; la malade garde le repos absolu ; elle sera couchée sur un lit dur, sur un matelas de crin ; on la couvre peu ; on la soumettra à une diète absolue; elle prendra des boissons rafraîchissantes, quelques lavements laxatifs, composés de manne, de séné, de tamarin ; le bassin sera maintenu plus élevé que le tronc.

Si le sujet est faible, dit M. Lisfranc, on fait abstraction de l'émission sanguine spoliative; on se retranche sur la dérivative, à moins qu'il n'existe un molimen hémorrhagique un peu prononcé. L'alimentation est douce et légère.

En cas d'inflammation de tumeurs hémorrhoïdales, on fait des applications de corps gras, comme le cérat, l'onguent populéum, le beurre de cacao. Lorsque leur dureté incommode trop la malade, on peut les exciser, et s'il survenait une hémorrhagie, on pourrait employer le tamponnement en enfonçant dans le rectum un linge fin qu'on remplit de charpie, et qu'on ramène au dehors en tirant sur ses angles; comme nous l'avons déjà fait observer, on ne doit jamais supprimer le flux, soit qu'il soit périodique ou non ; on cherche à le modérer, et s'il venait à se supprimer tout à coup, on doit chercher à le rappeler par des bains de vapeur vers le rectum et des applications de sangsues même à l'anus. Toutefois, si le flux hémorrhoïdal devenait excessif, il pourrait jeter la malade dans le marasme; il faudrait alors l'arrêter. A cet effet, on aurait recours aux bains et aux lavements froids, aux fomentations froides sur les lombes et au périnée, aux injections d'acétate de plomb, de sulfate de zinc, d'alumine, de fer, ou avec la décoction de quinquina, de roses de Provins, d'écorce de grenadier et de chêne, et si tous ces moyens sont insuffisants, on pourra encore pratiquer le tamponnement.

Hydropisies.

Les hydropisies sont annoncées par une faiblesse dans les mouvements du corps, par la lenteur plus ou moins grande du pouls, par une sécheresse de la peau, par la diminution des urines, qui sont alors plus claires, quelquefois cependant rouges et épaisses. Il y a des lassitudes, une tendance à l'assoupissement, une gêne dans la respiration, et en général une inertie dans les fonctions.

L'hydropisie appelée *œdème* ou *anasarque* est produite par une infiltration plus ou moins considérable de sérosité dans le tissu cellulaire sous-cutané et souvent dans les organes voisins. On le reconnaît à une tumeur blanche, luisante, non circonscrite, froide, indolente, non élastique, recevant et conservant l'impression du doigt, laquelle met un certain temps à s'effacer.

L'hydropisie désignée sous le nom d'*ascite* est formée par l'accumulation de sérosité dans la cavité abdominale. Voici par quels signes elle se manifeste et les accidents qu'elle entraîne : on s'aperçoit d'abord que le volume du ventre augmente dans la région hypogastrique, puis la tumeur envahit peu à peu tout l'abdomen ; elle devient considérable ; la peau se distend et est luisante ; et si, plaçant une main à plat sur un des côtés de l'abdomen, on frappe avec l'autre de petits coups sur le côté opposé, on sent distinctement le flot du liquide qui vient battre la paroi abdominale sur laquelle une des mains est placée. Suivant la position que prend la malade dans son lit, la forme du ventre change ; la masse du liquide se porte du côté où se couche la malade, et si elle reste sur le dos, l'abdomen s'aplatit au centre et tombe dans les flancs. A mesure que l'accumulation de sérosité augmente, la peau se distend et s'amincit de plus en plus ; le diaphragme refoulé s'abaisse difficilement ; il en résulte une gêne de la respiration d'autant plus grande que la malade est dans une position plus horizontale ; elle diminue beaucoup lorsqu'elle est assise. La peau de tout le corps, mais surtout celle du visage et des avant-bras, devient terreuse, sèche et râpeuse ; la soif est souvent très-vive ; les urines sont rares ; la malade maigrit. « Les femmes sont sujettes aux hydropisies après le temps critique, et ces maladies sont alors difficiles à vaincre. Elle sont incurables s'il y a quelque vice d'organisation dans la matrice ou dans les ovaires. » (PORTAL.)

Traitement. Si l'œdème qui survient à l'âge critique reconnaît pour cause un état de pléthore, on pratiquera la saignée du bras; s'il est produit par la suppression de la transpiration, on fera usage des tisanes de bourrache, de gaïac, de salsepareille et de squine, et s'il est dû à une rétropulsion de certains exanthèmes, il faut employer des boissons diurétiques, des vésicatoires et de légers purgatifs. Si l'accumulation de sérosité dans la cavité abdominale devient trop considérable, si les parois abdominales semblent menacées de rupture, si la gêne de la respiration est excessive, et si le ventre n'est pas douloureux ou l'est à peine, il faut pratiquer la ponction. Cette opération guérit rarement, mais elle soulage toujours; elle prolonge et rend plus supportables les jours de la malade.

Erysipèle.

En parlant des véritables dangers auxquels les femmes sont exposées à la fin de leurs règles, nous avons dit qu'à cette époque on voyait souvent reparaître les maladies qui avaient cessé à l'époque de la première éruption; c'est ce que l'on remarque pour l'érysipèle, les dartres, le prurigo, d'autres éruptions prurigineuses au pourtour de la vulve et de l'anus surtout, et enfin la phthisie; car le professeur Dubois a vu deux dames qui, après avoir été menacées de phthisie vers l'époque de leur première menstruation, ont été délivrées des symptômes graves qu'elles éprouvaient dès que le cours de leurs règles fut bien établi, et qui, à leur temps critique, furent, sans cause apparente, attaquées d'une phthisie dont elles sont mortes.

Cette maladie est très-fréquente à l'âge critique, surtout chez les femmes sanguines et irritables, et spécialement chez celles dont la cessation des règles s'opère brusquement. L'érysipèle a des symptômes précurseurs dont la plupart sont : des dégoûts, des nausées, l'amertume de la langue, des anxiétés, des inquiétudes vagues, des céphalalgies, un penchant à la somnolence, souvent une toux nerveuse, convulsive, une chaleur intérieure et qui accable la malade, un pouls fréquent, dur et élevé, le vertige, et quelquefois un léger délire, etc. Presque toujours cette phlegmasie est annoncée par des symptômes qui dénotent le mauvais état des premières voies : mais l'assoupissement est surtout considérable si l'érysipèle doit attaquer la face.

L'eczémation se concentre ensuite sur un point quelconque du tissu cutané ; ce tissu se gonfle et se distend ; la partie affectée prend la couleur d'un rouge qui devient brunâtre ; la peau est lisse et luisante ; si on la comprime avec le doigt, on fait disparaître la rougeur, qui ne tarde pas à se montrer de nouveau. Les malades éprouvent une sensation cuisante qu'elles comparent à celle d'une vive brûlure ; mais après quelque temps cette sensation se change en un prurit qui annonce le déclin de l'érysipèle : *pruritus declinationem indicat*. La cuticule s'élève comme par l'action d'un vésicatoire, dit le professeur Alibert ; elle se rompt, se détache et se sépare ; il découle alors une humeur jaunâtre qui se condense et reste attachée à la superficie du derme.

On regarde les érysipèles qui surviennent à la tête comme plus graves et plus dangereux, parce qu'ils peuvent se transmettre et se propager jusqu'aux enveloppes du cerveau : de là vient que cette espèce d'érysipèle est précédée ou accompagnée de délire.

L'érysipèle augmente graduellement pendant trois ou quatre jours ; on le voit ensuite stationnaire, durant à peu près vingt-quatre heures; vient enfin la période de son affaissement et de sa terminaison. Quand la rougeur a persisté pendant un espace de temps indéterminé, les progrès de l'irritation suscitent parfois la formation de quelques vésicules contenant un fluide clair, limpide, souvent assez visqueux pour adhérer à la peau et s'y développer. Dans d'autres parties de la peau affectée, la couleur rouge jaunit à une certaine époque, et c'est alors que l'épiderme s'exfolie. Il est possible pourtant que la phlegmasie érysipélateuse gagne plus profondément le derme et y produise une suppuration plus ou moins abondante.

L'érysipèle est plus ou moins intense et présente des caractères variés, selon la partie du corps sur laquelle il se manifeste. Dans les circonstances les moins fâcheuses, il paraît sur les extrémités, souvent sur les pieds; la fièvre est alors nulle ou légère. L'éruption se propage avec lenteur : elle cause un prurit, une cuisson, une chaleur médiocre ou une douleur semblable à la piqûre des orties. Les accidents sont peu à craindre : cependant il n'en est pas toujours ainsi, et quelquefois l'érysipèle se montre avec les symptômes les plus fâcheux; les souffrances sont vives. Si l'éruption se déclare d'abord au pied, elle se propage rapidement à la jambe dont la peau, notamment sur le tibia, se montre profondément enflammée, tendue et luisante; les douleurs sont atroces et augmentent encore par le plus léger attouchement.

Quand l'érysipèle se jette sur les mamelles des femmes, il est très-douloureux; le sein rougit et se gonfle; quelquefois même la suppuration s'y déclare : là comme sur toutes les parties glanduleuses, les souffrances se prolongent, et les organes restent souvent à l'état d'induration. Personne n'ignore que l'érysipèle est terrible à la face et qu'il attaque de préférence les extrémités du corps.

L'érysipèle phlegmoneux et traumatique des mamelles est

aussi bien fréquent et bien grave à cette époque de la vie des femmes.

J'ai eu occasion d'en observer un exemple frappant. La femme d'un digne et respectable général anglais, madame H., âgée de quarante-huit ans, et qui joignait à toute sorte d'agréments physiques les qualités morales les plus rares, portait, depuis un grand nombre d'années, au sein droit, une tumeur squirrheuse dont les symptômes prirent tout à coup à cette époque une marche si rapide et des caractères si graves que l'ablation de la tumeur parut le seul moyen de sauver la vie de la malade. L'opération fut pratiquée avec autant de savoir que de dextérité par le professeur Blandin; et, quoiqu'elle fût extrêmement douloureuse, elle fut supportée par madame H. avec une patience et un courage dignes d'éloges. Après dix jours de pansements bien dirigés et bien exécutés, et de soins prodigués par M. Blandin et moi, la cicatrisation de la plaie et l'état général de l'intéressante malade nous faisaient espérer une prompte et entière guérison, lorsque la moitié inférieure du sein opéré fut envahie par un érysipèle avec tout le cortége des symptômes les plus intenses et les plus alarmants. La peau tendue, fine et brillante, est d'un rouge vif, et ne conserve qu'un instant l'impression du doigt; le pouls est dur et fréquent, la chaleur très-élevée, les douleurs violentes, embarras gastrique, agitation, soif, hoquets, insomnie, délire persistant, redoublement de fièvre le soir,.... rien ne peut arrêter ni même modérer les progrès toujours plus alarmants de cette terrible affection. Le traitement le mieux entendu, les soins les plus empressés et même dictés par l'amitié la plus vive, ne purent ralentir un instant ses ravages : en deux jours la peau enflammée prend une teinte violacée, perd sa sensibilité, se ramollit et se couvre de phlyctènes remplies de sérosité roussâtre; la langue se couvre aussi d'un enduit noir, les gencives et les dents sont fuligineuses, l'haleine fétide, les réponses lentes et tardives ; il y a délire taciturne, soubresauts des tendons, insensibilité générale, faiblesse extrême ; des escarres gangréneuses se forment et la mort arrive au milieu de l'anhémie et de la consomption.

Telle fut la fin prématurée d'une femme dont les manières simples et agréables, les sentiments élevés ; la sensibilité et la bonté du cœur ne commandaient pas moins notre admiration que nos respects, et dont la perte sera toujours l'objet de nos profonds regrets.

Traitement. On doit avoir recours à la saignée toutes les fois que la fièvre est violente, quand le pouls est dur et plein, quand la face est rouge et vultueuse, quand la malade est robuste et vigoureuse et quand il y a exaltation de ses forces physiques et morales. Si la première émission sanguine ne réussit pas, on réitère cette opération.

Comme il est d'observation que l'éruption érysipélateuse est souvent due au mauvais état des premières voies, on peut, dans certains cas, que le médecin praticien appréciera facilement, administrer les émétiques avec beaucoup de succès. Stoll et le célèbre Desault ont souvent donné le tartre stibié, tantôt pour faire contracter l'estomac embarrassé dans sa plénitude, tantôt en lavage pour ébranler toute la masse intestinale, et ils ont secondé l'effet de ces moyens par de légers bouillons végétaux, aiguisés à l'aide de quelques sels neutres, par l'emploi des acides, des tisanes orgées, par l'eau de groseilles ou de framboises. On fait des ablutions avec une infusion légère de sureau, de mélilot, de guimauve, et on peut faire usage de limonade, d'orangeade et d'eau rougie avec le vin, ainsi que de fruits mûrs et rouges.

Maladies dartreuses.

Les dartres sont, en général, formées par de petits boutons rouges, transparents, jaunâtres, environnés d'une aréole rouge, enflammés à leur base, réunis en groupe occasionnant un prurit variable, un sentiment de démangeaison légère ou de formication, de brûlure, de piqûre, d'élancements, de tension, etc. Les boutons s'ouvrent spontanément, ou par le frottement : il peut survenir des ulcérations rebelles d'où s'écoule une matière ichoreuse, irritante; enfin il se forme des écailles, des croûtes qui tombent en desquamation. Ces exanthèmes chroniques sont ordinairement exempts de phénomènes généraux : on convient qu'ils ne se communiquent pas par contagion.

La dartre farineuse est caractérisée par la séparation de l'épiderme sous la forme d'une poussière légère, ou d'écailles de diverses dimensions et de formes variables.

Ces efflorescences sont quelquefois précédées de petits boutons imperceptibles à l'œil nu, peu sensibles au toucher, sans changement de couleur à la peau et rarement rouges; elles occasionnent un prurit plus ou moins vif. Ces éruptions peuvent occuper toutes les parties du corps.

Les croûtes sont le résultat de l'exhalation et de la concrétion sur la peau d'une matière puriforme sécrétée par des espèces de boutons ou par des altérations particulières, plus ou moins superficielles, de la peau. Il se manifeste sur plusieurs points de cette surface une tuméfaction accompagnée ou plutôt précédée de prurit, de chaleur et de tension, une rougeur plus ou moins vive, une douleur insupportable après les repas et pendant la nuit. Il s'élève sur cette partie sensiblement enflammée une multitude de papules, et quelquefois de pustules et même de vésicules qui contiennent un liquide variable, qui devient blanc, opaque, et s'échappe au dehors par la rupture des boutons. La base des pustules est ulcérée ; le fluide qui s'en échappe se dessèche pour former des écailles ou des croûtes grisâtres, jaunâtres, fauves, épaisses ou minces, tombant avec facilité ou adhérentes : circonstances qui ont fait admettre un grand nombre de variétés de dartres au moins superflues. La variété de forme qui n'est malheureusement que trop commune, et qui est la plus redoutable, a été désignée sous le nom d'*herpès squammeux humide* (*herpes squammosus madidans*) ; la peau irritée laisse transsuder continuellement une humeur semblable à de la rosée ; cette humeur s'échappe par de petites gouttes ; elle est quelquefois si abondante qu'elle imbibe et traverse tous les linges appliqués sur le corps ; elle exhale une odeur qu'on peut, jusqu'à un certain point, caractériser, et qui se rapproche beaucoup de celle de la farine gâtée ou de celle du bois pourri ou vermoulu ; elle a quelque chose de nauséabond. A mesure que son écoulement s'effectue, la cuticule se fend, se gerce et s'exfolie ; la couche sous-épidermique s'enflamme de plus en plus. Nous avons dit que cette variété de forme était la plus redoutable ; pour connaître les tourments qu'elle fait endurer à ceux qui ont le malheur d'en être atteints, écoutons Alibert, lorsqu'il dit dans son grand ouvrage sur les *dermatoses* :

« C'est surtout lorsque l'herpès squammeux se trouve à l'état humide et que la peau est imbibée de toutes parts par la rosée ichoreuse, que les démangeaisons deviennent insupportables. Toute la surface du derme est si violemment irritée, qu'elle rougit comme le carmin ou comme un fer devenu incandescent ; les malades ne parlent plus que d'âcreté du sang, du feu intérieur qui les dévore, etc. ; il en est qui souffrent comme s'ils étaient dans un brasier ardent ; d'autres ressentent comme des flammes qui montent et traversent subitement le visage ou toute autre partie du tégument. »

Il est vrai que les démangeaisons provoquées par la présence de l'herpès squammeux humide ne sont pas continues; les malades ont des instants de relâche durant lesquels les douleurs prurigineuses paraissent un peu amorties; mais leur corps semble recéler des humeurs ennemies qui éclatent pour la moindre cause; tout à coup et sans qu'on s'y attende, une nouvelle crise se déclare et un nouveau prurit se fait sentir. La susceptibilité de la peau s'exalte à un tel point qu'elle absorbe toutes les facultés de l'âme; il serait alors impossible d'arrêter l'ardeur que ces malheureux ont à se gratter. Loin de s'apaiser, cette ardeur augmente de violence à mesure qu'ils se déchirent. L'heure de la nuit, que d'autres attendent avec impatience, devient une heure fatale pour eux, puisque c'est l'heure de leur supplice.

Qui peindra jamais les souffrances que les malades éprouvent quand l'herpès gagne toute la surface cutanée! Une jeune femme est précisément dans cet état, que William désigne sous le nom d'*eczema rubrum*; sa peau est d'une couleur flamboyante; on y aperçoit çà et là une multitude de vésicules entourées d'un cercle injecté; ces vésicules échauffées exhalent une odeur fétide, et il s'en écoule un mucus détérioré. Les tourments qu'éprouve cette malheureuse personne durent depuis longtemps, ce qui la réduit au désespoir et lui fait comparer ses tourments à ceux de l'enfer. Si le feu s'apaise pour quelques heures, et si la malade croit que ses maux vont s'adoucir, bientôt son espoir est déçu; toutes ses tortures recommencent, et elle se voit comme replacée dans une fournaise; la fièvre s'allume, sinon d'une manière continue, du moins par intervalles; la peau rougit de plus en plus; elle devient chaude et brûlante; les vésicules se multiplient, se rapprochent et crèvent par l'effet de l'effervescence cutanée : la sérosité coule avec abondance, c'est une inflammation qui remonte toujours à son apogée, et dont tous les redoublements sont formidables.

Traitement. On adoptera un régime doux, on usera de petit-lait, de limonade, de décoctions d'orge, de fumeterre, de racine de bardane, de patience, de douce-amère, etc.

« Pour ramener le derme à son état normal, dit Alibert, les bains jouent, sans contredit, le rôle le plus utile; il est même incontestable que les maladies dartreuses seraient plus rares si les soins de propreté étaient plus généralement répandus. Ce sont surtout les eaux minérales naturelles qui sont considérées comme l'agent thérapeutique le plus efficace ; celles de Bagnères-de-Luchon, de Baréges, de Cauterets, etc., sont particulièrement conseillées. Les eaux d'Aix en Savoie sont indiquées avec grand avantage pour les mêmes circonstances. »

En 1836, j'ai eu occasion de constater les heureux effets des eaux sulfureuses des Pyrénées contre les maladies dartreuses.

J'ai vu plusieurs personnes atteintes depuis longtemps de cette affection guérir complétement, après avoir fait usage pendant plusieurs semaines des eaux de Cauterets (source de la Ralière).

Lorsque les dartres se trouvent dans un état invétéré, on peut faire usage de pommades d'iode associé au soufre, au plomb, au mercure; mais le soufre est aux maladies dartreuses ce que le mercure est aux maladies vénériennes : on peut dire que la nature semble prodiguer ce médicament comme pour aller au-devant des besoins de l'homme; la terre le recèle; certains végétaux en sont imprégnés. C'est à l'aide de ce principe abondant que tant de sources d'eaux minérales se montrent propices à nos désirs; quelques animaux y accourent par la seule impulsion de leur instinct; on dirait qu'une main infaillible les conduit vers ces fontaines de salubrité.

Prurigo.

Cette maladie, assez fréquente chez les femmes à l'époque critique, est caractérisée par de petites papules prurigineuses ou de petits boutons, de petites élevures sèches, pleines ou solides, avec peu ou point de changement de couleur à la peau, faisant saillie à la surface du corps, et appréciables à la vue et au toucher. Le plus souvent ces papules se montrent sur les épaules, sur les faces dorsale et externe des membres supérieurs, sur la nuque ; dans quelques cas elles se répandent sur presque toute l'étendue des téguments quand la maladie est invétérée. Ces papules discrètes, isolées, tantôt petites, peu saillantes, sont accompagnées d'un prurit modéré : d'autres fois plus larges, plus saillantes, accompagnées d'un prurit intolérable qui s'exaspère surtout le soir et la nuit, et qui force quelques malades à se frotter avec des brosses dures, et à se déchirer avec les ongles, à se ratisser la peau avec des étrilles de manière à se mettre tout en sang.

Quand la maladie est bénigne, elle peut se terminer en deux ou trois septénaires; les papules s'effacent sans laisser de traces de leur existence; mais dans beaucoup de cas la maladie, lorsqu'elle a de l'intensité, s'invétère et se prolonge pendant des mois, des années, et même pendant un temps indéfini. Alors les papules sont dures, larges, saillantes, accompagnées d'un épaississement rugueux très-marqué à la peau; de temps à autre de nouvelles papules se montrent, des exacerbations plus ou moins intenses ont lieu; c'est surtout dans ces cas qu'on peut voir survenir accidentellement des éruptions, des furoncles, des abcès, etc.

Les auteurs ont décrit plusieurs variétés de prurigo, dont les principales sont le prurigo formicans, le prurigo partiel, etc. Le prurigo formicans, ainsi nommé à cause de la sensation de fourmillement qui l'accompagne, excite un prurit des plus intenses et des plus intolérables. Voici un passage du professeur Alibert sur cette terrible affection : « Il est des douleurs que l'habitude émousse et rend plus ou moins supportables, mais il n'en est pas ainsi des tourments que suscite le prurigo formicans. Ces douleurs se manifestent toujours aussi vives et aussi intenses ; elles ne se ralentissent que par une forte occupation ; la solitude et l'imagination semblent même en accroître la vivacité. A chaque instant les malades se croient en butte à une légion de fourmis qui parcourent les téguments, sensation désespérante, d'où est venu le nom de *prurigo formicans.* »

Le prurigo partiel occupe le siége ou les parties génitales. A l'époque de la cessation des règles, les femmes en sont souvent atteintes. « Au commencement, dit Lorry, la maladie se présente sous un aspect bénin, et ne cause que de la démangeaison, mais plus tard, tant chez les hommes que chez les femmes, surgit une ardeur incroyable pour les plaisirs vénériens. C'est en vain que la morale et la pudeur résistent à ces désirs ; la main se porte involontairement sur les parties irritées; le frottement ajoute encore au prurit... *Et animus ipse in partem operis venit, cum artuum tremore et palpitatione.* Il y a des heures de rémission pendant lesquelles les malades jouissent de quelque tranquillité, mais le mal se reproduit par accès qui se montrent surtout la nuit. Les relations familières qui existent entre les personnes de sexe différent contribuent beaucoup à entretenir ces paroxysmes. Biett a vu une dame âgée, atteinte du *prurigo pudendi,* qui était prise d'attaques hystériformes toutes les fois qu'un jeune homme s'approchait d'elle. Le vin, les épices, le café, les spiritueux accroissent les accidents, tellement même, que j'ai connu des hommes qui n'étaient en proie à ce tourment que lorsqu'une semblable cause venait le provoquer : aussi, instruits par l'expérience, ils évitaient soigneusement l'usage des stimulants. Le mal faisant des progrès, les parties où il siége se couvrent de taches jaunâtres; le scrotum s'épaissit et devient rugueux; il se rétracte singulièrement pendant le paroxysme. Il en est à peu près de même des grandes lèvres chez la femme. La fréquence des érections réagit sur le moral qu'enflamment des images passionnées. Les parties n'offrent pas précisément d'éruption lichénoïde, mais elles ont un épiderme rugueux d'où suinte une perspiration odorante dont le produit ne tache pas le linge et n'adhère pas aux doigts, mais rend la peau onctueuse au toucher. A mesure que la maladie s'accroît, le prurit devient de plus en plus insupportable, les paroxysmes redoublent de force et de fréquence, si bien que le malade, perdant toute retenue, ne saurait s'empêcher de se gratter, même en présence d'un roi ! Souvent, dans l'intervalle même des paroxysmes, la peau est le siége d'élancements douloureux, comme si elle était traversée par des aiguilles enflammées, et cette sensation pénible arrache des cris aux malades. La peau se gerce, se ride, se fendille ; elle est écorchée par les ongles du patient : le moindre frottement lui fait exhaler un liquide odorant, et l'éréthisme vénérien devient continu. »

Le prurigo de la vulve s'accompagne assez souvent de leucorrhée, et même parfois d'une inflammation chronique des parties génitales ; il devient assez fréquemment une cause d'onanisme ou même de nymphomanie. Biett l'a observé chez une femme de soixante ans ; il examina les parties génitales à la loupe, il n'y découvrit jamais rien. Cependant cette femme avait des pollutions fréquentes; la maladie avait commencé d'abord par des démangeaisons ; celles-ci augmentèrent et prirent le caractère de la nymphomanie ; la malade avait des syncopes à la vue des jeunes gens.

Le prurigo des parties génitales coexiste assez souvent avec le prurigo du siége. Il peut être accidentellement produit par le frottement déterminé par la marche, par des vêtements de laine, et n'a ordinairement alors qu'une durée passagère.

Traitement. Lorsque la femme atteinte de prurigo a une constitution bonne, une peau fine où irritée, que la maladie présente une certaine acuité, on a recours d'abord à la saignée générale, à la saignée locale lorsque l'affection est partielle (et spécialement quand elle occupe la vulve); les boissons tempérantes, délayantes, relâchantes, légèrement acidules, les bains tièdes, les lotions ou les applications froides, conviennent très-bien au commencement du traitement.

Lorsque le prurigo résiste à ces premiers moyens, lorsque la malade est avancée en âge, peu irritable ou affaiblie par un mauvais régime, et que la peau est rugueuse, épaissie, alors on a recours au calomel donné comme purgatif, au soufre uni à la magnésie, aux boissons rendues acides par l'addition de l'acide muriatique, ou alcalines par l'addition du sous-carbonate de soude et de potasse, ou laxatives par les sels neutres; les tisanes amères de houblon, de patience, de gentiane, les eaux ferrugineuses seront administrées avec avantage; et à l'extérieur, les bains alcalins, les lotions savonneuses, les onctions avec des pommades composées avec les onguents où le camphre, le laudanum, sont unis à un excipient auquel on aura incorporé le soufre, la chaux, le sous-carbonate de potasse, sont employés avec succès.

Le célèbre Bateman traite les femmes atteintes du prurigo partiel de la manière suivante : lotions chaudes ou froides, avec les préparations de plomb, de zinc, d'eau de chaux ; lotions avec le vinaigre ou l'acétate d'ammoniaque; onctions avec les onguents mercuriels, et surtout avec le nitrate de mercure. A l'intérieur, petites doses de calomel, toniques végétaux. Tempérance.

Dans le *prurigo pudendi muliebri*, lotions saturnines et salines, eau de chaux seule ou avec le calomel, vinaigre, liniments huileux avec la soude ou la potasse, et surtout la solution du sublimé dans l'eau de chaux (deux grains par once ou dix centigrammes par trois décagrammes), toujours après que l'irritation ou les excoriations auront été palliées suffisamment.

Nous terminerons ce traitement en publiant deux formules que nous prenons dans l'ouvrage du docteur Gibert.

Pour une femme adulte :

1° Boire chaque jour trois verres d'eau sulfureuse d'Enghien.

2° Se purger une fois par semaine avec la potion suivante :

℞ Huile de ricin......	1 once ou 32 gram.
Sirop de rhubarbe...	1 once ou 32 gram.

3° Frictionner le soir les parties affectées de boutons avec la pommade alcaline opiacée :

℞ Axonge.................	3 onces ou 96 gram.
Fleur de zinc............	1 gros ou 4 gram.
Fleur de soufre.........	½ gros ou 2 gram.
Laudanum.............	½ gros ou 2 gram.
Huile d'amandes douces..	1 once ou 32 gram.

4° Trois bains alcalins par semaine.

5° Se nourrir spécialement de légumes aqueux, tels que épinards, chicorée, laitue, etc.

Autre médication tonique :

1° Se laver tous les matins avec une eau de savon très-chargée.

2° Onctions tous les soirs avec la pommade suivante :

℞ Racine d'ellébore blanc en poudre.	½ once ou 16 gram.
Hydrochlorate d'ammoniaque....	1 gros ou 4 gram.
Axonge....................	3 onces ou 96 gram.

3° Pommade contre les affections prurigineuses des parties génitales chez la femme :

℞ Axonge................	ãã parties égales.
Suc de joubarbe..........	
Huile de mille-pertuis......	
Eau de chaux............	

M. le docteur Gibert, dont nous venons de rapporter les formules, a soigné une dame chez laquelle le prurigo avait coïncidé avec les approches de l'époque critique, et qui n'avait échangé les incommodités que lui causait la maladie cutanée que contre celles plus inquiétantes d'une affection rhumatismale et d'un mode particulier d'irritation chronique des membranes muqueuses.

Les femmes sont encore sujettes à des démangeaisons de la vulve qui reviennent surtout le soir; cette indisposition est plus commune qu'on ne le croit. Par un sentiment de pudeur bien naturel, les femmes répugnent souvent à entretenir leur médecin d'un mal qui n'a rien de grave en lui-même; mais l'affection, ordinairement passagère, devient quelquefois tellement insupportable et si opiniâtre, que les malades veulent à tout prix en être délivrées; laissons parler le docteur Trousseau à ce sujet : « Nous avons connu des dames chez lesquelles ces démangeaisons étaient portées au point qu'il avait fallu renoncer au monde; chez d'autres, elles excitaient un orgasme vénérien qui se rapprochait de la nymphomanie; chez les jeunes filles enfin, elles éveillaient souvent de vives sensations qui devenaient l'origine d'actes solitaires que la nature et la morale réprouvent également.

« Il importe donc au médecin de savoir remédier à une indisposition qui, si simple en elle-même, a pourtant quelquefois des conséquences si graves. Les lotions émollientes, les bains entiers, les bains de siége, les saignées générales et locales, les injections opiacées, sulfureuses, etc., etc., tels sont les moyens ordinairement employés, et chacun de nous sait avec combien peu de succès. Déja nous avions été conduit par analogie à employer dans ce cas les injections et les lotions avec une solution alcaline de sous-carbonate de soude ou de potasse; nous avions obtenu des résultats rapidement avantageux; mais nous avons vu échouer quelquefois cette médication, et nous avons eu recours à un autre moyen qui manque rarement le but, nous voulons parler des injections mercurielles. »

Rhumatismes.

« Les rhumatismes, dit le professeur Chomel, constituent une classe naturelle de maladies qui seraient suffisamment distinguées d'avec les autres groupes nosologiques par les trois caractères suivants : 1° siége dans les organes fibreux, tels que muscles, tendons, aponévroses, ligaments, etc. ; 2° mobilité. extrême facilité à se déplacer, à se transporter d'un point de l'économie à un autre ; 3° intermittences, c'est-à-dire alternatives plus ou moins fréquentes et plus ou moins soudaines de disparitions et de réapparitions. »

M. le docteur Requin, dans l'excellent livre qu'il a publié, d'après les leçons du professeur Chomel, sur le rhumatisme et la goutte, dit qu'on doit encore ajouter à cette définition générale un quatrième caractère, savoir la diversité des formes. « En effet, poursuit M. Requin, si, dans un grand nombre de cas, le rhumatisme apparaît sous une forme franchement inflammatoire ; si aux articulations, par exemple, il se manifeste le plus souvent par un appareil complet de symptômes phlegmasiques, douleur, chaleur, rougeur, tuméfaction et même altération de la sécrétion synoviale, maintes fois, au contraire, la région rhumatisée n'offre ni gonflement ni excès de chaleur, il n'y a qu'une seule douleur, qui, le plus ordinairement, s'exaspère par la pression. »

Les maladies rhumatismales sont divisées en deux classes, celles qui attaquent les muscles, qu'on nomme *rhumatismes musculaires*, et celles qui ont leur siége aux articulations, connues sous le nom de *rhumatismes articulaires* ou *goutte*, d'après le professeur Chomel.

Le rhumatisme musculaire peut avoir son siége dans toutes les régions du corps; mais néanmoins il attaque le tronc plus fréquemment que les membres. Le lumbago, le torticolis et la pleurodynie sont les espèces les plus communes; et quand les membres sont atteints, c'est presque toujours dans les parties les plus voisines du tronc.

Les symptômes essentiels, constants, caractéristiques du rhumatisme musculaire, sont : 1° une douleur plus ou moins vive qui s'exaspère particulièrement par la contraction ou plutôt par les tentatives de contraction du muscle affecté, et qui, par conséquent, gêne ou rend tout à fait impossibles les mouvements dépendants de ce muscle.

Cette douleur n'est pas, comme les douleurs inflammatoires, constamment accompagnée d'un excès de chaleur; quelquefois au contraire il y a sentiment de froid, et, comme dit le vulgaire, fraîcheur dans la région endolorie.

Quelque superficiel que soit le rhumatisme musculaire, il n'offre jamais ni le gonflement ni la rougeur qui accompagnent assez ordinairement le rhumatisme articulaire ou goutte.

2° Le transport d'un siége à un autre. On voit toujours le rhumatisme musculaire, des muscles qu'il a dès l'abord atteints, s'étendre aux muscles voisins, ou bien se transporter aux muscles correspondants; il frappe, par exemple, aujourd'hui le deltoïde droit, demain le deltoïde gauche. Bien souvent il voyage dans les divers muscles du tronc et des membres de la façon la plus irrégulière et la plus bizarre; il va, vient et revient comme par d'inexplicables caprices.

Le professeur Chomel observe que certaines femmes sont sujettes à des douleurs qu'on peut convenablement nommer *hystériformes*. Ces douleurs, qui ont, ou du moins semblent avoir le même siége de rhumatisme musculaire, se développent tout à coup et sont souvent très-aiguës, au point d'empêcher le mouvement et d'arracher des cris; puis elles cessent aussi brusquement qu'elles sont nées. L'instantanéité de leur apparition et de leur disparition suffirait déjà pour les caractériser et pour les différencier du rhumatisme musculaire, qui met quelque temps à se développer, à moins qu'il ne soit déterminé par un effort, et qui surtout ne diminue et ne décline que peu à peu. De plus, ces douleurs hystériques, que Sauvage appelait *rhumatismus hystericus*, surviennent chez une femme qui aura déjà éprouvé des attaques d'hystérie, ou tout au moins quelques phénomènes évidemment hystériques.

Traitement. Si le rhumatisme musculaire est aigu, on aura recours à la saignée, aux applications de sangsues, aux bains, aux topiques émollients; s'il est chronique, c'est aux rubéfiants qu'il faut recourir, tels que vésicatoires, moxas.

On emploie encore très-souvent contre le rhumatisme musculaire les frictions, soit sèches, avec une pièce de flanelle ou une brosse particulière destinée à cet usage, soit à l'aide de liniments sédatifs ou excitants. Les premiers se composent principalement de médicaments narcotiques propres à amortir les douleurs; les autres ont pour base des médicaments irritants, dans le but de combattre le mal par une sorte de révulsion sur la peau. Les liniments sédatifs conviennent en général quand les douleurs sont très-vives, et qu'il faut avant tout les apaiser. Quand les douleurs sont modérées, mais opiniâtres et rebelles, les excitants sont plus efficaces, et ils paraissent plus propres à détruire le principe même du mal.

Nous transcrivons ici les formules des liniments sédatifs et excitants que nous prenons dans le livre du professeur Chomel et du docteur Requin.

Liniments sédatifs.

I.

Huile d'amandes douces..... 2 onces ou 64 gram.

Camphre	1 gros ou 4 gram.
Teinture thébaïque	½ gros ou 2 gram.

II.

Baume tranquille	ãã 2 onces ou 64 gr.
Huile camphrée	
Huile de camomille	
Huile de jusquiame	

III.

Savon officinal	½ once ou 16 gram.
Huile d'amandes douces	2 onces ou 64 gram.
Teinture d'opium	1 once ou 32 gram.

Liniments excitants.

I.

Huile d'amandes douces	2 onces ou 64 gram.
Camphre	1 gros ou 4 gram.
Ammoniaque liquide	1 gros et demi ou 6 gram.
Huile essentiel de romarin	12 gouttes.

II.

Teinture de cantharides	½ once ou 16 gram.
Huiles d'amandes douces	4 onces ou 128 gram.
Savon officinal	1 once ou 32 gram.
Camphre	½ gros ou 2 gram.

(Dissoudre le camphre dans l'huile et le savon dans la teinture, puis mélanger le tout.)

Une dame âgée de quarante-cinq ans, ayant le système musculaire très-prononcée, voit ses règles se supprimer tout à coup, et se voit prise en même temps de douleurs très-vives à la cuisse gauche. La maladie augmente à un tel point en quelques semaines que les souffrances sont terribles et les mouvements nuls. Plusieurs médecins la virent, et rapportant cet accident à un cas de syphilorrhagie dont elle avait été atteinte dans sa jeunesse, lui firent subir un traitement antisyphilitique. Cette dame, se voyant toujours dans le même état malgré le traitement, appela les docteurs Sabatier et Gardanne, qui appliquèrent conjointement deux moxas à la cuisse malade, l'un à sa partie interne et supérieure, l'autre trois pouces au-dessus de l'articulation fémoro-tibiale. Cette méthode eut tout l'effet désiré : les escarres tombèrent; la suppuration causa une légère fièvre qui suscita une sueur avantageuse, et lorsque la cicatrisation fut achevée, la malade recouvra l'usage de sa cuisse.

Goutte.

Hippocrate assure que les femmes ne sont attaquées de la goutte qu'après la cessation des menstrues ou leur suppression : *Mulier podagra non laborat, nisi ipsam menstrua defecerint.*

Quoique le sentiment de ce grand homme soit exact pour un grand nombre de femmes, Sénèque, qui n'était pas médecin, Arétée, Galien, et beaucoup d'autres praticiens très-distingués, ont observé que non-seulement les femmes sont atteintes de goutte, mais qu'un grand nombre d'entre elles sont goutteuses avant l'époque de la cessation de leurs règles.

Sans accuser Hippocrate d'erreur, on pourrait attribuer, comme nous allons voir que l'a fait Sénèque, à la dépravation des mœurs, la perte d'un privilége naturel au sexe féminin.

Quoi qu'il en soit, je cède au plaisir de reproduire l'énergique et pittoresque passage du philosophe latin. « Le plus grand des médecins, le créateur de l'art, a dit que les femmes ne devenaient ni chauves ni goutteuses. Or, aujourd'hui leurs cheveux tombent et leurs pieds sont pris de goutte. Les femmes n'ont pas changé de nature, mais de vie; car, devenues les égales des hommes en fait de licence, elles le sont aussi devenues en fait d'infirmités corporelles. Leurs veilles ne sont pas moins prolongées, leurs excès de boisson ne sont pas moindres. En dépenses d'huile et de vin, elles portent défi aux hommes. Elles rejettent également par régurgitation la surcharge de leurs entrailles, et rendent en vomissements tout ce qu'elles ont avalé de vin ; elles mangent également de la neige pour apaiser les ardeurs de leur estomac. En libertinage, elles ne le cèdent pas non plus au sexe masculin ; elles, nées pour un autre rôle. Maudites soient-elles tant est monstrueux leur nouveau genre de débauche ? Elles se font hommes. Qu'y a-t-il donc d'étonnant que le plus grand des médecins, le plus habile observateur de la nature, soit convaincu d'avoir dit faux, puisque tant de femmes sont goutteuses et chauves ? c'est qu'elles ont perdu, à force de vices, le privilége de leur sexe ; et comme elles n'ont presque plus rien de féminin, elles sont condamnées aux maladies de l'autre sexe. »

(SÉNÈQUE, *Traduc. Epist.* XCV.)

Le docteur Ferrus, dans son article GOUTTE du *Dictionnaire de Médecine*, dit avoir sous les yeux quatre malades goutteuses chez lesquelles la menstruation était très-régulière, quoique la maladie durât depuis plusieurs années. Le professeur Chomel a rencontré un semblable cas de coïncidence de la diathèse goutteuse avec une menstruation régulière.

On peut dire cependant que les femmes sont, à l'époque de la cessation de leurs menstrues, très-sujettes à la goutte, car un bon nombre de médecins, entre autres Cullen, et depuis Scudamore, ont eu plusieurs exemples dans lesquels la goutte a succédé à la ménorrhagie.

La goutte se présente sous la forme aiguë et chronique.

La goutte aiguë est ordinairement annoncée par les phénomènes suivants : les malades éprouvent un sentiment de gêne, d'engourdissement ou même d'irritation, un certain degré de roideur dans les articulations qui doivent être affectées de goutte. « C'est en général, dit le professeur Chomel, à l'instant du réveil et au sortir du lit, ou bien lorsque après avoir un peu marché et s'être reposés quelques instants ils veulent marcher de nouveau, que la roideur de ces articulations leur devient sensible. Ils y portent souvent la main instinctivement, et comme automatiquement comme pour se frotter. »

Invasion de la goutte aiguë. Vers le milieu de la nuit, survient une douleur plus ou moins vive, qui d'abord simule celle d'une crampe, et revêt ensuite, en s'exaspérant, des formes différentes presque dans chaque individu. Suivant l'expression de quelques-uns, c'est une sorte de tenaillement; suivant d'autres, c'est une sensation analogue à celle que produirait l'action d'une vrille, d'un clou enfoncé dans nos tissus; ceux-là se plaignent d'une torsion, d'un déchirement, d'une morsure dans la partie la plus profonde de l'articulation. Enfin cette douleur est si vive que le seul poids des vêtements, de la couverture, exerce sur la partie qui en est le siége une compression insupportable. Le début de l'accès est quelquefois accompagné d'un frisson général; d'autres fois ce sentiment est borné au membre affecté ; dans une période plus avancée, il y a une chaleur vive dans toute l'habitude du corps, mais surtout de la face; le pouls et la respiration sont accélérés. Après six ou huit heures de durée, la douleur commence à décroître, mais peu à peu et d'une manière fort lente, de sorte qu'elle persiste jusqu'au troisième ou quatrième jour, en recevant chaque soir une légère exacerbation.

Mais, outre la douleur, symptôme que la goutte a de commun avec le rhumatisme musculaire, il y a d'ordinaire une chaleur intérieure, ou même manifeste à l'extérieur, rougeur à la peau et gonflement.

Presque toujours la chaleur à la peau, la rougeur et le gonflement coexistent à la périphérie de la même articulation, mais ils n'y sont pas également intenses dans tous les points.

En général, la rougeur cutanée est d'autant plus caractérisée, que l'articulation est plus petite, ou, pour mieux dire, moins couverte de chair et moins éloignée de la peau.

Le gonflement, lui aussi, est très-manifeste quand la maladie affecte les petites articulations, comme celles des doigts ou des orteils, ou même les articulations de moyenne grandeur, comme celles du poignet, du cou-de-pied, du genou et du coude. Dans ces dernières, le gonflement peut encore exister à un faible degré, indépendamment de la rougeur. Mais quand la goutte aiguë siége dans une grande articulation recouverte d'épaisses couches de muscles, à l'épaule, par exemple, ou à la hanche, jamais au contraire on n'aperçoit de tuméfaction bien prononcée.

Si la goutte attaque à la fois des articulations voisines l'une de l'autre, le gonflement, sorte d'œdème aigu, qui se sera primitivement manifesté sur chacune d'elles, se propagera plus loin, s'étendra de l'une à l'autre, et envahira tout l'espace intermédiaire. C'est ainsi qu'en certains cas les doigts ou la main tout entière, les orteils ou le pied tout entier sont universellement tuméfiés. Alors, tout mouvement de flexion est absolument impossible.

Le siége qu'affecte le plus fréquemment la première attaque de la goutte aiguë est l'articulation du gros orteil avec l'os du métatarse correspondant, ou bien la longueur de cet os sur l'un ou l'autre pied indifféremment. Après le premier accès de goutte, la partie qui en est le siége ne présente que peu de changements remarquables.

Des observateurs d'un grand mérite ont remarqué que la goutte aiguë ou rhumatisme articulaire est souvent accompagnée ou remplacée par d'autres maladies graves, telles que l'inflammation du péricarde, de la plèvre, et même du poumon et des méninges. Le professeur Andral a observé un cas de pleurésie double avec épanchement, durant le cours du rhumatisme articulaire. Le professeur Bouillaud dit avoir observé très-souvent la péricardite pendant ou à la suite du rhumatisme articulaire aigu. « L'existence d'une péricardite est certaine, dit ce jeune professeur, chez un individu affecté d'un rhumatisme articulaire aigu, lorsqu'on observe les symptômes suivants : matité de la région précordiale beaucoup plus étendue qu'à l'état normal (doublée, triplée dans tous les sens) ; voussure de la même région ; battements du cœur éloignés, peu ou nullement sensibles au toucher ; bruits du cœur lointains, obscurs, accompagnés de différents bruits anormaux dont les uns dépendent du frottement des feuillets opposés du péricarde l'un contre l'autre, et dont les autres proviennent quelquefois de la complication de la péricardite avec une endocardite valvulaire. Une douleur plus ou moins vive à la région précordiale, des palpitations, des irrégularités, des inégalités, des intermittences de pouls, se joignent quelquefois aux symptômes précédents. » (*Nouvelles Recherches*, p. 16.)

Le grand Sydenham, après avoir décrit le plus exactement possible, et d'après la nature, les symptômes de la goutte, et après avoir cherché en vain les moyens de se guérir de cette cruelle maladie qui l'avait mutilé, a donné une consolation à ses compagnons d'infortune en écrivant : « Ce qui doit me consoler, aussi bien que les autres goutteux qui n'ont ni grand bien, ni grand génie, c'est que les rois, les princes, les généraux d'armée, les grands capitaines, les sages, les philosophes, les grands esprits, etc., sont morts de cette maladie. Je dirai, en un mot, que la goutte a cela de particulier que vous ne trouverez pas dans une autre maladie, c'est qu'elle tue plus de gens riches que de pauvres, plus de gens d'esprit que de sots. »

On pourrait appliquer ici ces beaux vers de l'*Épître à M. de Montulé* :

> La nature a voulu, sans doute mère sage,
> Entre tous ses enfants faire un égal partage :
> Aux brutes n'accorder qu'un instinct limité,
> Mais au lieu de l'esprit leur donner la santé.

Le célèbre Desault rapporte dans sa *Dissertation sur la goutte* un fait qui a trait à celui qui vient d'être rapporté de Sydenham : « J'ai vu un valet, dit-il, envier le bonheur de son maître. Il couche, disait ce valet, dans un lit de damas, il boit le meilleur vin de la ville, et toujours pur, il mange ses morceaux tout chauds ; il a des revenus solides, une belle femme, des domestiques attentifs à lui plaire, etc. ; tandis que le maître gisant dans son lit, tourmenté de la goutte et de la gravelle, regardait avec envie, à son tour, la bonne santé, l'agilité et le bon appétit de son domestique. Il m'a dit plusieurs fois que la nécessité de travailler, dans laquelle Dieu faisait naître les laboureurs et les artisans, était un bienfait singulier et un bonheur réel au-dessus des richesses, puisqu'il est très-peu de riches qui n'en abusent, au lieu que ceux qui sont sages par force trouvent dans l'exercice une bonne santé dont on ne connaît le prix qu'après qu'on l'a perdue. »

Goutte chronique. Les symptômes de la goutte chronique ont beaucoup d'analogie avec ceux de la goutte aiguë ; aussi, pour ne point tomber dans d'inutiles répétitions, ne donnerons-nous de la goutte chronique qu'une bien courte description.

Le phénomène le plus remarquable de la goutte chronique est la formation de concrétions tophacées tout autour de l'articulation, sortes de tumeurs dures, qui font saillie tantôt dans la cavité même de la membrane synoviale, ou entre cette membrane et les cartilages qu'elle recouvre, ou entre les parties fibreuses environnantes, tantôt dans le tissu cellulaire, les muscles, les aponévroses, le périoste, et le tissu osseux lui-même.

Le volume de ces concrétions tophacées varie depuis celui d'un grain de millet jusqu'à celui d'une forte noix ; leur surface est ordinairement rugueuse. On voit quelquefois un grand nombre de ces corps très-rapprochés les uns des autres, et formant des tumeurs en forme de chapelets, ordinairement apparentes sous la peau et même superficielles.

L'analyse, faite par des chimistes distingués, a montré que ces concrétions tophacées sont formées par l'urate de soude et le phosphate de chaux. En se rappelant que l'urine est formée d'acide urique et de phosphate de chaux, il ne serait pas impossible de trouver des relations directes entre la goutte et les fonctions urinaires, et des indications importantes pour le traitement de la goutte : c'est ce que nous espérons pouvoir justifier dans un travail spécial sur cette maladie.

Indépendamment de ces tumeurs tophacées, la douleur, quoique très-vive dans la plupart des cas de goutte chronique, est sans irradiation ; le gonflement est circonscrit; la rougeur, s'il en existe, offre une nuance particulière de violet.

Les paroxysmes sont moins tranchés que dans la goutte aiguë; si les souffrances sont quelquefois un peu moins vives, en revanche, elles n'ont point d'interruption ; elles pourront ainsi persister quinze ou vingt jours, et disparaître tout d'un coup. Il est rare qu'elles décroissent graduellement, et une disparition brusque n'est souvent qu'un changement de siége. Dans ces cas, en effet, la goutte semble affecter une extrême mobilité : elle passe subitement d'une articulation à une autre, de manière à en frapper cinq, six, et plus dans la même attaque ; quelquefois même elle semble quitter le siége qui lui est propre (les articulations) pour se porter sur d'autres appareils organiques : c'est ce que l'on a appelé *goutte remontée, goutte rétrocédée.*

Traitement. On doit apporter beaucoup de prudence dans le traitement de la goutte, à l'âge critique. Si la goutte est aiguë, si les douleurs sont très-intenses, si la malade est forte, il conviendra de pratiquer des saignées, de poser des cataplasmes de lin et de pavot, arrosés de laudanum, d'administrer des bains chauds, des fomentations émollientes et de donner des boissons légèrement diaphorétiques.

Si, au contraire, la goutte est à l'état chronique, et si elle suit régulièrement sa période d'accroissement et de décroissement, on enveloppera la partie malade d'une peau de lièvre ou de flanelle et de taffetas gommé. On aura recours aux bains de vapeur simples ou aromatiques, ainsi qu'aux bains alcalins ou sulfureux. D'après une observation curieuse il paraîtrait que l'usage intérieur des eaux acidules gazeuses, telles que les eaux de Vichy, combiné à leur administration extérieure sous forme de bains et de douches, peut réussir à déterminer la résolution et la résorption des concrétions tophacées.

A l'intérieur, boissons sudorifiques de salsepareille, de gaïac, de squine ; à l'extérieur, vésicatoires, cautères, moxas.

La sobriété, la modération dans les plaisirs de l'amour, et l'active dépense des forces musculaires concourront puissamment à empêcher les retours de la goutte.

Apoplexie.

Le sang, à l'époque de la cessation de la menstruation, ne se portant plus sur l'utérus, devient surabondant dans toute l'économie, et donne lieu souvent à l'apoplexie sanguine. Cette maladie est ordinairement annoncée par des bouffées de chaleur à la face, des rêves fatigants, des étourdissements, des migraines, par des palpitations, une respiration pénible, par des oppressions avec dureté du pouls ou d'autres symptômes d'une pléthore générale.

L'apoplexie peut se déclarer sous trois formes différentes : dans la première forme, la malade, soudainement frappée, tombe privée de sentiment et de mouvement; la face est injectée, la respiration stercoreuse, le pouls plein, sans fréquence; dans quelques cas, il se manifeste des convulsions ou une contraction des muscles des extrémités. Ces mouvements sont parfois limités aux muscles d'une moitié du corps, tandis que ceux du côté opposé sont dans le relâchement. La durée de cette stupeur varie de quelques minutes à plusieurs jours; alors, si la mort ne survient pas, ou la malade se rétablit sans conserver aucune trace de son attaque, ou le coma disparaissant laisse après lui une hémiplégie, la perte de la parole ou la perte de la vue, accidents qui sont persistants ou passagers.

Dans la seconde forme de l'apoplexie, la malade, affectée d'une céphalalgie vive, pâlit et s'affaisse, elle est prise en général de vomissements, et tombe quelquefois dans un état qui se rapproche de la syncope. La face se décolore, le pouls faiblit beaucoup sans disparaître entièrement et le froid gagne tout le corps. Dans cette crise de douleur soudaine, à laquelle se joignent quelquefois de légères convulsions, la sensibilité est conservée ainsi que la faculté de marcher; mais la céphalalgie ne cessant pas après un intervalle de quelques minutes à plusieurs heures, les idées deviennent incohérentes, le coma survient.

Enfin, dans la troisième forme, la malade est subitement paralysée d'une moitié du corps. Cette paralysie, désignée sous le nom d'*hémiplégie,* est caractérisée par l'état suivant : le bras et la jambe du même côté du corps sont pris, la moitié de la face est paralysée, et la bouche et une plus ou moins grande portion de la figure se trouvent tirées du côté opposé à la paralysie; quelquefois alors, l'air chassé de la poitrine par la bouche soulève et gonfle la joue à chaque mouvement respiratoire, et s'échappe en produisant un bruit assez analogue à celui que font les fumeurs quand ils renvoient la fumée dont ils ont rempli leur bouche. Il est rare que la langue soit entièrement paralysée; c'est presque toujours une de ses moitiés; alors, lorsque la malade la fait sortir de la bouche, sa pointe se tourne du côté paralysé, et très-rarement du côté opposé. Cette paralysie est toujours accompagnée de difficultés dans l'articulation des mots; la paralysie de l'œsophage ne s'observe pas aussi souvent, on ne la rencontre même guère que dans des apoplexies très-graves, et alors le danger est augmenté par l'obstacle qu'elle met à la déglutition.

Traitement. Lorsqu'on remarque quelques-uns des symptômes qui doivent faire craindre une attaque d'apoplexie, on doit avoir recours à la saignée du bras pour diminuer la masse du sang, et mettre la malade à un régime très-sévère. Si malgré ces précautions l'apoplexie survient, il faut réitérer la saignée, ouvrir même la veine jugulaire et appliquer des sangsues ou des ventouses au cou, sur l'apophyse mastoïde, poser de larges vésicatoires aux jambes et des sinapismes aux pieds. Si l'apoplexie est comateuse, on fera des applications de glace sur la tête; ce moyen a arraché à la mort des malades qui avaient été inutilement saignés cinq ou six fois, inutilement émétisés, couverts de vésicatoires et de sangsues.

On doit aussi opérer une dérivation sur le canal intestinal au moyen de l'émétique en lavage, de purgatifs, tels que des sels neutres, l'eau de Sedlitz, donnés à l'intérieur, et la casse, la manne, l'huile de ricin administrés en lavements. Stoll avait souvent recours à de semblables moyens dans l'apoplexie, et disait en obtenir de très-grands succès. La liberté du ventre favorise singulièrement l'absorption, diminue l'intensité des mouvements fluxionnaires et prévient, soit l'inflammation, soit la fluxion séreuse, qui ont lieu dans les parois du foyer de l'épanchement.

Je dois ajouter que pendant mon service comme aide de clinique médicale à l'hospice de la Charité de Paris et dans ma clientèle en ville, j'ai obtenu des résultats très-avantageux de l'application d'un vésicatoire entretenu pendant quelque temps à la partie supérieure et postérieure du cou.

Céphalalgie ou migraine.

Les douleurs de la migraine sont locales, limitées au front, occupant à droite ou à gauche la région du sourcil, la fosse temporale, la cavité orbitaire. Elles se manifestent par accès, dont le nombre varie depuis un, deux par mois, jusqu'à trente, quarante par an, siégeant constamment du même côté, ou tantôt vers un point, tantôt sur un autre. Elles sont vives, poignantes, insupportables.

A l'époque de l'âge critique, les femmes sont très-sujettes à la migraine, qui éclate presque constamment en plein jour. Elle débute ordinairement d'une manière subite; quelques femmes éprouvent cependant avant l'invasion de l'accès de la tristesse, du malaise, de la morosité, des envies de vomir, de bâiller, de la répugnance pour la nourriture; d'autres se plaignent de surdité. La malade se sent prise d'une douleur vive, hémicrânique ou générale, comme si les sutures allaient se disjoindre, ou comme si la calotte crânienne était de plomb ou que les tempes fussent lentement comprimées dans un étau; elle sent ses traits se contracter, s'allonger; une inquiétude mêlée d'impatience, d'anxiété, agite son esprit; sa figure devient pâle et abattue, le besoin d'isolement et de silence se fait sentir; le moindre mouvement, le bruit d'une montre augmente la douleur et le malaise. Au fort de l'accès, le pouls est concentré, dur, vibrant; la sensibilité générale est exaltée, l'exercice de la pensée presque nul, très-ralenti; la malade, absorbée par la violence du mal, cherche à prendre une position horizontale; enfin des envies de vomir suivies d'évacuations bilieuses lui procurent pour l'ordinaire quelque soulagement, et bientôt le sommeil qui s'empare de la malade semble dissiper les principaux accidents nerveux.

La durée moyenne d'un accès de migraine est de huit à dix heures. J'ai vu plusieurs dames être délivrées de douleurs atroces de migraine par une abondante excrétion d'urine; par une transpiration des pieds, des mains, et par une épistaxis.

La migraine est le plus souvent exempte de danger; cependant, lorsque la douleur occupe la cavité de l'œil, qu'elle retentit cruellement vers le cerveau, que la face est très-gonflée, la paupière comme paralysée, que les vomissements sont suivis de défaillances, que le mal tend à persister au delà d'un jour, cette maladie nécessite des secours actifs.

Traitement. On ne doit pas ignorer que beaucoup de personnes calment la migraine en mangeant modérément et à propos, en buvant au début du mal ou pendant l'accès quelques tasses de café, d'une infusion chaude de thé, de feuilles d'oranger, de sauge, de fleurs de tilleul, etc. D'autres font usage de lotions d'eau froide, d'alcool, d'éther, dont elles provoquent rapidement l'évaporation. L'expérience enseigne qu'il vaut mieux observer souvent une immobilité complète et attendre, sans s'imposer aucun remède, la fin de l'attaque, qui semble hâtée sur quelques sujets par l'usage de l'opium administré à la dose de 1 ou de 2 centigrammes.

On peut recourir avantageusement aux émissions sanguines, locales et générales, à la saignée de la veine jugulaire, à la saignée du pied dans les violentes attaques de migraine, lorsque la congestion du cerveau et de la face devient alarmante. A. Paré obtint la guérison d'une migraine rebelle en faisant ouvrir l'artère temporale. Si dans de semblables circonstances il y a constipation, il faut la vaincre au moyen de lavements. Il faut soustraire la malade à toutes les causes qui peuvent tenir les sens en éveil, favoriser le sommeil. On ne doit pas négliger une ou plusieurs applications de sangsues à l'anus et même à la vulve, l'usage des bains tièdes et des pédiluves irritants; et si la migraine a des accès séparés par des intervalles régulièrement égaux, les préparations de quinquina et les décoctions de plantes amères procureront le plus souvent un soulagement marqué ou une guérison parfaite.

Il convient cependant de mettre beaucoup de réserve et de prudence dans l'administration des médicaments pour guérir les accès de la migraine; car il importe beaucoup de ne pas oublier que certains moyens qui tendent à supprimer ces accès peuvent y parvenir, mais en faisant subir à la malade la chance d'autres affections plus graves, telles que l'asthme, la goutte, l'amaurose, des maladies chroniques des viscères abdominaux et génitaux urinaires.

Hypocondrie.

Cette maladie s'empare souvent de la femme à l'âge de retour; le docteur Gardanne assure l'avoir observée plusieurs fois à cette époque.

La femme affectée d'hypocondrie présente les phénomènes les plus nombreux et les plus variés; il n'est presque aucune partie de son corps qui ne soit le siége de quelque trouble, de quelque souffrance : la tête, la poitrine, l'abdomen, les parties extérieures sont tour à tour ou en même temps accusées par la malade de receler différentes causes de gêne, de désordre, de douleur. La malade se plaint de ressentir des douleurs violentes plus ou moins étendues, des malaises, des chaleurs, des pesanteurs, des resserrements, des compressions, des fourmillements, des battements, des bouillonnements dans la tête; elle entend dans l'intérieur du crâne des bruits singuliers, des sifflements, des détonations, de la musique, le murmure d'un ruisseau; souvent la chaleur et la rougeur de tête sont augmentées; le sommeil est difficile, de peu de durée, troublé par des rêves, des cris de cauchemar, interrompu par des réveils en sursaut, par des bruits extraordinaires dans la tête.

La malade éprouve aussi des dépravations de l'odorat et du goût; quelquefois elle flaire avec plaisir les odeurs les plus désagréables, et savoure avec délices des corps que tout le monde trouve détestables à goûter. Elle a en général l'humeur très-inégale; elle passe presque sans motif de la crainte à l'espérance, de la gaieté à la tristesse, des emportements à la douceur, des ris aux pleurs; souvent elle devient timide, craintive, irascible, inquiète, difficile à vivre; elle est facile à émouvoir, un rien la contrarie, l'agite, lui cause des craintes, des tourments, des terreurs paniques, des accès de désespoir; les motifs les plus légers la font passer de l'amour à l'indifférence ou à la haine.

La femme hypocondriaque éprouve aussi une succession d'idées et d'émotions les plus diverses sans que la volonté puisse les maîtriser ou les diriger; elle se plaint de tomber dans des états de faiblesse extrême. Elle emploie les expressions les plus exagérées pour peindre le mauvais état de son intelligence et les souffrances qu'elle ressent dans la tête. Elle ne cesse de répéter que sa maladie est nouvelle, extraordinaire, inconnue, incurable, qu'elle n'en guérira jamais, qu'elle perdra tout à fait la tête, qu'elle deviendra stupide, qu'elle tombera en apoplexie, qu'elle a le cœur desséché, désorganisé, pétrifié!

La femme hypocondriaque sent quelquefois au cou des resserrements spasmodiques, des sentiments d'étranglement; elle est quelquefois prise d'oppression, de suffocation, d'étouffements; elle a souvent la langue légèrement chargée d'un enduit jaunâtre, quelquefois une excrétion abondante de salive, une digestion lente, douloureuse, avec un sentiment de chaleur et de gonflement à l'épigastre, quelquefois de la céphalalgie accompagnée de vomissements. L'appétit est tantôt diminué, tantôt augmenté. La soif est rarement considérable. Presque toujours la malade éprouve une constipation opiniâtre; elle se plaint de chaleur dans les entrailles, quelquefois d'une sensibilité très-vive dans l'abdomen, de battements du tronc céliaque; sa physionomie est très-mobile; d'un moment à l'autre elle annonce la santé et un état de souffrance, le bonheur et la tristesse; elle est pâle ou animée, jaunâtre ou offre les couleurs les plus vives; elle pleure avec une grande facilité, et l'écoulement abondant des larmes la soulage presque toujours. Très-souvent son embonpoint n'est pas diminué; d'autres fois on remarque un amaigrissement considérable.

L'hypocondrie intermittente s'observe souvent parmi les femmes arrivées à l'âge de retour; on lui donne alors le nom de *vapeurs*. Entre les accès les malades jouissent d'une bonne santé, sauf les incommodités qui déterminent si souvent la prédominance du système nerveux. « Une dame affectée de ces vapeurs sent pendant quelques jours venir la tristesse sans sujet; elle n'a plus de force, elle a besoin de manger sans en avoir le désir; son sommeil est triste, sa volonté nulle; elle ne peut chasser le malaise moral qui l'accable; l'accès est quelquefois marqué par une douleur vive sur un point, à la poitrine, à l'estomac, à la tête, etc.; elle se désespère et croit sa mort inévitable, et tout cela se dissipe au bout de peu de jours, quelquefois après avoir pleuré sur sa mort qu'elle croyait très-prochaine. Après l'accès, l'esprit est plus actif et plus disposé qu'auparavant. » (*Dict. Méd.*)

Traitement. Lorsque la femme est forte, et que l'hypocondrie dérive ou est accompagnée d'une surabondance sanguine, que l'organe utérin menace de devenir le foyer d'une congestion sanguine ou d'une désorganisation, la saignée du bras doit être pratiquée; mais s'il n'y a aucun indice d'irritation vers la matrice, ou s'il existe une turgescence hémorrhoïdale, on doit faire désemplir les vaisseaux hémorrhoïdaux.

Si l'hypocondrie s'était développée après un déplacement d'une affection rhumatismale ou goutteuse, d'une irritation cutanée, dartreuse, etc., on devra se hâter de placer des vésicatoires, d'abord sur le siége primitif de l'affection qui a été déplacée, ensuite sur l'épigastre, et enfin sur la région qui manifeste un sentiment douloureux. Ces topiques, dit un auteur, sont des révulsifs par excellence, et bien propres à dissiper les irritations locales si fréquentes dans la plupart des hypocondries.

Les bains tièdes conviendront également aux femmes maigres, tandis que celles qui ont beaucoup d'embonpoint, et dont la peau est flasque, retireront un très-grand avantage des bains froids, et surtout des bains de mer ou d'eau courante.

Si les femmes hypocondriaques sont faibles, irritables, sujettes aux coliques hépatiques ou néphrétiques, avec constipation, soif, sécheresse de la peau, on fera usage des boissons délayantes, petit-lait, eau de veau, de poulet.

Si l'appétit ne revient pas, si la bouche est pâleuse ou amère, s'il y a embarras dans l'estomac, on administrera très-avantageusement un léger vomitif, tel que l'ipécacuanha.

Si les viscères abdominaux sont surchargés de mucosités, il sera utile de prescrire des purgatifs ou des laxatifs, tels que le sulfate de soude, de magnésie, l'eau de Sedlitz, la manne, l'huile de ricin.

Les femmes nerveuses et débiles feront bien de faire usage des eaux ferrugineuses acidules thermales, telles que les eaux de Vichy, administrées à l'intérieur, et même en bains et en douches, ou les eaux ferrugineuses acidules froides de Spa.

On a employé aussi, avec beaucoup de succès, les eaux sulfureuses de Cauterets, de Baréges, de Bagnères.

On parviendra à calmer l'excès de sensibilité, ou les douleurs, par les potions avec l'opium gommeux et les eaux distillées aromatiques, les sirops. On fera usage des narcotiques isolément ou associés à d'autres médicaments, tels que les toniques; d'autres fois, on donnera les toniques, le matin, et on conservera les calmants pour le soir.

Les substances que l'on peut administrer comme de véritables antispasmodiques, sans être narcotiques, sont : le camphre, l'éther, la liqueur d'Hoffmann, la poudre tempérante de Stahl, l'extrait de valériane, les oxydes de zinc, de bismuth, que nous avons eu occasion d'employer avec avantage.

Les femmes hypocondriaques, surtout celles qui sont nerveuses, agiront prudemment en ayant recours, même avant les premiers froids, aux habillements d'hiver, et aussi elles ne devraient les quitter qu'à l'approche des grandes chaleurs.

L'exercice agit favorablement sur l'organisation de l'hypocondriaque, il facilite le jeu des fonctions, excite l'appétit, aide la digestion, la nutrition et les mouvements circulatoires; son activité sur le moral n'est pas moins salutaire : il provoque l'activité des sens, des facultés morales et des fonctions intellectuelles. En amenant des sensations et des rapports nouveaux, il détourne l'attention des malades de leurs idées chagrines, de leurs craintes continuelles et les fait sortir du cercle des pensées relatives au dérangement de leur santé;

Quand nos mains sont industrieusement occupées, notre esprit suit leurs mouvements et ne peut errer sur des idées pénibles.

Il sera utile d'éloigner l'hypocondriaque du séjour qui lui retrace des souvenirs pénibles, quand surtout rien ne l'y attache.

Quelle puissante distraction et quelle sensibilité douce exercent la vue de la campagne, le spectacle de la belle nature, et même parfois la contemplation des chefs-d'œuvre de l'art et des monuments célèbres ! L'imagination est absorbée, toutes les facultés intellectuelles et morales sont agréablement occupées, déjà la douleur a perdu de son empire, et l'âme devient accessible à des idées de consolation ; elle peut insensiblement renaître aux affections douces, à l'amitié, aux plaisirs tranquilles du sage.

Le médecin doit encore être persuadé que l'hypocondrie est une véritable maladie. Il doit accueillir avec attention le récit des malades ; il leur présentera la maladie dont elles se plaignent, non comme imaginaire, mais au contraire comme une affection réelle des plus pénibles, mais peu dangereuse et très-souvent susceptible d'une guérison prochaine et durable. En consolant ainsi l'esprit, il imprimera a l'organisation physique une impulsion avantageuse. L'imagination n'étant plus aussi alarmée, la femme hypocondriaque renaîtra à l'espérance et ne tardera pas à éprouver les bons effets de cette déférence salutaire.

Pomme réduit tout le traitement de l'hypocondrie à peu près à l'usage des bains tièdes et froids, des boissons rafraîchissantes, des pédiluves, des lavements froids, des fomentations émollientes, des potions huileuses et mucilagineuses, des eaux minérales, de l'eau pure pour boisson ordinaire. Il fait rester les malades dans l'eau plusieurs heures chaque jour. Il se propose, à l'aide de ces moyens, de relâcher le système nerveux atteint d'éréthisme.

L'illustre Bordeu dit dans ses *Recherches sur les maladies chroniques* : « J'ai vu beaucoup de malheureux hypocondriaques qui s'ennuyaient d'une vie qu'ils passaient dans mille traverses, mille craintes, s'observant avec la dernière rigueur depuis la tête jusqu'aux pieds, et sentant des douleurs plus ou moins aiguës dans tous les membres; quelques-uns souffraient des douleurs dans le dos, des vertiges, et rendaient des vents par en haut et par bas; d'autres étaient tremblants de tout le corps, et leur figure décharnée avait l'air de celle d'un cadavre ; ils respiraient avec peine et éprouvaient dans leurs intestins une grande agitation accompagnée d'un sentiment d'une vive chaleur, qui changeait à chaque instant de place; leur ventre se gonflait, il s'aplatissait irrégulièrement, et ils se plaignaient d'un poids vers l'épigastre comme s'ils y avaient un morceau de bois; ils jasaient sans cesse, assaillaient les passants et consultaient, comme c'est d'ordinaire, tous les médecins indistinctement; de ces malades, dis-je, quelques-uns parurent être guéris par l'usage des eaux chaudes, en boisson et en bains, et beaucoup d'autres en furent soulagés. J'ai parfaitement remarqué que ceux à qui ces eaux causaient une grande chaleur dans les entrailles guérissaient radicalement s'ils persévéraient dans leur usage.

« De deux femmes, poursuit ce grand médecin méridional, l'une, qui était d'un esprit vif et pénétrant, souffrait des convulsions cruelles dans le bas-ventre, avec des trémoussements de tout le corps qui duraient des semaines entières et qui la reprenaient ensuite avec plus ou moins de violence, des vomissements et une oppression de poitrine suffocative, l'autre, d'un tempérament plus délicat, était atteinte à peu près des mêmes symptômes; toutes deux étaient assez bien réglées et avaient épuisé les ressources de l'art; elles avaient fait usage d'adoucissants, d'apozèmes, et du lait à grandes doses, et enfin des eaux de Cauterets. Ayant été appelé, je jugeai à propos de leur faire quitter le lait et de leur faire boire les eaux en plus grande quantité, ce qui procurera une chaleur beaucoup plus forte et une fièvre qui terminaient des sueurs copieuses. Les bains tièdes qui furent ensuite mis en usage rappelèrent leur appétit, qu'elles avaient perdu presque tout à fait auparavant, et leurs forces et leur gaieté. La premiére fut trois mois sans éprouver la moindre convulsion, et la dernière se porte encore mieux.»

Mélancolie.

La femme, au temps critique, est souvent atteinte de cette maladie. Elle a alors un corps maigre et grêle, le teint pâle, jaunâtre. Sa physionomie est immobile, mais les muscles de la face, dans un état de tension convulsif, expriment l'effroi et la crainte. Ses yeux sont fixes, baissés vers la terre, le regard inquiet, soupçonneux. Se refusant à tout mouvement, la malade passe ses jours dans la solitude et l'oisiveté. Sa démarche est lente et craintive, comme s'il y avait quelque danger à éviter. Quelquefois la femme mélancolique repousse opiniatrément toute nourriture; on en a vu passer plusieurs jours sans manger, quoique ayant faim; mais retenues par la crainte tantôt du poison, tantôt du déshonnenr. On en a vu qui ont passé, treize, vingt, quarante jours sans manger.

Le pouls est ordinairement lent, faible, concentré, quelquefois il est très-dur; la peau est sèche et brûlante, la transpiration nulle, tandis que les extrémités des membres sont baignées de sueurs.

La mélancolique n'a point de sommeil; l'inquiétude, la crainte, la jalousie la tiennent éveillée, et si elle dort, son sommeil est interrompu, agité par les rêves les plus sinistres.

L'urine est abondante, claire et aqueuse, quelquefois elle est rare, épaisse et bourbeuse. On a vu des mélancoliques qui retenaient l'urine pendant plusieurs jours de suite. On doit se rappeler l'histoire de ce mélancolique qui ne voulait point uriner par la crainte d'inonder la terre, et qui ne se décida à uriner qu'après qu'on lui eut persuadé qu'il n'y avait que ce moyen pour éteindre un violent incendie qui venait d'éclater.

La mélancolie présente deux degrés bien marqués : dans le premier la malade est d'une susceptibilité et d'une mobilité extrêmes ; la plus légère cause produit les plus grands effets sur elle ; le froid, le chaud, la pluie, les vents, la font frissonner de douleur et d'effroi ; le bruit la saisit et la fait frémir ; le silence la trouble et l'épouvante ; si quelque chose lui déplaît, elle la repousse avec obstination ; si les aliments ne lui conviennent pas, elle est dégoûtée jusqu'à éprouver des nausées et à vomir ; si elle a quelque sujet de crainte, elle se sent terrifiée ; si elle éprouve quelque revers, elle croit avoir tout perdu.

Dans le second degré, il n'y a pas seulement exagération ; mais la mélancolique ne conserve plus sa raison ; elle voit mal les objets qui lui paraissent enveloppés d'un nuage épais ou d'un voile noir. Elle se crée des chimères plus ou moins ridicules ; elle associe les idées et les choses les plus disparates. Elle s'effraye de tout. Traliien a vu une femme tenant toujours un doigt élevé, croyant soutenir le monde sur ce faible appui. Toute sa crainte était de le voir fléchir, parce qu'elle se persuadait qu'elle aurait été ensevelie sous les ruines de l'univers. Chambon en a connu qui étaient tourmentées par la crainte de la colère du ciel, des vengeances célestes ; elles étaient poursuivies par les Furies ; elles se croyaient dévorées par les flammes de l'enfer et vouées aux supplices éternels. D'autres, par esprit de pénitence, racontaient à tous ceux qui les abordaient les fautes qu'elles avaient commises, afin, disaient-elles, qu'on les accablât du mépris qu'elles avaient mérité par leur conduite. Elles ne supportaient pas la vue de deux de leurs enfants, dont la présence leur rappelait le souvenir de leurs erreurs passées.

Le délire de la mélancolique prend le caractère de l'affection morale qui la préoccupait avant l'explosion de la maladie, ou conserve celui de la cause même qui la produit. Une femme dans une dispute est appelée voleuse, aussitôt elle se persuade que tout le monde l'accuse d'avoir volé, et que tous les suppôts de la justice sont après elle pour la livrer aux tribunaux. Une dame est horriblement effrayée par des voleurs qui pénètrent dans sa maison; dès lors elle ne cesse de crier au voleur! tous les hommes qu'elle voit, même son fils, sont des brigands qui viennent pour la voler et l'assassiner.

La mélancolique n'ayant la raison lésée que sur un point, il semble qu'elle emploie toute son intelligence pour se fortifier dans son délire. On ne pourrait se faire une idée de toute la force, de toute la subtilité de raisonnement pour justifier ses inquiétudes, ses craintes : il est rare qu'on vienne à bout de la convaincre, jamais on ne la persuade : *J'entends bien ce que vous me dites,* disait un mélancolique; *vous avez raison, mais je ne puis vous croire.*

Quelquefois au contraire la mélancolique saisit avec force, et conserve avec plus ou moins de ténacité les idées qu'on lui inspire. Une dame croit que son mari veut la tuer d'un coup de fusil; elle s'échappe de son château, elle va se jetter dans un puits; on lui crie que si l'on voulait la faire périr, le poison est un moyen plus facile; aussitôt elle a peur du poison et refuse toute espèce de nourriture. (*Dict. des Scienc. méd.*)

Les filles de Milet affectées d'un délire singulier, de ce qu'on appelle *tædium vitæ*, se donnaient la mort en foule, sans qu'on pût découvrir la cause du mal. Enfin le sénat, sur l'avis d'un sage citoyen, ordonna par un édit qu'on exposerait dans la place publique, toutes nues, celles qui se seraient donné la mort. Cet édit eut tout le succès possible dans un pays où il y avait des mœurs, et aucune fille dès lors n'attenta plus à ses jours. Primerose rapporte que les Lyonnaises, affectées d'un semblable délire, se précipitaient en grand nombre dans l'eau et y périssaient. Cette mélancolie est quelquefois héréditaire; on a vu une famille entière, dont le père et tous les enfants s'ôtèrent la vie à l'âge de trente-deux ans.

« La mélancolie est une maladie grave, dit Chambon; après la disparition des règles elle augmente l'épaississement des liquides : elle obstrue tous les couloirs de la bile et les autres organes où cette humeur se dépose : de là la couleur jaune de la peau et les taches qu'on y observe et qui prennent quelquefois une teinte noirâtre. Elle gêne la circulation dans les viscères du bas-ventre; d'où leurs obstructions, les squirrhes et les cancers de ces parties. Si la matière pénètre dans la cavité des grands vaisseaux, elle coagule le sang, forme des concrétions polypeuses dans les troncs principaux et dans les cavités du cœur. »

Traitement. Il ne doit point se borner à l'administration de quelques médicaments; avant d'en faire l'application, le médecin doit être bien convaincu que la mélancolie est opiniâtre, difficile à guérir; que la médecine morale, qui cherche dans le cœur les premières causes du mal, qui plaint, qui console, qui partage les souffrances et qui réveille l'espérance, est souvent préférable à toute autre.

L'air a toujours été considéré avec raison comme exerçant une grande influence sur les mélancoliques. Un climat sec et tempéré, un beau ciel, une température douce, un site agréable et varié, conviennent parfaitement à ceux qui sont atteints de cette maladie. Les vêtements chauds ne doivent point être négligés. Les bains tièdes seront aussi d'une grande utilité pour le rétablissement de la transpiration.

On doit proscrire les aliments salés, épicés, irritants, pour leur préférer les viandes fraîches, rôties et choisies parmi les jeunes animaux. La femme mélancolique fera usage de fruits rouges, de raisins, d'oranges, de grenades. Elle cherchera à se distraire par la promenade à pied ou en voiture, et si ses moyens le lui permettent, par des voyages, qui agiront avantageusement sur son intelligence, en faisant passer en quelque sorte à travers son esprit une multitude d'idées sans cesse renouvelées.

Aux exercices du corps, les femmes mélancoliques joindront avantageusement ceux de l'esprit. L'étude a quelquefois contribué à les guérir; il faut cependant avoir soin qu'elles ne s'appliquent point à des objets propres à exalter leur imagination. Quelquefois aussi il est utile de se prêter aux idées mélancoliques de celles qu'on veut guérir.

Une émotion vive, forte, imprévue, la frayeur, une surprise ont souvent agi d'une manière favorable sur les mélancoliques. Alexandre de Tralles guérit une femme qui croyait avoir avalé un serpent en jetant un serpent dans le vase en même temps qu'elle vomissait.

Lorsque la femme commence à donner des signes de mélancolie, on fera bien de lui administrer un léger vomitif ou mieux encore un émélo-cathartique. On se trouvera bien aussi d'entretenir une diarrhée artificielle, lorsque les forces de la malade le permettent. Les lavements plus ou moins irritants ont aussi leur avantage. Les évacuants conviennent principalement lorsque la mélancolie est caractérisée par la nonchalance, l'aversion pour le mouvement et la lenteur des fonctions.

A quelque degré que soit parvenue la mélancolie, les personnes qui environnent la malade contribueront beaucoup à sa guérison par les consolations et les conseils nécessaires pour rappeler le calme dans son esprit. Une des causes les plus ordinaires de cette affection est l'amour, passion funeste quand elle n'a pas pour base une amitié solide. Elle est d'autant plus inévitable chez les âmes faibles qu'elle a sa source dans les besoins de la nature. C'est un sentiment que l'imagination embellit toujours aux dépens de la vérité ; il trouble la raison, prête des charmes à la laideur et des attraits au vice. Il impose un joug tyrannique à ceux qui s'abandonnent à ses voluptés insensées ; il tourmente ceux qui l'éprouvent dans les jouissances comme dans les désirs. Il rend injuste, en ce qu'il dépouille tous les êtres pour n'embellir que l'objet, quelquefois révoltant de ses adorations. Il ne laisse souvent à sa suite que le chagrin d'avoir éprouvé des voluptés mensongères ou d'être devenu le vil esclave d'un être qui ne méritait que le mépris : passion que l'homme orgueilleux partage avec les monstres qui errent dans les forêts et les insectes qui s'agitent dans une fange dégoûtante.

A l'amour succède la jalousie, sorte d'aveuglement de l'esprit, qui tire sa source d'une vanité stupide, et qui concentre tout en soi. Si les chagrins que cause l'amour sont quelquefois durables et violents, ils sont mêlés d'une langueur qui y fait trouver une sorte de plaisir; mais ceux qui naissent de la jalousie sont toujours révoltants ; ils humilient tous l'amour-propre. La femme jalouse n'éprouve que tourments dans sa vie. Chaque hommage rendu au mérite d'une autre femme est un vol fait à sa vanité ; vol douloureux qui irrite et excite constamment sa colère, et lui fait ressentir en même temps le dépit causé par l'abandon, l'injustice et l'humiliation : de l'abandon, parce qu'elle n'était pas l'objet des vœux momentanés de celui qu'elle aime ; de l'injustice, parce qu'un autre a reçu les témoignages de respect ou de tendresse qu'elle se croit dus exclusivement ; de l'humiliation enfin, parce que tout hommage rendu à une autre beauté la plonge dans la confusion. Elle est malheureuse par le bonheur qui échappe à ses injustes prétentions, et plus malheureuse encore par la gloire des autres ; sa vie n'est qu'une suite de disgrâces et de désolations. Par quel moyen dissiper la cause des inquiétudes qui l'accablent, si son esprit se refuse à la raison ?

Quel que soit le sujet de chagrin qui occupe l'âme des femmes mélancoliques, il est indispensable de les distraire par quelques amusements ou des occupations capables de fixer leur attention. On les éloigne des lieux qui leur rappellent le souvenir de leurs inquiétudes ; on les dissipe par des voyages ; on les ramène à des plaisirs analogues à leurs premiers goûts, pourvu cependant qu'ils soient de nature à donner quelque tranquillité à leur âme ; on évite avec soin de leur faire éprouver des contrariétés. C'est, comme nous l'avons déjà dit, en paraissant d'abord adopter leurs idées, qu'on parvient à les diriger vers un but qui leur soit utile. L'aménité et la complaisance sont les grands mobiles à l'aide desquels on peut les amener à ses vues. Ces secours moraux ont souvent rendu la santé aux femmes qui n'étaient affectées que d'une mélancolie commençante.

Ici se termine le tableau des maladies qui peuvent atteindre les femmes à toutes les périodes de leur existence, c'est-à-dire depuis le commencement jusqu'à la fin de leur vie ; s'il résulte du triste tableau que nous avons présenté avec de longs détails, que les affections particulières aux femmes sont pour la plupart extrêmement graves, il résulte aussi qu'on peut concevoir la possibilité de les prévenir et de les combattre le plus souvent, en leur opposant de bonne heure les divers moyens hygiéniques et thérapeutiques, dont l'expérience prouve l'efficacité et justifie tous les jours ce vieil adage :

> Principiis obsta ; sero medicina paratur,
> Cum mala per longas invaluere moras.
>
> OVIDE.

FIN DU TROISIÈME ET DERNIER VOLUME.

TABLE

DES MATIÈRES CONTENUES DANS LE TROISIÈME VOLUME

CHAPITRE DEUXIÈME.

CHAPITRE TROISIÈME.

FIN DE LA TABLE DES MATIÈRES DU TROISIÈME ET DERNIER VOLUME.

Paris.—Imp. Bonaventure et Ducessois, 55, quai des Augustins.

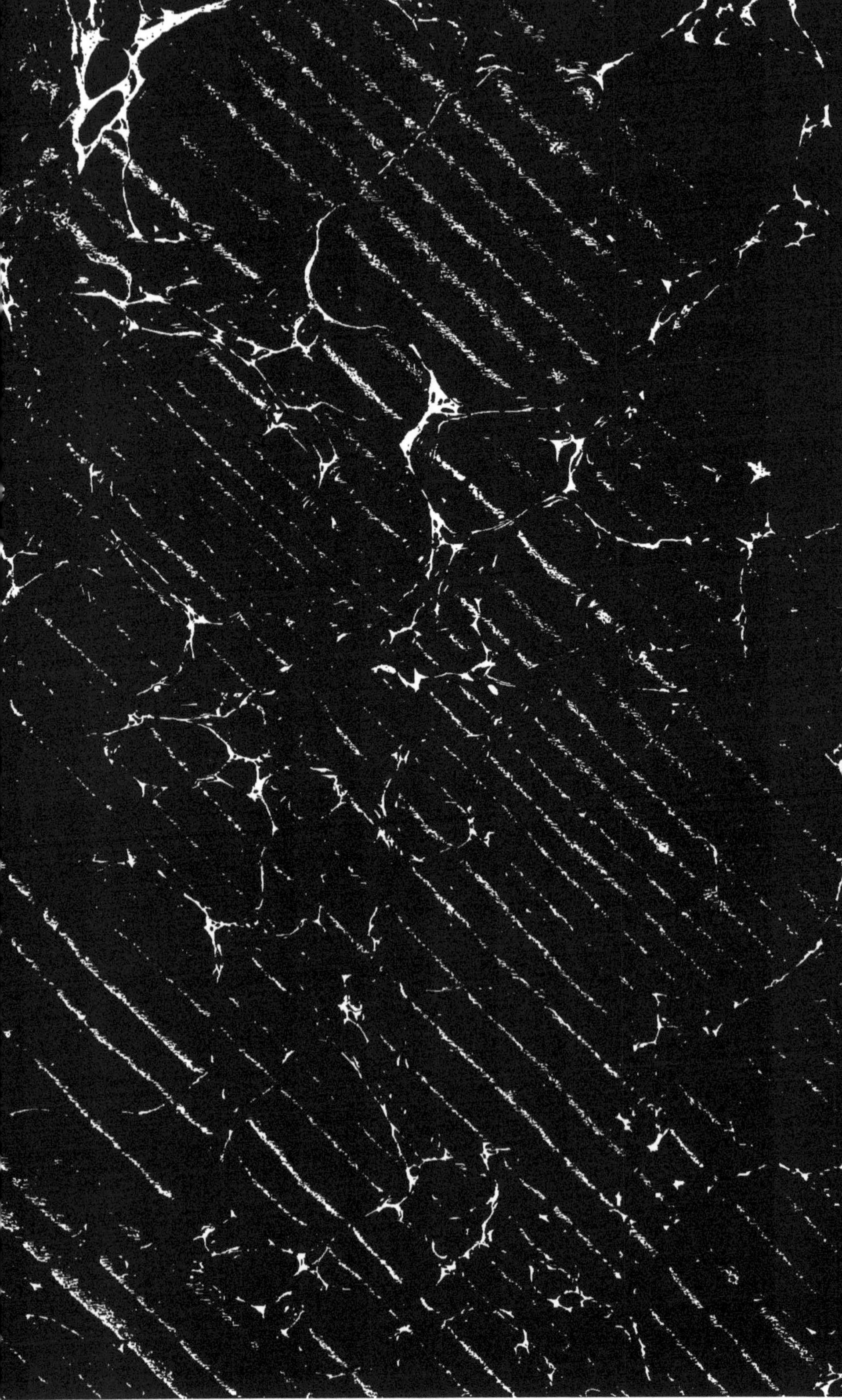

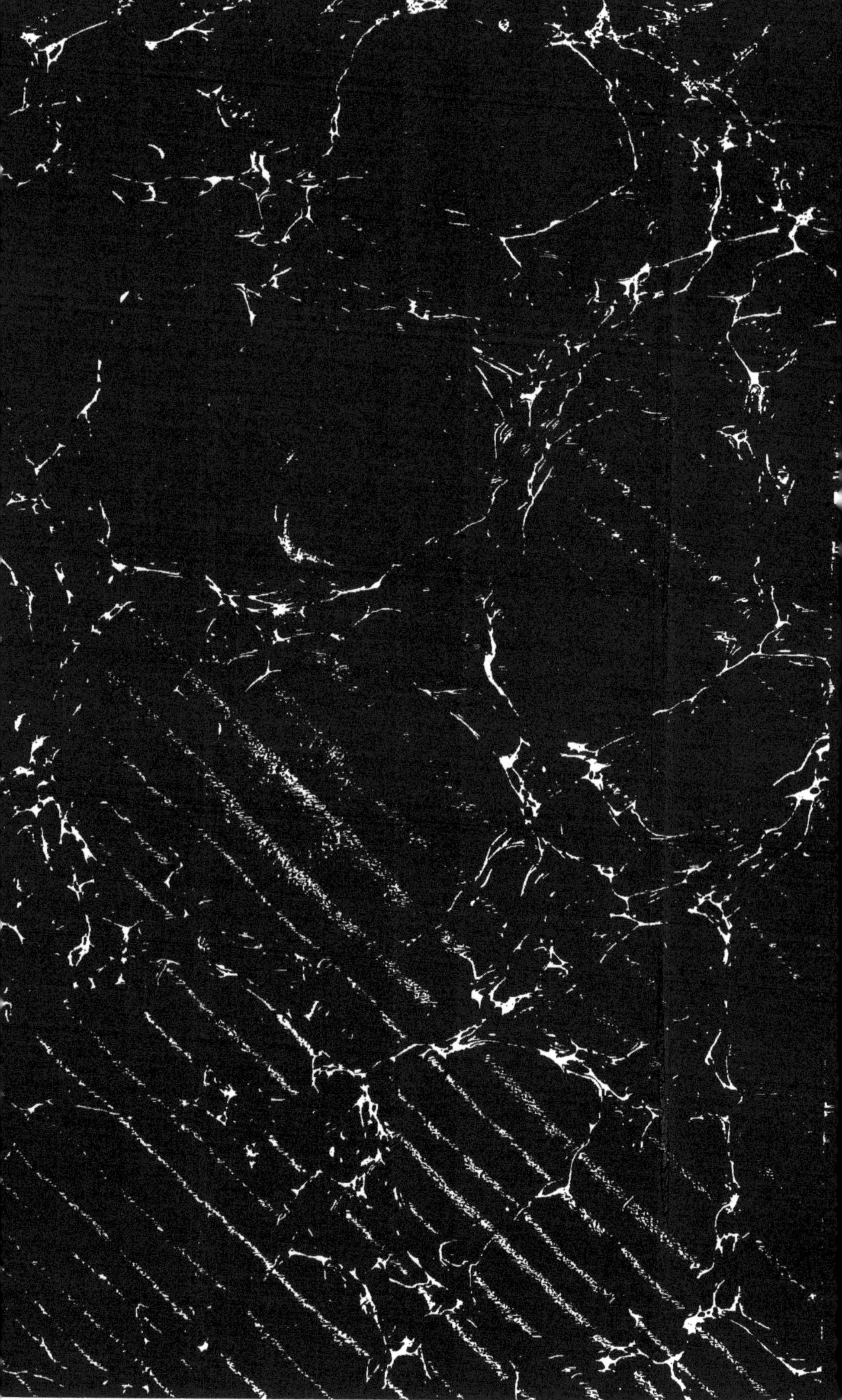

www.ingramcontent.com/pod-product-compliance
Ingram Content Group UK Ltd.
Pitfield, Milton Keynes, MK11 3LW, UK
UKHW020305200726
13857UKWH00001B/86